全国中医药行业中等职业教育"十三五"规划教材

中药制剂技术

（供中药学、中药制药等专业用）

主 编◎吴 杰

中国中医药出版社
·北 京·

图书在版编目（CIP）数据

中药制剂技术 / 吴杰主编 .—北京：中国中医药出版社，2018.7（2022.11重印）

全国中医药行业中等职业教育"十三五"规划教材

ISBN 978 – 7 – 5132 – 4838 – 9

Ⅰ . ①中⋯　Ⅱ . ①吴⋯　Ⅲ . ①中药制剂学—中等专业学校—教材　Ⅳ . ① R283

中国版本图书馆 CIP 数据核字（2018）第 058646 号

中国中医药出版社出版

北京经济技术开发区科创十三街31号院二区8号楼

邮政编码　100176

传真　010-64405721

保定市西城胶印有限公司印刷

各地新华书店经销

开本 787×1092　1/16　印张 30.5　字数 628 千字

2018 年 7 月第 1 版　2022 年 11 月第 3 次印刷

书号　ISBN 978 – 7 – 5132 – 4838 – 9

定价　92.00 元

网址　www.cptcm.com

服务热线　010-64405510

购书热线　010-89535836

维权打假　010-64405753

微信服务号　zgzyycbs

微商城网址　https://kdt.im/LIdUGr

官方微博　http://e.weibo.com/cptcm

天猫旗舰店网址　https://zgzyycbs.tmall.com

如有印装质量问题请与本社出版部联系（010-64405510）

李伏君（千金药业有限公司技术副总经理）

李灿东（福建中医药大学校长）

李建民（黑龙江中医药大学佳木斯学院教授）

李景儒（黑龙江省计划生育科学研究院院长）

杨佳琦（杭州市拱墅区米市巷街道社区卫生服务中心主任）

吾布力·吐尔地（新疆维吾尔医学专科学校药学系主任）

吴　彬（广西中医药大学护理学院院长）

宋利华（连云港中医药高等职业技术学院教授）

迟江波（烟台渤海制药集团有限公司总裁）

张美林（成都中医药大学附属针灸学校党委书记）

张登山（邢台医学高等专科学校教授）

张震云（山西药科职业学院党委副书记、院长）

陈　燕（湖南中医药大学附属中西医结合医院院长）

陈玉奇（沈阳市中医药学校校长）

陈令轩（国家中医药管理局人事教育司综合协调处副主任科员）

周忠民（渭南职业技术学院教授）

胡志方（江西中医药高等专科学校校长）

徐家正（海口市中医药学校校长）

凌　娅（江苏康缘药业股份有限公司副董事长）

郭争鸣（湖南中医药高等专科学校校长）

郭桂明（北京中医医院药学部主任）

唐家奇（广东湛江中医学校教授）

曹世奎（长春中医药大学招生与就业处处长）

龚晋文（山西卫生健康职业学院／山西省中医学校党委副书记）

董维春（北京卫生职业学院党委书记）

谭　工（重庆三峡医药高等专科学校副校长）

潘年松（遵义医药高等专科学校副校长）

赵　剑（芜湖绿叶制药有限公司总经理）

梁小明（江西博雅生物制药股份有限公司常务副总经理）

龙　岩（德生堂医药集团董事长）

　　中医药职业教育是我国现代职业教育体系的重要组成部分，肩负着培养新时代中医药行业多样化人才、传承中医药技术技能、促进中医药服务健康中国建设的重要职责。为贯彻落实《国务院关于加快发展现代职业教育的决定》（国发〔2014〕19号）、《中医药健康服务发展规划（2015—2020年）》（国办发〔2015〕32号）和《中医药发展战略规划纲要（2016—2030年）》（国发〔2016〕15号）（简称《纲要》）等文件精神，尤其是实现《纲要》中"到2030年，基本形成一支由百名国医大师、万名中医名师、百万中医师、千万职业技能人员组成的中医药人才队伍"的发展目标，提升中医药职业教育对全民健康和地方经济的贡献度，提高职业技术院校学生的实际操作能力，实现职业教育与产业需求、岗位胜任能力严密对接，突出新时代中医药职业教育的特色，国家中医药管理局教材建设工作委员会办公室（以下简称"教材办"）、中国中医药出版社在国家中医药管理局领导下，在全国中医药职业教育教学指导委员会指导下，总结"全国中医药行业中等职业教育'十二五'规划教材"建设的经验，组织完成了"全国中医药行业中等职业教育'十三五'规划教材"建设工作。

　　中国中医药出版社是全国中医药行业规划教材唯一出版基地，为国家中医中西医结合执业（助理）医师资格考试大纲和细则、实践技能指导用书、全国中医药专业技术资格考试大纲和细则唯一授权出版单位，与国家中医药管理局中医师资格认证中心建立了良好的战略伙伴关系。

　　本套教材规划过程中，教材办认真听取了全国中医药职业教育教学指导委员会相关专家的意见，结合职业教育教学一线教师的反馈意见，加强顶层设计和组织管理，是全国唯一的中医药行业中等职业教育规划教材，于2016年启动了教材建设工作。通过广泛调研、全国范围遴选主编，又先后经过主编会议、编写会议、定稿会议等环节的质量管理和控制，在千余位编者的共同努力下，历时1年多时间，完成了50种规划教材的编写工作。

　　本套教材由50余所开展中医药中等职业教育院校的专家及相关医院、医药企业等单位联合编写，中国中医药出版社出版，供中等职业教育院校中医（针灸推拿）、中药、护理、农村医学、康复技术、中医康复保健6个专业使用。

　　本套教材具有以下特点：

1. 以教学指导意见为纲领，贴近新时代实际

　　注重体现新时代中医药中等职业教育的特点，以教育部新的教学指导意

见为纲领，注重针对性、适用性以及实用性，贴近学生、贴近岗位、贴近社会，符合中医药中等职业教育教学实际。

2. 突出质量意识、精品意识，满足中医药人才培养的需求

注重强化质量意识、精品意识，从教材内容结构设计、知识点、规范化、标准化、编写技巧、语言文字等方面加以改革，具备"精品教材"特质，满足中医药事业发展对于技术技能型、应用型中医药人才的需求。

3. 以学生为中心，以促进就业为导向

坚持以学生为中心，强调以就业为导向、以能力为本位、以岗位需求为标准的原则，按照技术技能型、应用型中医药人才的培养目标进行编写，教材内容涵盖资格考试全部内容及所有考试要求的知识点，满足学生获得"双证书"及相关工作岗位需求，有利于促进学生就业。

4. 注重数字化融合创新，力求呈现形式多样化

努力按照融合教材编写的思路和要求，创新教材呈现形式，版式设计突出结构模块化、新颖、活泼，图文并茂，并注重配套多种数字化素材，以期在全国中医药行业院校教育平台"医开讲－医教在线"数字化平台上获取多种数字化教学资源，符合职业院校学生认知规律及特点，以利于增强学生的学习兴趣。

本套教材的建设，得到国家中医药管理局领导的指导与大力支持，凝聚了全国中医药行业职业教育工作者的集体智慧，体现了全国中医药行业齐心协力、求真务实的工作作风，代表了全国中医药行业为"十三五"期间中医药事业发展和人才培养所做的共同努力，谨此向有关单位和个人致以衷心的感谢！希望本套教材的出版，能够对全国中医药行业职业教育教学的发展和中医药人才的培养产生积极的推动作用。需要说明的是，尽管所有组织者与编写者竭尽心智，精益求精，本套教材仍有一定的提升空间，敬请各教学单位、教学人员及广大学生多提宝贵意见和建议，以便今后修订和提高。

国家中医药管理局教材建设工作委员会办公室

全国中医药职业教育教学指导委员会

2018 年 1 月

　　《中药制剂技术》是在国家中医药管理局教材建设工作委员会办公室和中国中医药出版社指导下，根据全国中医药行业中等职业教育"十三五"规划教材的编写原则和要求组织编写的。主要供中等职业学校中药、中药制药等专业教学使用，也可供中医药行业相应岗位的业务技术培训使用。

　　本教材在编写过程中坚持以培养中等技术工人为目标，突出常用剂型的有关概念、制备工艺和质量控制，强调操作技能的培养，重点围绕中药制剂工业大生产中使用的设备、操作方法、操作技能，配以必须的基本知识，安排各模块内容。

　　本教材具有以下特点：教材内容的范围和深度与相应职业岗位群的要求紧密挂钩，以收录现行适用、成熟规范的现代技术和管理知识为主，其实践性、应用性较强，突破了传统教材以理论知识为主的局限，突出了职业技能特点。

　　本教材编写分工为：吴杰负责编写模块一、三、十六；马翠兰负责编写模块二、五、十五、十八；刘宇珍负责编写模块四、十一、十九；朱志红负责编写模块六、十二、二十一；廖仰平负责编写模块七、十、十三；梁丽丽负责编写模块八、十四、二十；方洪征负责编写模块九、十七、二十二；实训内容由对应模块的编委编写。

　　在编写过程中得到了国家中医药管理局教材建设工作委员会办公室、中国中医药出版社和各位编委所在学校及同行的大力关怀和支持，在此一并表示最衷心的感谢。

　　由于时间仓促，编者的能力和水平有限，书中若有错误或疏漏之处，敬请各位读者在使用过程中提出宝贵意见，以便再版时修订提高。

《中药制剂技术》编委会

2018 年 1 月

‖第一篇　认识中药制剂技术‖

‖第二篇　中药制剂技术基本操作‖

第四篇　中药制剂技术知识拓展

▌第五篇　中药制剂技术实训▌

第一篇 认识中药制剂技术

模块一

绪 论

【学习目标】

知识目标

掌握中药制剂技术及常用术语的概念。

熟悉中药剂型的分类。

了解中药制剂的发展概况和任务，其他国家药典。

能力目标

学会对中药制剂进行分类，正确使用《中国药典》。

项目一 中药制剂技术的性质与常用术语

一、中药制剂技术的性质

中药制剂技术是以中医药理论为指导，运用现代科学技术，研究中药制剂的制备理论、生产技术、处方设计、合理应用、质量控制等内容的一门综合性应用技术课程。它是以物理、化学、中药学、中药化学、中药药理学、微生物学等多门学科为基础，密切结合生产实践与医疗实践，培养中药制药技能型人才的主干专业课程。

在中医、中药相互依存、共同发展的历程中，中药制剂的理论和技术得以形成并不断发展和逐步完善。尤其是近些年来，中药制剂在继承传统剂型理论和经验的基础上，吸取现代药剂的新理论、新技术，不断借鉴创新，形成了一门既具有中医药特色，又反映当代中药制剂水平的综合性应用技术科学。

二、中药制剂技术的常用术语

1. 药物与药品　凡用于预防、治疗和诊断疾病的物质总称为药物，包括原料药与药品。一般可分为天然药物和人工合成药物两大类。药品则是指原料药物经过加工制成的具有一定剂型、可直接应用的成品。《中华人民共和国药品管理法》（以下简称《药品管理法》）附则中将药品定义为：药品是指用于预防、治疗、诊断人的疾病，有目的地调节人的生理功能并规定有适应证或者功能主治、用法和用量的物质，包括中药材、中药饮片、中成药、化学原料药及其制剂、抗生素、生化药品、放射性药品、血清、疫苗、血液制品和诊断药品等。

2. 剂型　根据药物的性质、用药目的和给药途径，将原料药加工制成适合于医疗或预防应用的形式，称为药物剂型，简称剂型。目前常用的中药剂型有散剂、丸剂、片剂、胶囊剂、颗粒剂、煎膏剂、注射剂、气雾剂等40多种。

3. 制剂　系指根据国家药品标准、制剂规范等规定的处方，将原料药物加工制成具有一定剂型、规格，可直接应用于临床的药品。以中药材或中药饮片为原料制成的制剂称为中药制剂。制剂的生产一般在药厂进行，也可在医院制剂室制备。研究制剂制备工艺和理论的科学，称为制剂学。

4. 中成药　系指在中医药理论指导下，以中药材或其饮片为原料，按规定处方和标准制成的药品。中成药具有特有的名称，并标明功能主治、用法用量和规格，包括处方药和非处方药。研究中成药的组方原理、剂型选择、制备工艺、质量控制和临床应用等内容的科学，称为中成药学。

5. 新药　系指未曾在中国境内上市销售的药品。已上市药品改变剂型、改变给药途径、改变工艺的制剂按照新药管理。

6. 假药　我国《药品管理法》规定，有下列情形之一的，为假药：①药品所含成分与国家药品标准规定的成分不符的；②以非药品冒充药品或者以他种药品冒充此种药品的。

《药品管理法》同时规定，有下列情形之一的药品，按假药论处：①国务院药品监督管理部门规定禁止使用的；②依照《药品管理法》必须批准而未经批准生产、进口，或者依照《药品管理法》必须检验而未经检验即销售的；③变质的；④被污染的；⑤使用依照《药品管理法》必须取得批准文号而未取得批准文号的原料药生产的；⑥所标明的适应证或者功能主治超出规定范围的。

7. 劣药　药品成分的含量不符合国家药品标准的药品，称为劣药。

我国《药品管理法》规定，如有下列情形之一的药品，按劣药论处：①未标明有效期或者更改有效期的；②不注明或者更改生产批号的；③超过有效期的；④直接接触药品的包装材料和容器未经批准的；⑤擅自添加着色剂、防腐剂、香料、矫味剂及辅料的；⑥其他不符合药品标准规定的。

8. 岗位操作法　经批准用以指示生产岗位的具体操作的书面规定。

9. 标准操作规程（standard operation procedure，SOP）　经批准用以指导制剂生产操作的通用性文件或管理办法，包括生产操作、辅助操作及管理操作规程。

10. 生产工艺规程　为生产特定数量的成品而制定的一个或一套文件，包括生产处方、生产操作要求和包装操作要求，规定原辅料和包装材料的数量、工艺参数和条件、加工说明（包括中间控制）、注意事项等内容。

11. 半成品　系指各类制剂生产过程中的中间品，并需进一步加工的物料。

12. 成品　系指完成全部制造过程后的最终合格产品。

项目二　中药制剂的发展与任务

一、中药制剂的发展

1. 古代中药制剂　中药制剂的发展历史源远流长，"神农尝百草始有医药"，我国古代劳动人民在长期的生产实践及与疾病做斗争的过程中发现了药物。最初是将新鲜药物咀嚼或捣碎直接使用，后来为了更好地发挥药效和方便使用，逐渐开始了由药物修治进而加工制成一定剂型的发展过程。

中药制剂起源可追溯到夏禹时代（前2140年），那时已经能酿酒，因此有多种药物浸制成药酒的记载。在酿酒的同时又发现了曲，曲具有健脾胃、助消化、消积导滞的功效，这是一种早期应用的复合酶制剂，至今仍在使用。商汤时期（前1766年），伊尹首创汤剂，说明汤剂于商代即已开始使用。秦汉时期《五十二病方》《山海经》就记载将药物制成酒剂、汤剂、药末剂、洗浴剂、饼剂、曲剂、丸剂、膏剂等剂型使用。东汉张仲景（142—219）的《伤寒论》和《金匮要略》著作中记载有栓剂、洗剂、软膏剂、糖浆剂等剂型10余种，且制备方法较为完备，功能主治、用法用量明确。该书还首次论述以动物胶汁、炼蜜和淀粉糊作丸剂赋形剂，至今仍在应用。晋代葛洪（281—341）著《肘后备急方》，书中第一次提出"成药剂"的概念，主张批量生产贮备，供急需之用。并记载了铅硬膏、干浸膏、蜡丸、浓缩丸、锭剂、条剂、尿道栓剂，并将成药、防疫药剂及兽用药剂列为专章论述。唐代显庆四年（659年）由政府组织编纂并颁布了唐《新修本草》，这是我国第一部也是世界上最早的国家药典。唐代孙思邈（581—682）著《备急千金药方》

《千金翼方》，对制药的理论、工艺和质量问题等都有专章论著，促进了中药制剂的发展。

宋熙宁九年（1076年），太医院设立"和剂局"，负责制药，是我国最早设立的官营制药厂。由陈师文等校正的《太平惠民和剂局方》是我国历史上由官方颁布的第一部制剂规范，书中收载的许多方剂和制法至今仍为传统中药所沿用。明代李时珍（1518—1593）编著的《本草纲目》，总结了16世纪以前我国劳动人民医药实践的经验，收载的药物有1892种、剂型40多种、附方11000多首，为中药制剂提供了丰富的研究资料，对世界药学的发展也有重大贡献。

明、清时期医著颇多，中药成方及其剂型也有相应的充实和提高。如明朱辅著《普济方》，载有成方61739首，其中许多是成药，并按《圣惠方》的格式对外用膏药、丹药及药酒列专篇介绍。王肯堂著《证治准绳》，在类方篇中收载成方2000余首，其中二至丸、水陆二仙丹等沿用至今。陈实功著《外科正宗》收方400余首，其中成药211种，如冰硼散、如意金黄散等均卓有效验。清代吴谦等著《医宗金鉴》，选用成方2000余首，其中有《删补名医方论》专册，有关成药61篇。吴尚先著《理瀹骈文》为外用膏剂之大成。吴鞠通在《温病条辨》一书中，创制有效方剂如桑菊饮、银翘散、安宫牛黄丸等，均被后世制成成药，并广泛用于临床。但到了清代后期，鸦片战争后的百年内，由于外敌入侵，国外大量劣药、伪药流入我国，中医药事业的发展倍受阻碍。

2. 现代中药制剂　中华人民共和国成立后，由于党和政府的高度重视，中医药事业得到了前所未有的发展，中药制剂生产、经营和使用均取得了重大进展。尤其是实施《药品管理法》《新药审批办法》和中成药生产GMP以来，我国的中药新药开发研究和中药制剂生产逐步走上了规范化、科学化和法制化轨道，进入了一个崭新的发展时期，中药制剂技术的相关研究也有了不同程度的深化和提高。近年来，相关研究部门和制药企业注重中药新剂型、新技术、新设备、新工艺、新辅料等的研究和攻关，取得了显著成就，如长效制剂、控释制剂、靶向制剂相继问世，促进了中药剂型的发展。超临界流体萃取、超声波提取、超滤、喷雾干燥、一步制粒、悬浮包衣等新技术已应用于中药制剂生产。高效液相色谱法、气相色谱法等现代分析仪器广泛应用于中药制剂的质量控制，对提高中药制剂质量，强化药品监督管理，加快中药制剂发展起到了重要的推动作用，尤其是中药指纹图谱的建立，使中药制剂的质量控制又上了一个新台阶。

二、中药制剂技术的任务

中药制剂作为联结中医和中药的纽带与桥梁，在中成药生产、研发和中医医疗实践中具有极其重要的地位。中医治病以证为基础，强调证、法、方、药间的紧密联系及辨证立法后的选药组方。这就决定了中药制剂的研究对象必然来源于临床、来源于方药。其基本任务就是研究如何根据临床用药和处方中药物的性质，以及生产、贮藏、运输、携带、服用等方面的要求，将中药制成适宜的剂型，以质优价廉的制剂满足人民群众日益提高的医疗、保健需要。其具体任务如下：

1. 继承和整理中医药学中有关中药制剂的理论、技术和经验。我国医药宝库中有关制剂的内容极其丰富，要"系统学习，全面掌握，整理提高"，继承创新传统中药剂型理论和制药技术。

2. 吸收和应用现代制剂的新理论、新技术、新工艺和新设备等，加速实现中药制剂技术的现代化。

3. 加强中药制剂基本理论的研究，使中药制剂从传统经验开发向现代科学技术开发过渡。中药制剂基本理论包括制剂成型理论和技术、质量控制、合理应用以及中药或方剂中有效成分的提取、精制、浓缩、干燥等内容。

4. 在中医药理论指导下，运用现代科学技术，积极研究和开发中药的新剂型、新制剂，提高传统制剂水平，如缓释制剂、控释制剂、靶向制剂等。

5. 研究和开发新辅料，以适应中药制剂某些特点的需要，同时可以提高中药制剂整体水平，创造新的中药剂型。

6. 研究开发中药制剂质量控制新的检测技术和方法，健全中药制剂的质量标准体系，不断提高中药制剂的质量水平。

项目三　中药制剂剂型分类与选择原则

一、中药制剂的剂型分类

中药制剂的剂型种类繁多，为了便于学习、研究和应用，把剂型分为以下几类：

（一）按药物形态分类

1. 固体剂型　如散剂、丸剂、片剂、膜剂、胶囊剂等。

2. 半固体剂型　如软膏剂、糊剂等。

3. 液体剂型　如汤剂、糖浆剂、注射剂、合剂、酊剂等。

4. 气体剂型　如气雾剂、烟剂等。

物态相同的剂型，一般制备操作多有相近之处。例如固体制剂制备时多需粉碎、混合；半固体制剂制备时多需熔化或研匀；液体制剂制备时多需溶解、搅拌。这种分类方法在制备、贮藏和运输上较为有用，但不能反映给药途径对剂型的要求。

（二）按给药途径分类

1. 经胃肠道给药剂型　有汤剂、合剂（口服液）、糖浆剂、煎膏剂、酒剂、流浸膏剂、散剂、胶囊剂、颗粒剂、丸剂、片剂等。经直肠给药的剂型有栓剂、灌肠剂等。

2. **不经胃肠道给药剂型** ①注射给药的有注射剂，包括静脉注射、肌内注射、皮下注射、皮内注射、穴位注射等；②呼吸道给药的有气雾剂、吸入剂、烟剂等；③皮肤给药的有软膏剂、膏药、橡皮膏剂、糊剂、搽剂、洗剂、涂膜剂、离子透入剂等；④黏膜给药的有滴眼剂、滴鼻剂、眼用软膏、口腔膜剂、含漱剂、舌下含片、栓剂等。

这种分类方法与临床用药联系较好，能反映给药途径与方法对剂型制备的工艺要求，但同一剂型往往有多种给药途径，可能重复出现于不同分类的给药剂型中。

（三）按分散系统分类

1. **真溶液型** 如芳香水剂、溶液剂、糖浆剂、甘油剂、醋剂、注射剂等。

2. **胶体溶液型** 如胶浆剂、火棉胶剂、涂膜剂等。

3. **乳剂型** 如口服乳剂、静脉注射乳剂、部分搽剂等。

4. **混悬型** 如合剂、洗剂、混悬剂等。

5. **气体分散型** 如气雾剂、吸入剂等。

6. **微粒分散型** 如微球剂、微囊剂、纳米囊、纳米球等。

7. **固体分散型** 如散剂、颗粒剂、丸剂、片剂、粉针剂等。

该分类方法便于应用物理化学的原理说明各类剂型的特点，有利于制剂稳定性研究，但不能反映给药途径与用药方法对剂型的要求。

（四）按制备方法分类

将主要工序采用相同方法制备的剂型列为一类。如将用浸出方法制备的汤剂、合剂、酒剂、酊剂、流浸膏剂和浸膏剂等归纳为浸出制剂。将用灭菌方法或无菌操作法制备的注射剂、滴眼剂等列为无菌制剂。

此种分类方法因带有归纳不全等局限性，故较少应用。

此外，中药制剂还可分为传统制剂与现代制剂。各种分类方法均有其优点与不足，本教材采用以剂型为主的综合分类法。

二、中药制剂剂型选择的基本原则

1. **根据防治疾病的需要选择剂型** 因为病有缓急，证有表里，须因病施治，对症下药。所以病证不同，对药物的剂型要求也就不同。如治疗急症，就要求起效迅速，可选用注射剂、气雾剂、滴丸等；而治疗慢性病则要求药效和缓持久，选用丸剂、缓（控）释制剂。

2. **根据药物本身及其成分的性质选择剂型** 剂型是药物的应用形式，因此药物只有制成适宜的剂型，才能发挥疗效或使用。这一特点与其自身性质和所含成分的性质密切相关，具体体现在以下几方面：①改变药物作用性能，如硫酸镁口服可作泻下药应用，而静脉滴注能抑制大脑中枢神经，有镇静、解痉作用。②调节药物作用速度，如注射剂、吸入剂等，属于速效剂型，可迅速发挥药效，用于抢救危重患者；丸剂、缓释制剂、植入剂等属于慢效或长效剂型。③降低或消除药物的毒副作用，如芸香草制成汤剂治疗咳喘病，有恶心、呕吐反应，疗效不佳，但制成气雾剂不仅药效发挥快，副作用小，而且剂量减少。④具有靶向性，如静脉注射乳剂、静脉注射脂质体乳剂等，在体内能被单核巨噬细胞系统的巨噬细胞所吞噬，使药物在肝、肾、肺等器官分布较多，能发挥药物剂型的靶向作用。

3. 根据生产条件和方便性的要求选择剂型　在根据防治疾病的需要和药物本身性质的基础上，剂型的选择还要充分考虑生产条件，同时力求使药物剂型符合"三小"（剂量小、毒性小、副作用小）、"三效"（高效、速效、长效）、"五方便"（生产、贮存、运输、携带、服用方便）及成本低廉的要求。

项目四　中药制剂的工作依据

一、药品标准

药品标准是国家对药品的质量规格和检验方法所做的技术规定，是药品生产、检验、供应、管理与使用单位共同遵守的法定依据。我国药品标准包括《中华人民共和国药典》（以下简称《中国药典》）、《中华人民共和国卫生部药品标准》（以下简称《部颁药品标准》）。1998年《部颁药品标准》更名为《国家药品监督管理局（后更名为国家食品药品监督管理局）药品标准》。

（一）药典

1. 药典的概念　药典是一个国家规定药品质量规格、标准的法典。由国家组织药典委员会编纂，并由政府颁布施行，具有法律的约束力。药典中收载药效确切、毒副作用小、质量稳定的常用药物及其制剂，规定其质量标准、制备要求、鉴别、杂质检查及含量测定，并注明适应证或者功能主治、用法用量等，作为药品生产、检验、供应、管理与使用的依据。药典在一定程度上反映了一个国家药品生产、医疗和科学技术水平，同时在保证人民用药安全有效，促进药物研究和生产上发挥了重要作用。

2. 《中国药典》的发展简况　我国是世界上最早颁布全国性药典的国家，早在唐显庆四年（659年）就颁布了《新修本草》，又称《唐本草》，这是我国最早的药典，也是世界上最早出现的一部全国性药典，比欧洲1498年出版的地方性药典《佛洛伦萨药典》早800多年，比欧洲第一部全国性药典《法国药典》早1100多年。1930年当时的国民党政府卫生署编纂了《中华药典》，此版药典完全参考英、美国家药典，规定的药品标准并不适合当时的国情。

中华人民共和国成立后即开展了《中国药典》的编纂工作，至今已颁布了《中国药典》1953 年版、1963 年版、1977 年版、1985 年版、1990 年版、1995 年版、2000 年版、2005 年版、2010 年版及 2015 年版，其中 1953 年版为一部，从 1963 年版开始至 2000 年版均分为两部，一部收载中药材及中药成方制剂、二部收载化学药品。2005 年版和 2010 年版分为三部：一部收载中药材及饮片、植物油脂和提取物、成方制剂和单味制剂等；二部收载化学药品、抗生素、生化药品、放射性药品及药用辅料等；三部收载生物制品，首次将《中国生物制品规程》并入药典。2015 年版药典进一步扩大药品品种的收载和修订，分为四部，共收载品种 5608 种。一部收载品种 2598 种，其中新增品种 440 种、修订品种 517 种；二部收载品种 2603 种，其中新增品种 492 种、修订品种 415 种；三部收载品种 137 种，其中新增品种 13 种、修订品种 105 种、新增生物制品通则 1 个、新增生物制品总论 3 个。2015 年版药典首次将上版药典附录整合为通则，并与药用辅料单独成卷作为《中国药典》四部。四部收载通则总数 317 个，其中制剂通则 38 个，检测方法 240 个（新增 27 个），指导原则 30 个（新增 15 个），标准品、标准物质及试液试药相关通则 9 个；药用辅料收载 270 种，其中新增 137 种、修订 97 种。

3. 其他国家药典 世界上部分国家颁布有自己的药典，此外还有国际性和区域性药典。常用到的有《美国药典》（简称 U.S.P）、《英国药典》（简称 B.P）、《日本药局方》（简称 J.P）、《国际药典》（简称 Ph.Int）、欧洲药典等。

（二）其他药品标准

其他药品标准主要为《局颁药品标准》。由国家药典委员会编纂，国家食品药品监督管理局颁布施行。《局颁药品标准》收载范围：

1. 国家食品药品监督管理局审批的国内创新的品种，国内生产的新药及放射性药品、麻醉药品、中药人工合成品、避孕药品等。

2. 前版药典收载，而现行版未列入的疗效肯定，国内几省仍在生产、使用并需要修订标准的药品。

3. 疗效肯定，但质量标准需进一步改进的新药。

二、制剂生产管理

（一）药品生产质量管理规范

《药品生产质量管理规范（GMP）》系指在药品生产全过程中，用科学、合理、规范化的条件和方法来保证生产优良药品的一整套系统的、科学的管理规范，是药品生产和质量全面管理监控的通用准则。涉及药品生产的人员、厂房、设备、卫生、原料、辅料及包装材料、生产管理、包装和贴签、生产管理和质量管理文件、质量管理部门、自检、销售记录、用户意见、不良反应报告及附则等方面。生产过程是否实现了 GMP 被看成是药品质量有无保证的先决条件。国家食品药品监督管理局为了加强对药品生产企业的监督管理，采取监督检查的手段，即规范 GMP 认证工作，由国家食品药品监督管理局药品认证管理中心承办，经资料审查与现场检查审核，报国家食品药品监督管理局审批，对认证合格的企业（车间）颁发 GMP 证书，并予以公告，有效期 5 年（新开办的企业为 1 年，期满复查合格后为 5 年），期满前 3 个月内，按 GMP 认证工作程序重新检查换证。GMP 的实施，使药品在生产过程中的质量有了切实的保证，效果显著。

《药品生产质量管理规范（2010 年修订）》已于 2011 年 3 月 1 日起实施。新版 GMP 共 14 章、313 条，较 1998 年版篇幅大量增加，更加完善、系统、科学。自 2011 年 3 月 1 日起，新建药品生产企业、药品生产企业新建（改、扩建）车间应符合新版药品 GMP 的要求。现有药品生产企业将给予不超过 5 年的过渡期，并依据产品风险程度，按类别分阶段达到新版药品 GMP 的要求。新版 GMP 技术标准大幅提升，更具指导性和可操作性。尤其是大幅提高对企业质量管理软件方面的要求，全面强化从业人员的素质要求，细化文件管理规定，进一步完善药品安全保障措施，引入或明确了质量授权人、质量风险管理等概念。

（二）药品非临床研究质量管理规范

药品非临床研究质量管理规范（GLP）系指为评价药物安全性，在实验室条件下，用实验系统进行的各种毒性试验，包括单次给药的毒性试验、反复给药的毒性试验、生殖毒性试验、遗传毒性试验、致癌试验、局部毒性试验、免疫原性试验、依赖性试验、毒代动力学试验及与评价药物安全性有关的其他试验。

（三）药物临床试验质量管理规范

临床试验指任何在人体（病人或健康志愿者）进行的药物系统性研究，以证实或揭示试验药物的作用、不良反应及 / 或试验药物的吸收、分布、代谢和排泄，目的是确定试验药物的疗效与安全性。药物临床试验管理规范（GCP）的内容包括临床试验前的准备与必要条件，受试者的权益保障，试验方案制定，研究者、申办者、监察员的主要职责，质量保证系统等。

（四）药品包装用材料、容器管理办法（暂行）

为加强药品的包装材料和容器，特别是直接接触药品的包装材料和容器的监督管理，保证药品质量，保障人体健康和药品的使用安全、有效、方便，根据《中华人民共和国药品管理法》及《中华人民共和国药品管理法实施条例》，原国家药品监督管理局颁布了该办法。

直接接触药品的包装材料和容器，必须符合药用要求，符合保障人体健康、安全的标准，并由药品监督管理部门在审批药品时一并审批。药品生产企业不得使用未经批准的直接接触药品的包装材料和容器。药品包装必须适合药品质量的要求，方便贮存、运输和医疗使用。

（五）药品说明书和标签管理规定

国家食品药品监督管理局于 2006 年 3 月 15 日出台了《药品说明书和标签管理规定》，并于当年 6 月 1 日起正式实施，进一步加强和规范了药品的标签及说明书管理。

药品包装必须按照规定印有或者贴有标签，供上市销售的最小包装必须附有说明书。药品说明书和标签由国家食品药品监督管理局核准。标签或者说明书上必须注明药品的通用名称、成分、规格、生产企业、批准文号、产品批号、生产日期、有效期、适应证或者功能主治、用法、用量、禁忌、不良反应和注意事项。麻醉药品、精神药品、医疗用毒性药品、放射性药品、外用药品和非处方药的标签，必须印有规定的标志等。

（六）药包材国家标准

为加强直接接触药品的包装材料和容器（药包材）的监督管理，原国家药品监督管理局根据《药品管理法》及我国药包材发展的实际情况，参考国际上药包材同类标准，组织国家药典委员会及有关专家启动了药包材国家标准的制定和修订工作。目前，已有低密度聚乙烯输液瓶（试行，下同）、聚丙烯输液瓶、钠钙玻璃输液瓶、药用氯化丁基橡胶塞、药用溴化丁基橡胶塞、低密度聚乙烯药用滴眼剂瓶、聚丙烯药用滴眼剂瓶、口服液体药用聚丙烯瓶、口服液体药用高密度聚乙烯瓶、口服液体药用聚酯瓶、口服固体药用聚丙烯瓶、口服固体药用高密度聚乙烯瓶、药品包装用复合膜通则、药品包装材料与药物相容性试验指导原则 14 项标准公布，已于 2002 年 12 月 1 日起正式施行。新标准施行前生产的包装材料和容器（药包材），仍按原标准执行并检验，2002 年 12 月 1 日起按新标准组织生产和检验。为加强直接接触药品的药包材的监督管理，保证药包材质量，国家食品药品监督管理局于 2003 年 12 月 31 日又发布了《硼硅玻璃药用管等 15 项国家药包材标准（试行）目录》，自 2004 年 4 月 1 日起施行。2004 年 7 月 20 日又发布了《直接接触药品的包装材料和容器管理办法》。

📝 **考纲摘要**

1. 中药制剂技术的性质与常用术语

（1）中药制剂技术的性质

（2）中药制剂技术的常用术语

2. 中药制剂的发展与任务

（1）中药制剂的发展

（2）中药制剂技术的任务

3.中药制剂剂型分类与选择原则

（1）中药制剂的剂型分类

（2）中药制剂剂型选择的基本原则

4.中药制剂的工作依据

（1）药品标准

（2）制剂生产管理

复习思考

一、选择题

（一）单项选择题

1.我国历史上由国家颁发的第一部制剂规范是（　　　）

　　A.《普济本事方》　　　　B.《太平惠民和剂局方》　　C.《金匮要略方论》

　　D.《圣惠选方》　　　　　E.《本草纲目》

2.用于治疗、预防及诊断疾病的物质总称为（　　　）

　　A.制剂　　　　　　　　　B.成药　　　　　　　　　C.药材

　　D.药物　　　　　　　　　E.处方药

3.《中国药典》是由下列哪一个部门颁布实施的（　　　）

　　A.国务院食品药品监督管理部门

　　B.卫生健康委员会

　　C.药典委员会

　　D.中国药品生物制品检定所

　　E.最高法院

4.下列哪项不是《中国药典》一部收载的内容（　　　）

　　A.植物油脂和提取物

　　B.生物制品

　　C.中药材

　　D.中药成方制剂及单味制剂

　　E.中药饮片

5.乳浊液型药剂属于下列哪一种剂型分类法（　　　）

　　A.按物态分类　　　　　B.按分散系统分类　　　　　C.综合分类法

　　D.按给药途径分类　　　E.按制法分类

6.《中国药典》最早于何年颁布（　　　）

    A. 1950 年　　　　　　　　B. 1951 年　　　　　　　　C. 1952 年

    D. 1953 年　　　　　　　　E. 1954 年

7.《药品生产质量管理规范》的简称是（　　　）

    A. GMP　　　　　　　　　B. GSP　　　　　　　　　C. GAP

    D. GLP　　　　　　　　　E. GCP

8. 非处方药的简称是（　　　）

    A. WTO　　　　　　　　　B. OTC　　　　　　　　　C. GAP

    D. GLP　　　　　　　　　E. GCP

9. 我国最早的制药技术专著《汤液经》的作者是（　　　）

    A. 后汉张仲景　　　　　　B. 晋代葛洪　　　　　　　C. 商代伊尹

    D. 金代李杲　　　　　　　E. 明代李时珍

10. 将液体药剂分为溶液、胶体溶液、混悬液和乳浊液，属于（　　　）

    A. 按照分散系统分类　　　B. 按照给药途径分类　　　C. 按照制备方法分类

    D. 按照物态分类　　　　　E. 按照性状分类

11. 根据《局颁药品标准》将原料药加工制成的制品，称为（　　　）

    A. 调剂　　　　　　　　　B. 药剂　　　　　　　　　C. 制剂

    D. 方剂　　　　　　　　　E. 剂型

12. 只有一部的《中国药典》是（　　　）

    A. 1953 年版　　　　　　　B. 1963 年版　　　　　　　C. 1977 年版

    D. 1985 年版　　　　　　　E. 2005 年版

13. 世界上第一部药典是（　　　）

    A.《佛洛伦萨药典》　　　　B.《纽伦堡药典》　　　　　C.《新修本草》

    D.《太平惠民和剂局方》　　E.《神农本草经》

14. 汤剂的创始人是（　　　）

    A. 后汉张仲景　　　　　　B. 晋代葛洪　　　　　　　C. 商代伊尹

    D. 金代李杲　　　　　　　E. 明代李时珍

15. 标准操作规程的缩写为（　　　）

    A. GMP　　　　　　　　　B. OTC　　　　　　　　　C. GSP

    D. SOP　　　　　　　　　E. GLP

（二）配伍选择题题

[1～5]

    A.《本草纲目》　　　　　　B.《新修本草》　　　　　　C.《太平惠民和剂局方》

D.《伤寒论》　　　　　　E.《肘后备急方》

1. 由医圣张仲景编著的是（　　　）

2. 收载的药物有 1892 种、剂型 40 多种的著作是（　　　）

3. 第一次提出"成药剂"概念的著作是（　　　）

4. 世界上最早的国家药典（　　　）

5. 由官方颁布的第一部制剂规范（　　　）

［6 ～ 10］

A. 处方　　　　　　　B. 新药　　　　　　　C. 药物

D. 中成药　　　　　　E. 制剂

6. 根据《中国药典》《国家食品药品监督管理局药品标准》或其他规定处方，将原料药加工制成的药品称为（　　　）

7. 未曾在中国境内上市销售的药品称为（　　　）

8. 医疗和药剂配制的书面文件称（　　　）

9. 以中药饮片为原料，在中医药理论指导下，按药政部门批准的处方和制法大量生产，有特有名称并标明功能主治、用法用量和规格的药品称为（　　　）

10. 用于治疗、预防和诊断疾病的物质称为（　　　）

（三）多项选择题

1. 中药剂型选择的基本原则是（　　　）

A. 根据药物性质

B. 结合生产条件

C. 根据方便服用的要求

D. 满足适于携带，便于运输，利于贮藏的需要

E. 根据疾病防治需要

2. 药物剂型分类方法有（　　　）

A. 按形态分类

B. 按给药途径和方法分类

C. 按分散系统分类

D. 按产品最后形状分类

E. 按制法分类

3. 不经胃肠道给药的剂型包括（　　　）

A. 注射给药剂型　　　B. 呼吸道给药剂型　　　C. 直肠给药剂型

D. 皮肤给药剂型　　　E. 黏膜给药剂型

4. 中药制剂的工作依据包括（　　　）

A.《黄帝内经》　　　　　B.《新修本草》　　　　　C.《太平惠民和剂局方》

D.《中国药典》　　　　　E.《局颁药品标准》

二、简答题

1. 解释中药制剂技术的含义。

2. 简述中药制剂剂型选择的基本原则。

扫一扫，知答案

第二篇 中药制剂技术基本操作

模块二

中药制药卫生

【学习目标】

知识目标

掌握各种灭菌技术的特点与适用范围；中药制剂常用防腐剂。

熟悉药品生产洁净区的空气洁净度划分；中药制剂受污染途径和预防措施。

了解制药环境卫生的要求和管理；了解空气洁净技术与应用。

能力目标

熟练掌握各种灭菌操作技术；制剂生产工艺对环境洁净度的要求。

项目一 概　述

一、制剂卫生的含义与意义

1. 制剂卫生的含义　制剂卫生主要是论述药品的卫生标准以及达到该标准所采取的方法和措施。

2. 制剂卫生的意义　药品是直接用来预防、诊断、治疗疾病，恢复、调整机体功能的特殊商品，其质量优劣直接关系到人体的健康与生命安危。药品不仅要有确切的疗效，而且必须使用安全方便、质量稳定可靠。药品一旦受到微生物的污染，在适宜的条件下微生物就会大量生长繁殖，从而导致药品变质腐败、疗效降低或丧失，甚至可能产生对人体有害的物质，这样的药品使用之后，不仅不能够治病，还会危及人体的健康。因此制剂卫生是判断药品质量的重要指标，而采取有效的制药卫生措施是保证药品质量的重要因素。

二、药剂可能被微生物污染的途径及预防措施

在制剂整个生产过程均可能被微生物污染，其主要途径及预防措施有：

1. 原药材　植物类和动物类药材往往携带多种微生物，且很多药材含糖或脂肪较多，在适宜的温湿度条件下，微生物会大量的生长繁殖，导致药材上带有大量的微生物。因此在生产过程中，应对药物原料做适当处理，尽量去除或杀灭药材上的微生物及虫卵，以防将微生物带入药剂。

2. 药剂辅料　在制剂生产过程中常会使用各种辅料，如水、蜂蜜、淀粉、糊精等。各种辅料往往带有一定量的微生物，临用前应严格选择，并加以适当处理，防止将微生物带入药剂中。如水的来源有井水、河水、湖水、泉水等，其中含有大量的微生物和悬浮物，不经处理直接使用会导致药品被污染，因此在使用前要对水进行处理，使其符合饮用水、纯化水、注射用水、灭菌注射用水的标准，才能满足不同的需要。用作洗涤和浸提溶剂的水，至少应符合我国规定饮用水的标准，即每毫升水中细菌总数不超过 100 个，每升水中大肠杆菌不超过 3 个；配制制剂用水应用纯化水或注射用水。

3. 制药设备　直接与药品接触的各种制药机械和容器，如粉碎机、药筛、混合机、制丸机、压片机及各种盛装物料的器具，表面往往带有大量的微生物，如芽孢杆菌、各类真菌等。这些用具使用后应尽快清洗干净，保持清洁干燥，临用前应消毒灭菌，避免污染制剂。

4. 环境空气　空气中含有微生物，这些微生物来自土壤、人畜体表及其排泄物，在尘埃多、不通风的情况下微生物会更多。要注意生产车间环境卫生，在生产区周围不得有污染源，并对生产车间内空气进行净化处理使其符合 GMP 洁净要求，以减少污染。无菌操作室则应严格控制无菌。

5. 操作人员　人体外表皮肤、毛发、鞋帽衣服上都带有微生物，尤其手上更多，在操作中不可避免要与药品接触，为防止污染，操作人员要严格执行各生产区域卫生管理制度，穿戴专用的工作服装。

6. 包装材料　药剂成品都要按特定规格和形式进行包装，装药用的玻璃瓶、塑料瓶（袋）、包药纸、药棉等若不经消毒或灭菌处理，也会污染药品。因此各类包装材料在使用前应进行清洗，按其性质和要求采用适宜的方法消毒灭菌后，方可使用。

7. 贮藏条件　搬运和贮藏要防止包装破损引起微生物再次污染，主要是控制微生物在制剂中的生长繁殖。除灭菌和无菌制剂外，其他制剂均含有微生物，在适宜的温度、湿度条件下会大量地生长繁殖，使药剂变质失效。因此，应贮藏于阴凉、干燥的地方。

总之，药剂被微生物污染的途径是多种多样的，必须采取综合措施，全面加强质量管理，针对不同的生产品种采取相应的预防措施及防菌灭菌方法，方能奏效。

三、药品卫生标准

药物制剂分为无菌制剂和非无菌制剂。非无菌制剂是指允许一定限度的微生物存在，但不得有规定控制菌存在的药物制剂。为了确保临床用药的安全与有效，必须严格控制制剂卫生。《中国药典》（2015 年版）四部非无菌药品微生物限度标准规定：

1. 制剂通则品种项下要求无菌的及标示无菌的制剂和原辅料应符合无菌检查法规定。
2. 用于手术、严重烧伤、严重创伤的局部给药制剂应符合无菌检查法规定。
3. 非无菌化学药品制剂、生物制品制剂、不含药材原粉的中药制剂的微生物限度标准见表 2-1。

表 2-1　非无菌化学药品制剂、生物制品制剂、不含药材原粉的中药制剂的微生物限度标准

给药途径	需氧菌总数（cfu/g、cfu/mL 或 cfu/10cm^2）	霉菌和酵母菌总数（cfu/g、cfu/mL 或 cfu/10cm^2）	控制菌
口服给药[①]			
固体制剂	10^3	10^2	不得检出大肠埃希菌（1g 或 1mL）；含脏器提取物的制剂还不得检出沙门菌（10g 或 10mL）
液体制剂	10^2	10^1	
口腔黏膜给药制剂			
齿龈给药制剂	10^2	10^1	不得检出大肠埃希菌、金黄色葡萄球菌、铜绿假单胞菌（1g、1mL 或 10cm^2）
鼻用制剂			
耳用制剂	10^2	10^1	不得检出金黄色葡萄球菌、铜绿假单胞菌（1g、1mL 或 10cm^2）
皮肤给药制剂			
呼吸道吸入给药制剂	10^2	10^1	不得检出大肠埃希菌、金黄色葡萄球菌、铜绿假单胞菌、耐胆盐革兰阴性菌（1g 或 1mL）
阴道、尿道给药制剂	10^2	10^1	不得检出金黄色葡萄球菌、铜绿假单胞菌、白色念珠菌（1g、1mL 或 10cm^2）；中药制剂还不得检出梭菌（1g、1mL 或 10cm^2）
直肠给药			
固体制剂	10^3	10^2	不得检出金黄色葡萄球菌、铜绿假单胞菌（1g 或 1mL）
液体制剂	10^2	10^2	
其他局部给药制剂	10^2	10^2	不得检出金黄色葡萄球菌、铜绿假单胞菌（1g、1mL 或 10cm^2）

注：①化学药品制剂和生物制品制剂若含有未经提取的动植物来源的成分及矿物质，还不得检出沙门菌（10g 或 10mL）。

②供试品检出控制菌或其他致病菌时，按一次检出结果为准，不再复试。

4.非无菌含药材原粉的中药制剂的微生物限度标准见表2-2。

表2-2　非无菌含药材原粉的中药制剂的微生物限度标准

给药途径	需氧菌总数（cfu/g、cfu/mL 或 cfu/10cm²）	霉菌和酵母菌总数（cfu/g、cfu/mL 或 cfu/10cm²）	控制菌
固体口服给药制剂			不得检出大肠埃希菌（1g）；不得检出沙门菌（10g）；耐胆盐革兰阴性菌应小于10²cfu（1g）
不含豆豉、神曲等发酵原粉	10⁴（丸剂3×10⁴）	10²	
含豆豉、神曲等发酵原粉	10⁵	5×10²	
液体口服给药制剂			不得检出大肠埃希菌（1mL）；不得检出沙门菌（10mL）；耐胆盐革兰阴性菌应小于10¹cfu（1mL）
不含豆豉、神曲等发酵原粉	5×10²	10²	
含豆豉、神曲等发酵原粉	10³	10²	
固体局部给药制剂			不得检出金黄色葡萄球菌、铜绿假单胞菌（1g或10cm²）；阴道、尿道给药制剂还不得检出白色念珠菌、梭菌（1g或10cm²）
用于表皮或黏膜不完整	10³	10²	
用于表皮或黏膜完整	10⁴	10²	
液体局部给药制剂			不得检出金黄色葡萄球菌、铜绿假单胞菌（1mL）；阴道、尿道给药制剂还不得检出白色念珠菌、梭菌（1mL）
用于表皮或黏膜不完整	10²	10²	
用于表皮或黏膜完整	10²	10²	

5.非无菌药用原料及辅料的微生物限度标准见表2-3。

表2-3　非无菌药用原料及辅料的微生物限度标准

	需氧菌总数（cfu/g或cfu/mL）	霉菌和酵母菌总数（cfu/g或cfu/mL）	控制菌
药用原料及辅料	10³	10²	—

注：表中标示为"—"指未做统一规定。

6.中药提取物及中药饮片的微生物限度标准见表2-4。

表2-4　中药提取物及中药饮片的微生物限度标准

	需氧菌总数（cfu/g或cfu/mL）	霉菌和酵母菌总数（cfu/g或cfu/mL）	控制菌
中药提取物	10³	10²	—
研粉口服用贵细饮片、直接口服及泡服饮片	—	—	不得检出沙门菌（10g）；耐胆盐革兰阴性菌应小于10⁴cfu（1g）

注：表中标示为"—"指未做统一规定。

7. 有兼用途径的制剂应符合各给药途径的标准。

四、制药环境的卫生管理

制药环境的卫生管理是药厂和制剂室管理的主要任务之一，对于确保制剂质量具有十分重要的作用。对于制剂生产来说，药品受到污染的两种最常见形式：尘粒污染和微生物污染；传播污染的四大传媒：空气、水、表面和人体。因此，制药环境的卫生标准从以下四个方面制定：

1. 环境卫生

（1）生产区和周围环境应整洁无污染源：生产区和厂房要合理布局，利于卫生管理；能防止昆虫、鸟类、鼠类等动物进入；要划分责任区域，落实到部门，每日清扫整理。

（2）解决三废：对于三废（废水、废气、废渣）能即时处理，防止污染环境；老厂要搞好，新厂要从建厂一开始就计划在基建内。

（3）实现五无：厂区内应无积水、无垃圾渣土、无杂物、无药渣、无蚊蝇滋生地。

（4）搞好绿化，美化环境：厂区内避免泥沙路；所有空地均应绿化，以免尘土飞扬，保持空气洁净。

2. 车间卫生 车间卫生是保证药品不受污染的必要条件，一般要求做到：

（1）六无：即无蚊、无蝇、无虫、无鼠、无灰尘、无私人物品。

（2）六禁止：即禁止有皮肤病、传染病患者和体表有伤口及对药物敏感者接触药品；禁止在车间内吸烟和吃东西；禁止利用车间内生产设施洗涤、挂晾、烘烤衣物或存放非生产物料；禁止将生活用品、食物及个人杂物等非生产用品带入或储存在车间内；禁止穿戴工作服、帽、鞋走出车间；禁止非生产人员随意进出车间。

（3）六洁净：即车间内表面（天花板、墙壁及地板）洁净，应平整光滑、无缝隙，不脱落散发及吸附尘粒，并能耐受清洗和消毒；机械设备洁净，无跑冒滴漏，无油垢；进车间的物料洁净；冲洗池洁净；门窗玻璃完整洁净；空气洁净，进入控制区、洁净区的空气须经净化过滤，达到规定的空气洁净度。

（4）二整齐：即生产工具、容器放置整齐；包装物料放置整齐。

3. 个人卫生 制药人员的个人卫生直接影响药品质量。因此，操作人员必须以高度责任感做到：

（1）四勤：即勤剪指甲，勤理发，勤洗澡，勤换衣。

（2）四戴：进入生产现场，必须先洗手消毒，穿戴好工作衣、帽、鞋、口罩，包盖好全部头发、胡须及脚部；直接接触药物的人员应戴上手套或指套。进入控制区的人员必须穿戴本区域规定的劳保用品；到洁净区的人员，还须经净化程序后方可进入。

（3）四不：即操作人员不得化妆；不得佩戴装饰物；不得用手直接接触药品；进入洁

净区的人员不得裸手操作。

（4）一定：定期接受健康检查，建立操作人员的健康档案。

4. 工艺卫生 药物制剂直接用于防病治病，卫生标准很高。因此，制剂生产过程必须保证清洁卫生，一般要求做到：

（1）直接与药物接触的机械、设备、管道、工具、容器等，用前须消毒，用毕要及时洗净和烘干，应每天或每班清洗，连续使用时应每班清洗。

（2）各工序在生产结束后或在更换品种及规格前，必须严格执行清场制度。非专用的设备、管道、容器应按规定拆洗、清洗或灭菌，难以彻底清洗的设备、容器、工具必须专用。

（3）原药材必须按规定除去非药用部位，洗净并干燥后方可投料。凡霉变、虫蛀和化学污染而质量不符合药用的中药材不得用于生产。经处理后的中药材严禁触地，不慎落地时要进行灭菌处理；已达卫生标准的炮制品、半成品应及时装入密闭容器；领用、操作时应以工具拿取，以防再污染。包装材料应彻底清洁并做必要的消毒处理。

（4）物料进出车间宜设立与生产和卫生要求相适应的中间站，并按品种、规格、批号分别堆放整齐，密闭封存，同时标以明显记号，建立领发核对制度，专人管理。

环境卫生、车间卫生和个人卫生是工厂文明生产的标志，工艺卫生则关系到原料药在前处理中能否做好净选去污和制剂制备过程中被再污染的问题。因此，药厂在抓好原料、辅料和工艺操作质量的同时，必须开展经常性的制药卫生、文明生产和职业道德的教育，认真制定清洁卫生制度，并严格贯彻执行。

项目二 空气洁净技术

一、中药制药环境的卫生要求

1. 生产厂区的环境 厂址应选择在自然环境、水质较好，大气含尘、含菌浓度较低的无污染区。厂区空地要绿化，种植草坪，道路应硬化。

2. 厂区的合理布局 厂区应按行政、生活、生产、辅助系统划分布局，不得相互妨碍。非生产区要与生产区严格分开并保持一定距离。

3. 厂房设计和设施装备要求 厂房应用足够的面积和空间，室内应按工艺流程及要求的洁净级别进行设计装修，各类管道应安装在夹层内，地面、墙面、顶棚应光滑无缝，不易脱落、散发、吸附尘粒，并能耐受清洗和消毒。生产区应按生产工艺质量要求划分为一般生产区、控制区、洁净区，之间应用缓冲区域相连，从一般生产区到控制区的人员须更衣经缓冲室进入，到洁净区的人员须经淋浴、风淋等净化程序才能进入。人流、物流要分开，物流应通过缓冲室，经清洁、灭菌后进入，器具灭菌后经传递窗传入。

二、洁净室等级标准

1. **空气洁净概念** 空气洁净是以创造洁净的空气为主要目的的空气调节措施。空气洁净技术是创造洁净空气环境的各种技术的总称。

2. **空气洁净目的** ①滤除空气中的粒子及附着于空气尘埃粒子的微生物（细菌本身不能活动，可附着在 ≥ 5μm 的悬浮粒子上悬浮于空气中）；②除去药物生产过程中产生的各种粉尘，防止不同药物相互污染（即交叉污染）；③调节控制空气合适的温度和湿度，排除药品生产过程中有害、高温、高湿气体，符合 GMP 对药品生产洁净厂房的规定。

3. **洁净室（区）空气洁净度级别表** 《药品生产质量管理规范》（GMP，2010 年版）将无菌药品生产洁净室的空气洁净度划分为四个级别（表 2–5），洁净区微生物监测的动态标准见表 2–6。

表 2–5　洁净室的等级标准

洁净度级别	悬浮粒子最大允许数 /m³			
	静态		动态	
	≥ 0.5μm	≥ 5μm	≥ 0.5μm	≥ 5μm
A 级	3520	20	3520	20
B 级	3520	29	352000	2900
C 级	352000	2900	3520000	29000
D 级	3520000	29000	不作规定	不作规定

表 2–6　洁净区微生物监测的动态标准

洁净度级别	浮游菌 cfu/m³	沉降菌 Φ90mm cfu/4h	表面微生物	
			接触（Φ55mm） cfu/ 碟	5 指手套 cfu/ 手套
A 级	< 1	< 1	< 1	< 1
B 级	10	5	5	5
C 级	100	50	25	不作规定
D 级	200	100	50	不作规定

洁净区与非洁净区之间、不同级别洁净区之间的压差应当不低于 10Pa。必要时，相同洁净度级别的不同功能区域（操作间）之间也应当保持适当的压差梯度。除工艺对温度、湿度有特殊要求外，洁净室温度宜保持在 18 ～ 26℃，相对湿度 45% ～ 65%。

三、空气洁净技术与应用

（一）空气过滤

空气洁净技术一般采用空气过滤的方式，当含尘埃粒子的空气通过多孔过滤介质时，尘埃粒子被过滤介质的微孔截留或孔壁吸附，达到与空气分离的目的。空气洁净技术通常采用的过滤方式是初效过滤、中效过滤和高效过滤。

1.初效过滤 系指过滤空气中直径较大的尘埃粒子，以达到在空气净化过程中正常地进行，并有效地保护中效过滤器的目的。

2.中效过滤 系指过滤空气中直径较小的尘埃粒子，以达到在空气净化过程中正常地进行，并有效地保护亚高效过滤或高效过滤器的目的。

3.高效过滤 系属于深层的末端过滤，以达到空气净化系统创造出高标准和高质量洁净空气的目的。

（二）空气洁净技术分类

常用空气洁净技术分为非层流型空调系统、层流洁净技术。

1.非层流型空调系统 非层流型洁净空调系统设备费用低，安装简单，净化厂房为封闭式建筑，空气经滤过净化、洗涤降温、加热调温并保持室压稍大于一个大气压，室温为21～24℃，相对湿度为40%～60%。能除去大部分尘粒保证空气的洁净，而且有适宜的温度和湿度，创造一个舒适的生产环境。但非层流型净化空调装置送入的空气属紊流状气流，可使空气中夹带的混悬粒子迅速混合，由小粒子聚结成大粒子，也可使室内静止的微粒重新飞扬，而且室内死角处的部分空气出现停滞状态，故不易将尘粒除净，净化效果稍差。

2.层流洁净技术 经高效过滤器过滤的空气，其运动形式是层流，室内尘粒保持在层流层中运动而被气流带走。其特点是：外界进入的空气经高效净化无尘粒带入，室内一切粒子在层流层中运动，粒子不易聚结和沉降，新产生的尘粒也会被气流带走而自行除尘，亦可避免不同药物粉末的交叉污染，达到保证质量，降低废品率的目的。洁净室有较大型水平层流洁净室和小型层流净化工作台，根据气流方向可分为水平层流洁净室（图2-1）与垂直层流洁净室（图2-2）。

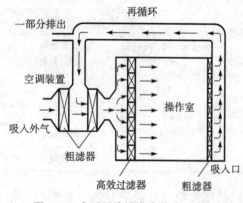

图2-1 水平层流洁净室构造示意图

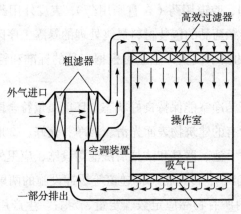

图 2-2　垂直层流洁净室构造示意图

（三）洁净室的选择与卫生管理

1.洁净室的选择　药厂生产车间一般根据洁净度不同分为 A、B、C、D 四个级别。根据不同剂型和不同的工艺要求，药品生产分别在以上区域完成。

无菌药品的生产操作环境可参照表 2-7 中的示例进行选择。

表 2-7　灭菌制剂生产操作环境

洁净度级别	最终灭菌产品	非最终灭菌产品
A 级 （C 级背景下）	高污染风险的产品灌装（或灌封）	
A 级 （B 级背景下）		1. 处于未完全密封状态下产品的操作和转运，如产品灌装（或灌封）、分装、压塞、轧盖等 2. 灌装前无法除菌过滤的药液或产品的配制 3. 直接接触药品的包装材料、器具灭菌后的装配以及处于未完全密封状态下的转运和存放 4. 无菌原料药的粉碎、过筛、混合、分装
B 级		1. 处于未完全密封状态下的产品置于完全密封容器内的转运 2. 直接接触药品的包装材料、器具灭菌后处于密闭容器内的转运和存放
C 级	1. 产品灌装（或灌封） 2. 高污染风险产品的配制和过滤 3. 眼用制剂、无菌软膏剂、无菌混悬剂等的配制、灌装（或灌封） 4. 直接接触药品的包装材料和器具最终清洗后的处理	1. 灌装前可除菌过滤的药液或产品的配制 2. 产品的过滤
D 级	1. 轧盖 2. 灌装前物料的准备 3. 产品配制（指浓配或采用密闭系统的配制）和过滤直接接触药品的包装材料和器具的最终清洗	直接接触药品的包装材料、器具的最终清洗、装配或包装、灭菌

口服液体和固体制剂、腔道用药（含直肠用药）、表皮外用药品等非无菌制剂生产的暴露工序区域及其直接接触药品的包装材料最终处理的暴露工序区域，应当参照"无菌药品"附录中 D 级洁净区的要求设置，企业可根据产品的标准和特性对该区域采取适当的微生物监控措施。

2. 卫生管理　为保证洁净室能保持良好状态，环境质量符合国家标准，建议做到以下要求：①保持洁净区内所有的建筑物表面光滑、洁净、完好。②地漏干净，消毒并常保持液封状态，盖严上盖。洗手池、器具和洁具清洗池等设施，应里外保持洁净，无浮尘、垢斑和水迹。③缓冲室（气闸）、传递柜、传递窗等缓冲设施的两扇门不能同时打开，随时检修气闸门。④洁净区内所有物品应定数、定量、定置。生产用具应按规定程序进行清洁、消毒后定置。⑤更换品种或工作结束要有足够的时间进行清场、清洁与消毒，并做好记录。⑥保持室内正压，定期监测空气质量。定期清洗回风滤网和更换空气过滤器。⑦经常对员工进行 GMP 培训，增强安全生产意识。对出入生产车间人员进行控制和实行登记制度。

项目三　灭菌技术

灭菌技术是指用适当的物理或化学手段将物品中活的微生物杀灭或除去的技术。

一、物理灭菌技术

物理灭菌技术是指采用加热、辐射等物理手段达到灭菌目的的技术。可分为加热灭菌技术、射线灭菌技术、滤过除菌技术。

（一）加热灭菌技术

加热可破坏微生物中酶、蛋白质和核酸，导致微生物死亡。加热灭菌又分干热灭菌法和湿热灭菌法。在同一温度下，湿热灭菌的效果比干热灭菌好。因为蒸汽比热大，穿透力强，容易使菌体中蛋白质变性和凝固。

1. 干热灭菌技术　是指利用火焰或干热空气进行灭菌的技术。

（1）火焰灭菌技术　系指用火焰直接灼烧物品以达到快速灭菌的方法。本法灭菌迅速、可靠、简便，适用于耐火焰灼烧材质的物品，如金属、玻璃、陶瓷等用具的灭菌，不适用于药品的灭菌。

（2）干热空气灭菌技术　系指将物品置于干热灭菌柜、隧道灭菌器等设备中利用干热空气达到杀灭微生物或消除热原物质的技术。干热空气穿透力弱，且不均匀，空气比热值小，因此干热空气灭菌的温度不易均匀，灭菌温度较高，灭菌时间较长。灭菌条件一般需 $160 \sim 170\,℃$ 2 小时以上、$170 \sim 180\,℃$ 1 小时以上或 $250\,℃$ 45 分钟以上，灭菌效果才可靠。

本法适用于耐高温但不宜用湿热灭菌法灭菌的物品灭菌，如玻璃器具、金属制容器、纤维制品、固体试药、液状石蜡等均可采用本法灭菌。不适用于橡胶、塑料及大部分药品。

2. **湿热灭菌技术** 系利用饱和水蒸气或沸水等杀灭微生物的技术。

（1）**热压灭菌技术** 系在热压灭菌器内，利用高压饱和水蒸气杀灭微生物的技术。灭菌条件通常采用 121℃×15 分钟、121℃×30 分钟或 116℃×40 分钟。热压灭菌有很强的灭菌效力，灭菌效果可靠，是应用最广泛的灭菌技术。本法适用于耐热药物、手术器械及用具等物品的灭菌。

常用的热压灭菌器有手提式热压灭菌器（图 2-3）、卧式热压灭菌器（图 2-4）等。

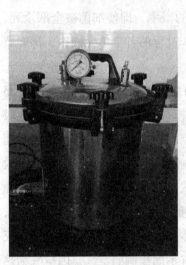

图 2-3 手提式热压灭菌器

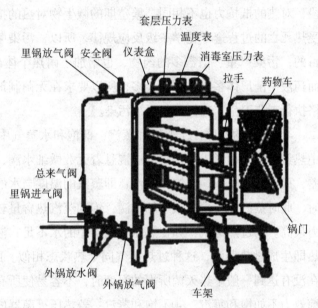

图 2-4 卧式热压灭菌器

热压灭菌器使用时应注意以下问题：①使用前应检查压力表、温度表、安全阀、排气阀等仪表。②必须使用饱和蒸汽。③首先开启放气活门将灭菌器内空气排尽。④先预热，再升压和升温，达到预定压力和温度后开始计时。⑤灭菌完毕后，待压力表指针降至"0"后，打开放气阀，排尽器内蒸汽，待温度降至40℃以下，再缓缓开启门盖，骤然减压会导致容器爆裂和药液外溢。

（2）**流通蒸汽灭菌法和煮沸灭菌法** 系指在常压下用水蒸气或沸水灭菌的方法。一般为100℃ 30～60分钟，可杀灭繁殖型细菌，但不一定能完全杀灭芽孢。适用于1～2mL的注射剂及不耐高热品种的灭菌。

（3）**低温间歇灭菌法** 系指将待灭菌的物品先在60～80℃加热1小时以杀死细菌繁殖体，然后室温保温24小时，以使芽孢发育成繁殖体，再同法操作2～3次，直至全部芽孢杀灭为止。本法灭菌时间长，效率低，不能保证完全杀死芽孢，为保证灭菌效果，需加适量抑菌剂。此法适用于必须采用加热灭菌但又不耐较高温度的物料和制剂。

（4）影响湿热灭菌的因素

1）灭菌温度与时间：灭菌所需的时间同温度成反比，注意冷却时间不要过长，防药物被破坏。

2）介质的性质：被灭菌的药液富含营养性物质如糖类、氨基酸等，对微生物有营养保护作用，能增强其抗热性；细菌的生存能力也因介质的酸碱度而不同，一般微生物在中性溶液中耐热性最大，在碱性溶液中次之，酸性则不利于微生物发育。

3）微生物种类及数量：不同的细菌对热的抵抗力不相同，同种菌处于不同的发育阶段，对热的抵抗力也不相同，繁殖期的微生物对热的抵抗力比衰老期的小得多。由于细菌受热死亡的过程遵守化学一级反应规律，所以，污染菌数少的药物越能短时间内达到灭菌目的；污染严重、菌数多的药物，也增加了耐热个体出现的概率，即使细菌被全部杀死，而药液中菌尸体多，热原也会多，所以要求在无菌制剂生产过程的各个单元操作，都要严格执行工艺卫生，确保药品不被污染。

4）蒸汽的性质：①湿饱和蒸汽：即饱和水蒸气中带有水分，是因为蒸汽在输送管路中热量的损失而形成的，蒸汽中混悬着无数微细水滴，此种蒸汽含热量较低，穿透力也较差，灭菌效果也低。②饱和蒸汽：即蒸汽的温度与水的沸点相当，当蒸汽的压力达到平衡时，此时蒸汽中不含有微细的水滴，饱和蒸汽热含量较高，热的穿透力较大，因此灭菌效力最高。③过热蒸汽：如在热压灭菌器中的水不足，液体状态的水完全蒸发后，再继续加热即生成过热蒸汽，这种过热蒸气同干热状态相似。此温度虽比饱和蒸汽高但穿透力差，在没有达到一般干热灭菌所需的温度时，不容易使所有菌体发生不可逆的蛋白质变性，灭菌效力不如饱和蒸汽。④不饱和蒸汽：若热压灭菌器内含有不同比例的空气，因空气为热的不良导体，空气与被灭菌的物品接触后又无潜热放出，故灭菌效力降低，并造成灭菌器的压力与温度不相对应，温度偏低。

（二）紫外线灭菌技术

紫外线灭菌技术是利用紫外线照射杀灭微生物的技术。紫外线可使微生物核酸蛋白变性死亡，同时空气受紫外线辐射后产生的微量臭氧也起灭菌作用。一般用于灭菌的紫外线波长是 200～300nm，波长 254nm 的紫外线杀菌力最强。由于紫外线以直线传播，穿透能力很差，所以紫外线灭菌技术仅适用于表面和空气的灭菌，不适用于药液灭菌及固体物料深部灭菌。一般 6～15m^2，装 30W 紫外灯一只，灯距地面 1.8～2.2m，温度 10～55℃，湿度 45%～60%。一般在操作前开启紫外灯 1～2 小时，操作时关闭。若必须在操作过程中照射，应对操作者的皮肤和眼睛采用适当的防护。保持灯管清洁，注意有效使用期限。普通玻璃可吸收紫外线，因此装于容器中的药物不能用紫外线灭菌，如中药安瓿。紫外线可促进药物氧化，易氧化药物亦不宜用紫外线灭菌。

（三）微波灭菌技术

微波是指频率在 300MHz 到 300kMHz 之间的高频电磁波。在外加电场的作用下，物料中的极性分子会随外加电场的变化而转动，引起分子间的碰撞及摩擦，使温度迅速升高而达到灭菌目的。其特点是微波能穿透到介质和物料的深部，可使物料表里一致地加热，具有快速、高效、均匀、不污染环境、操作简单等优点。水可强烈地吸收微波，适于水性药液的灭菌，对含少量水分的药材饮片及固体制剂也有灭菌作用。

（四）辐射灭菌技术

辐射灭菌技术系指利用 β-射线、γ-射线杀灭微生物和芽孢的方法。其特点是穿透性强，灭菌效率高，被灭菌物品温度的变化小，但设备费用高，对操作人员存在潜在的危害性。适用于某些热敏性药物的灭菌，尤其适用于已包装药品的灭菌。但应注意某些药品经辐射灭菌后可能引起化学成分及生物活性的变化，同时使用中应注意安全防护问题。

（五）滤过除菌技术

滤过除菌技术系指药液或气体通过除菌滤器的机械阻挡作用，除去活的或死的细菌，而得到无菌药液或气体的技术。繁殖型微生物大小约 1μm，芽孢约 0.5μm。孔径在 0.2μm 以下的滤材，才可有效地阻挡微生物及芽孢的通过。滤过除菌法适用于热敏性药物溶液，尤其是一些生化制剂。本法必须配合无菌操作技术，成品必须经无菌检查合格后方可出厂。常用的滤器有垂熔玻璃滤器和微孔滤膜滤器。药液经粗滤、精滤后，在无菌环境下，再用已灭菌的 G6 垂熔玻璃滤器（孔径 1.5μm 以下）或 0.22μm 以下的微孔滤膜滤除细菌。

二、化学灭菌技术

化学灭菌技术是指用化学药品直接作用于微生物而将其杀死的技术。其杀菌机理可能是：使微生物蛋白质变性死亡，或与酶系统结合影响代谢，或改变膜壁通透性使微生物死亡等。同一种化学药品在低浓度时呈现抑菌作用，而在高浓度时起杀菌作用。用于杀灭细菌的化学药品称为杀菌剂，可分气体杀菌剂和液体杀菌剂。

（一）气体灭菌技术

气体灭菌技术指用化学杀菌剂形成的气体或产生的蒸气杀灭微生物的技术。该法特别适用于环境消毒及不耐热的医用器具、设备和设施等的消毒。

1. 环氧乙烷灭菌技术　环氧乙烷（沸点 10.8℃）在室温下为气体，能与菌体蛋白、核酸和酶中的 —COOH、—NH$_2$、—SH、—OH 等基团结合，而使菌体死亡。环氧乙烷分子易穿透塑料、纸板或固体粉末，适用于对热敏感的固体药物、塑料容器、塑料包装的药物、橡胶制品、注射器、针头、衣着、敷料及器械等的灭菌。但灭菌时间长，费用较高。

环氧乙烷灭菌条件为：浓度 850～900mg/L 时，45℃维持 3 小时；浓度 450mg/L 时，45℃维持 5 小时。环氧乙烷具有可燃性，与空气混合，空气含量达 3.0%（V/V）即可爆炸，因此，应用时需用 90% 二氧化碳或 88% 氟利昂稀释。灭菌效力与温度、湿度有关，相对湿度以 40% ～ 60%，温度以 22 ～ 55℃为宜。本品对人的皮肤、眼黏膜有损害，吸入后可产生水疱或结膜炎，应用时应当注意。

2. 甲醛等蒸气熏蒸灭菌技术　甲醛、丙二醇、三甘醇、过氧醋酸、β–丙内酯等化学品，通过加热产生蒸气进行室内空气环境灭菌。

（二）液体灭菌技术

液体灭菌技术是指使用液体杀菌剂采用喷雾、涂抹或浸泡进行灭菌的技术。常用的有 0.1% ～ 0.2% 苯扎溴铵溶液、2% 左右的酚或煤酚皂溶液、75% 乙醇等。该法常应用于其他灭菌法的辅助措施，即皮肤、无菌设备和其他器具的消毒等。

三、无菌操作技术

无菌操作技术是指在药剂生产的全过程中采用净化和控制在无菌条件下，尽量使产品避免被微生物污染的一种操作技术。

某些因加热灭菌将发生变质、变色或降低含量、效价的药品，均需采用无菌操作制备，它不仅适用于注射剂，同样适用于眼用制剂、海绵剂、外用制剂及蜜丸剂等。无菌操作中所用的一切用具、物料及环境等，均须事先灭菌处理。操作须在无菌柜、无菌操作室、洁净器或净化工作台中进行。用无菌操作法制备的注射液，一般需加入适量抑菌剂。

（一）无菌操作室的灭菌

无菌操作室的灭菌多采用灭菌和除菌相结合的方式实施。对于流动空气采用过滤介质除菌法；对于静止环境的空气采用灭菌的方法。

无菌操作室的空气灭菌可采用甲醛溶液加热熏蒸技术、丙二醇或三甘醇蒸气熏蒸技术、过氧醋酸熏蒸技术以及紫外线空气灭菌技术等。

无菌操作室除用上述方法定期进行空气灭菌外，还要对室内的空间、用具、地面、墙壁等用 0.2% 苯扎溴铵溶液、3% 酚溶液、2% 甲酚皂溶液或 75% 乙醇喷洒或擦拭。其他用品应尽量用热压灭菌或干热灭菌技术。每天工作前开启紫外线灯 1 小时，中午休息也要开 0.5 ～ 1 小时，以保证操作环境的无菌状态。为了及时发现无菌操作室是否有菌，要定期进行菌落试验。一般采用"打开培养皿法"，暴露时间 20 分钟，37℃培养 48 小时，每只培养皿内以不超过 3 个菌落为合格。

（二）无菌操作

操作人员进入无菌操作室应严格遵守无菌操作的工作规程，按规定洗手消毒后换上无菌工作衣，戴上无菌工作帽和口罩，穿上无菌工作鞋。头发不得外露并尽可能减少皮肤的外露，不得裸手操作，以免造成污染。

（三）无菌检查

无菌检查系用于检查《中国药典》要求无菌的药品、原料、辅料及其他品种是否无菌的一种操作，其全过程必须严格遵守无菌操作，防止微生物污染。《中国药典》（2015年版）规定的无菌检查法有"直接接种法"和"薄膜过滤法"。薄膜过滤法的优点是，可滤过较大量的样品及抑菌物质，滤过后的薄膜上细菌数量较集中，既能直接接种于培养基管中，又可直接用显微镜观察。此法灵敏度高，不易产生假阴性结果，操作也比较简单。

项目四 中药制剂的防腐

中药制剂的防腐是确保中药制剂质量的一个重要环节。中药材、中药饮片、中药制剂由于原料质量、生产工艺、设备条件、贮藏环境等因素的影响，可能会出现霉变、染菌等情况，从而影响药品质量，应该高度重视，并应积极采取各种有效预防措施，解决好防腐问题。

一、防腐措施

防腐最重要的是应当注意药品生产过程中防止微生物的污染。在实际生产时，并不能完全杜绝微生物的污染，制剂中有少量微生物存在，当条件适宜时微生物会生长与繁殖，结果导致发霉变质。药剂的防腐应根据其可能被微生物污染的途径，严格 GMP 管理，采用相应的防腐措施，并可根据剂型特点和制剂性质，添加适宜、适量防腐剂。

二、常用防腐剂

防腐剂（又称抑菌剂），系指能抑制微生物生长繁殖的物质。药品生产过程中，为了防止药剂中微生物的生长繁殖，可以根据各种剂型、各个品种的不同要求，选用适当的防腐剂。理想的防腐剂应符合：①用量小，无毒性和刺激性；②溶解度能达到有效抑菌浓度；③性质稳定，不与制剂中的其他成分起反应，对 pH 值和温度变化的适应性较强；④抑菌谱广，能抑制多种微生物生长繁殖；⑤无特殊的不良气味和味道。

常用的防腐剂如下：

1. 苯甲酸与苯甲酸钠　为有效防腐剂，防腐作用是利用苯甲酸未解离分子，而离子几乎无抑菌作用，一般用量为 0.1% ～ 0.25%。pH 值对苯甲酸类的抑菌效果影响很大，降低 pH 值对其发挥防腐作用有利。一般在 pH 值 4 以下时防腐作用较好，pH > 5 时，用量不得少于 0.5%。苯甲酸的溶解度，在水中为 0.29%（20℃），在乙醇中为 43%（20℃）。苯甲酸钠的溶解度在水中为 55%（25℃），在乙醇中为 1.3%（25℃）。

2. 对羟基苯甲酸酯类（尼泊金类）　对羟基苯甲酸酯类有甲酯、乙酯、丙酯和丁酯，是一类性质优良的防腐剂，无毒，无味，无臭，不挥发，化学性质稳定。在酸性溶液中作用最强，在微碱性溶液中作用减弱，其中丁酯的抑菌作用最强。几种酯的合并使用有协同作用，效果更佳，一般用量为 0.01% ～ 0.25%。

尼泊金类在水中较难溶解，配制时可采用下列两种方法：①先将水加热至 80℃ 左右，然后加入，搅拌使其溶解；②先将其溶解在少量乙醇中，然后在搅拌下缓缓注入水中使溶解。

聚山梨酯类表面活性剂能增加对羟基苯甲酸酯类在水中的溶解度，但由于两者之间发生络合作用，可减弱其防腐效力，当用聚山梨酯类增溶时应增加对羟基苯甲酸酯类的用量，确保防腐效果。

3. 山梨酸　本品为短链有机酸。山梨酸的溶解度，在水中为 0.2%（20℃），在乙醇中为 12.9%（20℃），在丙二醇中为 0.31%。本品对霉菌和细菌的抑菌力较强，常用浓度为 0.05% ～ 0.2%。聚山梨酯与本品也会因络合作用而降低其防腐作用，但由于其有效抑菌浓度低，因而仍有较好的抑菌作用。山梨酸依靠其未解离分子发挥防腐作用，因此在酸性水溶液中效果较好，一般介质的 pH 值以 4.5 左右为宜。本品在水溶液中易氧化，使用时应当注意。

4. 乙醇　含 20% 乙醇（mL/mL）的制剂已有防腐作用。制剂中含有甘油、挥发油等成分时，低于 20% 的乙醇也可起到防腐作用。在中性或碱性溶液中含量在 25% 以上才能起防腐作用，在中药糖浆中除使用其他防腐剂外，可再加乙醇达到 10% ～ 20%，以增强抑菌效果。

5. 酚类及其衍生物　常用作注射剂的抑菌剂。苯酚的有效抑菌浓度一般为 0.5%，在低温及碱性溶液中抑菌力较弱，与甘油、油类或醇类共存时抑菌作用降低。甲酚的一般用量为 0.25% ～ 0.3%，抑菌作用比苯酚强 3 倍，毒性及腐蚀性比苯酚小，难溶于水，易溶于油脂。氯甲酚的常用浓度为 0.05% ～ 0.2%，0.05% 的浓度对铜绿假单胞菌的杀菌力较强，对眼睛略有刺激性。

6. 三氯叔丁醇　常用浓度为 0.25% ～ 0.5%，一般用于微酸性的注射液或滴眼液中，本品有局部麻醉作用。

7. 苯甲醇　常用浓度为 1% ～ 3%，适用于偏碱性注射液，同时有局部止痛作用。

8. 季铵盐类　常用作防腐剂的有苯扎氯铵（洁尔灭）、苯扎溴铵（新洁尔灭）和度米芬等阳离子表面活性剂，用量约为 0.01%，具有杀菌和防腐作用。洁尔灭、苯扎溴铵一般用作外用溶液，度米芬用作口含消毒剂。本类化合物在 pH < 5 时作用减弱，遇阴离子表面活性剂时失效。

9. 脱水醋酸　本品溶解度在水中小于 0.01%，在乙醇中为 3%，其钠盐在水中溶解度可达 33%，常用浓度为 0.1%，其毒性小，可作为饮料、液体药剂和日常化学品的防腐剂。

10. 其他　30% 以上的甘油溶液具有防腐作用。植物挥发油也有防腐作用，常用 0.01% 桂皮醛、0.01% ～ 0.05% 桉叶油、0.5% 薄荷油等防腐。0.25% 的氯仿也有一定的防腐作用。

考纲摘要

1. 制药卫生概述
（1）制剂卫生的含义
（2）药剂可能被微生物污染的途径
（3）药品卫生标准
2. 洁净室等级标准
3. 灭菌技术
（1）物理灭菌技术
（2）化学灭菌技术
4. 常用防腐剂种类

复习思考

一、选择题

（一）单项选择题

1. 采用紫外线灭菌时，最好用哪个波长的紫外线（　　　）

　　A. 286nm　　　　　　　　B. 250nm　　　　　　　　C. 365nm

　　D. 265nm　　　　　　　　E. 254nm

2. 属于化学灭菌法的是（　　　）

　　A. 热压灭菌法　　　　　　B. 辐射灭菌法　　　　　　C. 紫外线灭菌法

　　D. 火焰灭菌法　　　　　　E. 环氧乙烷灭菌法

3. 滑石粉宜采用的灭菌方法是（　　　）

　　A. 干热空气灭菌　　　　　B. 滤过除菌法　　　　　　C. 火焰灭菌法

　　D. 热压灭菌法　　　　　　E. 流通蒸汽灭菌法

4. 用具表面和空气灭菌应采用（　　　）

　　A. 滤过除菌法　　　　　　B. 紫外线灭菌法　　　　　C. 热压灭菌法

　　D. 流通蒸汽灭菌法　　　　E. 干热空气灭菌法

5. 属于湿热灭菌法的是（　　　）

A. 滤过除菌法   B. 紫外线灭菌法   C. 煤酚皂溶液灭菌

D. 流通蒸汽灭菌法   E. 高速热风灭菌法

6. 下列物品中，没有防腐作用的是（   ）

A. 20%乙醇   B. 1%聚山梨酯 80   C. 对羟基苯甲酸丁酯

D. 30%甘油   E. 苯甲酸

7. 应采用无菌操作法制备的是（   ）

A. 粉针   B. 糖浆剂   C. 片剂

D. 口服液   E. 颗粒剂

8. 对于含有聚山梨酯的药物，其防腐能力不会受到破坏的防腐剂是（   ）

A. 对羟基苯甲酸   B. 甲酚   C. 山梨酸

D. 苯甲酸钠   E. 苯甲酸

9. 尼泊金类是（   ）

A. 聚乙烯类   B. 聚山梨酯   C. 对羟基苯甲酸酯类

D. 山梨酸钾   E. 苯甲酸钠

10. 用物理或化学等方法杀死或除去物体上或介质中的所有微生物及芽孢的方法为（   ）

A. 无菌操作   B. 防腐   C. 消毒

D. 抑菌   E. 灭菌

（二）配伍选择题

[1～4]

A. 干热灭菌   B. 防腐剂   C. 化学气体灭菌

D. 消毒剂消毒   E. 湿热灭菌

1. 操作人员的手用什么方法消毒（   ）

2. 利用饱和水蒸气或沸水灭菌的是（   ）

3. 甲醛等蒸气熏蒸法是（   ）

4. 利用火焰或干热空气灭菌的是（   ）

[5～8]

A. 低温间歇灭菌   B. 紫外线灭菌   C. 微孔滤膜过滤

D. 热压灭菌   E. 辐射灭菌

5. 手术刀等手术器械的灭菌方法是（   ）

6. 已密封的整箱药品可用的灭菌方法是（   ）

7. 天花粉蛋白粉针的灭菌方法是（   ）

8. 包装车间空气可用的灭菌方法是（   ）

[9～12]

    A. ^{60}Co-γ 射线灭菌法   B. 环氧乙烷灭菌法   C. 用 G_6 垂熔玻璃滤器

    D. 低温间歇灭菌法   E. 高速热风灭菌法

9. 属于化学灭菌法的是（　　）

10. 属于湿热灭菌法的是（　　）

11. 属于辐射灭菌法的是（　　）

12. 属于干热灭菌法的是（　　）

（三）多项选择题

1. 影响湿热灭菌效果的因素较多，包括（　　）

    A. 微生物的种类   B. 微生物的数量   C. 灭菌温度

    D. 灭菌时间   E. 被灭菌物品的性质

2. 紫外线灭菌法可用于灭菌的对象有（　　）

    A. 铝箔包装的药物颗粒   B. 空气   C. 膜剂

    D. 物体表面   E. 装于玻璃瓶中的液体制剂

3. 药剂可能被微生物污染的途径有（　　）

    A. 操作人员   B. 药物原料、辅料   C. 包装材料

    D. 制药工具   E. 环境空气

4. 属于物理灭菌法的是（　　）

    A. 湿热灭菌法   B. 干热灭菌法   C. 微波灭菌法

    D. 甲醛灭菌法   E. 紫外线灭菌法

5. 无菌操作室空气灭菌常采用（　　）

    A. 紫外线灭菌   B. 辐射灭菌   C. 干热空气灭菌

    D. 气体灭菌   E. 微波灭菌

6. 蒸汽的类型包括（　　）

    A. 湿饱和蒸汽   B. 饱和蒸汽   C. 过热蒸汽

    D. 不饱和蒸汽   E. 干热蒸汽

7. 热压灭菌是一种高压设备，使用时必须严格按照操作规程操作，并应注意（　　）

    A. 采用饱和蒸汽

    B. 必须排净灭菌器内空气

    C. 准确计算灭菌时间

    D. 检查仪表，压力表和温度表灵敏

    E. 安全开启

8. 属于湿热灭菌法的为（　　　）

A. 75%乙醇灭菌法　　　　　B. 流通蒸汽灭菌法　　　　C. 高速热风灭菌法

D. 煮沸灭菌法　　　　　　　E. 热压灭菌法

二、简答题

1. 中药制剂可能被微生物污染的环节及预防污染的措施有哪些？

2. 常用灭菌法有哪些？试述使用热压灭菌器的注意事项。

扫一扫，知答案

模块三
制药用水生产技术

项目一 概 述

制药用水是中药制剂生产、使用过程中用于药材的净制、提取或制剂配制、使用时的溶剂、稀释剂及制药器具的洗涤清洁用水。《中国药典》（2015年版）规定制药用水包括饮用水、纯化水、注射用水和灭菌注射用水。一般应根据各生产工序或使用目的与要求选用适宜的制药用水，天然水不得用作制药用水。

一、制药用水的种类

1. 饮用水　制药用水的原水通常为饮用水，是天然水经净化处理所得。其质量标准必须符合现行中华人民共和国国家标准《生活饮用水卫生标准》。饮用水可作为药材净制时的漂洗、制药器具的初洗用水。除另有规定外，也可作为普通制剂所用饮片的提取溶剂。

中药注射剂、滴眼剂等灭菌制剂的饮片提取时，不得使用饮用水。

2. 纯化水 为饮用水经蒸馏法、离子交换法、反渗透法或其他适宜方法制备的制药用水。纯化水不含任何附加剂，其质量应符合《中国药典》（2015年版）二部纯化水项下的规定。

纯化水可作为配制普通药物制剂用的溶剂或试验用水；中药注射剂、滴眼剂等灭菌制剂所用饮片的提取溶剂；口服、外用制剂配制用溶剂或稀释剂；非灭菌制剂所用器具的精洗用水；也用作非灭菌制剂所用饮片的提取溶剂。

纯化水不得用于注射剂的配制与稀释。

3. 注射用水 为纯化水经蒸馏所得的水，应符合细菌内毒素试验要求。注射用水必须在防止细菌内毒素产生的设计条件下生产、贮藏及分装。其质量应符合《中国药典》（2015年版）二部注射用水项下的规定。

注射用水可作为配制注射剂、滴眼剂等的溶剂或稀释剂，静脉用乳剂型注射剂的水相及用于注射剂容器的精洗。

为保证注射用水的质量，应减少原水中的细菌内毒素，监控蒸馏法制备注射用水的各生产环节，并防止微生物的污染。应定期清洗与消毒注射用水制备与输送系统。注射用水80℃以上保温、70℃以上保温循环或4℃以下存放。

4. 灭菌注射用水 为注射用水按照注射剂生产工艺制备所得，不含任何添加剂。主要用于注射用无菌粉末的溶剂或注射剂的稀释剂。其质量应符合《中国药典》（2015年版）二部灭菌注射用水项下的规定。

灭菌注射用水灌装规格应适应临床需要，避免大规格、多次使用造成的污染。

二、制药用水的用途

制药用水的种类不同，其质量标准及使用范围不同，见表3-1。

表3-1 制药用水的水质要求及用途

类别	用途	水质要求
饮用水	1. 非无菌药品的设备、器具和包装材料的初洗 2. 制备纯水的水源	应符合《卫生部生活饮用水标准》GB 5750-85
纯化水	1. 非无菌药品的配料、洗瓶 2. 注射剂、无菌冲洗剂瓶子的初洗 3. 非无菌原料药的精制 4. 制备注射用水的水源（用于配料和原料药精制时，应控制杂菌数）	应符合《中国药典》（2015年版）标准
注射用水	1. 注射剂、无菌冲洗剂配料 2. 注射剂、无菌冲洗剂最后洗瓶水（经孔径为0.45μm的滤膜过滤后使用） 3. 无菌原料药精制、直接接触无菌原料药包装材料的最后洗涤	应符合《中国药典》（2015年版）标准
灭菌注射用水	1. 注射用灭菌粉末的溶剂 2. 注射剂的稀释剂	应符合《中国药典》（2015年版）标准

项目二　纯化水生产技术

纯化水的制备是以饮用水作为原水，经逐级提纯水质，使之符合生产要求的过程。生产时应根据各种纯化方法的特点灵活组合应用，既要受原水性质、用水标准与用水量的制约，又要考虑制水效率的高低、能耗的大小、设备的繁简、管理维护的难易和产品的成本。采用离子交换法、反渗透法、电渗析法等非热处理纯化水，称为去离子水；采用特殊设计的蒸馏器，用蒸馏法制备的纯化水称为蒸馏水。

一、离子交换法

本法利用的离子交换树脂具有离子交换作用，可以除去绝大部分阴、阳离子，对热原、细菌也有一定的清除作用，是净化水质的基本方法之一。其主要优点是水质化学纯度高，所需设备简单，耗能小，成本低。

离子交换法处理水是通过离子交换树脂进行的。常用的离子交换树脂有阳、阴离子交换树脂两种，如 732 型苯乙烯强酸性阳离子交换树脂，其极性基团为磺酸基，可用简式 $RSO_3^- H^+$（氢型）或 $RSO_3^- Na^+$（钠型）表示；717 型苯乙烯强碱性阴离子交换树脂，其极性基团为季铵基团，可用简式 $RN^+(CH_3)_3OH^-$（羟型）或 $RN^+(CH_3)_3Cl^-$（氯型）表示。钠型和氯型比较稳定，便于保存，为出厂形式，因此市售产品需用酸碱转化为氢型和羟型后才能使用。

离子交换法制备离子交换水的基本原理是，当饮用水通过阳离子交换树脂时，水中阳离子被树脂所吸附，树脂上的阳离子 H^+ 被置换到水中，其反应式如下：

$$R\!-\!SO_3^- H^+ + \begin{cases} K^+ \\ Na^+ \\ \frac{1}{2}Ca^{2+} \\ \frac{1}{2}Mg^{2+} \end{cases}\!\!\!\begin{cases} \frac{1}{2}SO_4^{2-} \\ Cl^- \\ HCO_3^- \\ HSiO_3^- \end{cases} \rightleftharpoons R\!-\!SO_3^- \begin{cases} K^+ \\ Na^+ \\ \frac{1}{2}Ca^{2+} \\ \frac{1}{2}Mg^{2+} \end{cases} + H^+ \begin{cases} \frac{1}{2}SO_4^{2-} \\ Cl^- \\ HCO_3^- \\ HSiO_3^- \end{cases}$$

经阳离子交换树脂处理的水再通过阴离子交换树脂时，水中的阴离子被树脂吸附，树脂上的阴离子 OH^- 被置换到水中，并和水中的 H^+ 结合成水，其反应如下：

$$R\!\equiv\!N^+OH^- + H^+ \begin{cases} \frac{1}{2}SO_4^{2-} \\ Cl^- \\ HCO_3^- \\ HSiO_3^- \end{cases} \rightleftharpoons R\!\equiv\!N^+ \begin{cases} \frac{1}{2}SO_4^{2-} \\ Cl^- \\ HCO_3^- \\ HSiO_3^- \end{cases} + H_2O$$

离子交换法处理原水的工艺，一般可采用阳床、阴床、混合床的串联组合形式，混合床为阴、阳树脂以一定比例混合组成，即通过阳离子交换树脂柱 – 阴离子交换树脂柱 – 阳、阴离子交换树脂混合柱的联合床系统。

在各种树脂床组合中，阳床需排在首位，不可颠倒。由于水中含有碱土金属阳离子（Ca^{2+}、Mg^{2+}），如不首先经过阳床而直接进入阴床，阴床中树脂与水中阴离子进行交换，交换下来的 OH^- 就与碱土金属离子生成沉淀包在阴离子树脂外面，污染了阴床，影响交换能力，所以，必须先让水经过阳床以防止对阴床的污染。

大生产时，为减轻阴树脂的负担，常在阳床后加脱气塔，除去二氧化碳，使用一段时间后，需再生树脂或更换。当原水中 SO_4^{2-}、Cl^- 等强酸根含量较高（≥100mg/L）时，可在阴床前加用弱酸型阴离子交换树脂柱，以除去大部分强酸根离子，延长强碱型阴离子交换树脂的使用时间。更换树脂周期一般每年换一次。因此，离子交换法制备纯化水的一般工艺流程是：饮用水→过滤→阳床→脱气塔→（弱酸型阴离子交换树脂）→阴床→混合床。

目前生产过程中，通常通过测定比电阻来控制去离子水的质量，一般要求比电阻值在100 万 $\Omega\cdot cm$ 以上。测定比电阻的仪器常用 DDS– Ⅱ型电导仪。

二、反渗透法

反渗透法是 20 世纪 60 年代发展起来的技术，国内目前主要用于原水处理，但若装置合理，也能达到注射用水的质量要求，《美国药典》23 版已收载该法为制备注射用水的法定方法之一。

1. 反渗透法的含义　当两种不同浓度的水溶液（如纯水和盐溶液）用半透膜隔开时，稀溶液中的水分子通过半透膜向浓溶液一侧自发流动，这种现象叫渗透。由于半透膜只允许水通过，而不允许溶解性固体通过，因而渗透作用的结果，必然使浓溶液一侧的液面逐渐升高，水柱静压不断增大，达到一定程度时，液面不再上升，渗透达到动态平衡，这时浓溶液与稀溶液之间的水柱静压差即为渗透压。若在浓溶液一侧加压，当此压力超过渗透压时，浓溶液中的水可向稀溶液做反向渗透流动，这种现象称为反渗透，反渗透的结果能使水从浓溶液中分离出来。渗透与反渗透的原理如图 3–1 所示。

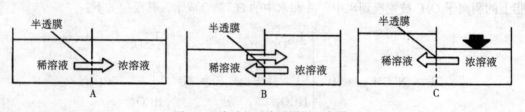

图 3–1　渗透与反渗透原理示意图

反渗透法制备注射用水，具有耗能低、水质好、设备使用与保养方便等优点，它为注射用水的制备开辟了新途径，目前国内也有进行相关研究的报道。

2. 反渗透膜的类型 反渗透膜是一种只允许水通过而不允许溶质透过的半透膜。主要有醋酸纤维素膜和芳香族聚酰胺膜两大类，前者比较经济，透水量大，除盐率高，但不耐微生物侵蚀；后者价格较高，机械强度好，特别适合于制成头发丝那样细的中空纤维，制成的反渗透器比较小巧。

3. 反渗透法制备注射用水的工艺 用反渗透法制备注射用水，除盐及除热原的效率高，完全能达到注射用水的要求标准。一般情况下，一级反渗透装置能除去一价离子90%～95%，二价离子98%～99%，同时能除去微生物和病毒，但除去氯离子的能力达不到《中国药典》要求。二级反渗透装置能较彻底地除去氯离子。有机物的排除率与其分子量有关，分子量大于300的化合物几乎全部除尽，故可除去热原。反渗透法除去有机物微粒、胶体物质和微生物的原理，一般认为是机械的过筛作用。

反渗透法制备注射用水的工艺流程为：原料水→预处理→一级高压泵→第一级反渗透装置→离子交换树脂→二级高压泵→第二级反渗透装置→高纯水。原料水预处理可用石英砂石、活性炭及5μm精细滤器等处理装置。

三、电渗析法

电渗析净化是一种制备初级纯水的技术。电渗析法对原水的净化处理较离子交换法经济，节约酸碱，特别是当原水中含盐量较高（≥300mg/L）时，离子交换法已不适用，而电渗析法仍然有效。但本法制得的水比电阻较低，一般在5万～10万 Ω·cm，因此常与离子交换法联用，以提高净化处理原水的效率。

电渗析技术净化处理原水的基本原理如图3-2所示。由于阳膜荷负电，排斥阴离子，允许溶液中的阳离子通过，并使其向阴极运动；而阴膜荷正电，排斥阳离子，允许阴离子通过，并使其向阳极运动，这样阴阳离子膜隔室内水中的离子逐渐减少而达到去离子的效果。

电渗析法净化处理原水，主要是除去原水中带电荷的某些离子或杂质，对于不带电荷的物质除去能力极差，故原水在用电渗析法净化处理前，必须通过适当方式除去水中含有的不带电荷的杂质。

四、纯化水的质量控制

纯化水为无色、无臭、无味的澄明液体。检查项目有：①酸碱度；②氯化物、硫酸盐与钙盐；③硝酸盐；④亚硝酸盐；⑤氨；⑥二氧化碳；⑦易氧化物；⑧不挥发物；⑨重金属；⑩微生物限度等。检查时，按《中国药典》（2015年版）二部正文中纯化水项下的各项检查方法进行检查，应符合规定。

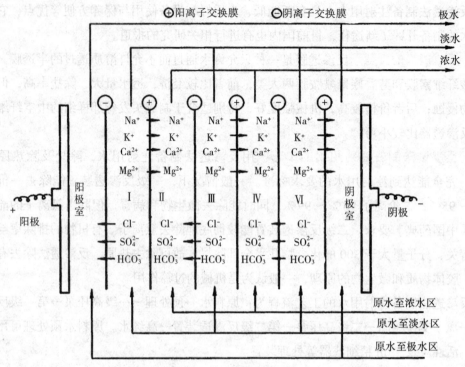

图 3-2　电渗析原理示意图

　　纯化水制备系统在新投入使用前，整个水质监测分为三个周期，每个周期约 7 天，对各个取样点应天天取样，取样点为产水口、总送水口、总回水口及各使用点。

1. 纯化水生产工艺管理要点

（1）原水应符合国家饮用水标准。

（2）定时清洗多介质过滤器、活性炭过滤器。

（3）过滤器压差大于 0.1MPa 时要更换。

（4）定期对系统进行在线消毒。

2. 纯化水质量控制点　　纯化水制备过程中主要从这几方面控制质量：①原水过滤后：SDI 15 < 4、浊度 < 0.2、铁（mg/L）< 0.1、氯（mg/L）< 0.1；②反渗透淡水：电导率 < 2.0μg/cm²、脱盐率 > 85；③混合树脂水：电导率 < 20μg/cm²；④纯化水的储存时间不得超过 24 小时；⑤比电阻应每两小时检查 1 次，其他项目应每周检查 1 次。

项目三　注射用水生产技术

一、注射用水的制备

　　注射用水是以纯化水做原水，采用蒸馏法制备。此法仍是目前制得注射用水的常用方法，质量可靠，但制备过程耗能较多，设备不便移动。

蒸馏法制备注射用水是将原水先加热至沸腾，使之汽化为蒸汽，然后将蒸汽冷凝成液体，这种经冷凝得到的液体称为蒸馏水。以纯化水为原水时，水中含有的不挥发杂质及热原不会挥发逸出，仍然留在残液中，因此用纯化水为原水可直接蒸馏为注射用水。

蒸馏法制备注射用水的蒸馏设备式样很多，构造各异，主要有塔式蒸馏水器、多效蒸馏水器和气压式蒸馏水器几种，后两者现在应用较广泛。注射用水接触的材料必须是优质低碳不锈钢（如 316L 不锈钢）或其他经验证不对水质产生污染的材料。注射用水水质应逐批检测，保证符合《中国药典》标准。注射用水制备装置应定期清洗、消毒灭菌，验证合格方可投入使用。

1. 多效蒸馏水器　　多效蒸馏水器的最大特点是节能效果显著，热损失少，热效率高，能耗仅为单蒸馏水器的三分之一，并且出水快、纯度高、水质稳定，配有自动控制系统，成为目前药品生产企业制备注射用水的重要设备。常见有列管式、盘管式和板式 3 种类型。现广泛使用列管式。

列管式多效蒸馏水器是采用列管式的多效蒸发制取蒸馏水的设备。其基本结构如图 3-3 所示。由 5 只圆柱形蒸馏塔和冷凝器及一些控制元件组成。在前四级塔内装有盘管，并互相串联起来。蒸馏时，进料水（一般为纯化水）先进入冷凝器，由塔 5 进来的蒸汽预热，然后依次进入 4 级塔、3 级塔、2 级塔、1 级塔，此时进料水温度达到 130℃或更高。在 1 级塔内，进料水在加热时再次受到高压蒸汽加热，一方面蒸汽本身被冷凝为回笼水，另一方面进料水迅速被蒸发，蒸发的蒸汽进入 2 级塔加热室供作 2 级塔热源，并在其底部冷凝为蒸馏水，而 2 级塔的进料水是由 1 级塔底部在压力作用下进入。同样的方法供给了 3 级塔、4 级塔和 5 级塔。各塔生成的蒸馏水加上 5 级塔蒸汽被第一、第二冷凝器冷凝后生成的蒸馏水，都汇集于蒸馏水收集器，废气则从废气排出管排出。其出水温度在 80℃以上，有利于蒸馏水的保存。列管式多效蒸馏水器的性能取决于加热蒸汽的压力和级数，压力越大，产量越高，级数越多，热的利用效率也越高。多效蒸馏水器的选用，应根据实际生产需要，结合出水质量、能源消耗、占地面积等因素综合考虑，一般以四效以上较为合理。

多效蒸馏水器使用注意事项如下：

（1）新安装多效蒸馏水器启用时要注意：①检查各管口密封盖是否脱落而进灰，应用脱脂纱布擦拭干净；②检查各连接部位是否在运输中因震动而脱落，应将其拧紧，使其处于良好的状态；③至少应运行 4 小时以上，以除去机械本身的油垢、污物、易氧化物等，并做注射用水全检，合格后方可供用。

（2）多效蒸馏水器必须采用饱和蒸汽，否则影响出水质量和速度。

（3）多效蒸馏水器在运行中应严格控制蒸气压和料水进入量，否则对水量影响很大，降低生产效率。

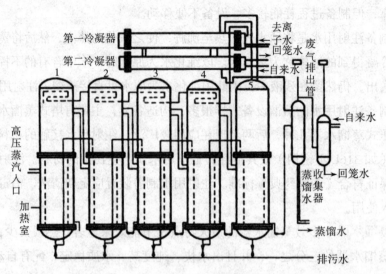

图 3-3 列管式多效蒸馏水器结构示意图

（4）由于出水温度较高（92～98℃），应注意将本机器连接胶管及连动线的连接胶管固定牢固，使用时间久时应注意更换，以防蒸馏水渗漏烫伤。夏季出水温度较高时，应向本机器通入少量冷凝水。

（5）定期检查泵的密封及噪音情况，发现异常应及时修理。

（6）气液分离器每年至少拆卸一次，清除截留物及进行清洗处理。

（7）料水过滤器每年至少检查一次，要及时更换滤网材。

（8）自来水与料水贮存箱应及时清洗，贮水时间不宜超过 48 小时，以防腐败变质。

目前国内大多数制药企业都使用了多效蒸馏水器。多效蒸馏水器所产水质稳定，纯度高，产蒸馏水量高，节约时间，水垢也少；产生的高质量蒸汽也可用于消毒。

2.气压式蒸馏水器　气压式蒸馏水器是国外 20 世纪 60 年代发展起来的产品。该机器是以输入部分外界能量（机械能，电能）而将低温热能转化为高温热能的原理来生产蒸馏水。

气压式蒸馏水器具有多效蒸馏器的优点，利用离心泵将蒸汽加压，提高了蒸汽利用率，而且不需要冷却水，但使用过程中电能消耗较大。本法适合于供应蒸汽压力较低，工业用水比较短缺的厂家使用。虽然一次投资较多，但蒸馏水生产成本较低，经济效益较好。

二、注射用水的质量要求

应为无色、无臭、无味的澄明液体。在检查项目方面，《中国药典》规定除氯化物、硫酸盐、钙盐、硝酸盐、亚硝酸盐、二氧化碳、易氧化物、电导率、总有机碳、不挥发物与重金属等按纯化水检查应符合规定外，还规定 pH 值应为 5.0 ～ 7.0、细菌内毒素含量应小于 0.25EU/mL、氨含量不超过 0.00002% 等。

为了保证制药用水的质量，GMP 对制药用水的储存要求有：①水处理设备及其输送系统的设计、安装、运行和维护应当确保制药用水达到设定的质量标准。②纯化水、注射用水储罐和输送管道所用材料应当无毒、耐腐蚀；储罐的通气口应当安装不脱落纤维的疏水性除菌滤器；管道的设计和安装应当避免死角、盲管。③纯化水、注射用水的制备、贮存和分配应当能够防止微生物的滋生。纯化水可采用循环，注射用水可采用 70℃以上保温循环。④应当对制药用水及原水的水质进行定期监测，并有相应的记录。⑤应当按照操作规程对纯化水、注射用水管道进行清洗消毒，并有相关记录。发现制药用水微生物污染达到警戒限度、纠偏限度时应当按照操作规程处理。

三、注射用水的消毒灭菌

注射用水的质量，不仅要求最终产品无菌检查合格，而且注射用水生产工艺过程要符合 GMP 要求，并采用适宜的消毒灭菌方法。常见的方法是热力消毒灭菌法、紫外线消毒法及化学试剂消毒法等。

1. 热力消毒灭菌法　注射用水系统用纯蒸汽消毒。制备纯蒸汽的原料水只限两种，一是《中国药典》收载的纯化水，二是法定的注射用水。

2. 紫外线消毒法　用于消毒的紫外线波长一般为 254nm 及 185nm，它能降低水系统中新菌落的生成速率。紫外线消毒法在水系统中与热力消毒灭菌法及化学试剂消毒法（特别是过氧化氢和臭氧消毒法）配合使用，能起到协同的消毒灭菌作用。

3. 化学试剂消毒法　化学方法消毒的试剂种类较多，常用的主要为氧化剂的氯类和氧类。

含氯的氧化剂主要有液氯、次氯酸钠、次氯酸钙、二氧化氯等。其中二氧化氯的消毒效果好，消毒后无残留。

氧类氧化剂主要有氧（O_2）、臭氧（O_3）、过氧化氢（H_2O_2）、过氧乙酸（CH_3COOOH）和高锰酸钾（$KMnO_4$）等。由于这些化合物的半衰期较短，特别是臭氧，应在消毒过程中不断进行补充。过氧化氢和臭氧迅速降解成水和氧气；在紫外光下，过氧乙酸降解为乙酸。

📝 **考纲摘要**

1. 概述
（1）制药用水的种类
（2）制药用水的用途

2. 纯化水生产技术

（1）离子交换法

（2）反渗透法

（3）电渗析法

3. 注射用水生产技术

复习思考

一、选择题

（一）单项选择题

1. 下列有关纯化水的说法正确的是（　　）

    A. 系指天然水经净化处理所得到的水

    B. 系饮用水经蒸馏法、离子交换法、反渗透法或其他适宜方法制备得到的制药用水

    C. 经蒸馏所得的水，不得含有任何微生物

    D. 可用于配制注射剂的水

    E. 可用于注射剂容器的精洗

2. 注射用水应于制备后几个小时内使用（　　）

    A. 4   B. 8   C. 12

    D. 24   E. 36

3. 关于多效蒸馏水器的叙述错误的是（　　）

    A. 效数不同，工作原理相同

    B. 压力愈大，产水量愈大

    C. 压力愈小，产水量愈大

    D. 效数愈多，热能利用率愈高

    E. 用于制备注射用水

4. 《中国药典》（2015年版）收载制备注射用水的方法是（　　）

    A. 反渗透法   B. 蒸馏法   C. 电渗析法

    D. 离子交换法   E. 超滤法

5. 节能、经济实用、产量高、质量优的蒸馏器是（　　）

    A. 塔式蒸馏水器   B. 多效式蒸发蒸馏水器   C. 亭式蒸馏水器

    D. 单蒸馏器   E. 家用净水器

6. 可供蒸馏法制备注射用水或洗涤容器之用的水是指（　　）

    A. 纯化水   B. 饮用水   C. 井水

D. 矿床水　　　　　　　　　　E. 原水

7. 蒸馏水器结构中的蒸气选择器的作用是除去（　　　）

A. 二氧化碳　　　　　　B. 氧气　　　　　　C. 废气

D. 湿气　　　　　　　　E. 离子

（二）多项选择题

1. 制备注射用水的方法有（　　　）

A. 蒸馏法　　　　　　　B. 离子交换法　　　　C. 反渗透法

D. 凝聚法　　　　　　　E. 电渗析法

2. 纯化水的制备方法有（　　　）

A. 蒸馏法　　　　　　　B. 离子交换法　　　　C. 反渗透法

D. 凝聚法　　　　　　　E. 电渗析法

3. 制药用水的种类包括（　　　）

A. 饮用水　　　　　　　B. 纯化水　　　　　　C. 注射用水

D. 灭菌注射用水　　　　E. 天然水

4. 注射用水可采用以下哪些条件贮藏（　　　）

A. 80℃以上保温　　　　B. 70℃以上保温循环　　C. 4℃以下存放

D. 调配水应在 6～8 小时用完　　　　　　　E. 60℃保温

5. 下列哪些设备是采用蒸馏法生产注射用水的设备（　　　）

A. 离子交换器　　　　　B. 反渗透器　　　　　C. 电去离子设备

D. 气压式蒸馏水器　　　E. 多效蒸馏水器

6. 多效蒸馏水器的特点有（　　　）

A. 成本低、产量高

B. 压力越大，产水量越高

C. 效数越大，热能的利用率越高

D. 选用四效以上的蒸馏水器较合理

E. 性能取决于加热蒸气的压力和级数

7. 在制水工艺中，下列方法用到膜分离技术的是（　　　）

A. 离子交换法　　　　　B. 反渗透法　　　　　C. 电渗析法

D. 电去离子法　　　　　E. 蒸馏法

二、简答题

1. 试述离子交换法制备纯化水的原理。

2. 试述电渗析法制备纯化水的基本原理。

3. 比较纯化水与注射用水在质量要求上的区别。

扫一扫，知答案

模 块 四

表面活性剂

【学习目标】

知识目标

掌握表面活性剂的含义、特点及分类。

熟悉表面活性剂的基本性质。

了解表面活性剂的选用原则。

能力目标

熟练掌握表面活性剂在药剂中的应用。

学会分析处方中表面活性剂的具体应用。

项目一 概 述

一、表面活性剂的含义、特点、分类

（一）表面活性剂的含义

液体的表面张力是指一种使表面分子具有向内运动的趋势，并使表面自动收缩至最小面积的力。由于液体表面分子受力不平衡而产生表面张力。任何纯液体在一定温度下都具有一定的表面张力。

表面活性剂是指能够显著降低两相间表面张力（或界面张力）的物质。

（二）表面活性剂的特点

表面活性剂之所以能降低表面张力，是由于其分子中同时含有极性的亲水基团和非极性的亲油基团，具有"两亲性"（图4-1）。非极性基团是由8个以上碳原子组成的烃链；极性基团是羧酸、磺酸、硫酸、氨基或胺基及其盐，也可是羟基、酰胺基、醚键等。

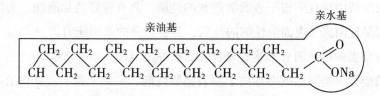

图 4-1　表面活性剂的两亲性

（三）表面活性剂的分类

表面活性剂按其解离情况不同可分为离子型表面活性剂和非离子型表面活性剂（在水中不解离），其中离子型表面活性剂又分为阴离子型表面活性剂、阳离子型表面活性剂和两性离子型表面活性剂。常用表面活性剂的品种、性质特点和应用如下：

1. 阴离子型表面活性剂

（1）肥皂类　是高级脂肪酸的盐。通式为（$RCOO^-$）$_n M^{n+}$，因 M 不同，又分为一价皂（如钾皂、钠皂等）、二价或多价皂（钙皂、铅皂等）、有机胺皂（如三乙醇胺皂）等。一价皂和有机胺皂为亲水性，二价或多价皂为亲油性。本类表面活性剂具有良好的乳化能力和分散油的能力，但容易被酸破坏，碱土金属皂还可被钙、镁盐等破坏，电解质可使之盐析，具有一定的刺激性，一般只用于外用制剂。

（2）硫酸化物　是硫酸化脂肪油和高级脂肪醇硫酸酯类。通式 $ROSO_3^- M^+$。其中高级脂肪醇烃链 R 在 $C_{12} \sim C_{18}$ 范围。代表物有：

①硫酸化蓖麻油：又称土耳其红油，为黄色或橘黄色黏稠液体，有微臭，可与水混合，为无刺激性的去污剂和润湿剂。可代替肥皂洗涤皮肤，亦可作载体使挥发油或水不溶性杀菌剂溶于水中。

②十二烷基硫酸钠：乳化能力很强，并较肥皂类稳定，对黏膜有一定的刺激性。主要用作外用软膏的乳化剂，有时还可以用作片剂等固体制剂的润湿剂和增溶剂。

（3）磺酸化物　是脂肪酸或脂肪醇经磺酸化后，用碱中和所得到的化合物，主要有脂肪族磺酸化物、烷基芳基磺酸化物和烷基萘磺酸化物。通式为 $RSO_3^- M^+$。常用品种为十二烷基苯磺酸钠，是目前广泛应用的表面活性剂，有较好的保护胶体的性质，黏度低，去污力、起泡性和油脂分散能力都很强，是优良的洗涤剂。

2. 阳离子型表面活性剂　

此表面活性剂起表面活性作用的部分是阳离子，带有正电荷，又称为阳性皂。是季铵化合物，通式为 $R_1 R_2 N^+ R_3 R_4$。其特点是水溶性大，在酸性或碱性溶液中均较稳定，具有良好的表面活性作用和杀菌、防腐作用。毒性较大，只能外用，临床主要用于皮肤、黏膜和手术器械的消毒。常用的品种有苯扎氯铵（洁尔灭）、苯扎溴铵（新洁尔灭）、度米芬等。

3. 两性离子型表面活性剂　

在不同 pH 介质中可表现阳离子或阴离子表面活性剂的性

质。在碱性水溶液中呈现阴离子表面活性剂的性质，具有较好的起泡性，去污力强；在酸性水溶液中则呈现阳离子表面活性剂的性质，具有很强的杀菌能力。

两性离子型表面活性剂有天然的与合成的两种类型。

（1）卵磷脂类　是天然的两性离子型表面活性剂，主要来源于大豆和蛋黄，根据来源不同又分为豆磷脂和卵磷脂。外观呈透明或半透明黄色或黄褐色油脂状，对热非常敏感，在酸性、碱性和酯酶作用下易水解，对油脂的乳化能力很强，常用于注射用乳剂及脂质体的制备。

（2）氨基酸型和甜菜碱型　为合成类的两性离子型表面活性剂。

4. 非离子型表面活性剂　在溶液中呈不解离状态，多为酯类或醚类化合物。其分子中构成亲水基团的是甘油、聚乙二醇和山梨醇等多元醇；构成亲油基团的是长链脂肪酸或长链脂肪醇，以及烷基或芳基，它们以酯键或醚键与亲水基团结合。本类表面活性剂毒性低，不解离，不受溶液 pH 的影响，能与大多数药物配伍，因此广泛应用于外用制剂、内服制剂和注射剂。常用品种主要有以下几类。

（1）脱水山梨醇脂肪酸酯类（又称脂肪酸山梨坦类）　系由脱水山梨醇与各种不同的脂肪酸组成的酯类化合物，商品名为司盘（Spans）。根据脂肪酸品种和数量的不同，有司盘 20、40、60、80、85 等。亲油性较强，常用作 W/O 型乳剂的乳化剂或 O/W 型乳剂的辅助乳化剂；多用于搽剂和软膏中，也可用作注射用乳剂的辅助乳化剂。

（2）聚氧乙烯脱水山梨醇脂肪酸酯类（又称聚山梨酯类）　是在司盘类表面活性剂分子结构中的剩余—OH 上再连接聚氧乙烯基而制成的醚类化合物。商品名为吐温（Tween），根据脂肪酸品种和数量的不同，有吐温 20、40、60、80、85 等。本类表面活性剂分子中含亲水性的聚氧乙烯基，亲水性强，主要用作增溶剂、O/W 型乳化剂、润湿剂和分散剂。

（3）聚氧乙烯脂肪酸酯类　系聚乙二醇和长链脂肪酸缩合生成的酯，商品名为卖泽（Myrij）是其中的一类。本类表面活性剂水溶性和乳化性很强，常用作 O/W 型乳剂的乳化剂。常用的有聚氧乙烯（40）硬脂酸酯。

（4）聚氧乙烯脂肪醇醚类　系聚乙二醇和长链脂肪醇缩合生成的醚类，商品有苄泽（Brij）、西土马哥、平平加 O。本类表面活性剂亲水性强，主要用作增溶剂、O/W 型乳剂的乳化剂。

（5）聚氧乙烯聚氧丙烯共聚物　本类表面活性剂是由聚氧乙烯和聚氧丙烯聚合而成。又称泊洛沙姆（Poloxamer），是新型的优良乳化剂、食品添加剂、增溶剂、分散剂、高级化妆品辅助剂。由于其无毒、无抗原性、无致敏性、无刺激性、化学性质稳定、不溶血，是目前能应用于静脉注射用乳剂的一种合成的乳化剂。

二、表面活性剂的基本性质

（一）胶束和临界胶束浓度

1. 胶束　表面活性剂在水溶液中，当低浓度时，产生界面吸附而降低溶液的界面张力。当达到一定浓度后，溶液的界面吸附达到饱和，表面活性剂的分子则转入溶液中。如图 4-2 所示。由于亲油基团的存在，水分子与表面活性剂分子相互间的排斥力远大于吸引力，导致表面活性剂分子自身依靠范德华力相互聚集，形成亲油基团向内，亲水基团向外的集合体，在水中稳定分散，大小在胶体粒子范围内的胶束。

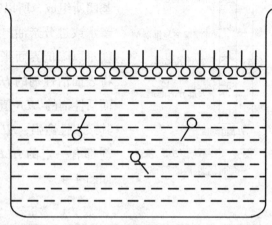

图 4-2　胶束形成

2. 临界胶束浓度（CMC）　是指表面活性剂在溶液中开始形成胶束时的浓度。达到 CMC 时，溶液的一些理化性质发生突变，分散系统由真溶液转变成胶体溶液。CMC 的大小与其结构、组成有关，也受温度、pH 及电解质等的影响。其浓度高于 CMC 值时，胶束排列成球状、棒状、束状、层状／板状等结构。其形态如图 4-3 所示。

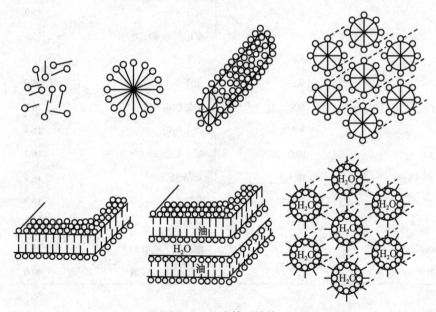

图 4-3　胶束排列结构

49

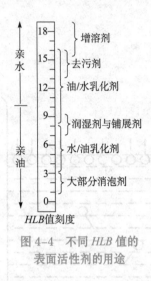

图 4-4 不同 HLB 值的表面活性剂的用途

（二）亲水亲油平衡值（HLB）

亲水亲油平衡值用来表示表面活性剂分子亲水、亲油的综合亲和力（即强弱值）。表面活性剂分子是由亲水基团和亲油基团所组成，所以它们能在水-油界面上定向排列。如果过分亲水或过分亲油，就会溶解在水相或油相中，很少存于界面，就难以降低界面张力。因此，适当平衡尤为重要。根据经验，将表面活性剂的 HLB 值范围限定在 $0 \sim 40$，其中非离子型表面活性剂的 HLB 值范围为 $0 \sim 20$。表面活性剂的 HLB 值愈高，其亲水性愈强；HLB 值愈低，其亲油性愈强。每一种表面活性剂都有一定的 HLB 值（表 4-1）；HLB 值不同，用途也不同，如图 4-4。

表 4-1　常用表面活性剂的 HLB 值

表面活性剂	HLB 值	表面活性剂	HLB 值
司盘 85	1.8	西黄芪胶	13.2
司盘 65	2.1	聚山梨酯 21	13.3
单甘油酯	3.8	聚山梨酯 60	14.9
司盘 80	4.3	聚山梨酯 80	15.0
司盘 60	4.7	乳化剂 OP	15.0
司盘 40	6.7	卖泽 49	15.0
阿拉伯胶	8.0	聚山梨酯 40	15.6
司盘 20	8.6	平平加 O	15.9
苄泽 30	9.5	卖泽 51	16.0
聚山梨酯 61	9.6	泊洛沙姆 F68	16.0
明胶	9.8	西土马哥	16.4
聚山梨酯 81	10.0	聚山梨酯 20	16.7
聚山梨酯 65	10.5	卖泽 52	16.9
聚山梨酯 85	11.0	苄泽 35	16.9
卖泽 45	11.1	油酸钠	18.0
烷基芳基磺酸盐	11.7	油酸钾（软皂）	20.0
油酸三乙醇胺	12.0	十二烷基硫酸钠	40.0

　　在实际药剂生产中，通常将两种或两种以上表面活性剂合并使用，以提高制剂的稳定性和质量。非离子型表面活性剂的 HLB 值具有加和性，混合后的 HLB 值用如下公式计

算：（HLB_a、HLB_b 分别表示两种表面活性剂的 HLB 值，W_a、W_b 分别表示两种表面活性剂的重量或比例量）

$$HLB_{ab} = \frac{HLB_a \times W_a + HLB_b \times W_b}{W_a + W_b}$$

例题 1：将司盘 60（HLB 值 4.7）和吐温 60（HLB 值 14.9）等量混合，问混合物的 HLB 值是多少？

已知　HLB_a=4.7　HLB_b=14.9　W_a=W_b

求 HLB_{ab}= ？

解：根据 $HLB_{ab} = \dfrac{HLB_a \times W_a + HLB_b \times W_b}{W_a + W_b}$

$$HLB_{ab} = \frac{4.7 \times W_b + 14.9 \times W_b}{W_b + W_b}$$

HLB_{ab}=9.8

答：将司盘 60 和吐温 60 等量混合后，混合物的 HLB 值为 9.8。

例题 2：用司盘 80（HLB 值 4.3）和吐温 20（HLB 值 16.7）制备 HLB 值为 9.5 的混合乳化剂 100g，问两者应各用多少克？该混合物可作何用？

解：$9.5 = \dfrac{4.3 \times W_a + 16.7 \times (100 - W_a)}{100}$

W_a=58.1

答：应使用司盘 80 58.1g，吐温 20 41.9g。该混合物可作 O/W 型乳化剂、润湿剂等使用。

（三）起昙现象

某些含聚氧乙烯基的非离子型表面活性剂的溶解度开始随温度升高而加大，当达到某一温度时，其溶解度急剧下降，溶液出现浑浊或分层，但冷却后又恢复澄明。这种由澄明变成浑浊或分层的现象称为起昙（或起浊），该转变点的温度称为昙点（或浊点）。产生起昙现象的主要原因是此类表面活性剂分子结构中所含的聚氧乙烯基与水分子形成的氢键在温度升高到昙点后断裂，从而引起表面活性剂溶解度急剧下降，出现浑浊或分层现象。当温度下降至昙点以下时，氢键又重新形成，溶液又变为澄明。

（四）表面活性剂的毒性

静脉给药制剂中的表面活性剂的毒性比口服给药大，外用表面活性剂的毒性相对较小。一般而言，阳离子型表面活性剂的毒性最大，其次是阴离子型表面活性剂，常用于外用制剂。非离子型表面活性剂毒性最小，用于口服制剂一般认为是无毒的。毒性的大小：阳离子型＞阴离子型＞非离子型；两性离子型＜阳离子型。泊洛沙姆（Polaxamer）188 毒性最低，可静脉用。

溶血作用：阳离子和阴离子型表面活性剂有较强的溶血作用，非离子表面活性剂的溶血作用一般比较轻微，其中聚山梨酯类表面活性剂的溶血作用通常较其他含聚氧乙烯基的表面活性剂更小。顺序为：聚氧乙烯烷基醚＞聚氧乙烯烷芳基醚＞聚氧乙烯脂肪酸酯＞聚山梨酯类（吐温类）。而吐温类的溶血作用顺序则为：吐温 20 ＞吐温 60 ＞吐温 40 ＞吐温 80。

项目二 表面活性剂的应用

表面活性剂在药剂中有着广泛的应用，阳离子表面活性剂可直接用于消毒、杀菌和防腐；其他类型表面活性剂常用于增溶、乳化、润湿、起泡与消泡等方面。一种表面活性剂通常都在一定程度上具有上述多种作用，但每一种表面活性剂可能在某一作用上更为突出或特别适用于某一方面。

一、增溶作用

增溶是指表面活性剂形成胶团后提高了某些难溶性药物在水中的溶解度，使形成澄明的液体的过程。具有增溶能力的表面活性剂称为增溶剂。最适宜的 HLB 值为 15 ~ 18，其机理是难溶性药物被增溶剂胶束包藏或吸附，从而使其溶解度增大。增溶有如下三种形式：

1. 非极性药物的增溶　溶解在胶束的烃核内部（非极性中心区）。

2. 半极性药物的增溶　非极性基团插入胶束的非极性中心区，其极性基团则伸入胶束的亲水基团方向，在胶束中做定向排列。

3. 极性药物的增溶　完全分布在胶束的栅状层（亲水基团）中。

二、乳化作用

两种或两种以上不相混溶的液体组成的体系，因第三种成分的存在，使其中一种液体得以细小的液滴分散在另一液体中，这一过程称为乳化。形成的体系称为乳状液或乳剂。具有乳化作用的物质称为乳化剂。药用乳化剂常用的有阿拉伯胶、西黄芪胶、琼脂、软肥皂、非离子表面活性剂等。

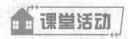
课堂活动

准备好两支带塞玻璃管，第一支管加入 5mL 油、25mL 水，第二支管加入

5mL 油、25mL 水和大概 6 滴吐温 80，摇匀（摇匀时注意力度，不要产生太多气泡从而影响实验结果）后静置观察现象。发觉第一支管油水分层，油在上层，水在下层，非常明显。第二支出现乳白色液体，对比第一支管，发觉油水分层现象不再明显。

表面活性剂的 *HLB* 值可决定乳剂的类型。通常选用 *HLB* 值 3～8 的表面活性剂作为水/油型乳化剂，选用 *HLB* 值 8～16 的表面活性剂为油/水型乳化剂。

三、润湿作用

润湿是指液体在固体表面上的黏附现象。促进液体在固体表面铺展或渗透的表面活性剂称为润湿剂。表面活性剂可降低固体药物和润湿液体之间的界面张力，使液体能黏附于固体表面并在固-液界面上定向排列，排除固体表面所吸附的气体，降低润湿液体与固体表面间的接触角，使固体被润湿。

作为润湿剂的表面活性剂，其 *HLB* 值一般在 7～9。

课堂活动

准备好两支带塞玻璃管，各加入 2g 沉降硫黄及 30mL 水，经振摇放置后，观察现象。硫黄是疏水性物质，一部分硫黄沉于底部，一部分上升并絮凝在液面上，不能均匀分散。主要是由于水与疏水性药物硫之间存在着很大的界面张力，硫不能被水润湿。但在第二管中加入少量吐温 80 或软肥皂等表面活性剂时，大部分硫沉降到试管底部并均匀分散，从而制得硫黄混悬液。这是由于所加入的表面活性剂可以降低固体药物和润湿液体之间的界面张力。

四、起泡和消泡作用

在皮肤、黏膜给药的制剂中，通过产生持久稳定的泡沫，使药物在用药部位均匀分散且不易流失。有发生泡沫作用和稳定泡沫作用的表面活性剂分别称为发泡剂和稳泡剂。

有些中药水浸出液，因含有天然两亲物质如皂苷、蛋白质、树胶等高分子化合物，在蒸发浓缩或剧烈搅拌时，产生大量泡沫，给操作带来许多困难。加入表面活性剂后可破坏泡沫，以便进一步加工操作。能使原来泡沫破坏消失的表面活性剂称为消泡剂。其 *HLB* 值通常为 1～3。

五、其他作用

表面活性剂在药剂中的应用十分广泛，且一种表面活性剂常常有多种作用。除上述应用外，表面活性剂还可能做去污剂，在中药提取中用于增加有效成分的提取，以及在某些特殊剂型（如软膏、栓剂等）中作基质。

考纲摘要

1. 概述

（1）表面活性剂的含义、特点、分类

（2）表面活性剂的基本性质

2. 表面活性剂的应用

（1）增溶

（2）乳化

（3）润湿

（4）起泡和消泡

（5）其他

复习思考

一、选择题

（一）单项选择题

1. 下列具有起昙现象的表面活性剂是（   ）

　　A. 硫酸化物　　　　　　　B. 磺酸化物　　　　　　　C. 脂肪酸山梨酯类

　　D. 聚山梨酯类　　　　　　E. 肥皂类

2. 表面活性剂的毒性大小（   ）

　　A. 阴＞阳＞非　　　　　　B. 非＞阴＞阳　　　　　　C. 阳＞阴＞非

　　D. 阳＞非＞阴　　　　　　E. 都不对

3. 下列关于表面活性剂说法最完善的是（   ）

　　A. 使溶液表面张力急剧上升的物质

　　B. 能使溶液表面张力急剧下降的物质

　　C. 能使液体表面活性增加的物质

　　D. 能使液体表面活性减少的物质

4. 新洁尔灭指的是下列哪种表面活性剂（　　　）

    A. 氯苄烷胺   B. 苯扎溴铵   C. 氯化苯甲羟胺

    D. 氯化苄乙胺   E. 聚二醇

5. 可以作为静脉乳剂的乳化剂的表面活性剂的是（　　　）

    A. 吐温 20   B. 司盘 60   C. 大豆磷脂

    D. 肥皂类   E. 季铵类化合物

6. 表面活性剂的增溶机理，是由于形成了（　　　）

    A. 络合物   B. 胶团（胶束）   C. 复合物

    D. 包合物   E. 离子对

7. 属非离子型表面活性剂的是（　　　）

    A. 钙皂   B. 月桂醇硫酸钠   C. 新洁尔灭

    D. 卵磷脂   E. 卖泽类

8. 具有较强杀菌作用的表面活性剂是（　　　）

    A. 阴离子型   B. 阳离子型   C. 两性离子型

    D. 非离子型   E. 吐温类

9. 极性药物被增溶时是存在增溶剂的（　　　）

    A. 增溶剂胶团的核心区

    B. 增溶剂胶团的栅状层

    C. 在增溶剂胶团定向排列

    D. 存在增溶剂胶团的表面

    E. 以上均不对

（二）多项选择题

1. 表面活性剂在药物制剂方面常用作（　　　）

    A. 润湿剂   B. 乳化剂   C. 增溶剂

    D. 润滑剂   E. 去污剂

2. 以下属阴离子型表面活性剂的是（　　　）

    A. 甘油   B. 乙醇   C. 司盘 20

    D. 硬脂酸三乙醇胺皂   E. 十二烷基硫酸钠

3. 以下可用作增溶剂的表面活性剂有（　　　）

    A. 甘油   B. 卖泽 51   C. 聚山梨酯 80

    D. 聚山梨酯 60   E. 司盘 80

4. 以下可供注射剂中使用的表面活性剂有（　　　）

A. 豆磷脂　　　　　　B. 聚山梨酯 20　　　　　C. 卵磷脂

D. 泊洛沙姆　　　　　E. 十二烷基硫酸钠

5. 以下关于 HLB 值叙述中正确的是（　　　）

A. 每一种表面活性剂都有一定的 HLB 值

B. HLB 值表示表面活性剂亲水亲油性的强弱

C. HLB 值愈大，其亲油性愈强

D. HLB 值愈小，其亲油性愈强

E. HLB 值不同，其用途也不同

二、简答题

1. 表面活性剂主要应用在哪些方面？

2. 表面活性剂的分类？

3. 表面活性剂的基本性质？

三、计算题

用吐温 20（HLB 值 16.7）84g 和司盘 80（HLB 值 4.3）两者混合后配成混合乳化剂，混合后 HLB 值为 9.7，问司盘 80 应加多少克？

扫一扫，知答案

中药粉碎、过筛、混合技术

【学习目标】

知识目标

掌握粉碎的基本原理和各种常用的粉碎操作。

熟悉药筛的种类和药粉的分等；各种粉碎机械和过筛器械的性能、适用范围。

能力目标

能根据药料性质选择合适的粉碎、混合方法。

会正确使用粉碎、过筛、混合机械。

项目一 中药粉碎技术

一、概述

（一）粉碎的含义与目的

1. **粉碎的含义** 粉碎是借助机械力将固体物质碎成适用细度的操作过程。

2. **粉碎的目的** 中药粉碎的目的主要有：①便于制备各种药物制剂。②利于药材中有效成分的浸出。③利于调配、服用。④增加难溶性药物的溶出速率，有利吸收。⑤利于新鲜药材的干燥和贮存。

（二）粉碎度

粉碎度是固体药物粉碎后的细度，常以未经粉碎药物的平均直径（d）与已粉碎药物的平均直径（d_1）的比值（n）来表示，即 $n=d/d_1$。在物料粉碎前平均直径不变的情况下，粉碎度愈大，粉碎后的颗粒愈小。粉碎度的大小取决于制备的剂型、医疗上的用途及药物本身的性质。

（三）粉碎的基本原理

1. 粉碎原理　物体的形成依赖于分子间的内聚力，物体因内聚力的不同显示出不同的硬度和性质。因此，粉碎过程就是借助于外力来部分地破坏物质分子间的内聚力，使药物表面积增大，即将机械能转变成表面能的过程。

2. 粉碎作用力　各种粉碎机械作用于被粉碎物质的外力，有下列几种类型：截切、挤压、研磨、撞击、劈裂、撕裂和锉削等。根据药物性质选用不同类型作用外力的粉碎机械，才能得到预期的粉碎效果。

3. 各种药材的粉碎情况及提高粉碎效率方法

（1）植物类药材　①大多含有水分，具有一定韧性，难于粉碎，可适当干燥，减少药材内部的水分；②薄壁组织的药材易于粉碎；③木质、角质结构及油性黏性较大的药材不易粉碎，可将黏性与粉性药物混合粉碎，如六味地黄丸中的熟地黄、山茱萸，归脾丸中的龙眼肉等；④含纤维较多的药材如黄柏、甘草、葛根等因纤维部分难于顺利通过筛片，在粗粉中起缓冲作用，并易造成机器发热，可先用 10 目筛片粉碎一遍，分拣出粗粉中的纤维后再用 40 目筛片粉碎。

（2）动物类药材　如筋、骨、甲等难于粉碎需适当处理后才能粉碎。

（3）矿物类及其他类药材　①极性晶型的药物，如生石膏、硼砂等粉碎时一般沿晶体的结合面碎裂成小晶体较易粉碎。②非极性晶型的药物，如樟脑、冰片脆性差，加力时易变形难粉碎；通常加少量挥发性液体渗入固体分子间裂隙，能降低分子内聚力使晶体从裂隙处分开。③非晶型药物，如树脂、树胶等具有一定的弹性，粉碎时变为热能，难于粉碎；一般可用降低温度（0℃左右）来增加脆性以利粉碎。

（四）粉碎原则

1. 药材的药用部分应全部粉碎，不应随意丢弃，以保证药物组成和药理作用不变。

2. 药物粉碎达到所需粒度即可，以节省能源和减少损失。

3. 粉碎过程中应及时过筛以提高效率。

4. 粉碎毒性或刺激性较强的药物时，应注意劳动保护，并注意彻底清洗机械。

5. 粉碎易燃易爆药物时，要注意防火防爆。

二、常用的粉碎技术

应根据被粉碎药物的性质和使用要求，结合生产条件而采用不同的粉碎方法。

（一）干法粉碎与湿法粉碎

1. 干法粉碎　系指将物料经适当干燥使水分降低到一定限度（一般应少于 5%），使物料处于干燥状态下进行粉碎的操作。

2. 湿法粉碎　系在药料中加入适量的水或其他液体一起进行研磨粉碎的方法。包括

"水飞法"和"加液研磨法"。

（1）水飞法　系将药料先打成碎块，置于研钵或球磨机中，加入适量水，用力研磨或球磨。当有部分研成的细粉混悬于水中时，及时将混悬液倾出，余下的稍粗药料再加水研磨，如此反复，直至全部被研成细粉为止。将混悬液合并，静置沉降，倾出上部清水，将底部细粉取出干燥，即得极细粉。如朱砂、炉甘石、珍珠、滑石粉等矿物、贝壳类药物可用水飞法制得极细粉。但水溶性的矿物药如硼砂、芒硝等则不能采用水飞法。

（2）加液研磨法　系将药料放入研钵中，加入少量液体（乙醇或水）后进行研磨，直至药料被研细为止。如樟脑、冰片、薄荷脑等的粉碎。

（二）单独粉碎与混合粉碎

1.单独粉碎　系将处方中性质特殊的药物或按处方要求而分别粉碎的操作。需要单独粉碎的中药有：①贵重细料药：如冰片、麝香、牛黄、羚羊角等。②毒性药：如马钱子、红粉等。③刺激性药：如蟾酥。④氧化性或还原性强的药物：如火硝、硫黄、雄黄等。⑤树脂树胶类药：如乳香、没药等。⑥质地坚硬不便与他药共同粉碎的药料：亦应单独粉碎。

2.混合粉碎　又称共研法，系将处方中性质及硬度相似的药物混合在一起粉碎的操作。复方制剂中的多数药材均采用此法粉碎。常用的有"串料""串油""蒸罐"等方法。

（1）串料（串研）　处方中含有大量黏液质、糖分或树脂胶等黏性药料，应先将处方中非黏性药料混合粉碎成粗粉，然后陆续掺入黏性大的药物，再行粉碎；或先将黏性药与其他药料掺合在一起做粗粉碎，粗粉碎物料于60℃以下充分干燥，再行粉碎。如熟地黄、枸杞、大枣、龙眼肉、山萸肉、黄精、玉竹、天冬、麦冬等。

（2）串油　处方中含有大量油脂性药料，应将处方中非油脂性药料先研成细粉，再掺入油脂性药料粉碎；或将油脂性药料捣成黏糊状，再掺入其他细粉后粉碎。如桃仁、柏子仁、酸枣仁、苏子、胡桃仁等。

（3）蒸罐　系指经蒸煮后药料再与其他药物掺合，干燥，再进行粉碎的方法。适用于处方中含新鲜动物药，如乌鸡、鹿肉等。蒸煮目的是使药料由生变熟，增加温补功效，同时经蒸煮药料干燥后亦便于粉碎。

（三）低温粉碎

低温粉碎系指将物料或粉碎机进行冷却后在低温条件下粉碎的方法。其特点：①适应于常温下粉碎困难的物料，软化点低及热可塑性物料（如树脂、树胶、干浸膏等），以及富含糖分、黏液质、胶质等有一定黏性的药物（如人参、玉竹、牛膝等），低温使药物脆性增加，易于粉碎，可获得更细粉末。②能保留物料中的香气及挥发性成分。

（四）超微粉碎

超微粉碎系采用流能磨、振动磨、微粉粉碎机等将药材细粉粉碎至微粉的新型粉碎技术，可使植物细胞破壁率达95%以上，能大大提高丸剂、散剂等含原料药材制剂的生物利用度，且粉碎效率高。可分为微米级（＞1μm）、亚微米级（0.1～1μm）、纳米级（1～100nm）。

三、常用的粉碎器械

目前粉碎器械种类很多，其基本作用力主要有截切、挤压、撞击和劈裂，此外还有撕裂和锉削。

1. **以截切作用为主的粉碎器械** 如切片机、截切机。

2. **以研磨作用为主的粉碎器械** 如乳钵、球磨机、流能磨。

3. **以撞击作用为主的粉碎器械** 如万能粉碎机、锤击式粉碎机。

4. **超微粉碎器械** 如机械冲击式粉碎机、新型高细球磨机、振动磨、气流粉碎机、胶体磨。

各种粉碎作用力都有其特殊的适用范围，但在制剂生产中往往是几种作用力同时起作用。表5-1列出各种粉碎机作用力、粉碎度、适应药物及禁忌。

表5-1　粉碎器械的选择

粉碎机	粉碎作用力	粉碎度	适应药物	禁忌
万能粉碎机	撞击、劈裂、研磨	细碎兼过筛	含黏性、油脂、纤维性及质地坚硬的各类药物	油脂过多药物
万能磨粉机	撞击、劈裂、研磨	细碎兼过筛	结晶性、非组织性药物及干浸膏颗粒	挥发性及黏性药物
铁研船	研磨、截切	中碎	质地松脆药物	吸湿性药物
球磨机	撞击、研磨	细碎	结晶性、刺激性、挥发性、引湿性、细料药物	
羚羊角粉碎机	锉削	细屑片	角质类药物	

（一）乳钵

乳钵（或称研钵）一般由瓷、玻璃、玛瑙、铁或铜制成。瓷研钵和玻璃研钵最为常用，玻璃研钵光滑、吸附性小，瓷研钵粗糙、粉碎效果好。玛瑙研钵则具有光洁度高、耐酸、耐碱、耐磨、硬度高的特点，研磨后不会有任何乳钵本体物质混入被研磨物中，一般作分析用和高级研磨用。研钵由钵和杵棒组成，杵棒与钵内壁接触，通过研磨、碰撞、挤压等作用力使物料粉碎和混合均匀，主要用于小剂量药物的粉碎或散剂的制备。

（二）万能粉碎机

万能粉碎机由机座、电机、加料斗、粉碎室、固定齿盘、活动齿盘、环形筛板、抖动装置、出料口等组成，如图5-1所示。活动齿盘上的钢齿能围绕固定齿盘的钢齿旋转，物料被撞击伴以撕裂、研磨而粉碎。细粉借活动齿盘高速旋转产生的气流而被甩向室壁的环形筛而筛出，通过出粉口上的袋滤器收集起来。万能粉碎机结构简单，操作维护方便，粉碎强度大，适用于多种干燥物料的粉碎，如结晶性药物、非组织性脆性药物及植物药材的根、茎、叶等。因粉碎过程中会发热，不适用于粉碎含大量挥发性、热敏性成分及黏性或遇热发黏的药料。

（三）柴田式粉碎机

柴田式粉碎机由机壳、加料斗、甩盘、打板、挡板、风扇、电动机等组成，如图 5-2 所示。甩盘装在动力轴上，甩盘上有 6 块打板，主要起粉碎作用。挡板在甩盘和风扇之间，呈轮状附于主轴上，可以左右移动挡板盘调节挡板与甩盘、风扇之间距离，控制药粉的粗细（如向风扇方向移动药粉就细，向打板方向移动药粉就粗）和粉碎速度，但也有部分粉碎作用。风扇安装在出粉口一端，由 3～6 块风扇板制成，附于主轴上，借转动产生风力，使细粉自出料口经输粉管吹入药粉沉降器内，由下口放出药粉。柴田式粉碎机是以冲击力为主的粉碎设备，适用于粉碎黏软、油润、纤维及坚硬的物料。

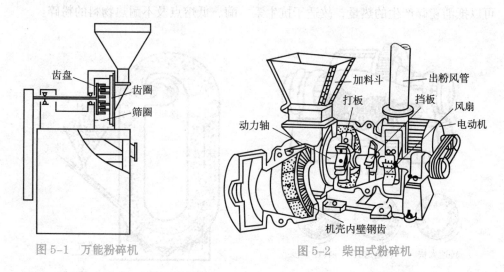

图 5-1 万能粉碎机　　　　　图 5-2 柴田式粉碎机

（四）球磨机

球磨机系在不锈钢或陶瓷制成的圆柱筒内装入一定数量不同大小的钢球或瓷球构成。使用时将药物装入圆筒内密盖后，开动电动机，当圆筒转动时，钢球（或瓷球）随之转动到一定高度后，在重力和惯性力的作用下呈抛物线抛落，物料借助圆球落下时的撞击、劈裂作用以及球与球之间、球与球罐壁之间的研磨、摩擦从而被粉碎。粉碎效果与圆筒的转速、球与物料的装量、球的大小与重量等有关。适当的转速（临界转速的 60%～80%）粉碎效果才好，如果转速过慢，圆球不能达到一定高度即沿壁滚下，此时仅发生研磨作用，粉碎效果较差；如转速过快，圆球受离心力的作用沿筒壁旋转而不落下，失去球体落下时的撞击作用，粉碎效果差。球磨机转速选择示意图如图5-3所示。一般球和粉碎物料的总装量为罐体总容积的50%～60%。

球磨机粉碎程度高，密闭性好，无粉尘飞扬，适应性强。适用于结晶性药物、引湿性药物、浸膏、挥发性药物及贵重药物的粉碎。球磨机既适用于干法粉碎、湿法粉碎，还可对物料进行无菌粉碎。但能耗大，粉碎时间长，效率低，操作时噪声较大，并伴有较强的振动。

（五）气流式粉碎机

气流粉碎机又称为流能磨，系利用高速气体使药料颗粒之间及颗粒与器壁之间碰撞而产生强烈的粉碎作用，常用于物料的超微粉碎。气流式粉碎机示意图见图5-4。由粉碎室周边喷入的高压气体与送进的固体物料颗粒混合成的高速气流，不断受到从不同角度喷入的气流的切向冲击，使混合气流中的固体颗粒相互撞击和摩擦而细化，压缩空气夹带的细粉由出料口进入旋风分离器或袋滤器进行分离，较大颗粒由于离心力的作用沿器壁外侧重新带入粉碎室，重复粉碎过程。由于粉碎过程中高压气流膨胀吸热，产生明显的冷却效应，可以抵消粉碎产生的热量，故适于抗生素、酶、低熔点及不耐热物料的粉碎。

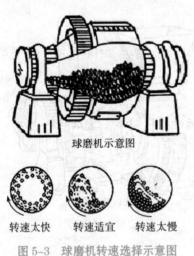

图5-3 球磨机转速选择示意图

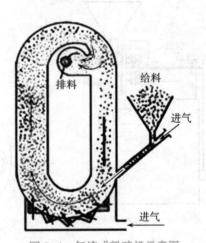

图5-4 气流式粉碎机示意图

项目二 中药过筛技术

一、概述

（一）过筛的含义与目的

1.过筛的含义 系粉碎后的药料粉末通过网孔性的工具使粗粉与细粉分离的操作。

2. 过筛的目的 ①将粉碎好的颗粒或粉末分等，以满足制备各种剂型的需要；②起混合作用，从而保证物料组成的均一性；③避免过度粉碎，提高粉碎效率。

（二）筛的种类与规格

1. 筛的种类

（1）按筛的应用分类

①标准筛：又称药筛，系指按《中国药典》规定，全国统一用于药剂生产的筛。以筛孔的平均内径表示筛号，共9种筛号。

②工业筛：实际生产中结合应用的筛；用"目"数表示筛号，以每英寸（2.54cm）长度上的筛孔数目表示。

（2）按筛的制法分类

①冲眼筛：系在金属板上冲压出圆形的筛孔而制成。其筛孔坚固，孔径不易变动，但孔径不能太细，多用于高速旋转粉碎机械的筛板及药丸的分档筛选。

②编织筛：系用不锈钢丝、铜丝、尼龙丝、绢丝等编织而成。其筛线易移位使筛孔变形。常用金属丝作筛线，并在交叉处压扁起固定作用。

2. 药筛的规格 《中国药典》（2015年版）所用药筛，选用国家标准的R40/3系列，分等见表5-2。

表5-2 《中国药典》（2015年版）筛号、筛孔内径、工业筛目对照表

筛号	筛孔内径（平均值）	目号
一号筛	2000μm±70μm	10目
二号筛	850μm±29μm	24目
三号筛	355μm±13μm	50目
四号筛	250μm±9.9μm	65目
五号筛	180μm±7.6μm	80目
六号筛	150μm±6.6μm	100目
七号筛	125μm±5.8μm	120目
八号筛	90μm±4.6μm	150目
九号筛	75μm±4.1μm	200目

（三）粉末的分等

《中国药典》（2015年版）规定把固体粉末分为六级，粉末分等见表5-3。

表 5-3 《中国药典》（2015 年版）粉末等级标准

等级	分等标准
最粗粉	指能全部通过一号筛，但混有能通过三号筛不超过 20% 的粉末
粗粉	指能全部通过二号筛，但混有能通过四号筛不超过 40% 的粉末
中粉	指能全部通过四号筛，但混有能通过五号筛不超过 60% 的粉末
细粉	指能全部通过五号筛，并含能通过六号筛不少于 95% 的粉末
最细粉	指能全部通过六号筛，并含能通过七号筛不少于 95% 的粉末
极细粉	指能全部通过八号筛，并含能通过九号筛不少于 95% 的粉末

（四）过筛原则

1. 过筛时需要不断振动：药粉在静止状态下，由于表面自由能等因素的影响，易结成药粉块而不易通过筛孔。当不断振动时，各种力的平衡受到破坏，小于筛孔的药粉才能通过。但振动速度应适中，太快或太慢均会降低过筛效率。

2. 药筛应合适：根据所需药粉细度，正确选用适当筛号的药筛。

3. 粉末应干燥：粉末的含水量过高，药粉黏性增强，易阻塞筛孔，影响过筛的效率。

4. 粉层厚度应适中：加到药筛中的药粉不宜太多，应让药粉在筛网上有足够多的余地在较大范围内移动，有利于过筛；但也不宜太少，药粉层太薄，否则也影响过筛的效率。

5. 粉碎与筛分机械应配置有气、粉分离装置，如旋风分离器、袋滤器等。

二、常用的过筛器械

制剂生产中常用的过筛设备有摇摆筛、旋振筛和超声波振动筛、振荡筛、气流筛粉机等。

（一）摇摆筛

摇摆筛由摇动装置和药筛两部分组成。摇动装置是由摇杆、连杆和偏心轮构成，利用偏心轮及连杆使药筛发生往复运动来筛选药物粉末。药筛可按照筛号大小依次叠成套，最细号放在底下，套在接收器上，最粗号放在顶上进行排列，然后把物料放入最上部的筛上，上面加盖，然后固定在摇动台上，开动电动机使筛发生摇动而完成对物料的分级。此筛常用于粒度分布的测定，多用于小量生产，也适于毒性、刺激性或质轻药粉的过筛，避免细粉飞扬。

如果药筛不装在摇动装置上，选择一种筛号套在接收器上，放入需过筛药物，盖上盖子，直接用手摇动，同样可达到过筛的目的，则称为手摇筛。

（二）旋振筛

旋振筛是一种高精度粗细粒筛分设备，由粗料出口、上部偏心块、弹簧、下部偏心块、电机、细料出口、筛网等组成，如图 5-5 所示。电动机的上轴及下轴各装有不平衡偏心块，上轴穿过筛网并与其相连，筛框以弹簧支承于底座上，上部偏心块使筛网产生水平圆周运动，下部偏心块使筛网发生垂直方向运动，故筛网的振动方向具有三维性。物料由筛顶中间孔给料，排料口在各层筛框侧面，可任意改变位置。筛网的三维性振荡使物料强度改变并在筛内形成轨道漩涡，粗料由上部排出口排出，筛分的细料由下部排出口排出。旋振筛具有体积小、噪音低、效率高、换网快等特点，广泛应用于颗粒、粉末、黏液的筛分过滤。

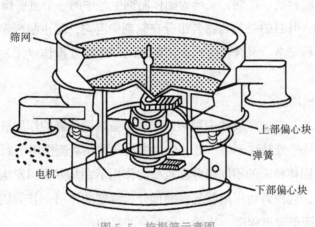

图 5-5　旋振筛示意图

（三）振荡筛

振荡筛为直线运动的箱式结构，筛面的倾斜角通常在 8°以下，筛面的振动角一般为45°，筛面在激振器的作用下做直线往复运动。振荡筛筛体下部安装振动电机，有效地保证了物料的过筛。底座采用可调式，可根据物料特性调整过筛时筛面的倾斜角度，以取得最佳过筛效果。该机结构紧凑，筛体下部采用弹簧减振，使整机在平稳状态下工作。振荡筛具有结构简单、操作方便、体积小、噪声低、抗腐蚀、低故障、寿命长、振幅可调、耗能低、拆装方便、清洗无死角等优点。

（四）气流筛粉机

气流筛粉机是一种以空气动力学理论为基础的精确筛分设备，摒弃了传统的重力势能作业原理，开辟了载流体动能做功的筛分新途径。它是在密闭状态下利用高速气流做载体，使充分扩散的粉料微粒以足够大的动能向筛网喷射，达到快速分级之目的。可对细度范围在 80 ～ 500 目内的粉状物料很好地连续筛分，筛网可任意更换。具有筛分效率高、产量大、适应细度范围广、细度精确、无超径混级现象、筛网立装不荷重、使用寿命长、全封闭结构、无粉尘溢散、噪音小、能耗低、可连续作业、维修方便的特点。

项目三 中药混合技术

一、概述

（一）混合的含义与目的

1. 混合的含义 混合是指将两种或多种药物相互分散而达到均匀状态的操作。它是制备散剂、颗粒剂、胶囊剂、片剂、丸剂等固体制剂生产中的一个重要操作。

2. 混合的目的 其目的是使药物各组分在制剂中混匀，防止制剂表面出现色斑，保证药物剂量准确及用药安全。混合是生产固体制剂的一个重要操作单元，因为关系到药品质量的均一性。

（二）混合的机理

1. 对流混合 物料颗粒在设备中翻转，或靠设备内搅拌器的作用进行着粒子群的较大位置移动，使药物从一处转移到另一处，经过多次转移在对流作用下而达到混合。

2. 剪切混合 固体粉末的不同组分在机械力作用下在其界面间发生剪切作用，若剪切力平行于其交界面，这种剪切作用就起到降低分离程度的作用；若剪切力发生在交界面垂直方向上，同样可降低分离程度，从而达到混合的目的。

3. 扩散混合 由于药粉的紊乱运动而改变其彼此间的相对位置发生的混合现象。扩散混合在不同剪切层的界面处发生，由于颗粒间的位置互换，使分离程度降低，达到扩散均匀的混合程度。

上述三种混合机理在实际的混合设备内一般同时发生，只不过表现程度随混合器类型而异。

（三）混合方法

常用的混合方法有搅拌混合、研磨混合、过筛混合。实验室常用的混合器械为乳钵，适用于小量药物的混合。

1. 搅拌混合 系将各药粉置于适当大小容器中搅匀的操作。此法简便但不易混匀，多作初步混合之用。生产中大量药物的混合常用混合筒或搅拌混合机，混合一定时间，可使药粉混合均匀。

2. 研磨混合 将药物粉末置于乳钵中，边研磨边混合。此法适用于少量尤其是结晶性药物的混合，不适合引湿性及爆炸性药物的混合。

3. 过筛混合 系将各药粉先搅拌作初步混合，再通过适宜孔径的筛网一次或几次使之混匀的操作。由于较细、较重的粉末先通过筛网，故在过筛后仍须加以适当的搅拌，才能混合均匀。此法适用于大量生产。

二、常用的混合设备

制药工业中多采用搅拌或容器旋转的方式，使物料产生整体或局部移动而达到混合目的。

（一）槽形混合机

槽形混合机（图5-6）的槽形容器内有双S形搅拌桨，可将药物由外向中心集中，又将中心药物推向两端，以达到混合。槽可绕水平轴转动，以便卸出槽内药粉。主要用于不同比例的干性或湿性粉状物料的均匀混合，也可用于制备软材，是常用的混合设备。

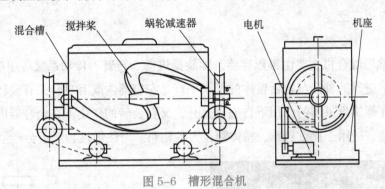

图5-6 槽形混合机

（二）V形混合机

V形混合机由水平旋转轴、支架和V形圆桶、驱动系统等组成，如图5-7所示。工作时电机通过传动带带动蜗轮、蜗杆使V形混合桶绕水平轴转动，物料在V形混合桶内旋转时被反复分开和聚合，这样通过不断循环，在较短时间内即能将物料混合均匀。该混合机以对流混合为主，混合速度快，混合效果好，适合于流动性较好的干性粉状或颗粒状物料的均匀混合。操作中最适宜转速为临界转速的30%～40%，最适宜充填量为混合筒容积的30%。

（三）二维运动混合机

二维运动混合机主要由机座、驱动系统、混合桶及电器控制系统组成。工作时混合桶一方面绕其对称轴做旋转运动，在自转的同时，混合桶环绕一根与其对称正交的水平轴做摇摆运动，独特的运动方式使物料在混合桶内既有扩散混合，又有对流混合，大大提高了混合的效率和精度。混合筒在运动时做前后倾倒（上下倾角是30°）和左右旋转（旋转角度是360°），这样多方向、多角度的运动，可使物料充分混合。具有混合迅速、混合量大、出料

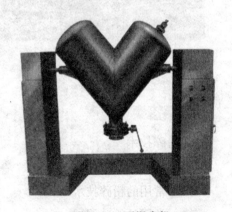

图5-7 V形混合机

便捷等特点，特别适用于大批量物料的混合。

（四）三维运动混合机

三维运动混合机由机座、传动系统、电机控制系统、多向运动机构和混合桶组成，如图5-8所示。工作时，装料的筒体在主动轴的带动下做平行移动及摇滚等复合运动，促使物料沿着筒体做环向、径向和轴向的三向复合运动，使被混合的物料在频繁和迅速的翻动作用下，进行着物料间扩散、流动与剪切，使物料达到混合。此外混合筒的翻转运动，又使物料在无离心力作用下混合，进一步减少了比重偏析，保证了混合物料在短时间内达到理想的混合效果。适用于粉状或颗粒状物料的高均匀度的混合，混合时间短，效率高，在制药企业中应用广泛。

（五）双螺旋锥形混合机

双螺旋锥形混合机主要由锥形容器、螺旋推进器、转臂、传动系统等组成，如图5-9所示。螺旋推进器的轴线与容器锥体的母线平行，在容器内既有自转又有公转。在混合过程中，物料在螺旋推进器的作用下自底部上升，又在公转的作用下在全容器内产生漩涡和上下循环运动，适用于比重悬殊、粉体颗粒大的物料。对热敏性物料不会产生过热现象。

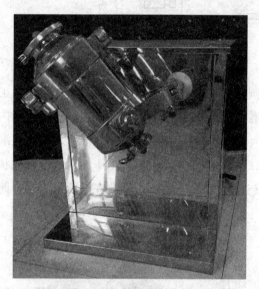

图5-8 三维运动混合机

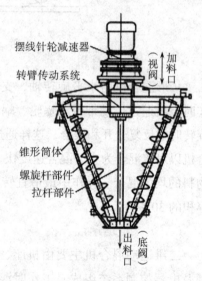

图5-9 双螺旋锥形混合机

✎ **考纲摘要**

1. 粉碎技术

（1）概述

（2）常用的粉碎技术

（3）常用的粉碎器械

2.过筛技术

（1）概述

（2）常用的过筛器械

3.混合技术

（1）概述

（2）常用的混合设备

复习思考

一、选择题

（一）单项选择题

1.以含量均匀一致为目的的单元操作称为（　　　）

    A. 粉碎　　　　　　　　　B. 过筛　　　　　　　　C. 混合

    D. 制粒　　　　　　　　　E. 干燥

2.下列应单独粉碎的药物是（　　　）

    A. 牛黄　　　　　　　　　B. 大黄　　　　　　　　C. 厚朴

    D. 山萸肉　　　　　　　　E. 桔梗

3.药材粉碎前应充分干燥，一般要求水分含量（　　　）

    A. < 5%　　　　　　　　B. < 7%　　　　　　　　C. < 8%

    D. < 10%　　　　　　　E. < 15%

4.乳香、没药宜采用的粉碎方法为（　　　）

    A. 串料法　　　　　　　　B. 串油法　　　　　　　C. 低温粉碎法

    D. 蒸罐法　　　　　　　　E. 串研法

5.流能磨的粉碎原理是（　　　）

    A. 不锈钢齿的撞击与研磨作用

    B. 旋锤高速转动的撞击作用

    C. 机械面的相互挤压作用

    D. 圆球的撞击与研磨作用

    E. 高速弹性流体使药物颗粒之间或颗粒与室壁之间的碰撞作用

6.利用高速流体粉碎的是（　　　）

    A. 柴田式粉碎机　　　　　B. 锤击式粉碎机　　　　C. 流能磨

    D. 球磨机　　　　　　　　E. 万能粉碎机

7. 100 目筛相当于《中国药典》几号标准药筛（　　）

    A. 五号筛　　　　　　　　B. 七号筛　　　　　　　C. 六号筛

    D. 三号筛　　　　　　　　E. 四号筛

8.《中国药典》五号标准药筛相当于工业用筛目数是（　　）

    A. 100 目　　　　　　　　B. 80 目　　　　　　　　C. 140 目

    D. 20 目　　　　　　　　E. 以上都不对

（二）配伍选择题

[1～4]

    A. 湿法粉碎　　　　　　　B. 低温粉碎　　　　　　C. 蒸罐处理

    D. 混合粉碎　　　　　　　E. 超微粉碎

1. 处方中性质、硬度相似的药材的粉碎方法（　　）

2. 可将药材粉碎至粒径 5μm 左右的粉碎方法（　　）

3. 树脂类药材、胶质较多药材的粉碎方法（　　）

4. 在药料中加入适量水或其他液体进行研磨粉碎的方法（　　）

[5～8]

    A. 单独粉碎　　　　　　　B. 水飞　　　　　　　　C. 串料

    D. 加液研磨　　　　　　　E. 串油

5. 将水不溶性矿物药、贝壳类药物粉碎成极细粉应采用的方法为（　　）

6. 含大量黏性成分药料的粉碎应采用的方法为（　　）

7. 贵重药、毒性药物的粉碎应采用的方法为（　　）

8. 含大量油脂性成分药物的粉碎应采用的方法为（　　）

[9～12]

    A. 增加药物表面积，极细粉末与液体分离

    B. 粗细粉末分离、混合

    C. 粉碎与混合同时进行，效率高

    D. 粗细粉末分离、粉末与空气分离

    E. 减小物料内聚力而使易于碎裂

9. 过筛的特点（　　）

10. 混合粉碎的特点（　　）

11. 水飞的特点（　　）

12. 加液研磨的特点（　　）

[13～16]

    A. 8 号筛　　　　　　　　B. 7 号筛　　　　　　　C. 6 号筛

D. 5 号筛   E. 2 号筛

13. 120 目筛是（   ）

14. 细粉全部通过（   ）

15. 极细粉全部通过（   ）

16. 最细粉全部通过（   ）

[17 ～ 20]

    A. 朱砂　　　　　　　　B. 杏仁　　　　　　　　C. 马钱子

    D. 冰片　　　　　　　　E. 玉竹

17. 药物用串料法粉碎（   ）

18. 药物用加液研磨法粉碎（   ）

19. 药物有毒需单独粉碎（   ）

20. 药物用串油法粉碎（   ）

（三）多项选择题

1. 粉碎的目的是（   ）

    A. 便于制备各种药物制剂

    B. 利于药材中有效成分的浸出

    C. 利于调配、服用和发挥药效

    D. 增加药物的表面积，促进药物溶散

    E. 有利于环境保护

2. 粉碎药物时应注意（   ）

    A. 中药材的药用部分必须全部粉碎，叶脉纤维等可挑去不粉碎

    B. 工作中要注意劳动保护

    C. 粉碎过程应及时筛去细粉

    D. 药物要粉碎适度

    E. 粉碎易燃、易爆药物要注意防火

3. 如何让药材易于粉碎（   ）

    A. 减小脆性　　　　　　B. 增加韧性　　　　　　C. 减小韧性

    D. 降低黏性　　　　　　E. 增加脆性

4. 下列应该采用加液研磨法粉碎的药料是（   ）

    A. 樟脑　　　　　　　　B. 石膏　　　　　　　　C. 冰片

    D. 薄荷脑　　　　　　　E. 麝香

5. 需经特殊处理后再粉碎的药物有（   ）

    A. 含有动物的皮、肉、筋骨的药料

B. 含有大量贵重细料药料

C. 含有大量油脂性成分的药料

D. 含有大量粉性成分的药料

E. 含有大量黏性成分的药料

6. 需单独粉碎的药料有（　　　）

 A. 麝香   B. 龙眼肉   C. 胡桃仁

 D. 珍珠   E. 冰片

7. 需采用水飞法进行粉碎的药物有（　　　）

 A. 滑石   B. 硼砂   C. 芒硝

 D. 炉甘石   E. 朱砂

8. 《中国药典》中粉末分等，包括下列哪些（　　　）

 A. 粗粉   B. 最粗粉   C. 微粉

 D. 细粉   E. 极细粉

9. 在药物粉碎时，因药物本身的性质需单独粉碎的有（　　　）

 A. 氧化性药物   B. 贵重细料药   C. 毒性药物

 D. 黏性药物   E. 油脂性药物

10. 下列关于过筛应遵循的原则叙述正确的有（　　　）

 A. 粉末应干燥

 B. 加强振动，速度越快，过筛效率越高

 C. 适宜筛目

 D. 药筛中药粉的量越多，过筛效率越高

 E. 药筛中药粉的量适中

二、简答题

1. 常用的粉碎方法有哪些？如何选用？

2. 水飞法和加液研磨法有何不同？

3. 标准药筛、粉末分等的含义是什么？

4. 混合的方法有哪些？

扫一扫，知答案

中药提取、分离与纯化技术

【学习目标】

知识目标

掌握中药提取的过程及其影响因素；常用的提取方法与选用；各种分离方法的特点与选用。

熟悉中药提取、分离、精制、浓缩与干燥的目的；提取常用设备的构造、性能与使用。

了解中药提取常用溶剂和提取辅助剂；药材成分与疗效的关系、制剂新技术。

能力目标

能领会中药浸提常用溶剂和提取辅助剂；药材成分与疗效的关系；会使用相关仪器设备。

项目一　中药提取技术

一、提取的概念与目的

从中药材中经过一种或多种操作工序，最终得到所要提取的药物的全过程，称为提取。提取又称浸提，是指用适宜的溶剂和方法从药材中提取有效成分的操作过程。如黄连素的提取、当归流浸膏的提取、大黄流浸膏的提取等。

用于浸提的溶剂称浸提溶剂或浸提溶媒。用浸提法制得的制剂称浸提制剂。

浸提是中药制剂中最重要、最基本的操作之一，可除去其中的无效成分，从而达到提高疗效、促进吸收、减少用量、方便服用等目的。中药的化学成分十分复杂，既有多种有效成分，又有无效成分，也包含有毒成分。提取其有效成分并进一步加以分离、纯化，得到有效单体是中药研究领域中的一项重要内容。中药提取就是利用一些技术最大限度提取其中有效成分，使得中药制剂的内在质量和临床治疗效果提高，使中药的效果得以最大限度的发挥。

二、常用的提取溶剂与附加剂

1. 提取溶剂　提取过程中，提取溶剂的选用关系到有效成分的浸出，对制剂的有效、安全、稳定及经济效益均有较大的影响。提取溶剂对有效成分应有较大的溶解度，而对无效成分少溶或不溶。不影响有效成分的生理活性，安全无毒，价廉易得的常用溶剂有以下几种。

（1）水　水经济易得、极性大、溶解范围广，为常用的提取溶剂之一。药材中的生物碱盐类、苷类、苦味质、有机酸盐、鞣质、蛋白质、糖、树胶、色素、多糖类果胶、黏液质、菊糖、淀粉以及酶和少量的挥发油都能被水浸出。其缺点是浸出范围广，选择性差，容易浸出大量无效成分，还给滤过带来困难。不仅制剂色泽欠佳，易于霉变，也能引起某些有效成分的水解或其他化学变化。

（2）乙醇　乙醇为半极性溶剂，溶解性能介于极性与非极性溶剂之间。可以溶解某些水溶性成分，如生物碱及其盐类、苷类、糖、苦味质等，又能溶解非极性溶剂所溶解的一些成分，如树脂、挥发油、内酯、芳烃类化合物等，少量脂肪也可被乙醇溶解。乙醇能与水以任意比例混溶，经常利用不同浓度的乙醇有选择性地浸提药材有效成分。一般乙醇浓度在 90% 以上时，适于浸提挥发油、有机酸、树脂、叶绿素等；乙醇浓度在 50% ～ 70% 时，适于浸提生物碱、苷类等；乙醇浓度在 50% 以下时，适于浸提苦味质、蒽醌类化合物等；乙醇含量在 40% 以上时，可延缓许多药物的水解，增加制剂的稳定性；乙醇含量达 20% 以上时便具有一定的防腐作用。

乙醇易挥发，沸点为 78.2℃，气化潜热比水小，故蒸发、浓缩等工艺过程耗用的热量较水少。但乙醇易燃烧，提取中应注意安全防护。乙醇较水的价格高。

2. 附加剂　附加剂是指为了提高提取效能，增加提取成分的溶解度、制剂的稳定性及除去或减少杂质，而加入的某些物质。常用的附加剂有酸、碱、甘油及表面活性剂等，多用于特定成分的提取。

（1）酸　提取溶剂中加酸的目的主要是促进生物碱的浸出，提高部分生物碱的稳定性；使有机酸游离，便于用有机溶剂提取；除去酸不溶性杂质等。常用的酸有硫酸、盐酸、酒石酸、枸橼酸等。酸的用量不宜过多，以维持一定的 pH 即可。但过量可使部分药物水解或发生其他化学变化。

（2）碱　在提取操作中碱的应用不如酸普遍。加碱的目的是增加有效成分的溶解度和稳定性。常用的碱是氢氧化铵（氨水），因为它是一种挥发性弱碱，对有效成分破坏作用小，易于控制其用量。其他尚有碳酸钙、氢氧化钙、碳酸钠等。氢氧化钠因碱性过强，易破坏有效成分，使用较少，常配成稀溶液用于调节 pH。碳酸钙为不溶性碱化剂，使用时较安全，可除去很多杂质，如鞣质、有机酸、树脂、色素等，在提取生物碱时常应用。

（3）表面活性剂　在提取溶剂中加入适量的表面活性剂，可降低药材与溶剂之间的界面张力，促进药材表面的润湿，利于部分成分的提取，但浸出液杂质亦较多。

三、中药提取的原理及影响因素

中药材分植物药、动物药和矿物药三大类。矿物性药材无细胞结构，其有效成分可直接溶解或分散悬浮于溶剂之中。而植物性、动物性药材的有效成分存在于组织细胞中，溶剂必须进入细胞组织中，才能溶解扩散至浸出液中。这一提取过程包括浸润、渗透、解吸、溶解、扩散等相互联系的几个阶段。

（一）中药的提取过程

1. 浸润与渗透阶段　溶剂进入细胞内部并将有效成分溶解在溶剂中才能将其提取出来。溶剂能否使药材表面润湿并进入组织细胞中，与溶剂和药材性质及液体与固体接触的界面有关。如果药材与溶剂之间的附着力大于溶剂分子间的内聚力，则药材易被润湿。反之，如果溶剂的内聚力大于药材与溶剂之间的附着力，则药材不易被润湿。

中药粉碎后，粉粒的表面是不平滑的，当浸提溶剂与粉粒接触时，粉粒表面吸附的空气形成气膜，可阻止浸提溶剂的浸润。浸提溶剂与药材表面的界面张力大，则浸提溶剂不易附于粉粒表面。在生产实践中可通过强力搅拌或加入表面活性剂来降低二者之间的界面张力，使溶剂易于附着于粉粒表面和渗入粉粒内部。溶剂进入药材内部的速度除与药物所含有效成分的性质有关外，还受药材的质地、炮制状况、粉碎程度等因素的影响。一般花叶类药材较根茎类药材容易被浸润，结构疏松者较致密者易被润湿。

2. 解吸与溶解阶段　溶剂进入细胞后，可溶性成分逐渐溶解。随着成分的溶解，组织中药液的浓度逐渐增大，渗透压提高，溶剂继续向细胞内透入，部分细胞壁膨胀破裂，可使已溶解的成分顺利向外扩散。药材中有效成分往往被组织吸附，浸出溶剂须具有更大吸附力时，才能起到脱吸附作用，使成分转入溶剂中溶解，溶剂的这种脱吸附作用称为解吸作用。

为了增加脱吸附作用，提高浸出效率，可根据药物结构特点选择溶剂，如水、乙醇或其他有机溶剂等，必要时可在溶剂中加入适量的酸、碱、甘油、表面活性剂等以助解吸，增加有效成分的溶解量。提取溶剂通过毛细管和细胞间隙进入细胞组织后，已经解吸的各种成分就转入溶剂中，这就是溶解阶段。成分能否被溶解，取决于成分结构和溶剂的性质，且遵循"相似相溶"的原理。

3. 扩散阶段　溶剂在细胞中溶解可溶性成分后，细胞内形成高浓度的溶液而具有较高的渗透压，细胞外的溶剂不断渗入细胞内，而细胞内溶质则不断透过细胞膜向外扩散，直至整个浸出体系中浓度相等，达到动态平衡，扩散即终止。在此过程中，浓度差是渗透和扩散的推动力。扩散速率可用 Fick's 扩散公式来说明：

$$ds = -DF\frac{dc}{dx}dt \qquad （6-1）$$

式中，dt——扩散时间；ds——dt 内的物质扩散量；F——扩散面积，代表药材的粒度及表面状态；dc/dx——浓度梯度；D——扩散系数。

负号表示扩散趋向平衡时浓度降低。扩散系数 D 随药材而变化，与浸出溶剂的性质亦有关，它不是常数，可按式 6-2 求得：

$$D = \frac{RT}{N} \times \frac{1}{6\pi r\eta} \qquad （6-2）$$

式中，R——摩尔气体常数；T——绝对温度；N——阿伏伽德罗常数；r——扩散物（溶质）分子半径；η——黏度。

从式（6-1）、（6-2）可以看出，扩散速率（ds/dt）与扩散面积（F）、扩散过程中浓度差（dc/dx）、温度 T 成正比；与扩散物质（溶质）分子半径 r、液体的黏度 η 成反比。但在实际提取过程中，这些因素还受一定条件的限制，不像化学药品在溶剂中的扩散那样简单。

浸出的关键在于保持最大浓度差，没有浓度差，其他的因素如 D 值、F 值和 dt 值都将失去作用。因此，用浸出溶剂或稀浸出液随时"置换"药材周围的浓浸出液，创造出最大的浓度梯度，就能提高浸提效率。浸提过程虽然是由湿润、渗透、解吸、溶解及扩散、置换等几个相互联系的作用综合组成的，但各阶段并非截然分开，往往是交错进行的。

（二）影响提取的因素

影响提取的因素较多，它们分别作用于上述提取过程的一个阶段或多个阶段，彼此之间相互影响。

1.**药材的粉碎度** 理论上讲药材粉碎得愈细，固液之间的接触面积越大，提取效率越高。实际上，药材粒度过小并不利于浸出。原因在于：①过细的粉末对药液和成分的吸附量增加，造成有效成分的损失。②药材粉碎过细，破裂的细胞组织多，致使细胞内的大量高分子物质溶入浸出液中，增加药液的黏度，浸出的杂质也相应多。③药材粉碎过细给提取操作带来困难，例如滤过困难，降低生产效率；渗漉时易堵塞等。因此药材的粒度要根据其性质和所采用溶剂等因素来选择。通常情况下，叶、花、草类疏松药材，宜粉碎的粗一些，坚硬的根茎类药材，宜用薄片或粗颗粒。

2.**提取温度** 一般温度愈高，扩散速度愈快。因为温度升高可使分子间运动加快，使植物组织软化，促进膨胀，有利于可溶性成分的溶解和扩散，促进有效成分的浸出。还可使细胞内的蛋白质凝固，利于制剂的稳定性。

但温度也不宜太高，以防止某些热不稳定性成分分解和挥发性成分损失，影响疗效。另外，高温下，无效成分浸出增加，杂质增多，放冷后，会因溶解度的降低或胶体变性而析出沉淀。

3. 提取时间　药物成分的溶出在每一个环节均需要一定的时间，浸提时间过短会使有效成分溶出不完全，增加时间，有利于浸提量的增加。但当扩散达到平衡时，时间即不起作用。此外，长时间的浸提往往也增加杂质的溶出，降低生产效率。因此，应根据药材性质的不同控制适宜的浸提时间。

4. 浓度梯度　浓度梯度指药材组织内部的浓溶液与外部溶液之间的浓度差，是扩散的动力。在浸提过程中，始终保持浓度差能增加扩散速度，加速药物的溶出。常用的增大浓度梯度的方法有：①重新更换溶剂；②浸提过程中不断搅拌；③强制浸出液循环流动；④采用流动溶剂，如渗漉法。

5. 溶剂的 pH　提取过程中，除根据各种被浸出物质的理化性质选择适当溶剂外，提取溶剂的 pH 与提取效果密切相关。调节提取溶剂的 pH，可利于某些有效成分的提取。如用酸性溶剂提取生物碱，用碱性溶剂提取皂苷、黄酮类成分等。

6. 提取压力　提高提取压力可加速溶剂对药物的浸润与渗透过程，使溶剂快速地进入药材组织内部，缩短溶质扩散所用的时间。同时在加压情况下，可使部分细胞壁破裂，亦可加速成分的扩散。应当注意，加压对质地坚硬、不易浸润的药材更为适合，对组织疏松者，影响不明显。

此外，新技术的应用，不仅可提高提取效率，也有助于提高制剂的质量。例如，超临界流体萃取技术等在中药提取方面取得了较大的发展。

四、常用的提取方法

提取方法的选择与药物的性质、剂型要求及临床治疗的需要有关，又受到生产条件的约束。目前常用的提取方法有煎煮法、浸渍法、渗漉法、回流法、水蒸气蒸馏法等。近年来，超临界流体萃取技术、超声提取法、微波辐射诱导萃取法等新技术也取得了较大的发展。

1. 煎煮法　煎煮法是最常用的浸提方法之一，本法是以水为溶剂与药材共同加热煮沸而制成水提液的方法，又称煮提法或煎浸法。适用于有效成分能溶于水，且对湿、热较稳定的药材。制备汤剂皆用煎煮法，煎煮法所得的提取液经处理也可用于制备一部分中药散剂、丸剂、颗粒剂、片剂等剂型。但用水煎煮，浸提液中除有效成分外，往往杂质较多，给精制带来不便，煎出液易霉败变质，应及时处理。由于煎煮法能提取出较多的成分，符合中医传统用药习惯，故对于有效成分尚不十分清楚的中药或方剂在设计提取工艺时，通常采取煎煮法粗提。一般药材宜煎 2～3 次。

煎煮法属于间歇式操作，即将药材饮片置煎煮器中，加水浸没药材，浸泡适宜时间后，加热至沸，并保持微沸状态一定时间，用筛或纱布滤过，滤液保存，药渣再依法煎煮，至煎出液味淡为止，合并各次煎出液，供进一步制成所需制剂。根据煎煮时加压与否，可分为常压煎煮法和加压煎煮法。常压煎煮适用于一般性药材的煎煮，加压煎煮适用于药材成分在高温下不易被破坏，或在常压下不易煎透的药材。生产上常用蒸汽进行加压煎煮。

2. 浸渍法　浸渍法是用定量的溶剂，在一定的温度下将药材浸泡一定的时间，以提取药材成分的一种方法。浸渍法适用于黏性药材，无组织结构的药材，新鲜及易膨胀的药材，价格低廉的芳香性药材如大蒜、鲜橙皮等的浸出；不适于贵重药材、毒性药材及制备高浓度提取液。另外，浸渍法操作时间较长，耗用溶剂较多，浸出液体积大，浸出液与药渣的分离比较麻烦，在应用上有一定的限制。

根据浸渍温度和次数的不同，浸渍法分为常温浸渍、加热浸渍和多次浸渍三种。中药酒剂的制备常用此法，质轻的花、叶也可用浸渍法提取有效成分。多采用二或三次浸渍，以减少由于药渣吸附导致的成分损失。

（1）常温浸渍法　该法是在室温下进行操作的，生产酊剂和酒剂多采用此法，所制得的成品在不低于浸渍温度的条件下贮存一般都能较好地保持澄清。其操作方法是：取药材饮片或碎块，置有盖容器内，加入定量的溶剂，密闭，在室温下浸渍 3～5 天或至规定时间，经常振摇或搅拌，滤过，压榨药渣，将压榨液与滤液合并，静置 24 小时后，滤过，得滤液。此法可直接制得药酒、酊剂。若将滤液浓缩，可进一步制备流浸膏、浸膏等。

（2）加热浸渍法　该法是将粒度适宜的药材饮片置特制的罐内，加定量的溶剂（如白酒、稀醇），水浴或蒸汽加热，使在 40～60℃进行浸渍，以缩短浸提时间，但由于浸渍温度高于室温，故浸出液冷却后，在贮存过程中常有沉淀析出，应分离除去。加热浸渍法可用于酒剂的制备，其他同冷浸渍法操作。

（3）重浸渍法　即多次浸渍法，此法可减少药渣吸附浸液所引起的药材成分的损失。浸渍法中药渣所吸收的药液浓度总是与浸出液相同，浸出液的浓度愈高，由药渣吸液所引起的损失愈大。重浸渍法能大大地降低浸出成分的损失量。一般在正常操作下，三次重浸渍，即可使药渣吸液所引起成分损失减少到无实际意义的程度，但也应指出，浸渍次数增多，将增加浸出液的处理量，在生产上应予注意。

其操作方法是：将全部浸提溶剂分为几份，先用其第一份浸渍后，药渣再用第二份溶剂浸渍，如此重复 2～3 次，最后将各份浸渍液合并处理，即得。

3. 渗漉法　渗漉法是将药材粗粉置渗漉器内，溶剂自渗漉器的上部加入，连续渗过药材层向下流动，从而制得浸出液的一种动态浸出方法。所得的浸出液叫"渗漉液"。渗漉法因能提高浓度差，所以浸提效率较浸渍法高，溶剂的用量较浸渍法少，而且也省去了大部分浸出液与药渣分离的时间和操作。该法适用于有毒药材、有效成分含量较低或贵重药材的浸出，以及高浓度浸出液的制备。但渗漉法对药材的粗细及工艺技术条件要求较高，掌握不好可影响浸出效果。

渗漉法根据操作方式的不同，可分为单渗漉法、重渗漉法、逆流渗漉法、加压渗漉法等。

（1）单渗漉法　其操作一般可划分为：粉碎→润湿→装筒→排除气泡→浸渍药材→收集渗漉液6个步骤。

①粉碎药材：药材的粒度应适宜，过细易堵塞，而且吸附性增强，浸出效果差；过粗不易压紧，粉柱增高，减少粉粒与溶剂的接触面，不仅浸出效果差，而且溶剂耗量大。一般药材以用粗粉为宜。

②润湿药材：药粉在装筒前应先用溶剂润湿，使其充分膨胀，避免在筒内膨胀，造成装筒过紧，影响渗漉操作。一般加入药粉1倍量的溶剂拌匀后，视药材质地不同密闭放置15分钟至数小时，以使药粉充分地润湿和膨胀。药粉润湿时加溶剂的量要适中，以湿粉在手中压紧后能结成团块但表面不出现溶剂为度。

③药材装筒：根据药材性质选择适宜的渗漉器，膨胀性大的药粉宜选用圆锥形渗漉筒，膨胀性不大的药粉可选用圆柱形渗漉筒。先取适量脱脂棉，用浸提溶剂润湿后，轻轻垫铺在渗漉筒的底部，然后将已润湿膨胀的药粉分次装入渗漉筒中，每次投药后压平。松紧程度视药材及浸出溶剂而定，若为含醇量高的溶剂则可压紧些，含水较多者宜压松些。装毕后，用滤纸或纱布将上面覆盖，以防加溶剂时药粉浮起。

装筒时药粉的松紧状态对浸出效果影响很大。药粉装得过松，溶剂很快流过药粉，造成浸出不完全，消耗的溶剂量多。药粉过紧，溶剂不易通过，无法进行渗漉。因此装筒时，要分次装，并层层压平，不能过松或过紧。渗漉筒中药粉量装得不宜过多，一般只装其容积的2/3，留一定的空间以存放溶剂，以便连续渗漉和操作。

④排除气泡：药粉填装完毕，先打开渗漉液出口，自上端缓缓添加溶剂，以置换筒内气泡，防止溶剂冲动粉柱，使原有的松紧度改变，影响渗漉效果。加入的溶剂必须始终保持浸没药粉表面，否则渗漉筒内药粉易于干涸开裂，这时若再加溶剂，则从裂缝间流过而影响浸出。

⑤浸渍药材：筒内剩余空气排除后，关闭活塞，排除气泡时流出的漉液再倒入筒内，并继续添加溶剂至没药粉表面数厘米，加盖放置24～48小时，使溶剂充分渗透扩散。

⑥收集渗漉液：渗漉速度应适当，若太快，有效成分来不及浸出和扩散，药液浓度低，太慢则效率低。若药材质地坚硬或要求制备浓度较高的制剂，多采用"慢漉"，以使成分充分浸出；若药材质地松散或有效成分易于浸出扩散者，则采用"快漉"。一般

1000g 药材的漉速，慢漉为 1 ～ 3mL/min，快漉为 3 ～ 5mL/min。大生产的漉速，每小时相当于渗漉容器被利用容积的 1/48 ～ 1/24。有效成分是否渗漉完全，可由渗漉液的色、味、嗅等辨别，有条件时还应做已知成分的定性反应加以判定。

（2）重渗漉法　是将渗漉液重复用作新药粉的溶剂，进行多次渗漉的方法。由于多次渗漉，溶剂通过的粉柱长度为各次渗漉粉柱高度的总和，故浸出液浓度高，能提高浸出效率。

具体方法：将待渗漉 1000g 药粉分为 500g、300g、200g 3 份，分别装入 3 个渗漉筒内，将 3 个渗漉筒串联。先用溶剂渗漉 500g 装的药粉，渗漉时先收集最初流出的渗漉液 200mL，另器保存；然后继续渗漉，并依次将续漉液流入 300g 装的药粉，又收集最初漉液 300mL，另器保存；继之又依次将续漉液流入 200g 装的药粉，收集最初漉液 500mL，另器保存；最后收集其剩余漉液，供再渗漉同一品种新药粉之用，并将收集的 3 份最初漉液合并，共得 1000mL 渗漉液。

由于重渗漉法中一份溶剂能多次利用，溶剂用量较单渗漉法减少；同时渗漉液中有效成分浓度高，可不必再加热浓缩，因而可避免有效成分受热分解或挥发损失，成品质量较好，但所占容器太多，操作麻烦，较为费时。

（3）逆流渗漉法　是利用液柱静压，使溶剂自渗漉器底部向上部流动，由上口流出渗漉液的方法。由于溶剂是借助于毛细管力和液柱静压由下向上移动，因此药材粉末润湿渗透比较彻底，浸出效果好。

（4）加压渗漉法　增加粉柱长度虽能提高渗漉效率，但也增加溶剂通过的阻力，要克服此种阻力，必须加压，故称为加压渗漉法。加压后可使溶剂及浸出液通过粉柱，浓浸液从下口流出。

4. 回流法　回流法是使用挥发性溶剂如乙醇、乙醚、氯仿等加热浸出有效成分的一种方法。回流法可分为回流热浸法和循环回流浸出法。

（1）回流热浸法　将粉碎后的药材装入圆底烧瓶，添加适量溶剂，浸泡一定时间，再加热回流至规定时间，滤出回流液，添加新溶剂再回流 2 ～ 3 次，合并各次回流液，回收溶剂，所得浓缩液再按需要做进一步处理。

（2）循环回流浸出法　又称索氏提取法，是将热溶剂连续进入浸出器与药材接触浸出其成分，使浸出过程始终保持着最大浓度梯度的回流方法。药材中有效成分在溶剂中溶解度低或药材质地坚硬不易浸出时，采用回流法要反复浸出多次，既能减少溶剂用量，又可使药材中的有效成分充分浸出。但浸出液受热时间较长，故不适于对热不稳定成分的浸出。

5. 水蒸气蒸馏法　本法的基本原理是根据道尔顿定律：相互不溶也不起化学作用的液体混合物的蒸气总压，等于该温度下各组分饱和蒸气压（即分压）之和。因此尽管各组分本身的沸点高于混合液的沸点，但当分压总和等于大气压时，液体混合物即开始沸腾并被蒸馏出来。例如松节油的沸点是154℃，但同水在常压下于95.5℃就可沸腾而被蒸馏出。

水蒸气蒸馏法分为共水蒸馏法（即直接加热法）、通水蒸气蒸馏法及水上蒸馏法三种。其操作方法是将药材的粗粉或碎片用水浸泡湿润后，直火加热蒸馏或通入水蒸气，也可在中药多能式提取罐中使药材中的挥发性成分随水蒸气蒸馏而带出，经冷凝后收集馏出液。为提高馏出液的纯度或浓度一般需再蒸馏一次，最后收集一定体积的蒸馏液，但蒸馏次数不宜过多，以免挥发油中某些成分氧化或分解。

此法适用于具有挥发性、能随水蒸气蒸馏而不被破坏、与水不发生反应又难溶或不溶于水的化学成分的提取、分离，如挥发油的提取。

6. 超临界流体萃取法　物体处于临界温度（Tc）和临界压力（Pc）以上状态时，成为单一相态，将此单一相态称为超临界流体。

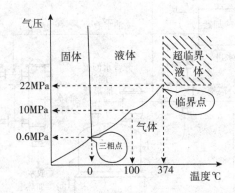

图 6-1　纯流体的理想压力 – 温度图

超临界流体萃取时，将需要萃取的药物粉碎，称取适量装入萃取器中，用CO_2反复冲洗设备以排除空气。CO_2的临界温度（Tc）和临界压力（Pc）分别为31.05℃和7.38MPa，当处于这个临界点以上时，CO_2同时具有气体和液体的双重特性，黏度与气体相近，密度与液体相近，但其扩散系数却比液体大得多，是一种优良的溶剂，能通过分子间的相互作用和扩散作用将许多物质溶解。同时，在稍高于临界点的区域内，压力稍有变化，即引起其密度的很大变化，从而引起溶解性能的较大变化。因此，超临界CO_2可以将药材成分溶解出来，降低压力或升高温度后，超临界CO_2的溶解性能降低，这些物质就沉淀出来（解析）与CO_2分离，从而达到提取分离的目的。

超临界CO_2萃取技术的优点：①萃取能力强，提取率高；②提取温度低（35～40℃）；③无溶剂残留；④生产周期短；⑤易于控制。适用于亲脂性、分子量较小物质的萃取，对极性大、分子量太大的物质如苷类、多糖类的提取有一定的难度。

五、常用的提取设备

1. **小型煎煮器** 有陶瓷、搪瓷、玻璃和不锈钢容器。传统用的瓷容器不易与药材的化学成分发生作用，并有保暖、价廉和易得的优点，但不适于大量的生产。

2. **多功能式中药提取罐** 是目前中药生产中普遍采用的一类可调节压力、温度的密闭间歇式提取或蒸馏等多功能设备。该设备特点是使整个提取过程在密闭的可循环系统内进行，既可常温常压提取，也可高温高压提取，或减压，或回流，也可水蒸气蒸馏提取挥发性成分。该设备操作方便，安全可靠，提取时间短，生产效率高，并有集中控制台控制各项操作，大大减轻劳动强度。结构如图 6-2 所示。

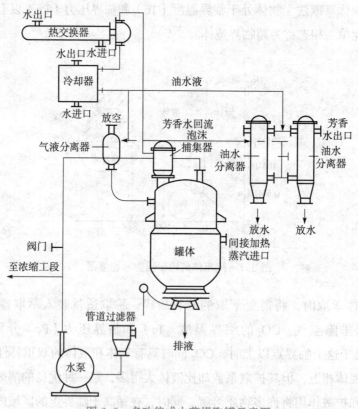

图 6-2 多功能式中药提取罐示意图

多功能提取罐有气动锥底结构，方便启闭，但有时药渣在锥底口会发生严重"架桥"阻塞现象，不便排渣，可改成罐底呈微倒锥形的多功能提取罐，底口大，借药渣自身重量自行排出。多功能提取罐的提取操作如下：

（1）加热方式 水提时，沸腾前将加热蒸汽通入罐内进行直接加热，沸腾后将加热蒸汽通入夹层进行间接加热，保持温度；醇提时则全部用间接加热。

（2）回流循环 在提取过程中，罐内产生大量蒸汽，这些蒸汽经泡沫捕集器进入热交换器进行冷凝，再进入冷却器进行冷却，然后进入气液分离器进行气液分离，使残余气体逸出，液体回流到提取罐内，如此循环，直到提取终止。

（3）强制循环　在提取过程中，为提高浸提效率，可开启水泵，对药液进行强制性循环提取，即药液从罐体下部排液口放出，经管道滤过器滤过，再用水泵打回罐体内，直至提取完毕。但对含淀粉多和黏性大的药材不宜强制循环提取。

提取液的放出提取完毕，提取液从罐体下部排液口放出，经管道滤过器滤过，然后用泵将药液输送到浓缩工段，浓缩至一定的密度。

（4）提取挥发油（吊油）　在进行一般的水提或醇提时，通向油水分离器的阀门必须关闭，只有在吊油时才打开。加热方式和水提操作基本相似，所不同的是既要收集罐中的提取药液，又要收集挥发性成分（通常称双提法）。提取过程中药液蒸汽经冷却器冷却后，直接进入油水分离器进行油水分离，使所需要的油从油水分离器的油出口放出（若挥发性成分的密度比水小，则芳香油出口在油水分离器的上方；反之，则出口在下方）；芳香水从回流水管经气液分离器进行气液分离，残余气体排入大气，液体回流到罐体内。两个油水分离器可交错轮流工作，吊油进行完毕，对油水分离器内最后残留而回流不了的部分液体，可以从其底部放水阀排出。

3.球形煎煮罐　是借鉴造纸行业的蒸球研制而成的，阿胶生产厂多用于驴皮的煎煮。在煎煮过程中，球迄不停地转动，起到翻动搅拌作用。球形煎煮罐如图6-3所示。

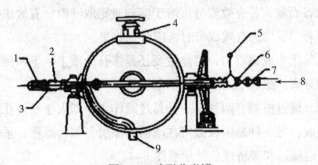

图6-3　球形煎煮罐

1.电机　2.减速器　3.制动器　4.入料孔盖　5.压力表　6.安全阀　7.截止阀　8.蒸汽进口　9.出料口

项目二　中药提取液中固－液分离技术

一、固－液分离的概念与目的

固－液分离是将固体－液体非均相体系用适当方法分开的过程。中药品种多，来源复杂，中药材的提取液往往是一种固体（如药渣、沉淀物、泥沙及其他固体杂质）和液体（含可溶性成分的浸出溶液）的混合液，须加以分离以除去固体物。同时，提取液是多种成分的混合物，既含有效成分，又含无效杂质等。故中药提取液的纯化、药物重结晶等要进行分离操作；注射剂的除菌也用到分离技术。

二、常用的分离方法

分离方法一般有三类：沉降分离法、离心分离法与滤过分离法。

1. 沉降分离法　沉降分离法是在液体介质中，固体物借自身重量自然下沉，然后将上层澄清液虹吸出来，使固体与液体分离的方法。当固体与液体的比重相差悬殊，且固体的含量较多，固体物易于下沉时，用虹吸法基本可行。但效率低，分离不够完全，特别是当浸提液中固体物含量少，固体物细而轻不易为重力所沉降时，则应采用滤过法或离心分离法。

2. 离心分离法　离心分离法是根据固体和液体或两种不相混溶的液体密度差的不同，借助离心机高速旋转，产生大小不同的离心力，从而达到分离目的的操作过程。在制药过程中常用于：从混悬性药液中分离除去固体沉淀；从母液中分离出结晶体；或将互不相溶、密度不同的两种溶液分开。虽然重力沉降及离心沉降都是利用混合液的密度差来进行固液分离的，但前者所用分离力为重力，而后者为离心力。从离心沉降的情况来看，因离心力比重力大数千倍，离心力的作用远比重力沉降作用大，因此离心分离效率高，净化度也高。

3. 滤过分离法　滤过分离法是将固－液混悬液通过一种多孔介质使所含固体粒子被截留，达到固体与液体分离的操作。通常把安装这种多孔介质的装置称为滤过器。滤过的目的视有效成分的物态而定，若有效成分可溶于溶剂时则取滤液；有效成分为固体沉淀物或结晶时则取滤饼；若二者均为有效成分时，应分别收集。

过滤动力可以是重力或离心力，但是主要还是多孔介质上、下两侧的压力差。过滤操作可使混悬液迅速分离，滤渣中的液体含量也较低。

（1）滤过机制　滤过机制有两种，一种是过筛作用，即大于滤器孔隙的微粒全部被截留在滤过介质的表面；另一种是颗粒截留在滤器的深层，如砂滤棒、垂熔玻璃漏斗等深层滤器。筛滤过、深层滤过和架桥现象见示意图6-4。

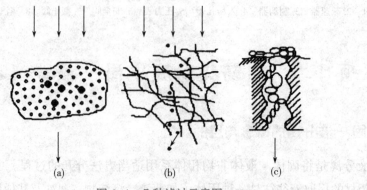

(a) (b) (c)

图6-4　几种滤过示意图
（a）筛滤过　（b）深层滤过　（c）架桥现象

（2）影响滤过的因素　料液经一段时间的滤过后，由于"架桥"作用而形成致密的滤渣层，液体由间隙滤过。将滤渣层的间隙假定为均匀的毛细管，那么，液体的流动可用 Poiseuille 公式表示：

$$V = \frac{P\pi r^4 t}{8\eta l} \qquad (6-3)$$

式中，P——压力；r——滤材毛细管的半径；t——滤过时间；l——滤材毛细管的长度；η——药液的黏度；V——滤液的体积。

根据公式，结合滤过的实际情况，滤过的影响因素为：①滤渣两侧的压力差：压力差越大，则滤速越快。因此，常采用减压或加压滤过法。对于絮状、可压缩的滤饼，增加压力差滤速反而减慢。②滤器的面积：在滤过初期，滤过速度与滤器的面积成正比。③滤材和滤饼毛细管半径：滤速与滤材和滤饼毛细管半径成正比，毛细管半径对坚固非压缩性滤渣层有一定值，而对易变形的滤渣层，若孔隙变小，数目减少，则滤过阻力增大，滤速减慢。对可压缩性滤渣，常在料液中加助滤剂，以减少滤饼的阻力。④毛细管长度：滤速与毛细管长度成反比，故沉积的滤饼越厚，阻力越大，滤速越慢。因此，可对料液进行粗滤，减少沉淀厚度，同时采用动态滤过较静态滤过效果好。⑤料液的黏度：滤速与料液的黏度成反比，黏稠性越大，滤速越慢。由于液体的黏性随温度升高而降低，常采用趁热滤过或保温滤过。同时，应先滤较澄清的液体，后滤杂质较多的液体，也可在滤液中加入适量的助滤剂，以降低黏度。

常用的助滤剂有活性炭、滑石粉、硅藻土、滤纸浆等。使用助滤剂的方法有两种：①将助滤剂加入待滤液中，搅拌均匀，可在滤过的过程中形成疏松的滤饼使滤液易于通过；②先在滤材上铺一层助滤剂，后加液滤过。

（3）滤过方法

①普通滤过法：包括常压滤过法、减压滤过法、加压滤过法。

常压滤过法：常用滤器包括玻璃漏斗、陶瓷漏斗、金属夹层保温漏斗。此类滤器多以滤纸、脱脂棉为过滤介质，用于黏性小、含杂质少的液体的滤过。

减压滤过法：常用布氏漏斗。垂熔玻璃滤器可采用减压法滤过，也可采用加压法滤过，多用于非黏稠性料液和含不可压缩性滤渣的料液，如小量中药水提取液或醇提取液的滤过。垂熔玻璃滤器常用于注射液、滴眼液的精滤。

加压滤过法：滤器可用加压或减压的方法将滤液压入滤器内，通过包有滤布或滤纸的多孔性空心圆柱过滤，固体被截留于外层，滤液自上端压出，下端进口处可接洗液管，滤过后即将洗液压入进行冲洗。将多孔空心圆柱换成陶瓷质的砂滤棒也可使用。这种滤器使用简单、易于掌握。缺点是最后将有部分滤液残存在滤器内，造成损失，供过滤的表面积较小，效率低。

②薄膜滤过法：薄膜滤过法是以多孔的薄膜作为滤过介质进行滤过的方法。滤膜孔径小，截留微粒能力很强，能截留一般常规滤器（如垂熔玻璃漏斗、砂滤棒等）所不能截留的微粒。膜分离操作简单、成本低、不产生二次污染。薄膜如按其孔径大小及功能，通常可分为微孔薄膜、超滤膜、反渗透膜几类。微孔薄膜与反渗透膜的应用在注射剂中介绍，在此主要介绍超滤膜。

超滤法：是以多孔薄膜作为分离介质，依靠薄膜两侧压力差作为推动力来分离溶液中不同分子量的物质，从而起到脱盐、浓缩、分级、提纯等作用。超滤膜是一种非对称多孔膜，孔径为 $1 \sim 20nm$，主要滤除 $5 \sim 100nm$ 的微粒。此法具有不存在相的转换，不需加热，能量消耗少，操作条件温和，不必添加化学试剂，不损坏热敏药物等特点。

超滤的基本原理：通过滤膜流动的流体若为含有两种溶质的溶液，一种是分子体积较小的溶质，滤膜不能截留；另一种分子体积较大的溶质，滤膜可以截留。把流体静压施加到固定滤膜的上侧，溶剂和分子体积小的溶质就通过滤膜，而分子体积大的溶质就被滤膜截留。如果溶液中的溶质全部被超滤膜截留则可得到纯净的溶剂。

三、常用的分离设备

1. 三足式离心机 是一种常用人工卸料的间歇式离心机，其结构简单，运转平稳，适应性强。适用于处理量不大、要求滤渣含液量较低的情况，多见于分离固体颗粒 $\geq 5\mu m$、浓度在 $5\% \sim 75\%$ 的悬浮液。其缺点是卸料时劳动强度大，操作周期长，生产能力低。近年来已出现了自动卸料及连续生产三足式离心机。

2. 卧式自动离心机 是在全速运转的情况下自动依次进行加料、分离、洗涤、甩干、卸料、洗网等工序的循环操作的机械，每一工序的操作时间可按预定要求自动控制。操作时，进料阀门自动定时开启，悬浮液进入全速运转的鼓内，滤液经滤网及鼓壁小孔被甩到鼓外，再经机壳的排液口排出。被滤网截留的颗粒被耙齿均匀分布在滤网面上。当滤饼达到指定厚度时，进料阀门自动关闭，停止进料。随后冲洗阀门自动开启，洗水喷洒在滤饼上，洗涤滤饼，再甩干一定时间后，刮刀自动上升，滤饼被刮下并经倾斜的溜槽排出。刮刀升至极限位置后自动退下，同时冲洗阀门又开启，对滤网进行冲洗，即完成一个操作循环，重新开始进料。

卧式自动离心机可自动操作，也可人工操作，由于操作简便，生产能力大，适宜于大规模生产。用刮刀卸料会使颗粒严重破坏，对于要保持颗粒完整的物料不宜采用。

3. 管式高速离心机 管式高速离心机的分离因数可达 $15000 \sim 60000$，转速高达 $8000 \sim 50000r/min$，其生产能力小，但由于分离因数很高，所以它的分离效率高。可以用于分离普通离心机难以处理的物料，如分离乳浊液和含有稀薄微细颗粒的悬浮液。

4. 碟片式离心机 碟片式离心机又称锥形碗盘式离心机，其原理与管式高速离心机相似。过滤时，将要分离的液体混合物由空心转轴顶部进入转鼓底部，在其经碟片上的孔上升之时，受离心力作用而分布于两碟片之间的窄缝中，重液趋向外周，移至碟片下方，到达机壳内壁后上升到上方的重液出口流出，轻液则趋向中心自上方较接近中央的轻液出口排出。各碟片的作用在于将液体分成许多薄层，缩短液滴的沉降距离，提高分离效率。

碟片式离心机用于分离含有两种不同密度液体的乳浊液和固相含量很少的悬浮液，生产中多用于合剂、酒剂澄清，以及液体药剂中除去杂质，效果良好。

其他尚有真空冷冻离心机、离心沉淀机等设备，常作为实验、生化制药用，使用时应该注意离心管装料重量对称，以防损坏设备。

项目三 中药提取液的精制技术

一、精制的概念与目的

精制是将中药提取液中所含的无效成分及杂质除去的操作。中药提取液中常含有淀粉、蛋白质、黏液质、色素、树胶、果胶等杂质，因此，常采用一些精制方法来纯化中药提取液，不仅可减小服用体积，还可提高中药制剂的质量。目的是提高疗效，便于制剂，减少服用剂量，增加制剂稳定性，达到纯化。

二、常用的精制方法

常用的精制方法有水提醇沉法、醇提水沉法。近几年来，随着一些新材料和新技术的产生，一些新的精制手段在中药制剂中得以应用，如膜分离法、超速离心法、澄清剂吸附法、树脂吸附法等。

（一）水提醇沉法

水提醇沉法是指将中药的水提取液经适当浓缩后，再用不同浓度的乙醇沉淀去除杂质的方法。该法是目前中药制剂最常用的精制方法，可以有效去除杂质，增加制剂的稳定性和澄明度。

1. 选用依据　醇沉法是利用有效成分既能溶于水又能溶于乙醇而杂质不溶于乙醇的性质，加入乙醇后，有效成分就转溶于乙醇中，而杂质则被沉淀下来。通常，当含醇量达50% ～ 60%时，可以沉淀淀粉等杂质；含醇量达75%以上时可沉淀蛋白质等杂质；含醇量达80%时几乎可以沉淀全部蛋白质、多糖、无机盐类杂质，保留既溶于水又溶于醇的生物碱盐、苷类、有机酸等。

2. 操作要点　该方法是将中药水提取液浓缩至适当程度再加入适量的乙醇，调整含醇量至选定浓度，静置冷藏适当时间，分离去除沉淀，回收乙醇，得到提取物。操作方法对有效成分含量的影响较大，使用该法时应注意以下问题。

（1）药液的浓缩程度　中药提取液应适当浓缩后再加入乙醇处理，以减少乙醇用量，同时也可使杂质沉淀完全。经验的方法是将水提取液浓缩至每毫升相当于原药材 1～2g。

（2）加醇方式　分次醇沉或以梯度递增方式逐步提高乙醇浓度的方法进行醇沉，有利于除去杂质，减少杂质对有效成分的包裹而引起的损失。操作时，应将乙醇慢慢加入到浓缩药液中，边加边搅拌，使含醇量逐步提高。分次醇沉，回收乙醇后再加乙醇后调至规定含醇量，可减少乙醇用量，但操作麻烦；梯度递增法醇沉，操作较方便，但乙醇用量较大。

（3）乙醇用量　调节含醇量时，只能将计算量的乙醇加入药液中，而不能用酒精计直接在药液中测量。

（4）温度的控制　加乙醇时浓缩液的温度不能太高，以 50℃以下为宜。加至所需含醇量后，应将容器口盖严，以防乙醇挥发。待含醇药液慢慢降至室温时，再移至冷库中，于 5～10℃下静置 12～24 小时，若含醇药液降温太快，微粒碰撞的机会减少，沉淀颗粒较细，难于滤过。待醇沉液充分静置冷藏后，先虹吸上清液，下层稠液再慢慢抽滤。

水提醇沉法也存在一些不合理性，如部分有效成分有时损失较大，难以保证本制剂的有效性；醇沉法需大量乙醇，回收乙醇时损耗量在 30% 以上，使成本增高，生产周期长；成品稳定性差，醇处理的液体制剂在保存过程中易产生沉淀和黏壁现象。因此，实际工作中应视情况具体分析，不可盲目采用该精制方法。

（二）醇提水沉法

醇提水沉法是先以适宜浓度的乙醇提取药材成分，再加水沉淀提取液中杂质的方法，其操作与水提醇沉法基本相同。适用于醇溶性或在醇水中均有较好溶解度成分的提取与精制。一般采用 70%～90% 乙醇提取药材，可避免药材中大量淀粉、蛋白质、黏液质等高分子杂质的浸出。水处理后又可将醇提液中的树脂、油脂、色素等脂溶性杂质沉淀除去。应当注意，有效成分如果在水中难溶或不溶，则不可采用此法。

（三）盐析法

盐析法是在中药的水提液中加入无机盐至一定浓度或达到饱和状态，使某些成分在水中的溶解度降低沉淀析出，而与水溶性大的杂质分离的方法。常用作盐析的无机盐有氯化钠、硫酸钠、硫酸镁、硫酸铵等。

（四）吸附澄清精制法

吸附澄清精制法是在中药提取液或提取浓缩液中加入一种吸附澄清剂以吸附药液中杂质的一种精制方法。其特点有：①有效成分损失少；②使用方便、经济；③稳定性好。

1. 果汁澄清剂　果汁澄清剂是一种新型食品添加剂，安全无毒，处理中不会引入任何杂质，并可随处理后的絮状沉淀物一并滤去。本品主要由变性淀粉、海藻胶组成。通过吸附与絮凝作用使提取液中悬浮的杂质快速凝聚沉淀，而不影响各种皂苷、黄酮、氨基酸和生物碱等有效成分含量，尤其对多糖类有效成分的保留率明显优于水提醇沉法，从而提高了口服液的稳定性。本品为无味水溶性胶状物质，因其在水中分散速度较慢，通常配制成5% 水溶液后使用，提取液中添加量一般为 2% ～ 20%。

2. 甲壳素类絮凝澄清剂　甲壳素是自然界生物（甲壳类的虾、蟹、昆虫的外壳等）所含的氨基多糖经稀酸处理后得到的物质。脱乙酰甲壳素即壳聚糖，不溶于水和碱液，可溶于大多数稀酸如盐酸、醋酸、苯甲酸等生成盐，但在稀酸中壳聚糖会缓慢水解，故壳聚糖最好随用随配。壳聚糖作为絮凝剂加入水提液中，可使药液中蛋白质、果胶等发生分子间吸附架桥和电荷中和作用而从药液中沉降下来，但可保留高分子多糖类，利用高分子亲水胶体对疏水胶体的保护作用，还可提高制剂稳定性。

（五）树脂吸附法

大孔树脂是 20 世纪 60 年代末发展起来的一类有机高聚物吸附剂，它具有多孔网状结构和较好的吸附性能，广泛应用于废水处理、医药工业和食品等领域。与传统的除杂质方法和工艺相比，采用大孔树脂吸附技术对提取液进行精制，有以下优点：①缩小体积；②减小吸潮性；③适合生产。

（六）透析法

透析法是利用小分子物质在溶液中可通过半透膜而大分子物质不能通过的性质，借以将小分子与大分子分离的一种方法。此法可用于去除中药提取液中的鞣质、蛋白质、树脂等高分子杂质，也常用于某些具有生物活性的植物多糖的纯化。

📝 考纲摘要

1. 中药提取技术
（1）中药提取的概念与目的
（2）常用的提取溶剂与附加剂
（3）中药提取的原理及影响因素
（4）常用的提取方法
（5）常用的提取设备
2. 中药提取液中固液分离技术
（1）固 – 液分离的概念与目的
（2）常用的分离方法
（3）常用的分离设备
3. 中药提取液的精制技术
（1）精制的概念与目的

（2）常用的精制方法

复习思考

一、选择题

（一）单项选择题

1. 药材浸提过程中渗透与扩散的推动力是（　　）

 A. 温度差   B. 溶媒用量   C. 浸提时间

 D. 浸提压力   E. 浓度差

2. 利用处于临界温度与临界压力以上的流体提取药物有效成分的方法称为（　　）

 A. 水蒸气蒸馏法   B. 临界提取法   C. 逆流萃取法

 D. 溶剂 – 非溶剂法   E. 超临界提取法

3. 下列哪一种方法不能增加浸提浓度梯度（　　）

 A. 不断搅拌   B. 更换新鲜溶剂   C. 强制循环流动

 D. 渗漉   E. 提高压力

4. 浸提的基本原理是（　　）

 A. 溶剂浸润与渗透，成分溶解与浸出

 B. 溶剂的浸润，成分的解吸与溶解，溶质的扩散

 C. 溶剂的浸润与渗透，成分的解吸与溶解，溶质的扩散与置换

 D. 溶剂的浸润，成分的溶解与滤过，浓缩液扩散

 E. 溶剂的浸润，浸出成分的扩散与置换

5. 浸提过程中加入酸、碱的作用是（　　）

 A. 增加浸润与渗透作用

 B. 增加有效成分的溶解作用

 C. 降低表面张力

 D. 增加有效成分的扩散作用

 E. 防腐

6. 浸提过程，溶剂通过下列哪一个途径进入药材组织中（　　）

 A. 细胞壁破裂   B. 与蛋白质结合   C. 与极性物质结合

 D. 药材表皮   E. 毛细管作用

7. 以下关于浸提方法的叙述，错误的是（　　）

 A. 多能提取罐可用于复方"双提法"操作

B. 浸渍法效率低，但成品澄明度较好

C. 渗漉法效率高，适于以水、不同浓度乙醇等为溶剂进行提取

D. 回流法省时，成分提取率较高，但不适用于受热易破坏药材成分浸出

E. 水蒸气蒸馏法可在低于 100℃ 条件下，蒸馏出沸点 100℃ 以上的挥发油

8. 有关影响浸提因素的叙述正确的是（　　　）

A. 药材粉碎度越大越利于浸提

B. 温度越高浸提效果越好

C. 浓度梯度越大浸提效果越好

D. 溶媒 pH 越高越利于浸提

E. 时间越长浸提效果越好

9. 与溶剂润湿药材表面无关的因素是（　　　）

A. 表面活性剂　　　　　B. 药材性质　　　　　C. 浸提压力

D. 溶剂的性质　　　　　E. 药材粒度

10. 乙醇作为浸出溶媒其特点叙述正确的是（　　　）

A. 为极性溶剂

B. 有利于蛋白、多糖的溶解

C. 40% 的乙醇可以延缓酯类、苷类药物的水解

D. 无水乙醇可用于药材脱脂

E. 50% 的乙醇可浸提香豆素、内酯

11. 下列哪一项关于超临界流体提取法的论述是不正确的（　　　）

A. 提取速度快，效率高

B. 适用范围广

C. 适于热敏性、易氧化的有效成分的提取

D. 常采用超临界 CO_2 提取

E. 所得提取物纯度高

12. 回流浸提法适用于（　　　）

A. 多数药材　　　　　B. 挥发性药材　　　　　C. 对热不敏感的药材

D. 热敏药材　　　　　E. 单味药材

13. 以下哪一项微孔滤膜滤过的特点叙述不正确（　　　）

A. 孔径均匀，孔隙率高，滤速快

B. 质地薄，滤过阻力小

C. 滤过时无介质脱落，对药液无污染

D. 不易堵塞

E. 可用于热敏性药物的除菌净化

14. 不宜采用超滤的是（   ）

　　A. 中药注射剂 　　　　　　B. 中药合剂 　　　　　　C. 口服液

　　D. 除菌 　　　　　　　　　E. 蛋白质、多糖类药物的浓缩

15. 关于滤过速度的叙述，错误的是（   ）

　　A. 滤材两侧压力差越大，一般滤速越快

　　B. 滤器面积越大，滤速越快

　　C. 滤渣层越厚，滤速越慢

　　D. 料液黏度越小，滤速越快

　　E. 加助滤剂可减小滤饼毛细管半径，滤速加快

（二）多项选择题

1. 制剂药料提取液的纯化去杂，除水提醇沉法外还有（   ）

　　A. 水蒸气蒸馏法

　　B. 高速离心法

　　C. 絮凝剂或澄清剂沉淀法

　　D. 微孔滤膜或超滤膜滤过法

　　E. 超临界流体提取法

2. 生产中可用以提高药材浸提效率的措施（   ）

　　A. 药材粉碎成适宜的粒度

　　B. 省去煎提前浸泡工序

　　C. 采用 126℃热压煎提

　　D. 增加煎煮次数至 5～6 次

　　E. 提取过程中强制循环

3. 下列有关渗漉法的正确叙述是（   ）

　　A. 药粉不能太细

　　B. 装筒前药粉用溶媒湿润

　　C. 装筒时药粉应较松，使溶剂易扩散

　　D. 药粉装完后添加溶媒，并排出空气

　　E. 控制适当的渗漉速度

4. 影响浸提的因素包括（   ）

　　A. 药材的成分与粒度 　　B. 浸提的时间与温度 　　C. 溶剂的用量与 pH

　　D. 药物分子量大小 　　　E. 浸提的压力

5. 常以乙醇为提取溶剂的浸提方法有（   ）

A. 煎煮法　　　　　　　B. 浸渍法　　　　　　　C. 渗漉法

D. 回流法　　　　　　　E. 水蒸气蒸馏法

6. 超临界流体提取法的特点是（　　　）

A. 可以通过调节温度和压力来调节对成分的溶解度

B. CO_2 是最常用的超临界流体

C. 提取物浓度高，不需浓缩

D. 适用于热敏性、易氧化的有效成分提取

E. 只能用于提取亲脂性、低分子量物质

7. 下列关于影响浸提的因素叙述正确的有（　　　）

A. 药材粒径越小越好

B. 提取次数越多越好

C. 药材先润湿有利于溶剂的浸提

D. 浸提温度越高越好

E. 浓度梯度越大越好

8. 适用于渗漉提取制备的有（　　　）

A. 含贵重药的制剂　　　B. 含毒性药的制剂　　　C. 含黏性药材的制剂

D. 高浓度制剂　　　　　E. 含新鲜及易膨胀药材的制剂

9. 渗漉法的优点为（　　　）

A. 浓度差大，为动态浸出

B. 药材充填操作简单

C. 提取液不必另行滤过

D. 节省溶剂

E. 有效成分浸出完全

10. 常用的固液分离方法有（　　　）

A. 沉降分离法　　　　　B. 离心分离法　　　　　C. 静置分离法

D. 滤过分离法　　　　　E. 旋风分离法

11. 常用的精制方法有（　　　）

A. 水提醇沉法　　　　　B. 盐析法　　　　　　　C. 大孔树脂精制法

D. 絮凝沉降法　　　　　E. 沉降分离法

12. 滤过方式为过筛作用的滤器有（　　　）

A. 布氏漏斗　　　　　　B. 板框压滤机　　　　　C. 垂熔玻璃漏斗

D. 砂滤棒　　　　　　　E. 微孔滤膜滤器

13. 提高蒸发浓缩效率的主要途径是（　　　）

A. 扩大蒸发面积　　　　　B. 降低二次蒸汽的压力　　C. 提高加热蒸汽的压力

D. 不断向溶液供给热能　　E. 提高总传热系数（K）值

14. 关于深层滤过的论述，正确的有（　　　　）

A. 垂熔玻璃漏斗截留微粒属深层滤过

B. 深层滤过载留的微粒往往大于滤过介质空隙的平均大小

C. 深层滤过兼具有过筛作用

D. 操作中，滤渣可在滤过介质的孔隙上形成"架桥现象"

E. 深层滤器初滤液被常要倒回料液中再滤，即"回滤"

15. 浸渍法包括（　　　　）

A. 冷浸渍法　　　　　　　B. 单浸渍法　　　　　　　　C. 重浸渍法

D. 煎煮法　　　　　　　　E. 热浸渍法

二、名词解释

1. 渗漉法　　2. 水提醇沉法　　3. 减压蒸发

三、问答题

1. 对具完整结构的细胞来说，其成分的提取需经过几个阶段？

2. 影响药效成分提取效果的因素有哪些？

3. 试述浸渍法与渗漉法的主要区别。

4. 水提醇沉法主要可除去哪杂质？操作时应注意哪些问题？

扫一扫，知答案

模 块 七

中药提取液的浓缩与干燥技术

【学习目标】

知识目标

掌握中药提取液常用的浓缩方法、干燥方法。

熟悉中药提取液常用的浓缩设备、干燥设备。

了解中药提取液浓缩、干燥的概念与目的；影响浓缩、干燥的因素。

能力目标

熟练掌握各种浓缩和干燥技术及其对物料的要求。

学会使用常见的浓缩、干燥设备。

项目一　中药提取液的浓缩技术

一、浓缩的概念与目的

（一）浓缩的概念

浓缩系指在沸腾状态下，经传热过程，利用气化作用将药液中部分溶剂蒸发并去除，用以达到提高药液浓度的方法。在中药制剂中，凡有浸出操作的制剂，浸出液的处理大部分都离不开浓缩。

蒸发是药液浓缩的主要方法。蒸发就是不断地通过加热使药液中溶剂部分或全部汽化，并不断地排出所产生的蒸汽的操作。液体物料经过蒸发除去溶剂而达到浓缩。

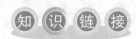

知 识 链 接

蒸发的方式

蒸发方式可分为自然蒸发和沸腾蒸发两种。自然蒸发系指溶剂在低于其沸点的温度下汽化；沸腾蒸发系指溶剂在沸腾条件下汽化。由于后者汽化速度高于前者，为提高蒸发效率，在实际生产中蒸发浓缩多采用沸腾蒸发。

在中药制剂生产中，中药提取和精制过程中广泛应用到水、乙醇或其他有机溶剂。对于乙醇或其他有机溶剂，在浓缩时为了操作人员的安全，避免溶剂浪费及环境污染，对溶剂的蒸气一般都应采取适宜的方法回收。

（二）浓缩的目的

1.减少中药浸提液体积，提高药液浓度。

2.满足中药制剂的工艺过程要求，如作为中药浸提液干燥脱水或结晶的预处理。

3.进一步精制，制成一定的半成品，或进一步制成成品。

4.浸提有机溶剂的回收，如回收乙醇。

5.利于中药浸提液的包装、贮藏和运输。

二、影响浓缩的因素

生产中蒸发浓缩是在沸腾状态下进行的，沸腾蒸发常常以蒸发器的生产强度来表示。即单位时间、单位传热面积上所蒸发的溶剂或水量。可用下式表示：

$$U=W/A=K \cdot \triangle t/R \qquad\qquad （7-1）$$

式中：U 为蒸发器的生产强度；W 为蒸发量；A 为蒸发器的传热面积；K 为传热系数；$\triangle t$ 为传热温差；R 为气化潜能。当蒸发压力一定时，R 可以看作常数。

由上式可以看出，蒸发器的生产强度与传热系数和传热温度差成正比。

1.**传热温度差（$\triangle t$）的影响** 根据分子运动学说，汽化是由于获得了足够的热能，不断地供给充足的热能是蒸发浓缩的推动力。提高传热温度差可以增强这一推动力。提高传热温度差的途径有：提高加热蒸汽的压力、借助减压的方法及降低冷凝器中二次蒸汽的压力等。

2.**传热系数（K）的影响** 增大传热系数（K值）是提高蒸发浓缩效率的主要途径。由传热原理可知，增大 K 值的主要途径是减少各部分的热阻。在浓缩操作中应注意对不凝性气体的排除、增加搅拌、定期除去形成的垢层及设法改进浓缩设备等以减少热阻。

3.**蒸发面积** 溶剂的汽化是在液体表面进行的。增大蒸发面积，可以使蒸发浓缩速度加快。

4.液体表面的压力　液体表面的压力包括大气压及液体本身的静压，降低液体静压和蒸发器内的气压，都可以使蒸发浓缩加快。

三、常用的浓缩方法

由于中药提取与精制过程中采用溶剂不同、中药提取液中药物的成分和性质不同、需要浓缩的程度不同以及有的浓缩时需同时回收挥散的溶剂蒸气等。所以，实际生产中必须根据中药提取液的性质与浓缩的要求，选择适宜的浓缩方法与设备。

（一）常压浓缩

常压浓缩系指中药提取液在常压下的蒸发浓缩的方法，又称常压蒸发。本法适用于待浓缩的中药提取液中的有效成分是耐热的，且被蒸发的溶剂无燃烧性，无毒，无害，无经济价值者。该法耗时较长，易使成分水解破坏，不适用于含不耐热成分药液的蒸发浓缩。

（二）减压浓缩

减压浓缩系指中药提取液在密闭的容器内抽真空，使液体在低于一个大气压下沸点降低而进行蒸发浓缩的方法，又称减压蒸发。本法具有能防止或减少热敏性物质的分解；增大了传热温度差，蒸发浓缩效率提高；能不断地排除溶剂蒸汽，有利于蒸发浓缩的顺利进行；沸点降低，可利用低压蒸汽或废气加热；密闭容器可回收乙醇等溶剂等优点。适用于有效成分不耐热的中药提取液的蒸发浓缩，在中药制剂生产中应用较普遍。

（三）薄膜浓缩

薄膜浓缩系指使中药提取液形成薄膜，增加汽化表面而进行的蒸发浓缩的方法，又称薄膜蒸发。本法具有传热速度快且均匀，药液受热时间短，蒸发浓缩速度快，不受液体静压和过热影响，成分不易被破坏，可连续操作，可在常压也可在减压下进行，浓缩效率高，能将溶剂回收重复使用等特点。尤适用于含热敏性成分中药提取液的浓缩，但不适用于黏性强中药提取液的浓缩。

薄膜浓缩通过两种方式实现：第一种是通过将药液快速流过加热面，在加热面上形成薄膜，可以使药液具有较大的表面积，提高热传播的速度，药液受热均匀，无静压强作用，可以克服过热情况。第二种是药液在加热面上受热后剧烈地沸腾，产生大量泡沫（泡沫的内外表面为蒸发面），增加了蒸发的面积。实际生产中要注意药液随着浓缩的进行会逐渐变稠，容易在加热面上黏附，增大热阻和操作的工序。

（四）多效浓缩

多效浓缩系指将两个或多个减压蒸发器串联而成的浓缩设备进行蒸发浓缩的方法。本法是根据能量守恒定律确认的低温低压（真空）蒸汽含有的热能与高温高压含有的热能相差很小，而汽化热反而高的原理设计的。工作时将前效所产生的二次蒸汽引入后一效作为加热蒸汽，组成双效蒸发器。将二效的二次蒸汽引入三效供加热用，组成三效蒸发器，同

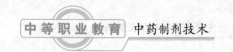

理组成多效蒸发器。由于二次蒸汽的循环利用，多效蒸发器是节能型蒸发器，能够节省能源，提高蒸发浓缩效率。

多效蒸发器按加料方式不同的分类

1. 顺流式　又称并流式，药液与加热蒸汽走向一致，随着浓缩液稠度逐渐增大，蒸汽温度逐渐降低。适用于随温度的降低黏度增高不太大，或随浓度增大热敏性增加、温度高溶解度反而变小的药液。

2. 逆流式　药液与加热蒸汽走向相反，随着加热蒸汽温度逐渐升高，浓缩液稠度逐渐增大。适用于顺流式相反的情况。

3. 平流式　药液与加热蒸汽走向一致，但药液分别通过各效蒸发器。适用于从各效易于析出结晶的药液。

4. 错流式　药液走向是先进入二效，流向三效，再反向流入一效，加热蒸汽由一效顺次走向三效，药液最后浓缩温度较高。

四、常用的浓缩设备

由于中药提取液性质复杂，有的稀，有的黏，有的浓缩时易产生大量泡沫，有的易结垢析晶，有的对热敏感及有的浓缩时需同时回收挥散的蒸汽，所以必须根据中药提取液的性质与蒸发浓缩的要求选择适宜的浓缩设备。常用的浓缩设备有敞口倾倒式夹层蒸发锅、减压浓缩装置、真空浓缩罐、薄膜浓缩器、三效节能浓缩器等。

（一）敞口倾倒式夹层蒸发锅

敞口倾倒式夹层蒸发锅为不锈钢制夹层锅，用蒸汽加热，其特点是结构简单，操作方便，是常压浓缩常用的设备。适用于对热较稳定的药液的浓缩，生产中常用于以水为溶剂的提取液的浓缩，浓缩过程中应加强搅拌，避免表面结膜，并应室内排风，抽走生成的大量蒸汽。

（二）减压浓缩装置

减压浓缩装置在减压及较低温下使药液得到浓缩，同时可将乙醇等有机溶剂回收。在实际生产中，药液需回收溶剂时多采用此种装置，如图7-1所示。

使用时先开启真空泵，抽出蒸发锅内部分空气，将待浓缩液自进料口吸入，打开蒸汽阀门，通入蒸汽加热；再开启废气阀，放出夹层内冷凝水，关闭；继续通入蒸汽，保持锅内料液适度沸腾状态，待浓缩液产生的蒸汽（如乙醇蒸汽等）经气液分离器分离后，进入冷凝器，冷凝液流入接收器中。蒸馏完毕，先关闭真空泵，打开放气阀，恢复常压后，放出浓缩液。

（三）真空浓缩罐

对于以水为溶剂提取的药液，目前许多药厂使用真空浓缩罐在减压状态下进行浓缩，如图7-2所示。

使用时先将罐内各部分洗干净，然后通入蒸汽进行罐内消毒，开出料阀及放气阀，使空气逸出，然后关闭两个阀门。开启水流抽气泵抽真空，真空度达0.08MPa左右时，抽入药液，至浸没加热管后，停止抽液，通入蒸汽加热。中药提取液受热后产生的二次蒸汽进入气液分离器，其中夹带的液体又流回罐内，而蒸汽经水流抽气泵抽入冷却水池中，这样就形成了减压浓缩。注意真空度不能太高，否则料液会随二次蒸汽进入水流抽气泵，造成损失。浓缩完毕，先关闭水流抽气泵，再关闭蒸汽阀，打开放气阀，恢复常压后，打开出料阀，放出浓缩液。

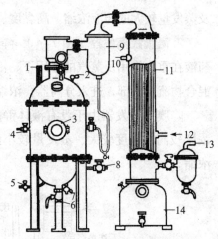

图7-1 减压蒸馏装置

1.温度计 2.放气阀 3.观察窗 4.待浓缩液入口 5.加热蒸汽入口 6.浓缩液出口 7.夹层水出口 8.废气出口 9.气液分离器 10.冷凝水出口 11.冷凝器 12.冷凝水入口 13.接抽气泵 14.接受器

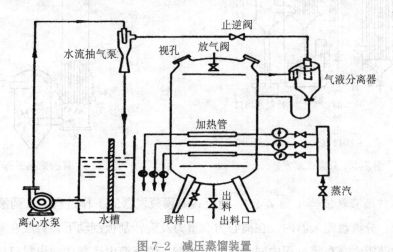

图7-2 减压蒸馏装置

（四）薄膜浓缩器

薄膜浓缩常用的设备有以下几种：

1.升膜式蒸发器（图7-3） 升膜式蒸发器的工作过程为：药液经预热后从列管蒸发器的底部进入，被蒸汽加热后，药液被加热而沸腾汽化产生大量的泡沫，以泡沫的内外表面为蒸发面迅速蒸发，经气液分离器分离为二次蒸汽和浓缩液，浓缩液经连接于分离器下口的导管流入接收器中，收集。

升膜式蒸发器适用于含热敏性成分、黏度不大（黏度不大于 0.05Pa·S）、易产生泡沫及蒸发量较大的药液浓缩。高黏度、有结晶析出或易结垢的药液不宜选用。

2. 降膜式蒸发器（图 7-4）　降膜式蒸发器的工作过程为：药液由蒸发器的顶部加入，药液在重力作用及蒸汽的作用下，沿管内壁呈膜状下降，在下降过程中被蒸发浓缩，气液混合物流至底部，进入分离器，浓缩液由分离器底部放出。

降膜式蒸发器由于没有液体静压强作用，传热系数较大，更有利于对热敏性料液及浓度较高、黏度较大、蒸发量较小药液的浓缩。但不适用于浓缩易结晶或易结垢药液的浓缩。

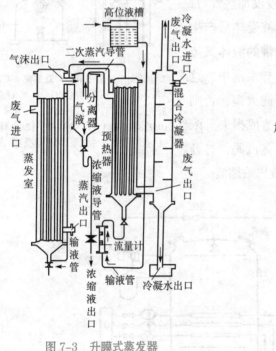

图 7-3　升膜式蒸发器

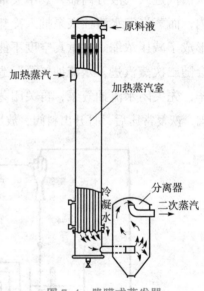

图 7-4　降膜式蒸发器

3. 刮板式薄膜蒸发器（图 7-5）　刮板式薄膜蒸发器的工作过程为：药液由蒸发器上部经进料管、分液盘流入器内。在离心力、重力及旋转刮板刮动下，料液在筒体内壁形成旋转下降的薄膜，在布膜过程中同时被蒸发浓缩。浓缩液由底部侧面出料口，借高速转动叶片的离心力甩出。二次蒸汽经上部分离器排出。

刮板式薄膜蒸发器快速旋转的刮板作用提高了传热系数，保障了药液能够均匀在传热面上分布，并可以降低药液表观黏度，故适于高黏度、易结垢、热敏性药液的浓缩。

4. 离心式薄膜蒸发器（图 7-6）　离心式薄膜蒸发器的工作过程为：药液从蒸发器的顶部进入，在离心力的作用下分布成薄膜状被加热蒸发，蒸汽经分离器排除，浓缩后的药液由接收器收集。

离心式薄膜蒸发器综合了离心分离和薄膜蒸发两种原理，具有传热系数高、形成液膜薄、药液受热时间短、浓缩程度大、不易起泡和结垢、蒸发室便于拆洗等特点，是新型高效浓缩设备。适用于热敏性高药液的浓缩。其缺点是结构复杂，价格较高。

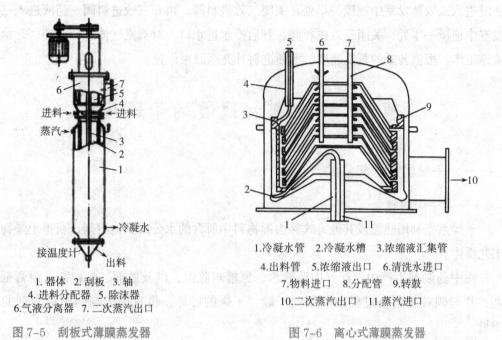

1. 器体　2. 刮板　3. 轴
4. 进料分配器　5. 除沫器
6. 气液分离器　7. 二次蒸汽出口

图 7-5　刮板式薄膜蒸发器

1.冷凝水管　2.冷凝水槽　3.浓缩液汇集管
4.出料管　5.浓缩液出口　6.清洗水进口
7.物料进口　8.分配管　9.转鼓
10.二次蒸汽出口　11.蒸汽进口

图 7-6　离心式薄膜蒸发器

（五）多效节能浓缩器

多效节能浓缩器是将两个或多个减压蒸发器串联而成的浓缩设备，生产中应用最多的为二效节能浓缩器或三效节能浓缩器。

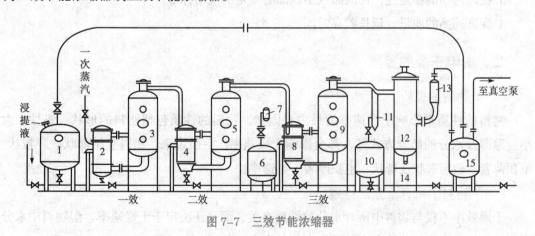

图 7-7　三效节能浓缩器

三效节能浓缩器（图 7-7）由三个外循环真空浓缩器相连而成，主要由一效加热室、蒸发室、二效加热室、三效加热室、受水器、冷却器等组成。三效节能浓缩器的工作过程为：使用时先开启真空泵抽真空，当一效、二效、三效浓缩器的真空表压分别达到0.02MPa、0.06MPa、0.08MPa时，开启进料阀门，药液先进一效，当药液上升至蒸发室下中视镜一半时，关闭进料阀，开启蒸汽阀门。蒸汽阀门升温加热，同时打开二效进料阀，药液进入二效蒸发室中视镜一半处，关闭二效进料阀，再开三效进料阀。药液进入三效蒸发室中视镜一半处，关闭三效进料阀，开启冷水进水口，对蒸发气体进行冷却，开始正常浓缩工作。根据各效的蒸发速度，不断进料补充至原来位置。

项目二　中药提取液的干燥技术

一、干燥的概念与目的

（一）干燥的概念

干燥系指利用热能或其他方式除去湿物料中所含的水分或其他溶剂，获得干燥物品的工艺操作。

在中药制剂生产中，新鲜中药除水，原辅料除湿，以及散剂、颗粒剂、浸膏剂、水丸、片剂颗粒等制备过程中均用到干燥。干燥的好坏，将直接影响到中药制剂的内在质量。

（二）干燥的目的

1. 使物料便于进一步加工，制备各种制剂。

2. 使物料便于运输、贮藏和使用。

3. 提高药物的稳定性，使成品或半成品有一定的规格标准。

4. 保证药品的质量，延长贮存时间。

二、影响干燥的因素

（一）物料的性质

物料的性质是影响干燥速率的最主要因素。物料的性质包括物料的形状、黏性、大小、厚薄及水分的结合方式等，都会影响干燥速率。一般说来，物料呈结晶状、颗粒状、堆积薄者，较粉末状及膏状、堆积厚者干燥速率快。

（二）物料中所含水分的性质

干燥效率不仅与物料中所含水分的性质有关，而且还决定于干燥速率。湿物料中水分的形式包括结合水与非结合水、平衡水分与自由水分。

（1）结合水与非结合水　结合水系指存在于细小毛细管中的水分和渗透到物料细胞中的水分。由于结合水分与物料的结合紧密，使得其难以从物料中去除。非结合水系指存在于物料粗大毛细管、物料孔隙中和物料表面的水分。非结合水与物料结合力弱，易于去除。

（2）平衡水分与自由水分　某物料与一定温度、湿度的空气接触时，将会发生排除水分或吸收水分的过程，直到物料中的水分与空气处于动态平衡。此时物料中所含的水分即为该空气状态下物料的平衡水分。平衡水分与物料的种类、空气的状态有关。物料不同，在同一空气状态下的平衡水分不同；同一种物料，在不同的空气状态下的平衡水分也不同。物料中所含的总水分为自由水分与平衡水分之和，在干燥过程中可以除去的水分只能是自由水分（包括全部非结合水和部分结合水），不能除去平衡水分。

（三）干燥速度

在干燥过程中，干燥应控制在一定速度下缓慢进行，如果过快会使物料表面板结，从而阻碍了内部水分蒸发，形成假干燥现象。假干燥的物料不能很好地保存，也不利于继续制备操作。因此加热过程一般是先低后高。

（四）干燥空气的温度、相对湿度与流速

在干燥的环境下提高干燥空气的温度，可以促使物料表面水分蒸发的速度加快，有利于干燥的进程，但应根据物料的性质选择适宜的干燥温度以降低能耗及防止破坏有效成分。干燥环境中空气的相对湿度越低，干燥速率越大。采用干燥剂吸湿、除湿机除湿及加强排风、鼓风等均可以加快干燥进程。干燥空气的流速的提高，可以减小气膜厚度，降低物料表面水分气化的阻力，从而提高干燥速率。但空气的流速对物料内部水分的扩散影响极小。

（五）干燥方法

干燥方法与干燥速率也有较大关系。物料静态干燥所需时间长，效率低；动态干燥速度快，效率高。在中药制剂生产中，常采用流态化技术的沸腾干燥、喷雾干燥，先将气流本身进行干燥或预热，使空间相对湿度降低，温度升高，干燥物料处于跳动、悬浮状态，大大增加其暴露面积，干燥效率显著提高。

（六）压力

压力与蒸发量成反比。因而减压是改善蒸发、加快干燥的有效措施。真空干燥能降低干燥温度，加快蒸发速度，提高干燥效率，且产品疏松易碎，质量稳定。

三、常用的干燥方法

在中药制剂的生产及研究中，被干燥药物的物理和化学性质复杂，种类众多，对干燥产品的要求也不相同，采用的干燥方法也是多种多样的。

（一）烘干法

烘干法是将湿物料摊放在烘盘内，利用热的干燥气流使湿物料水分气化进行干燥的一

种方法。此法简单易行，适用于对热稳定的药物。稠浸膏、药材、散剂、胶囊剂等固体粉末，丸剂、颗粒剂成品等多用此法干燥。但由于物料处于静止状态，所以干燥速度较慢，易引起成分的破坏，干燥品难粉碎。为加快干燥，必要时可加强翻动并及时排出湿空气。

（二）减压干燥法

减压干燥法系指在密闭的容器中抽去空气减压而进行干燥的一种方法，又称真空干燥。其特点是干燥的温度低，干燥速度快；减少了物料与空气的接触机会，避免污染或氧化变质；产品呈松脆的海绵状，易于粉碎；挥发性液体可以回收利用。但生产能力小，间歇操作，劳动强度大。适于稠膏、热敏性及高温下易氧化的物料的干燥，或排出的气体有使用价值、有毒害、有燃烧性的物料干燥。

（三）流化干燥法

液化干燥法又称动态干燥法，可以使被干燥的物料的受热和传热及水分蒸发速率大大增加，提高干燥效率。生产中常用的喷雾干燥法、沸腾干燥法就是采用流化技术。

1. 喷雾干燥法　喷雾干燥系将药液浓缩至适宜的密度，通过喷雾器喷射成细雾状后与一定流速的热气流进行热交换，使水分迅速蒸发而得以干燥的方法，是流化技术在液态物料干燥中的应用。其特点是瞬间干燥，特别适用于热敏性物料；产品质量好，能保持原来的色香味，为疏松的细颗粒或细粉，溶解性能好，含菌量低；操作流程管道化，符合现代制药要求，是目前中药制药中最好的干燥技术之一。但能耗较高，进风温度较低时，热效率只有30%～40%；控制不当常出现干燥物附壁现象，且成品收率较低；设备清洗较麻烦。

2. 沸腾干燥法　沸腾干燥系利用热空气流使湿颗粒悬浮，呈流态化，似"沸腾状"，热空气在湿颗粒间通过，在动态下进行热交换，带走水气而达到干燥的一种方法，又称流化床干燥。其特点是适于湿粒性物料，如片剂、颗粒剂制备过程中湿粒的干燥和水丸的干燥；气流阻力较小，物料磨损较轻，热利用率较高；干燥速度快，产品质量好，一般湿颗粒流化干燥时间为20分钟左右；制品干湿度均匀，没有杂质带入；干燥时不需翻料，且能自动出料，节省劳动力；适于大规模生产和片剂生产的流水线作业。但热能消耗大，清扫设备较麻烦，尤其是有色颗粒干燥时给清洁工作带来困难。

（四）冷冻干燥法

冷冻干燥系将湿物料冷冻至冰点以下（-40℃以下），使水分冻结成固态的冰，在高真空条件下利用冰的升华性能适当加热升温，使固态的冰不经液态的水，直接升华为水蒸气排出，去除物料的水分，故又称升华干燥。其特点是物料在高度真空及低温条件下干燥，尤适用于热敏性物料的干燥，如血浆、血清、抗生素等生物制品；干燥制品多孔疏松，易于溶解；含水量低，有利于药品长期贮存。但冷冻干燥需要高度真空与低温，耗能大，成本高。

（五）红外线干燥法

红外线干燥系利用红外线辐射器产生的电磁波被含水物料吸收后，直接转变为热能，使物料中水分气化而干燥的一种方法。红外线干燥属于辐射加热干燥。

红外线干燥热效率较高，干燥速率快；物料的表面和内部能够同时吸收红外线，使物料受热均匀，成品质量好。适用于热敏性药物的干燥，尤适用于熔点低、吸湿性强的药物，以及中药固体粉末、颗粒、小丸等物料表层的干燥。

（六）微波干燥法

微波干燥系将物料置于高频高变电场内，物料中的水分吸收能量后，不断地迅速转动、碰撞和摩擦，从而使物料被加热而干燥的方法。微波是一种高频波，频率为 300MHz ～ 300kMHz，制药生产中微波加热干燥只用 915MHz 和 2450MHz 两个频率。其特点是微波的穿透力强，物料受热均匀，加热效率高，干燥时间短，干燥速度快，对产品的原有结构和物理化学性质影响小；有杀虫和灭菌的作用。适用于含有一定水分而且对热稳定药物的干燥或灭菌，较多应用于中药饮片、粉末、丸剂等干燥。但设备投资及生产成本较高。

（七）其他干燥方法

1. 鼓式干燥法　鼓式干燥系将湿物料蘸附在金属转鼓上，利用传导方式提供气化所需热量，使物料得到干燥的一种方法。又称鼓式薄膜干燥或滚筒式干燥。其特点是适于浓缩药液及黏稠液体的干燥，常用于中药浸膏的干燥和膜剂的制备。

2. 带式干燥法　带式干燥系将湿物料平铺在传送带上，利用干热气流或红外线、微波等使湿物料中水分气化进行干燥的一种方法。在制药生产中，某些易结块和变硬的物料，中药饮片大量加工生产，茶剂的干燥灭菌等多采用带式干燥设备。

3. 吸湿干燥法　吸湿干燥系将湿物料置干燥器中，用吸水性很强的物质作干燥剂，使物料得到干燥的一种方法。数量少，含水量较低的药品可用吸湿干燥法。干燥器可分为常压干燥器和减压干燥器，小型的多为玻璃制成。常用的干燥剂有硅胶、氧化钙、粒状无水氯化钙、五氧化二磷、浓硫酸等。

四、常用的干燥设备

（一）常压干燥设备

1. 烘箱　又称干燥箱，适用于各类物料的干燥或干热灭菌，小批量生产。由于是间歇式操作，向箱中装料时热量损失较大，若无鼓风装置，则上下层温差较大，应经常将烘盘上下对调位置。现为了获得更好的效能，在烘箱上常装备鼓风装置，以保证被干燥物料内外干燥程度一致（图7-8）。

2. 烘房　烘房为供大量生产用的烘箱，其结构原理与烘箱一致，但由于容量加大，在设计上更应注意温度、气流路线及流速等因素间的相互影响，以保证干燥效率（图7-9）。

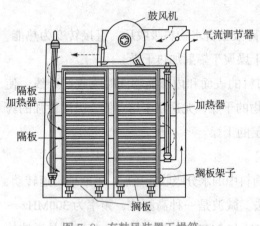
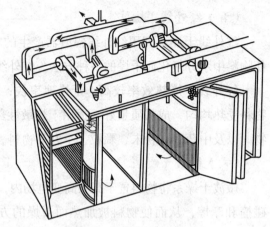

图 7-8　有鼓风装置干燥箱　　　　　　　图 7-9　有鼓风装置的烘房

（二）减压干燥器

减压干燥器（图 7-10）由干燥柜（内有加热蒸汽列管）、冷凝器与冷凝液收集器、真空泵三部分组成。将湿物料置浅盘内，放到干燥柜的搁板上，加热蒸汽由蒸汽入口引入，通入夹层搁板内，冷凝水自干燥箱下部出口流出。冷凝液收集器分为上下两部，上与冷凝器连接，并通过侧口与真空泵相连接，上部与下部之间用导管与阀相通。当蒸发干燥进行时，将阀门开启，冷凝液可直接流入收集器的下部，收集满后，关闭阀门使上部与下部隔离，打开放气阀门恢复常压，冷凝液经冷凝水出口放出，使操作连续进行。

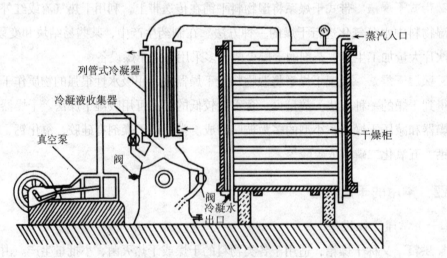

图 7-10　减压干燥器示意图

（三）喷雾干燥器

喷雾器是喷雾干燥设备的关键组成部分，它影响到产品的质量和能量消耗。常用喷雾器有三种类型：①压力式喷雾器；②气流式喷雾器；③离心式喷雾器。目前我国较普遍采用的是压力式喷雾器（图 7-11）。

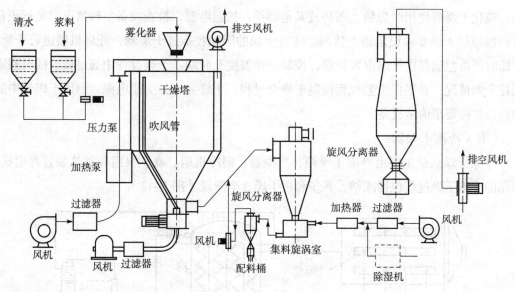

图 7-11　喷雾干燥设备

药液自导管经流量计至喷头后，进入喷头的压缩空气将药液自喷头经涡流器利用离心力增速成雾滴喷入干燥室，再与热气流混合进行热交换后很快即被干燥。当开动鼓风机后，空气经滤过器、预热器加热至280℃左右后，自干燥室上部沿切线方向进入干燥室，干燥室内一般保持在120℃以下，已干燥的细粉落入收集桶内，部分干燥的粉末随热空气流进入分离室后捕集于布袋中，热废气自排气口排出。

（四）流化干燥器

流化干燥器工作原理：空气经加热净化后，由排风机将空气从下部导入，穿过料斗的隔板进入流化干燥器。在干燥室内，湿颗粒在风的作用下形成流态化，水分快速蒸发后随着排气带走，物料快速干燥（图7-12）。

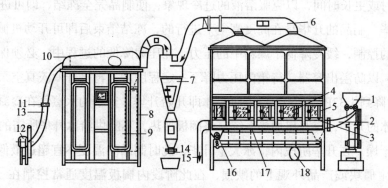

图 7-12　高效沸腾床

1.制粒机　2.湿颗粒进入管　3、10.挡板　4.流化床　5.观察窗　6、13.排风管
7.旋风分离器　8.布袋　9.细粉捕集器　11.风量调节器　12.排风机
14.粗粉出口　15.干颗粒排出口　16.冷风进口　17.隔板　18.干颗粒排出口

流化干燥器使用时先装上布袋及其他部件，接通电源，检查设备空转情况，运行正常后根据颗粒干燥要求设定相关数据。将待干燥的湿颗粒推进干燥器，开启机器进行干燥，干燥时严格控制每次干燥湿颗粒量，控制干燥温度及时间。干燥过程中通过视窗随时察看颗粒干燥情况，并根据工艺规程控制干燥全过程。干燥完毕，关闭电源，倒出干燥器中的物料，并按要求清洁设备。

（五）冷冻干燥器

冷冻干燥机组主要由冷冻干燥箱、冷凝器、制冷机组、真空泵组和加热装置等组成。制品的冷冻干燥过程包括冻结、升华和再干燥 3 个阶段（图 7-13）。

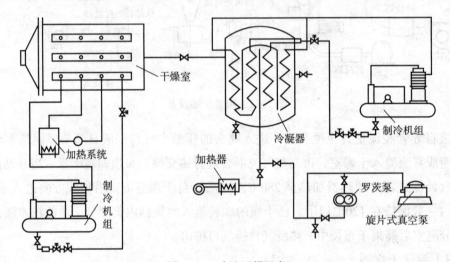

图 7-13　冷冻干燥设备

（1）冻结　先将欲冻干物料用适宜冷却设备冷却至 2℃ 左右，然后置于冷至约 -40℃（13.33Pa）冻干箱内。关闭干燥箱，迅速通入制冷剂（氟利昂、氨），使物料冷冻，并保持 2～3 小时或更长时间，以克服溶液的过冷现象，使制品完全冻结，即可进行升华。

（2）升华　制品的升华是在高度真空下进行的，冻结结束后即可开动机械真空泵，并利用真空阀的控制，缓慢降低干燥箱中的压力，在压力降低的过程中，必须保持箱内物品的冰冻状态，以防溢出容器。待箱内压力降至一定程度后，再打开罗茨真空泵（或真空扩散泵），压力降到 1.33Pa，-60℃ 以下时，冰即开始升华，升华的水蒸气在冷凝器内结成冰晶。为保证冰的升华，应开启加热系统，将搁板加热，不断供给冰升华所需的热量。

（3）再干燥　在升华阶段内，冰大量升华，此时制品的温度不宜超过最低共熔点，以防产品中产生僵块或产品外观上的缺损，在此阶段内搁板温度通常控制在 ±10℃ 之间。制品的再干燥阶段所除去的水分为结合水分，此时固体表面水的蒸气压呈不同程度的降低，干燥速度明显下降。在保证产品质量的前提下，在此阶段内应适当提高搁板温度，以利于水分的蒸发，一般是将搁板加热至 30～35℃，实际操作应按制品的冻干曲线（事先经多次实验绘制的温度、时间、真空度曲线）进行，直至制品温度与搁板温度重合达到干燥为止。为了减少水蒸气在升华时的阻力，冷冻干燥时制品不宜过厚，一般不超过12mm。

（六）远红外干燥器

1. **振动式远红外干燥机** 主要采用振动输送物料和电加热方式。机组由加料系统、加热干燥系统（主机）、排气系统及电气控制系统组成。该干燥机具快速、优质、耗能低的特点。

2. **隧道式红外线烘箱** 主要由干燥室、辐射能发生器、机械传动装置及辐射线的反射集光装置等组成。适用于各种规格的安瓿瓶、西林瓶及口服液易拉瓶等玻璃容器作干燥连续灭菌及去除热原使用，为连续自动化生产提供了有利条件，但有安瓿污染及气体燃烧后产生气味等缺点。使用时瓶子随输送带的输送依次进入隧道灭菌烘箱的热区、高温灭菌区（温度≥350℃，灭菌时间≥5分钟）和低温冷却区，完成干燥和灭菌操作。此种烘箱略加改造，在其左上方安装加料系统，右下方设有物料出口，可用于湿颗粒的干燥（图7-14）。

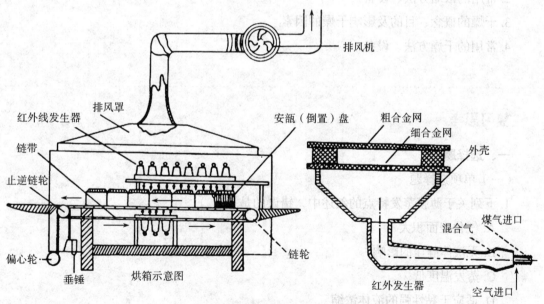

图 7-14　隧道式远红外干燥灭菌烘箱

（七）微波干燥器

微波干燥设备主要由直流电源、微波发生器、波导、微波干燥器及冷却系统等组成。微波发生器由直流电源提供高压，并转变成微波能量，加热干燥的微波管一般使用磁控管。微波干燥器按物料和微波作用的形式可分为四种类型：①谐振腔式微波炉：干燥器的器壁可反射微波，置于干燥器的被干燥物料，其各个方向均可以受热。②波导干燥器：微波从波导的一端输入，而在另一端接有吸收微波剩余能量的水负载。微波在干燥器内无反射地从一端向被干燥物料输送。③辐射型干燥器：微波能量可通过喇叭式装置直接辐射到被干燥的物料。④慢波型干燥器：微波沿螺旋线前进，这样沿轴方向速度减慢，从而提高了电场强度。适用于不易加热或表面积较大的物料，能充分进行能量交换而达到干燥。

目前在中药制剂生产中还使用微波真空干燥设备，是微波能技术与真空技术相结合的一种新型干燥技术。微波真空干燥设备采用的是辐射传能，是介质整体加热，无须其他传热媒介，因此它兼备了微波及真空干燥的一系列优点。

（八）其他干燥设备

在中药制剂生产中，还用到单鼓式薄膜干燥器、双鼓式薄膜干燥器、带式干燥设备及吸湿性干燥器等。

考纲摘要

1. 浓缩的概念、目的及影响浓缩的因素
2. 常用的浓缩方法、设备
3. 干燥的概念、目的及影响干燥的因素
4. 常用的干燥方法、设备

复习思考

一、选择题

（一）单项选择题

1. 下列关于薄膜蒸发特点的叙述中，错误的是（　　）

   A. 气化表面积大

   B. 无液体静压的影响

   C. 蒸发温度低

   D. 适应于黏性强的液体浓缩

   E. 可连续操作

2. 可使物料瞬间干燥的是（　　）

   A. 冷冻干燥　　　　　B. 沸腾干燥　　　　　C. 喷雾干燥

   D. 减压干燥　　　　　E. 鼓式干燥

3. 冷冻干燥又可称为（　　）

   A. 低温干燥　　　　　B. 真空干燥　　　　　C. 升华干燥

D. 减压干燥   E. 冰点干燥

4. 属于流化干燥技术的是（   ）

     A. 真空干燥   B. 冷冻干燥   C. 沸腾干燥

     D. 微波干燥   E. 红外干燥

5. 下列不属于减压浓缩设备的是（   ）

     A. 减压蒸馏器   B. 真空浓缩罐   C. 管式蒸发器

     D. 刮板式薄膜蒸发器   E. 夹层锅

6. 干燥过程中不能除去的水分是（   ）

     A. 总水分   B. 结合水   C. 非结合水

     D. 自由水   E. 平衡水

（二）配伍选择题

[1～4]

     A. 有效成分热稳定性好的药液浓缩

     B. 有效成分具热敏性，黏度适中及易产生泡沫的药液浓缩

     C. 有效成分具热敏性，黏度高，易结垢的溶液的浓缩

     D. 有效成分为高热敏性药液的浓缩

     E. 有效成分具热敏性、黏度较大、蒸发量较小，且浓缩时不易结晶、结垢的药液的浓缩

1. 刮板式薄膜蒸发器一般用于（   ）

2. 升膜式薄膜蒸发器一般用于（   ）

3. 离心式薄膜蒸发器一般用于（   ）

4. 降膜式薄膜蒸发器一般用于（   ）

[5～8]

     A. 烘干干燥   B. 减压干燥   C. 沸腾干燥

     D. 喷雾干燥   E. 冷冻干燥

5. 较为黏稠液态物料的干燥宜选用（   ）

6. 颗粒状物料的干燥宜选用（   ）

7. 高热敏性物料的干燥宜选用（   ）

8. 稠膏、热敏性及高温下易氧化的物料的干燥宜选用（   ）

（三）多项选择题

1. 为了提高蒸发效率，可采取的措施有（   ）

     A. 增大蒸发面积

     B. 减少蒸发面的蒸汽浓度

C. 加强搅拌

D. 减压蒸发

E. 尽可能使被蒸发液体的实际蒸气压等于饱和蒸气压

2. 属动态干燥的是（　　　）

A. 鼓式干燥　　　　　　B. 减压干燥　　　　　　C. 沸腾干燥

D. 微波干燥　　　　　　E. 喷雾干燥

3. 影响干燥的因素有（　　　）

A. 物料的性质　　　　　B. 干燥介质的温度　　　　C. 干燥介质的湿度

D. 干燥的方法　　　　　E. 压力

4. 常用的浓缩方法有（　　　）

A. 减压浓缩　　　　　　B. 常压浓缩　　　　　　C. 薄膜浓缩

D. 加压浓缩　　　　　　E. 多效浓缩

5. 喷雾干燥的特点有（　　　）

A. 适用于热敏性物料　　B. 可获得粉状制品　　　　C. 可获得颗粒性制品

D. 是瞬间干燥　　　　　E. 适于大规模生产

二、简答题

简述薄膜浓缩的特点、常用的设备。

扫一扫，知答案

中药制剂制粒技术

【学习目标】

知识目标

掌握物料制粒方法和相应制粒设备的名称。

熟悉湿法制粒典型设备、流化制粒典型设备的结构特点及工作原理。

了解干法制粒设备结构及工作原理。

能力目标

熟练应用本模块基本知识，学会正确操作使用湿法制粒典型设备，学会典型设备的操作使用、维护保养，为以后从事片剂岗位操作奠定良好基础。

一、制粒的概念与目的

（一）制粒的概念

为改善粉末流动性而使较细颗粒团聚成粗粉团粒的工艺，称为制粒。制粒是把粉末、熔融液、水溶液等状态的物料经加工制成具有一定形状与大小粒状物的操作。几乎所有固体制剂的制备过程都离不开制粒过程。所制成的颗粒可能是最终产品，如颗粒剂；也可能是中间产品，如片剂。

（二）制粒的目的

为改善物料的流动性和可压性，药粉一般需制成颗粒。物料制颗粒的目的在于：①增加物料的流动性，使片重和含量准确；②避免粉末分层，保证片剂含量均匀；③减少细粉中吸附和容存的空气，避免片剂松裂；④避免细粉飞扬及黏冲、拉模等现象。

二、常用的制粒方法

（一）湿法制粒法

1. 挤压制粒法　将干燥浸膏粉末或黏稠浸膏与适宜辅料混匀后，加润湿剂（常用90%乙醇）制成软材后，将软材挤压通过一定大小的筛孔而成粒，常用摇摆式制粒机。

（1）影响挤压制粒的因素　①黏合剂或润湿剂的选择与用量。如黏合剂过多，软材太湿，制成的颗粒过硬，且多长条；黏合剂太少，则细粉多，导致颗粒的粒度不合格。正常的软材在混合机中能"翻滚成浪"，并"握之成团，触之即散"。②混合时间也对颗粒质量产生影响。混合时间越长，物料的黏性越大，制成的颗粒越硬。③筛网规格的选择直接影响颗粒的粒度，应根据工艺要求选用适宜的筛网，以保证粒径范围符合要求。

（2）挤压制粒的特点　颗粒的粒度由筛网的孔径大小调节，粒子形状为圆柱形，粒度分布较窄；挤压压力不大，可制成松软颗粒，较适合压片；制粒过程经过混合、制软材等过程，程序较多，劳动强度大。

2. 高速搅拌制粒　系将经粉碎与过筛后的药料、辅料及黏合剂或润湿剂置于密闭的制粒容器内，利用高速旋转的搅拌桨与制粒刀的切割作用，使物料混合、制软材、切割制粒与滚圆一次完成的制粒方法，生产上常用高速搅拌制粒机。

（1）影响高速搅拌制粒的因素　①黏合剂的种类。应根据药物粉末的润湿性、溶解性进行选择。②黏合剂的加入量。实际生产中，黏合剂的恰当用量需要在生产实践中摸索。③黏合剂的加入方法。黏合剂可一次加入或分次加入；既可以溶液状态加入（液体黏合剂），也可呈粉末状态加入（固体黏合剂）。④物料的粒度。原料粉粒越小，越有利于制粒，特别是结晶性的物料。⑤搅拌速度。物料加入黏合剂后，开始以中、高速搅拌，制粒后期可用低速搅拌。搅拌速度大，粒度分布均匀，但平均粒径有增大的趋势。

（2）高速搅拌制粒的特点　与传统的挤压制粒相比较，具有省工序、操作简单、快速等优点；通过改变搅拌桨的结构、调节黏合剂用量及操作时间，可制得致密、强度高的适合用于胶囊剂的颗粒，也可制成松软的适合压片的颗粒；物料混合均匀，制成的颗粒圆整均匀，流动性好。

3. 流化喷雾制粒法　又称"沸腾制粒法"或"一步制粒法"。将药粉和辅料的混合物置沸腾干燥制粒机的流化室内，利用热气流使其悬浮呈流化态，再喷入润湿剂或黏合剂，使粉末黏结成颗粒。此法所制得的颗粒均匀，圆整，但往往较松，且密度相差较大的物料制得的颗粒均匀度较差。适于对湿热敏感的药物制粒。

4. 喷雾干燥制粒法　将中药浓缩液经离心式雾化器雾化成大小适宜的液滴喷入干燥室中，并在热气流中干燥得到近于球形的细小颗粒。此法制粒效率较高，速度较快，制成的干颗粒可直接压片或再经喷雾转动制粒。

（二）干法制粒法

干法制粒法系指不用润湿剂或液态黏合剂而制成颗粒，适用于对湿热敏感，又易变质的药物。此法优点在于：物料未经湿热处理，能提高对湿热敏感产品的质量，且可缩短工时；不用或少用干燥黏合剂，较湿法制粒节省辅料和成本。但此法对物料性质、晶形要求高，并非不同性质的中药药料均能采用干法制粒。

1. 滚压法 将粉末药料与干燥黏合剂等辅料混合均匀后，通过滚压机压成所需硬度的薄片，再通过制粒机碎成所需大小的颗粒。此法优点在于：薄片的厚度较易控制，硬度亦较均匀。新型干压造粒机集滚压、碾碎、整粒于一体，既简化了工艺，又提高了颗粒的质量。

2. 重压法 亦称为压片法制粒，系利用重型压片机将物料压制成直径 20 ～ 50mm 的胚片，然后粉碎成一定大小颗粒的方法。该法的优点在于可使物料免受湿润及温度的影响，所得颗粒密度高；但具有产量小、生产效率低、工艺可控性差等缺点。

三、常用的制粒设备

（一）摇摆制粒机

摇摆式制粒机（YK160A 摇摆式制粒机）是目前国内医药生产中最常用的制粒设备，具有结构简单、操作方便、装拆和清理方便等特点。

1. 基本结构 主要有动力部分和制粒部分构成，见图 8-1。动力部分的电动机装在机身底部的底座上，电机经过皮带传动带动减速器蜗杆，经齿轮传动变速，齿条上下往复运动使与之啮合的齿轮做摇摆运动。制粒部分由长方体不锈钢制造的加料斗、六角滚筒、筛网及管夹等组成。

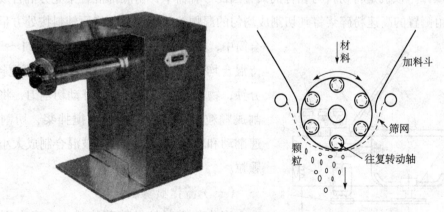

图 8-1 摇摆式制粒机

2. 工作原理 以强制挤出为机理。具体是在蜗轮上装有可调滑板，通过滑板与齿条联系取得摆线扭矩长短，由齿条传至齿轮轴，使滚筒做左右往复摆动。滚筒为六角滚筒，在其上固定有若干截面为梯形的"刮刀"。借助滚筒正反方向旋转时刮刀对湿物料的挤压与剪切作用，将其物料经不同目数的筛网挤出成粒。

3.设备操作

（1）开机前检查 ①检查设备是否挂有合格待用的状态标识；②检查设备是否清洗干净；③检查设备上次使用和清洁记录是否符合要求；④检查合格后，填写并悬挂设备运行状态标志。

（2）操作 ①根据生产工艺颗粒大小要求，剪取相应目数的筛网（长约60cm，宽41.5cm）。②旋开并取下两侧塑料挡板的固定螺母，取下塑料挡板。③转动花形手轮，松开卡在手轮内侧齿轮的卡子，抽出筛网夹管。④将筛网从挡板一侧沿旋转滚筒外围穿至另一侧，装上筛网夹管，使筛网两端嵌入槽内，转动花形手轮，将筛网包在旋转滚筒的外围上，通过手轮内侧齿轮和卡子调节松紧度。⑤关上两侧门的塑料挡板，并拧紧固定螺母。⑥插上电源插头。⑦按下绿色的"ON"按钮，开动机器进行空运转试机，在确认无异常情况下方可投入使用。⑧将混合料倒入斗内，由旋转滚筒的摇摆作用，通过筛网形成颗粒，落入盛器中。如粉碎块子（状物料），应逐渐加入，不宜加满，以免受压过度而使筛网易损（损坏）。⑨工作结束，按下红色的"OFF"按钮，切断电源。

（二）高速搅拌制粒机

高速搅拌制粒是将药物粉末、辅料和黏合剂加入同一容器中，靠高速旋转的搅拌器的作用迅速完成混合并制成颗粒的方法。

1.基本结构 高效搅拌制粒机由混合筒、搅拌桨、切割刀和动力系统（搅拌电机、制粒电机、电器控制器和机架）组成，如图8-2所示。

2.操作 该机是将物料与黏合剂共置圆筒形容器中，由底部混合桨充分混合成湿润软材，再由侧置的高速粉碎桨将其切割成均匀的湿颗粒。操作时，将原辅料按处方量加入混合筒中，密盖，开动搅拌桨将干粉混合1～2分钟。待混合均匀后加入黏合剂或润湿剂，再搅拌4～5分钟，物料即被制成软材。开动切割刀，将物料切割成颗粒。容器内的物料在搅拌桨、切割刀的快速翻动和转动下，短时间内被混合制成大小均匀的颗粒。

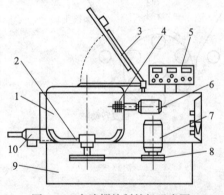

图8-2 高速搅拌制粒机示意图

1.混合筒 2.搅拌桨 3.筒盖 4.切割刀
5.控制器 6.制粒电机 7.搅拌电机
8.传动皮带轮 9.机架 10.出料口

（三）流化喷雾制粒机

流化喷雾制粒是使药物粉末在自上而下的气流的作用下保持悬浮的流化状态，液体黏合剂向流化层喷入使粉末聚集结成颗粒，同时进行干燥的方法。因在同一台设备内即可完成混合、制粒、干燥的操作,有"一步制粒"之称;又因物料的状态类似液体沸腾,生产上也称为沸腾制粒。其特点是生产效率高、劳动强度低、受外界污染低和成品颗粒整齐。缺点是电耗较高、清洁相对困难和控制不当易产生污染。

1. 沸腾制粒机的结构 沸腾制粒机可分为四部分组成。空气过滤加热部分;物料沸腾喷雾和加热部分;粉末捕集、反吹装置及排风机构;输液泵、喷枪管路、阀门和控制系统。

2. 沸腾制粒机的工作原理 沸腾制粒机是以沸腾形式进行混合、造粒、干燥的一步制粒设备,是将制粒用粉状物料投入流化床内,冷空气通过初效、中效过滤器进入后部加热室,经过加热器加热至进风所需温度后进入流化床,在引风机拉动下,物料在床内呈流化态。制粒用黏合剂由输液泵送入双流体雾化器,经雾化后喷向流化的物料,粉末相互架桥聚集成粒并长大,水分挥发后由风机带出机外。如图 8-3 所示。

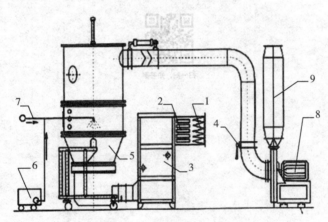

图 8-3 FL-3 沸腾制粒机结构流程简图
1.中效过滤器 2.亚高效过滤器 3.加热器 4.调风阀
5.盛料器 6.输液泵 7.压缩空气 8.引风机 9.消音器

✎ **考纲摘要**

1. 基本知识
(1)制粒的含义、目的
(2)制粒的方法
2. 制粒设备
(1)制粒机使用
(2)工作原理

复习思考

一、选择题（单项选择题）

快速搅拌时，为控制粒度的大小可调整（　　）

    A. 药物的粉碎度

    B. 搅拌桨叶和制粒刀的转速

    C. 药料沿器壁旋转的速度

    D. 混合时间

    E. 雾化压力

二、简答题

1. 制颗粒有哪些方法？请说明各种制粒方法所用物料有何区别。

2. 制粒的目的有哪些？

扫一扫，知答案

模 块 九

中药制剂包装技术

【学习目标】

知识目标

掌握中药制剂包装的概念及目的；常用包装材料的分类及其特点；中药制剂包装技术。

熟悉药品包装材料的选择原则；中药制剂包装设备的操作。

能力目标

熟练掌握中药制剂包装技术。

学会中药制剂包装设备的操作。

项目一　概　述

一、中药制剂包装的概念及目的

（一）中药制剂包装的概念

中药制剂包装是指选用适宜的材料和容器，利用一定的包装技术对中药制剂的成品进行分（罐）、封、装、贴签等操作，为药品提供品质保护、产品信息标示与说明，以及方便使用、贮运的一种加工过程的总称。

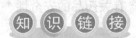

《GMP》（2010 版）中关于包装的相关概念

成品是指已完成所有生产操作步骤和最终包装的产品。待包装产品是指尚未进行包装但已完成其他加工工序的产品。产品是指包括药品的中间产品、待包装产品和成品。半成品在2010版GMP中称为"中间产品"，即"完成部分加工步骤的产品，尚需进一步加工方可成为待包装产品"。包装待包装产品变成产品所需的所有操作步骤，包括分装、贴签等。但无菌生产工艺中产品的无菌灌装，以及最终灭菌产品的灌装等不视为包装。药品包装所用的材料，包括与药品直接接触的包装材料和容器、印刷包装材料，但不包括发运用的外包装材料。

（二）中药制剂包装的目的

1. 容纳功能　是指一定容积的包装所具有的容入和纳置药品的功能，这是药品包装最基本的功能。许多药品本身没有一定的集合形态，如液体、气体和粉状药品，依靠包装的容纳功能变成单位商品，如每瓶、每支、每袋、每盒等，以方便药品的运输、储存和销售。

2. 保护功能　是指包装对药品施加保护的功能，这是药品包装的最主要功能。主要包括阻隔和缓冲两个方面的作用。

（1）起到阻隔作用，防止药品在有效期内变质　选用适当的包装材料与方法，能保证容器内的药品不穿透、不泄漏，也能阻隔外界的空气、光线、水分、异物及微生物等与药品接触，防止有效期内药品变质从而保证药品的质量。如采用棕色瓶包装、铝塑复合膜包装等。

（2）起到缓冲作用，防止药品在运输、贮存过程中受到破坏　可防止药品在运输、贮存过程中遭受各种外力的振动、冲击和挤压而造成药品的破坏。如使用瓦楞纸或泡沫聚丙烯等缓冲材料。

药品在包装后的贮存、运输、流通使用过程中常经历较长时间，若包装不当，可能导致药品的物理性质或化学性质发生变化，使药品减效、失效、产生不良反应，所以应将包装的保护功能作为首要因素考虑。

3. 标示功能　药品包装能在药品的分类、运输、贮存和临床使用过程中起到标示功能。

（1）标签、说明书　标签是药品包装的重要组成部分，它向人们科学而准确地介绍具体药品的基本内容、商品特性，其内容不超过国家食品药品监督管理总局批准的药品说明书所限定的内容；文字表达应与说明书保持一致。药品说明书应包含有关药品的安全性、有效性等基本科学信息。

（2）包装标志　包装标志是为了药品在分类、运输、贮存和临床使用时便于识别和应用。包装标志通常应当包含品名、装量等，在包装容器的封口处贴有特殊而鲜明的标志，配合商标以防造假；外包装上还应当加特殊标志，以明示对装卸、搬运操作的要求或存放保管条件，如"向上""防湿"等；对剧毒、易燃、易爆药品应加特殊而鲜明的安全标志，以防止不当处理和使用。

4. **方便使用**　药品包装必须要方便运输、装卸、陈列、销售和携带。包装更应考虑到使用的方便性。如单剂量化的药品包装，供消费者一次性使用，既方便患者使用，又利于销售药品。药具组合套装，如糖浆类药物还会配套一只带有刻度的塑料量杯，以方便消费者按剂量使用药品；旅行保健药盒，内装风油精、去痛片、黄连素等常用药；冠心病急救药盒，内装有硝酸甘油片、速效救心丸、麝香保心丸等。

5. **促销功能**　药品包装一方面具有传达药品信息的功能，另一方面又有广告宣传、美化装潢的功能。好的药品包装具有新颖别致的包装设计与造型，以及独特风格的美术装潢，能给人以美的享受，产生亲和力，能诱导和激发消费者的购买欲望，提高市场竞争力。

二、中药制剂包装的分类

中药制剂包装主要分为内包装和外包装。

1. **内包装**　系指直接与药品接触的包装，即对中药制剂按照用途和给药方法进行分剂量，并分装于一个直接接触药品的容器或材料内的过程。如将颗粒剂用小包装袋包装、注射剂用玻璃安瓿包装、片剂和胶囊剂用泡罩式铝塑包装等过程。

2. **外包装**　系指内包装以外的包装，即将若干已经有内包装的药品装于一个容器或材料内的过程。如将用铝塑包装材料包装好的胶囊转入纸盒、将小包装的药品进一步集中到大包装容器中等过程。

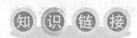

中药制剂常见的包装结构

1. **盒（箱）式结构**　多用于包装规则形状的药品，既保护药品也利于叠放运输。多以纸质材料制成，也可以用纸复合材料、塑料、金属等材料制成。

2. **瓶式结构**　多用于包装液体药剂，常以玻璃、陶瓷或塑料制成。

3. **袋式结构**　多用于包装固体药品，如塑料袋、铝箔袋、纸袋、复合材料等。

4. **管式结构**　多用于包装黏稠状药品，常用塑料或金属软管制成。

5. **泡罩式结构**　多用于片剂、胶囊剂、丸剂等剂型的包装，一般由塑料、铝箔制成。

三、常用的药品包装材料

（一）药品包装材料的概念

药品包装材料是指用于制造包装容器、包装装潢、包装印刷、包装运输等满足药品包装要求所使用的材料，既包括金属、塑料、玻璃、陶瓷、纸、天然纤维、化学纤维、复合材料等主要包装材料，又包括涂料、黏合剂、捆扎带、装潢、印刷材料等辅助材料。

（二）药品包装材料的选择原则

为合理选择药品包装材料及容器，必须充分了解药物制剂的物理特性、化学特性、生物特性的变化规律，研究有无气体、水分的渗入和细菌、微生物的侵入或污染，以及包装材料与容器有无潜伏污染、潜在危险等。

包装材料的选择原则为：

1. 根据药品的性能来选择包装材料及容器。例如液体药品宜选用不渗漏的材料制作包装容器。

2. 材料要有足够的强度，以保证容器在贮存和销售过程中不致损坏。

3. 选择的材料要注意核算成本。在不影响药品包装质量的前提下，应选用价格便宜的材料；在满足强度要求的前提下，选用质量轻的材料；并注意节省材料和节省费用等。

4. 药品包装容器应该不与被包装药品反应，不吸附药品，不改变药品的性能，如安全性、均一性、有效性、品质或纯度等。

5. 药品包装容器应该对在贮存或使用时能损坏或污染药品的可预见性的外界因素具有足够的保护作用。

（三）常用药品的包装材料及其特点

常用药品的包装材料及容器的类别可分为纸、玻璃、塑料、橡胶、复合材料及金属等。

1. 纸　纸是应用最广泛的一种包装材料，可分为纸张、纸板、瓦楞纸三大类。有以纸张的形式制作成纸包装容器或进行包装装潢，也有以纸板的形式制造成包装箱、包装盒、包装杯等，还有将纸材料用于产品的说明和广告印刷。这类包装用纸有功能性防护包装纸、包装装潢用纸、牛皮箱板纸、白板纸和瓦楞纸板等。具有以下特点：

（1）优点　其来源广，重量轻，成本低，折叠性好，适于印刷，可回收利用。

（2）缺点　防潮性能较差。

2. 玻璃　药用玻璃容器一般是以氧化硅、氧化硼等为主要原料，用玻璃成型工艺和设备生产，主要包括钠钙玻璃、硼硅玻璃和中性玻璃容器。具有以下特点：

（1）优点　阻隔性优良，可加有色金属盐改善遮光性，满足药品的特殊需要；化学稳定性良好，耐腐蚀，不污染内装物；光洁透明，造型美观；可回收利用，成本低。

（2）缺点 容器自重与容量之比大；质脆易碎，能耗大。

3.塑料 药用塑料容器是以无毒的高分子聚合物（聚乙烯、聚丙烯、聚碳酸酯、聚酯等）为主要原料，用塑料成型工艺和设备生产的。具有以下特点：

（1）优点 质量轻，可透明，强度和韧性好，结实耐用；阻隔性良好，耐水、耐油；化学性质优良，耐腐蚀；加工成型性能好，易热封和复合，包装适应性强，可替代许多天然材料和传统材料。

（2）缺点 耐热性差；废弃物不易分解或处理，易造成环境污染。

4.复合膜及其制品 复合膜是指由各种塑料与纸、金属或其他材料通过层合挤出贴面、共挤塑等工艺技术将基材结合在一起而形成的多层结构的膜。具有以下特点：

（1）优点 可以通过改变基材的种类和层合的数量调节复合材料的性能，具有防尘、防污、阻隔气体、保持香味、防紫外线、印刷方便、防静电、可以微波加热等功能，适用于机械加工或其他各种封合方式，基本上可以满足药品包装各种不同的需求。

（2）缺点 有些复合膜难以回收，易造成环境污染。

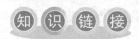

常用复合膜种类、结构和特点

1.普通复合膜 复合结构为聚酯铝箔与聚乙烯复合（PET/AL/PE），特点是具有良好的印刷适应性，对药品有良好的气体、水分阻隔性。

2.药用条状易撕复合膜 复合结构为玻璃纸、聚乙烯与铝箔复合（PT/PE/AL），特点是具有良好的易撕性，方便消费者取用产品，具有良好的气体、水汽阻隔性，适用于泡腾剂、涂剂、片剂、胶囊剂等药品的包装。

3.纸铝塑复合膜 复合结构为纸、聚乙烯与铝箔复合（纸/PE/AL），特点是具有良好的印刷性和较好的挺度，对气体、水具有良好的阻隔性能。

5.泡罩包装材料 泡罩包装是指在真空吸泡（吹泡）或模压成型的泡罩内充填好物品，使用覆盖材料并通过压力在一定温度和时间条件下与成泡基材热合密封形成的一种包装。覆盖材料常用铝箔，成泡基材常用聚氯乙烯，也可使用聚乙烯、聚酯、聚丙烯等材料。具有以下特点：

（1）优点 具有防尘、防污、阻隔气体等功能，内容物清晰可见，铝箔表面印刷方便，适用于机械加工，取药方便，便于携带。

（2）缺点 难以回收，易造成环境污染。

6.金属包装材料 金属包装容器主要是指以铁质、铝质等金属为主制成的包装，如药用铝管、各种金属瓶盖。具有以下特点：

（1）优点 力学性能优良，强度高，刚性好，其容器可薄壁化或大型化，并适合危险品的包装；阻隔性优良，货架期长；成品加工（成型）性能好，制罐充填生产率高，印刷装潢美观。

（2）缺点 耐腐性能低，需镀层或涂层；材料价格较高。

7.橡胶 橡胶用作药用瓶塞，防止药品在储存、运输、使用过程中受到污染和渗漏，如输液瓶塞、冻干剂瓶塞、各种气雾瓶密封件等。具有以下特点：

（1）优点 具有高弹性，低透气透水性，耐灭菌，良好的相容性。

（2）缺点 可能含有一些能渗透进药液的物质。

（四）常用剂型中包装材料的应用

1.固体制剂包装

（1）散剂包装 散剂药品大部分采用单剂量包装。如采用自动充填包装机作业，用纸、铝箔、塑料薄膜、塑料瓶、玻璃瓶及适合药物理化性能保护要求的各种复合材料来包装。

（2）颗粒剂包装 由于颗粒剂对水气非常敏感，故该类包装容器必须严防吸潮。作为消耗性包装，可采用玻璃瓶、塑料瓶、合适的塑料薄膜袋或复合膜袋。

（3）片剂与丸剂包装 目前，除了使用传统的玻璃瓶包装外，大多数采用泡罩包装、双铝箔包装、塑料瓶包装。

（4）胶囊剂包装 胶囊剂分硬胶囊和软胶囊两种。这两种胶囊均需考虑防机械冲击，特别是软胶囊大量包装时，在运输中易变形。为防止在运输途中的摩擦和冲击，在胶囊包装中会使用垫料。软胶囊在高温、高湿条件下，霉菌极易生长，故仍需一定的防潮包装。

（5）栓剂包装 一般采用防油脂纸盒，内装的每个药栓均以铝箔包装；也可采用塑料泡罩包装；顶、底两端热封，将药栓定在窝腔中，防止外界污染，以保护其性能。栓剂包装必须考虑防热保护，可采取隔热包装或冷藏的方法。

2.液体制剂包装 液体制剂的主要包装材料是玻璃和塑料。由于塑料瓶体轻，不易碎，近年来的使用越来越多。另外还有喷雾罐、塑料铝箔复合袋等。部分输液包装由原来单一的玻璃瓶发展为聚丙烯瓶、聚乙烯瓶或 PVC 软袋包装。

项目二 包装技术

一、药品包装操作技术

药品包装技术包括固体和液体药品的充填技术、无菌包装技术、药品的防潮技术、热成型包装技术、真空包装技术、辅助包装技术等。

1. **充填技术**　充填是指将产品按要求的数量放到包装容器内。由于要充填的物品种类繁多，形态各异，物理化学性质各不相同，从而使充填技术呈现复杂性和应用的广泛性。

（1）液体物料充填　液体物料的充填也称为灌装，根据待灌装液体物料的性质、灌装容器的形状和材料可以选择不同的灌装方法和设备。灌装方法可分为重力灌装和真空灌装。重力灌装就是利用重力作用将可自由流动的液体物料灌入容器中；真空灌装是在低于大气压力的条件下进行灌装的方法，即对包装容器内部抽气，使其与储液箱形成一定的真空度，利用两容器的压力差使液体物料流入包装容器并完成灌装操作。

（2）固体物料充填　固体物料的充填可分为三类。一类是称量充填法，是以质量来计量充填物料的数量，适用于易吸潮、易结块、粒度不均匀、密度比较大的物料的充填。第二类是容积充填法，是以容积来计算充填物料的数量，由于不需要称量装置，充填速度快。第三类是计数法，是以块状、颗粒状的固体物料的数量或包装单件的数量来计量的方法；当物料呈有规则排列时，可以按照一定长度、高度、体积取出一定数量；当物料呈现杂乱性状时，多采用转盘计数法、转轮式计数法。转盘计数法、转轮式计数法都采用特制的定量盘来计量传统物料的量，这种转盘可按需要间距和大小制作成若干组定量孔眼，各组孔眼在料斗下接收物料，每孔一个计量单位，当转到出料口时靠物料重力自动落下，充填到容器中。转盘计数法适用于药片类产品的定量自动包装，转轮式计数法适用于直径比较小的颗粒物料集合自动包装计量。

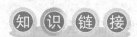

物料的充填设备

常用的液体灌装设备有口服液灌装设备、水针灌装设备、瓶装灌装设备等，固体充填设备包括颗粒剂包装设备、片剂包装设备、胶囊填充设备、数片（九）机等设备。

2. **无菌包装技术**　无菌包装技术是在被包装物、包装容器或材料、包装辅助器材无菌的情况下，在无菌的环境中进行充填和封合的一种包装技术。无菌包装系统主要包括容器输入部位、包装容器的灭菌部位、无菌充填部位、无菌封口部位、包装件的输出部位。无菌包装系统有不同结构以适用不同的包装容器及包装材料。

塑料袋无菌包装系统中两个卷筒塑料薄膜上下合在一起，然后制成各自独立的小袋子；根据塑料的种类可对这些包装袋采用不同的方式灭菌；已经过灭菌的产品由无菌针将产品灌注入这些预先灭菌的包装袋内，待装满后在灌装点以下封口，完成无菌包装，输出无菌包装件。

塑料瓶无菌包装系统多采用过氧化氢等对包装材料进行灭菌，灭菌后经过热塑材料成型器使容器成型，经过充填区充填后进入真空封口，同时加上经过灭菌的上盖材料，然后将封口的包装件输出。

无菌灌装包装系统中产品与包装容器分别进行灭菌消毒，包装容器由传送带送入灭菌部位，灭菌后到达充填部位，在此部位预先灭菌或除菌的产品在无菌环境下进行充填，随后进行加塞或封口，最后经输送带将包装件输出。

3. **泡罩包装技术** 泡罩包装技术是指在真空吸泡（吹泡）或模压成型的泡罩内充填好物品，使用覆盖材料并通过压力在一定温度和时间条件下与成泡基材热合密封形成的一种包装技术。泡罩包装按操作方法分为手工操作和机械操作两大类。

（1）手工操作 泡罩和衬底是预先成型印刷冲切好的，包装时用手工将药品放于泡罩内，盖上衬底，然后放在热封器上封接。

（2）自动化机械操作 典型的泡罩包装机械都必须有热成型材料供给部位、加热部位、成型部位、充填部位、封合部位、冲切部位、成型容器的输出和余料收取的部位。PET膜卷筒将薄片输送到电热器下加热使之软化，加热软化的薄片放在磨具上，然后利用压缩空气抽或吹使薄片贴于模具壁上而形成泡罩或空穴等，冷却成型后充填被包装物料，并盖上覆盖铝箔热封，最后冲切成单个成品。全自动化生产线除了以上操作过程外还加有充填检测与废品剔除装置，打印装置以及装说明书和装盒设备等，使生产更加趋于完备。

4. **防潮包装技术** 防潮包装是指为防止潮气侵入包装物内影响内装产品质量所采取的一种防护性包装措施。采用低透湿度的材料或容器将产品密封包装，或在包装容器内装入适量能吸收从容器内壁渗入的潮气的干燥剂等手段可防止或减少环境潮气对产品的危害。常用的防潮包装材料有各种金属、玻璃、塑料和经过处理的木材、纸、棉、麻等传统材料。常用的包装技术主要有两种：一种是密封包装技术，这是传统的包装方法，采用不透气的刚性材料（金属、玻璃、硬塑料）制成容器，将产品放入后，再将容器口部焊封或加旋盖、扣盖、塞盖闭合，可有效防止外界潮气的进入。另一种是真空与充气包装技术，真空包装是指在真空包装中抽去容器中的空气，避免原来残留潮气对产品的影响；充气包装是指将包装内的空气连同潮气抽出，再适量充入其他干燥气体或惰性气体，减少了潮气对产品的侵蚀影响。

5. **辅助包装技术** 辅助包装技术是指一些具有通用性的工序，如封合、捆扎、贴标、打印和防伪包装等。所用材料，被称为辅助包装材料和元件。

（1）封合 封合是指包装容器装入产品后，为了确保内装物品在运输、贮存和销售过程中保留在容器中，并避免受到污染而进行的各种封闭工艺。包装封合的方法和使用的材料很多，如黏合、封盖（塞、帽等）、热封和钉封等。

①黏合：黏合是使用胶黏剂进行封合的方法。常用的黏合方法有冷胶黏合、热胶黏合、胶带黏合。冷胶黏合不需要加热，常用糊精、乙酸乙烯乳胶等制成，多用于纸箱、纸袋的封合。热胶黏合是用一种热熔胶加热后熔化，涂敷于被黏合表面，经冷却固化而黏合。热熔胶多以乙烯-乙酸乙烯共聚物为基础，与低分子树脂和蜡组成。胶带黏合是指将胶黏剂预先涂敷于带状基质上制成胶带，然后用胶带进行黏合。按基质上涂敷的胶黏剂种类不同，胶带分为胶质带和胶黏带两类。胶质带多以牛皮纸为基材涂以植物冷胶，使用时用水浸湿，进行黏合，自然干燥或加热干燥后完成黏合过程；胶黏带也称压敏胶带，是在基材上涂以橡胶或树脂为主要成分的胶黏剂，使用时不需要加热或用水湿润，只要贴上去压一压，短时间内即可达到满意的黏合效果，这是当前包装中使用最多的胶带。

②热封法：也称加热黏合，不用外加材料，仅靠包装材料本身加热后熔化而黏合，主要用于塑料薄膜、塑料捆扎带等。

③封闭物封合：封闭物是包装容器装入产品后，为了确保内装物在运输、贮存和销售过程中保留在容器里并避免受到污染而附加在包装容器上的盖、塞等的总称。盖和塞主要用于瓶的封合。

④钉封：是指将纸盒、瓦楞纸箱用卡钉订合的技术。卡钉是用金属制成的，与订书机用钉相似，常用的有带形与U形两种。带形卡钉是将圆的或扁平的金属丝钉子用塑料黏成带状，使用时采用带形卡钉封箱机进行操作，适合于各种厚度的瓦楞纸箱，并可进行深订或浅订操作。U形卡钉经过防锈处理，可长期保存。卡钉连接强度良好并且柔软，具有通用性，可在手动、气动和自动封箱机上使用。

（2）捆扎　捆扎是用挠性捆扎材料将多件无包装或有包装的货物捆在一起，起到集装发货、固定货物和加固包装容器的作用。可防止货件移动、碰撞、翻倒或塌垛，还能起到防盗、装饰的作用。常用的捆扎材料有钢丝和钢带等金属材料，以及纸绳、塑料绳、合成纤维绳等材料。金属材料常应用于木箱的加固和木箱包装的加强性捆扎，其他材料主要用于轻小产品。

（3）贴标　标签是指贴在产品容器上的纸或其他材料，上面印有产品说明和图样或者是直接印在容器或物品上的产品说明和图样。按其功能可以分为商标、货签或吊牌等。按照放置在商品上的方法可分为胶贴标签、热敏标签、压敏标签、系挂标签、插入标签等种类。胶贴标签一般用纸制成，经印刷后用模具切成需要的形状；涂胶可在制造标签时完成，使用时用水将胶润湿后黏贴，也可以在使用时涂胶。热敏标签在制造时，在标签背面涂上一层热塑性塑料，使用时将标签加热，使塑料层熔化，然后贴在商品上即可。压敏标签在标签背面涂以压敏胶黏剂，然后黏附在涂有硅树脂的隔离纸上，使用时将标签从隔离纸上取下，贴于商品上，在制造时，如果黏附在成卷的隔离纸上，可用于高速贴标机，在操作时一边切断一边黏贴。

（4）打印 打印是指在商品或包装件上印上各种有变动性的内容，如生产日期、批号、有效期等，这些内容不能在印刷包装袋、包装箱和标签时大量印刷，只能在使用时再进行打印。现代打印方法分为两类，一种是接触式打印，另一种是非接触式打印。接触式打印是指蘸有油墨的印字元件直接与包装材料或容器表面接触印字。常用的方法是用一个热熔性塑料辊，加热将油墨活化而进行打印，印出的字迹立即干固，打印质量很高，可实现在各种包装材料上打印且可以连续工作。非接触式打印是在打印时，打印机的任何部分都不接触被打印物的表面，主要的方法有油墨喷射式和激光打印式两种，比接触式打印应用广。油墨喷射式是将微小的油墨点从一个或多个喷印头通过缝隙喷射到位于生产线的每一个包装件，形成点阵组成的字迹；激光打印式是利用激光器产生的激光束穿过一个刻有打印资料的模板上的空隙在包装件表面按照成像的形状完成打印工作。

二、常用的包装设备

常见的包装设备有固体包装设备、液体包装设备、半固体包装设备、气体包装设备。详细内容参考制药设备，这里仅简单介绍两种。

（一）药用铝塑泡罩包装机

药用铝塑泡罩包装机又称热塑成型泡罩包装机，简称泡罩式包装机，如图9-1所示。主要用来包装各种几何形状的口服固体制剂。近年来，还可用于包装安瓿、抗生素瓶、药膏、注射器、输液袋等。

1. 主要优点 ①实现连续自动包装作业，简化包装生产工艺，降低污染；②单个成形药品分别包装，药品之间相互隔离，防止互相摩擦；③药品包装后气密性较好，质量稳定；④携带和服用方便；⑤包装材料资源丰富，生产成本较低。

2. 操作规程

（1）准备工作：①备好药品、包材。②更换批号，安装好PVC硬片及铝箔。③检查冷却水，认真清洁设备。

（2）开机：打开电源送电，接通压缩空气。

（3）按下加热键，并分别将加热和热封温控表调至合适温度。

（4）将PVC硬片经过通道拉至冲切刀下，将PTP铝箔拉至热封板下。

（5）加热板和热封板升至合适温度时，将冷却温度表调至合适温度（一般应为30℃）。

（6）待药品布满整个下料轨道时，按下电机绿色按钮，开空车运行，待吹泡、热封和冲切都达到要求后，按下下料开关。

（7）调节下料量，使下料合乎要求，进行正常包装。

（8）包装结束后，按以下顺序关机：按下下料关机按钮→按下电机红色按钮→主机停

→关闭总电源开关→关闭进气阀→关闭进水阀。

（9）清理机器及现场，保养包装设备。

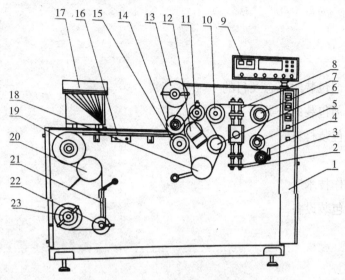

图9-1　铝塑泡罩包装机结构图

1.配电箱　2.冲切装置　3.进给辊　4.压紧轮　5.张紧辊　6.传磅螺辊　7.位置调节辊　8.格线及批号装置　9.仪表箱　10.输送辊　11.铝箔检测张紧辊　12.热压辊　13.铝箔辊　14.张紧辊　15.热压传动辊　16.操作盒　17.震荡充填料斗　18.游辊　19.成型辊　20.塑料加热辊　21.塑料连接装置　22.塑料检测张紧辊　23.塑料辊

（二）纸袋－充填－封口包装机

纸袋－充填－封口包装机是直接用卷筒状的热封包装材料，自动完成制袋、计量和充填、排气或充气、封口和切断等多种功能的机械。广泛用于粉粒状、块状、液体等物料的包装。如图9-2所示。

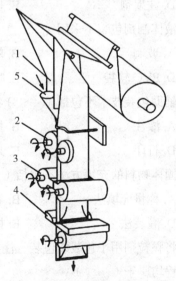

制袋－充填－封口包装机包装操作规程：

（1）制袋　包装材料引入、成型、纵封，制成一定形状的袋。

（2）计量与充填　将药物按一定量充填到已制好的袋中。

（3）封口　将已充填药物的袋完全封口。

（4）切断　将已封口的袋切成单个包

图9-2　纸袋－充填－封口包装机

1.成型器　2.纵封器　3.横封器　4.切断器　5.充填管

装袋，切断与封口亦可同时进行。

（5）检测、计数　对包装袋检测并计数。

✎ 考纲摘要

1. 基础知识

（1）中药制剂包装的概念及目的

（2）中药制剂包装的分类

（3）常用的包装材料

2. 包装技术

（1）包装操作技术

（2）常用的包装设备

复习思考

一、选择题

（一）单项选择题

1. 泡罩式结构一般不用于哪种剂型的包装（　　　）

A. 片剂　　　　　　　　B. 胶囊剂　　　　　　　C. 丸剂

D. 注射剂　　　　　　　E. 口服液

2. 液体制剂包装不采用（　　　）

A. 玻璃　　　　　　　　B. 塑料　　　　　　　　C. 泡罩包装

D. PVC 软袋　　　　　　E. 喷雾罐

3. 辅助包装技术不包括（　　　）

A. 灌注　　　　　　　　B. 捆扎　　　　　　　　C. 贴标

D. 打印　　　　　　　　E. 封合

4. 固体物料的充填方法不包括（　　　）

A. 称量充填法　　　　　B. 容积充填法　　　　　C. 计数法

D. 灌装法　　　　　　　E. 挤压法

5. 将颗粒剂用小包装袋包装、注射剂用玻璃安瓿包装、片剂和胶囊剂用泡罩式铝塑包装等过程均属于（　　　）

A. 内包装　　　　　　　B. 外包装　　　　　　　C. 分剂量

D. 分装　　　　　　　　E. 中包装

（二）多项选择题

1. 泡罩包装时常用的基材有（　　）

    A. 聚氯乙烯　　　　　　　B. 聚乙烯　　　　　　　C. 聚酯

    D. 聚丙烯　　　　　　　　E. 铝箔

2. 常用的袋包装材料有（　　）

    A. 塑料　　　　　　　　　B. 铝箔　　　　　　　　C. 纸

    D. 复合材料　　　　　　　E. 安瓿

3. 复合膜的优点有（　　）

    A. 阻隔气体　　　　　　　B. 防紫外线　　　　　　C. 印刷方便

    D. 防尘　　　　　　　　　E. 阻隔水分

4. 中药制剂包装的功能是（　　）

    A. 保护功能　　　　　　　B. 标示功能　　　　　　C. 方便使用

    D. 容纳功能　　　　　　　E. 促销功能

5. 无菌包装技术是指在什么情况下进行充填和封合的一种包装技术（　　）

    A. 被包装物无菌　　　　B. 包装容器或材料无菌　　C. 包装辅助器材无菌

    D. 环境无菌　　　　　　E. 滤过除菌

二、简答题

1. 常见固体剂型中该如何选择包装材料？

2. 包装材料的选用原则是什么？

三、实例分析

某药品生产企业现有一种颗粒剂需要包装。请你根据本模块所学选择适当的包装材料和包装方法对其进行包装，并简要说明理由。

扫一扫，知答案

第三篇 常用中药制剂生产技术

浸提制剂生产技术

【学习目标】

知识目标

掌握流浸膏剂与浸膏剂的含义、特点及生产技术；煎膏剂与糖浆剂的含义、特点及生产技术；酒剂与酊剂的含义、特点及生产技术。

熟悉浸提制剂的含义、特点及分类；汤剂的含义、特点及生产技术；中药合剂与口服液的含义、特点及生产技术。

了解常用浸提制剂的质量控制。

能力目标

熟练掌握煎膏剂、酊剂的制备技术与质量评定。

学会使用常见的浓缩、干燥设备。

项目一 基础知识

一、浸提制剂的含义

浸提制剂系指采用适当的浸提溶剂和技术浸提药材中的有效成分，直接制得或再经一定的制备工艺过程而制成的供内服或外用的一类中药制剂。既可直接用于临床，也可作为原料供进一步制备其他剂型用。本模块重点介绍汤剂、中药合剂与口服液、流浸膏剂与浸膏剂、煎膏剂与糖浆剂、酒剂与酊剂等的生产技术。而以药材提取物为原料制备的颗粒剂、胶囊剂、片剂、中药注射剂、滴丸剂与软膏剂等的生产技术则另行叙述。

二、浸提制剂的特点

浸提制剂既保留了中药传统的制备方式，又采用现代去粗存精的浸提技术，因此，浸提制剂是中药各类新剂型的基础，也是中药现代化的重要途径。浸提制剂具有以下特点：

1. 具有处方中中药各种成分的综合疗效　浸提制剂与同一中药中提取的单体化合物相比较，具有各成分的综合作用，不仅疗效较好，有时还能呈现单体化合物所不能起到的治疗效果，更能发挥中药各种成分的综合疗效。如麻黄汤具有发汗散寒，宣肺平喘，利水消肿功效，但从麻黄中提取出的麻黄碱仅有平喘作用。

2. 作用缓和持久、毒副作用小　浸提制剂中共存的辅助成分，往往能延缓药用有效成分在体内的运转，增强制剂的稳定性或在体内转化成有效物质。如鞣质可缓解生物碱的作用而使其药效延长；莨菪浸膏中的东莨菪内酯可促进莨菪碱的吸收，并延长在肠管的停留时间，减少其向体内转移，因而对肠管平滑肌的解痉作用缓和持久，且毒性较低。

3. 有效成分浓度较高，服用量减少　浸提制剂经提取和精制后去除了大部分无效成分与组织物质，相应地提高了有效成分的浓度，与原方药相比，减少了服用量，便于服用。同时，某些有效成分经浸提处理后，可增加制剂的稳定性及疗效。

4. 可作其他制剂的原料　部分浸提液经浓缩、精制成流浸膏、浸膏，可作进一步制备其他制剂的原料。

5. 含有一定量无效成分，影响制剂质量　浸提制剂中所含的无效成分在贮存过程中易发生变质，影响制剂的浓度及质量。

浸提制剂目前存在一些问题，如有些浸提制剂因药效成分不明确，质量控制标准较低，鉴别、定量分析不完善；药材因产地、采收季节、储存条件差异造成质量较难统一和恒定，影响制剂疗效；成品存放不当易发霉变质。

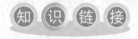

药材的成分

药材的成分一般可分为有效成分、辅助成分和无效成分。

（1）有效成分：系指药材中起主要治疗作用的化学成分，如某些苷、生物碱、黄酮类、挥发油等。一种药材中往往含多种有效成分。

（2）辅助成分：系指本身没有药效，但能增强或缓和有效成分作用的物质，或有利于有效成分浸出或增加制剂稳定性。

（3）无效成分：系指本身没有药效，且影响浸出效果、制剂质量、药效和稳定性等的成分，如蛋白质、树脂、多糖类、鞣质、黏液质等。

三、浸提制剂的分类

按照浸提溶剂和制备方法不同，浸提制剂可分为以下类型：

1. 水性浸提制剂　系指以水为溶剂，在一定加热条件下浸出药材中有效成分制成的一类制剂，如汤剂、中药合剂等。

2. 醇性浸提制剂　系指在一定条件下，用适宜浓度的乙醇或蒸馏酒为溶剂浸提药材成分所制成的制剂，如酊剂、酒剂、流浸膏剂等。

3. 含糖浸提制剂　系指在水性或醇性浸提制剂的基础上，经适当处理后加入一定量蔗糖或蜂蜜而制成的制剂，如煎膏剂、糖浆剂。

4. 无菌浸提制剂　系指采用适宜的浸提溶剂浸提中药成分，然后将浸提液用适宜方法精制处理，最后制成无菌制剂，如中药注射剂。

5. 其他浸提制剂　除上述各种浸提制剂外，还有用提取物为原料制备的颗粒剂、片剂、浓缩丸剂、软膏剂等。

项目二　汤　剂

一、汤剂的含义

汤剂系指中药饮片或粗粒加水煎煮，去渣取汁制得的液体制剂，亦称"汤液"，可供内服与外用。

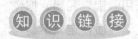

汤剂的发展史

汤剂是我国应用最早、最多的一种剂型，至今已有数千年的历史。商汤时期，伊尹首创汤剂，并总结了《汤液经》，至今中医临床仍然广泛使用。

近年来，随着中医临床实践的发展，新技术、新设备的应用，汤剂的剂型改革已取得成效，传统"中药饮片煎汤"的单一应用形式，正在被组合式汤剂、中药材配方颗粒、中药袋泡剂等多种剂改应用形式部分替代。

二、汤剂的特点

汤剂多为复方制剂，目前在中医临床上的应用广泛，汤剂处方数占整个中医临床处方数的 50% 左右，亦是多种剂型的起始操作。具有以下特点：

1. **优点** ①组方灵活，能适应中医辨证施治需要，可随症加减；②可发挥药材多种成分的综合作用及多效性；③以水为溶剂，制法简单；④吸收、奏效较为迅速。

2. **缺点** ①必须临时制备，携带、使用不方便；②多味苦、服用量大，儿童难以服用；③稳定性差，易霉败，不宜久贮；④挥发性及难溶性成分提取率或保留率低，可能影响疗效。

另据研究，汤剂在煎煮过程中，有些成分会被药渣再吸附，挥发性成分易逸散，不耐热成分会分解，有些药用成分会沉淀损失，这些问题应引起重视及深入研究。

三、汤剂生产技术

汤剂一般用煎煮法制备。汤剂的质量与中药品种、饮片炮制、中药粒径、煎药器具、煎药火候、煎煮水量、煎煮次数、煎煮时间及特殊中药的处理等因素密切相关。因此，正确掌握汤剂的生产技术，对汤剂临床疗效的发挥起着比较重要的作用。

汤剂的生产工艺流程一般为：煎煮前准备→药材的浸润→煎煮→去渣取汁→贮存。

1. 煎煮前准备

（1）药材的预处理 选用符合要求的中药饮片。中药材在出售之前一般都进行了加工炮制，煎煮之前一般没有必要淘洗。但觉得部分中药饮片有些脏，可在浸泡前迅速用水漂洗一下，切勿浸泡冲洗，以防易溶于水的有效成分大量丢失，从而影响中药疗效。

（2）溶剂 小量生产选用经过净化和软化的饮用水，大量生产用纯化水，以减少杂质的混入，防止水中钙、镁等离子与中药成分发生沉淀反应。

（3）煎药器具 煎煮器具与中药汤剂质量密切相关，历代医药学家对煎煮器具均很重视。如陶弘景说："温汤勿用铁器。"李时珍说："煎药并忌铜铁器，宜银器、瓦罐。"这是因为铜铁器能与许多中药的有效成分发生化学变化。传统煎药器具采用砂锅、瓦罐、搪瓷锅等，大量生产用不锈钢锅。砂锅、瓦罐、搪瓷锅具有导热均匀，化学性质稳定，不易与药物成分发生化学变化，并有保暖的特点，是煎煮中药的最佳选择，不锈钢锅性质稳定，易清洗，亦可选择。目前，医院煎药多采用不锈钢自动煎药机。

2. 药材的浸润 除特殊品种外，一般中药饮片在煎煮前用冷水浸泡，有利于有效成分的煎出。煎煮前中药饮片浸泡，可以使细胞重新胀满，当水分进一步浸入时，细胞可膨胀破裂，使大量有效成分释放出来。一般煎煮前中药饮片浸泡时间以 20 ～ 60 分钟为宜，处方中以花、叶、草等类的药材为主的浸泡时间为 20 ～ 30 分钟，以种子、果实、根茎为主的药材浸泡时间为 60 分钟左右。切忌用沸水，可导致中药饮片表面的蛋白质、淀粉很快受热凝固或糊化，或使之形成胶体，使有效成分难以溶出。

3. 煎煮

（1）煎药的用水量　煎药用水量的多少直接影响汤剂的质量。在实际生产中须根据药材的量及性质而定，一般加水量为中药量的 5～8 倍，或加水浸过药面 2～10cm。其中，芳香易挥发及质地疏松的药物，可以淹没药物为度；质地坚硬黏稠需久煎的药物，加水量可略多一些。科学化加水量：第一煎加水量：方中各药物总量（g）+150mL+ 服用量（成人服用量为 150～300mL）；第二煎加水量：服用量 +200mL。

（2）煎药火候　中药饮片煎煮时所用火力的大小直接影响煎液的质量。对火候的掌握是沸前用"武火"，沸后改用"文火"，保持微沸状态，使其减慢水分的蒸发，利于药材成分的浸出。现采用的还有砂浴炖法、高压蒸煮法、夹层蒸汽煎煮法及远红外煎煮法等。

（3）煎煮时间　煎煮时间应根据中药饮片的性质、质地、投料量的多少，以及煎煮工艺与设备等适当增减。一般中药饮片头煎煮沸后 20～30 分钟，二煎煮沸后 15～25 分钟。解表、行气、质地轻松及气味芳香的中药饮片，一煎煮沸后 15～20 分钟，二煎煮沸后 10～15 分钟；滋补类和质地坚硬的中药饮片，一煎煮沸后 40～60 分钟，二煎煮沸后 30～40 分钟。有先煎药需先煎 10～30 分钟，后下药应在最后 5～10 分钟入锅。药材煎煮好后，应趁热过滤，以防煎液中的药材成分反渗到药渣中而影响汤剂的质量。

（4）煎煮次数　为了充分利用药材，保证药用成分浸出完全，避免浪费，中药饮片厚薄或粉碎粒径适宜，一般一剂中药煎煮 2～3 次，基本上能达到浸提要求。若组织致密药用成分难于浸出或滋补类的中药，可酌情增加煎煮的次数，或延长煎煮的时间。

（5）特殊中药的处理　在汤剂生产中，处方中有些中药不宜或不能与方中群药同时入煎的，尚需根据药材的特性进行特殊入药处理（表 10-1）。

表 10-1　汤剂制备时药材的特殊入药处理

特殊处理方法	药材性质	药材
先煎	质地坚硬的矿石类、贝壳类、角甲类中药	生石膏、生石决明、生赭石、生磁石、生龙骨、生牡蛎、生海浮石、生龙齿、生瓦楞子、生鳖甲、生龟甲、珍珠母、紫贝齿、水牛角丝、滑石块
	有毒药材	生川乌、生草乌、生半夏、附子、商陆
	需先煎才有效的特殊药材	麻黄、天竺黄、火麻仁、石斛、藏青果
后下	气味芳香、含挥发油	薄荷、砂仁、豆蔻、沉香、细辛
	不宜久煎	钩藤、杏仁、大黄、番泻叶、鸡内金、六神曲
包煎	花粉类、细粉类	蒲黄、青黛、马勃、儿茶、金礞石、青礞石、滑石粉、海金沙
	细小种子果实类	苏子、葶苈子、车前子、青葙子、
	附绒毛	辛夷、旋覆花

续表

特殊处理方法	药材性质	药材
另煎	贵重药材	人参、西洋参、鹿茸
烊化	胶类或糖类	阿胶、龟甲胶、鹿角胶、饴糖、蜂蜜
冲服	难溶于水的贵重药材	牛黄、三七、麝香、羚羊角、朱砂
榨汁	取鲜汁应用的中药	鲜生地黄、鲜姜、鲜白茅根、竹沥、梨、生藕

4. 去渣取汁 汤剂煎煮至规定时间后及时分离、弃去药渣，一般头煎取 200mL 左右，二煎取 100mL 左右，儿童酌减，合并煎液，静置，取上清液服用。必要时药液滤出后，应将药渣放入双层纱布中包好，待稍凉后，加压绞取药渣所吸附的药液，最后把药渣扔掉。实验表明，从绞取的药液中可得到大量有效成分，尤其是一些遇高热药效降低、损失或不宜久煎的药物。如此，则能增加中药的溶出率，提高疗效。

5. 贮存 汤剂在室温条件下保存时间为一天，分 2 次或 3 次服用。

四、典型品种举例

麻黄汤

【处方】麻黄 9g，桂枝 6g，杏仁 9g，甘草 3g。

【制法】将麻黄先煎 15 分钟左右，再加入甘草、杏仁合煎，桂枝最后于煎毕前 15 分钟加入，滤取煎液；第二次煎 25 分钟，滤取煎液。将两次煎液合并，即得。

【功能与主治】发汗解表，宣肺平喘。用于外感风寒表实证，症见恶寒发热，头痛身疼，无汗而喘，苔薄白，脉浮紧。

【用法与用量】口服。每日一剂，一日 3 次温服。

【处方工艺分析】本制剂为传统的辛温解表汤剂，方中麻黄中麻黄碱多存在于茎中心的髓部，故宜酌情先煎；杏仁宜沸汤下药，可以减少酶解引致苦杏仁苷的分解挥发逸失；桂枝含挥发性成分故宜后下。

【制备过程注意事项】影响麻黄汤的主要因素是加水量和煎煮时火候控制，汤剂煎煮好后在室温条件下最多不超过一天。

五、汤剂质量控制

（一）生产过程质量控制

1. 中药汤剂煎煮室应宽敞、明亮，地面、墙面、屋顶平整、洁净、无污染，室内有排烟、排气、消防设施。

2. 煎煮时要严格遵守技术操作规程和处方要求，按规定先浸泡，根据临床治疗目的和药材的特性选择适当火候、时间进行煎煮。

3. 凡注明有先煎、后下、另煎、兑服、烊化等特殊入药的，要按医嘱执行，确保汤剂质量。

4. 每剂药必须煎煮 2～3 次，药汁量要符合要求，防止煎干。

5. 按规定认真做好处方核对、药品收发，做好操作程序登记及使用标识。

6. 操作完成后，按规定及时对设备、用具进行清洁、消毒等处理。

（二）汤剂的质量检查

中药汤剂多临用时制备，且处方差别大，成分复杂，汤剂的外观似为混悬液，实系液体复合体系，药物以离子、分子、液滴、不溶性固体微粒等多种形式存在。因此，目前汤剂在《中国药典》（2015 年版）中尚无明确的质量要求，尚缺乏科学的质量检测方法和标准，有待于进一步研究。现仅从外观物理方面的几个指标提供参考。

1. 性状：汤液应无残渣、沉淀、结块及焦屑等异物，应具处方中药物的特征气味，无焦糊气及酸败霉变味。

2. 汤液中有胶类烊化加入者，应混合均匀，不聚结沉降；有粉末状药物加入者，经搅拌应分散均匀，不结块，不沉降。

3. 汤液应汁浓味厚，有一定浓度。除另有规定，一般中药汤剂照《中国药典》（2015 年版）相对密度测定法测定，解表剂不低于 1.02，一般药不低于 1.04，补益药不低于 1.06。

项目三　合剂与口服液

一、合剂与口服液的含义

合剂系指饮片用水或其他溶剂，采用适宜的方法提取制成的口服液体制剂。

口服液系指单剂量灌装的合剂。

二、合剂与口服液的特点

合剂与口服液是在汤剂的基础上改进和发展而来的中药浸提制剂，一般是选用疗效可靠、应用广泛的方剂制备。

1. 合剂的特点

（1）优点　①能保证制剂的综合疗效，吸收快、奏效迅速。②可大量生产，免去临用煎药的麻烦，应用方便。③常加入矫味剂，口感好。④服用量小，剂量准确。⑤便于携带、贮存。

（2）缺点　①组方固定，不能随症加减，不能代替汤剂。②成品生产和贮存不当，易产生沉淀或发霉变质，需加适当的防腐剂。③目前多数合剂尚缺乏科学的质量检测方法和标准，有待于进一步研究和积累经验，以便改进和提高。

2. 口服液的特点

（1）优点　①属于液体制剂，绝大部分为溶液型，吸收快，奏效迅速。②采用单剂量包装，携带和服用方便，易保存，安全有效。③省去煎药的麻烦，利于治疗急性病。④适合工业化生产，制备工艺控制严格，质量稳定。⑤服用量小，口感好，易为患者，特别是儿童、婴幼儿所接受。

（2）缺点　①不能随症加减。②成本高，疗效不稳定。

三、合剂与口服液生产技术

（一）合剂的生产技术

中药合剂的制法与汤剂基本相似，所不同的是药材煎煮过滤后需要净化、浓缩、添加防腐剂并灭菌，可成批生产。其一般制备工艺流程为：药材预处理→浸提→纯化→浓缩→分装→灭菌→成品。

1. 药材预处理　将中药洗净，适当加工成片、段或粗粉，必要时按处方要求炮制。

2. 浸提　一般按汤剂的煎煮方法进行浸提。但由于投料量较多，常用多功能提取罐制备，煎煮时间每次 1～2 小时，通常煎煮 2～3 次，滤过，合并滤液备用。若方中含芳香挥发性成分的药材如薄荷、荆芥等，可先用蒸馏法收集挥发性成分，药渣再与方中其他药材一起煎煮，滤过，收集滤液，并与挥发性成分分别放置，备用。此外，亦可根据药材有效成分的特性，选用不同浓度的乙醇或其他溶剂，采用渗漉技术、回流提取技术等浸提。

3. 纯化　药材煎煮液常含有淀粉、黏液质、蛋白质、果胶及泥沙、植物组织等杂质，经静置初滤，滤除不溶物后，尚需进一步纯化处理。常用的纯化方法有高速离心法、乙醇沉淀法、吸附澄清法等。纯化方法的选择以不影响有效成分的含量为指标。

4. 浓缩　纯化后的煎煮液要适当浓缩，浓缩应根据药物有效成分的性质，选择适宜的浓缩方法，常用减压浓缩或薄膜浓缩方法。浓缩程度一般以每次服用量在 10～20mL 为宜。采用乙醇沉淀法纯化处理的药液，应先回收乙醇再浓缩。药液经浓缩至规定要求后，可根据需要合理选加矫味剂和防腐剂。常用的矫味剂有蜂蜜、单糖浆等，防腐剂有山梨酸、苯甲酸和羟苯酯类等。

5. 分装　配制好的药液应尽快灌装于洁净、干燥、无菌的适宜容器中，密封。

6. 灭菌　中药合剂分装后，一般采用煮沸灭菌法或流通蒸汽法或热压灭菌法进行灭菌，以确保灭菌效果，利于贮存。亦有在严格避菌操作条件下，分装后不经灭菌，直接包装者。

（二）口服液的生产技术

口服液一般制备工艺流程为：药材预处理→浸提→精制→配液→灌装→灭菌→成品。

1. **药材预处理、浸提** 与合剂的药材预处理、浸提方法相同。

2. **精制** 口服液的精制常采用乙醇沉淀法，但该法乙醇量大，药液中某些活性成分如多糖、微量元素等，可因醇沉损失而影响疗效，故乙醇沉淀法要根据药材有效成分的性质而定，不能盲目应用。近年来，口服液药液的精制方法还可使用：①絮凝沉淀法，在药液中加入絮凝剂如壳聚糖、101 果汁澄清剂等，能吸附药液中的蛋白质、淀粉、树胶、果胶等杂质而形成絮状物，从药液中沉降出来，过滤除去。该法操作简便，能节约大量酒精，成本低，且对药液中的有效成分吸附较少，制得的口服液澄明度较好。②高速离心法，该法借助于高速离心作用，将浸提液中悬浮的细小粒子与药液分离澄清，以提高药液的澄清度，且对多糖类成分的影响较小。③加澄清剂法，在浸提液中加入澄清剂如蛋清、蛋白粉等，搅拌均匀，再加热煮沸，静置沉降后过滤提高药液的澄清度。

3. **配液** 药液按规定要求精制后，根据口服液的需要在洁净、无菌的环境中添加适宜的防腐剂、抗氧剂、矫味剂和增溶剂等。

4. **灌装** 配制好的药液，应在洁净、无菌的环境中及时灌装于洁净、干燥及无菌的易拉盖瓶中，加盖密封。

5. **灭菌** 口服液灌装好后，一般采用 100℃流通蒸汽灭菌 30 ～ 45 分钟。在严格无菌条件下制备的口服液可不进行灭菌。一般口服液成品应贮藏于阴凉干燥处。

（三）典型品种举例

1. **中药合剂**

桑菊感冒合剂

【处方】桑叶 200g，菊花 80g，连翘 120g，薄荷 64g，苦杏仁 160g，桔梗 160g，甘草 64g，芦根 160g。

【制法】以上八味，苦杏仁压榨去脂肪油后，用水蒸气蒸馏，收集蒸馏液 160mL；薄荷提取挥发油后，备用，药渣与其余桑叶等六味加水煎煮三次，第一次 2 小时，第二次 1.5 小时，第三次 1 小时，煎液滤过，滤液合并，浓缩至 840mL，加入苯甲酸钠 3g 或羟苯乙酯 0.5g，放冷，加入上述蒸馏液、挥发油，加纯化水至 1000mL，搅匀，即得。

【功能与主治】疏风清热，宣肺止咳。用于风热感冒初起，头痛，咳嗽，口干，咽痛。

【用法与用量】口服。一次 15 ～ 20mL，一日 3 次，用时摇匀。

【处方工艺分析】制备时加入苯甲酸钠 3g 或羟苯乙酯 0.5g，主要起防腐作用。

【制备过程注意事项】

（1）薄荷含挥发油，煎煮时易挥发逸失，故需先提取挥发油备用。

（2）苦杏仁的有效成分是苦杏仁苷，但苦杏仁中同时含有苦杏仁酶，可使苦杏仁苷结构中的氰基分解为氢氰酸，毒性很大，故需压榨去油降低毒性后，用水蒸气蒸馏提取苦杏仁苷。

（3）浓缩时应注意控制火候，以免引起焦煳。

（4）灌装后应用100℃流通蒸汽灭菌30分钟。

【附注】

（1）本品系《中国药典》（2015年版）一部收载的法定制剂，为棕褐色至棕黑色的液体，气芳香，味微苦。

（2）本品相对密度应不低于1.04。

（3）pH值应为4.0～6.0。

2. 口服液

双黄连口服液

【处方】金银花375g，黄芩375g，连翘750g。

【制法】

（1）黄芩加水煎煮三次，第一次2小时，第二、三次各1小时。合并煎液，滤过，滤液浓缩并在80℃加入2mol/L盐酸溶液适量调节pH值至1.0～2.0，保温1小时，静置12小时，滤过，沉淀加6～8倍量水，用40%氢氧化钠溶液调节pH值至7.0，再加等量乙醇，搅拌使溶解，滤过，滤液用2mol/L盐酸溶液调节pH值至2.0，60℃保温30分钟，静置12小时，滤过，沉淀用乙醇洗至pH值为7.0，回收乙醇备用。

（2）金银花、连翘加水浸泡30分钟后，煎煮两次，每次1.5小时，合并煎液，滤过，滤液浓缩至相对密度为1.20～1.25（70～80℃）的清膏，冷至40℃时缓缓加入乙醇，使含醇量达75%，充分搅拌，静置12小时，滤取上清液，残渣加75%乙醇适量，搅匀，静置12小时，滤过，合并乙醇液，回收乙醇至无醇味。

（3）将上述两液合并，加纯化水适量，以40%氢氧化钠溶液调节pH值至7.0，搅匀，冷藏（4～8℃）72小时，滤过，滤液加入蔗糖300g，搅拌使溶解，或再加入香精适量，调节pH值至7.0，加水制成1000mL，搅匀，静置12小时，滤过，灌装，灭菌，即得。

【功能与主治】疏风解表，清热解毒。用于外感风热所致的感冒，症见发热、咳嗽、咽痛。

【用法与用量】口服。一次20mL，一日3次；小儿酌减或遵医嘱。

【处方工艺分析】为保证澄明度达到规定要求，处方中的药物分别进行提取精制；加蔗糖和香精的目的是矫味。

【制备过程注意事项】制备时注意药物的煎煮时间、pH调节要求及乙醇回收，灌装后应用100℃流通蒸汽灭菌30分钟。

【附注】

（1）本品系《中国药典》（2015年版）一部收载的法定制剂，为棕红色的澄清液体；味甜、微苦。

（2）本品相对密度应不低于 1.12。

（3）pH 值应为 5.0～7.0。

四、合剂与口服液质量控制

（一）生产过程质量控制

1. 生产操作室内压力应大于室外压力；煎煮浓缩岗位操作室要求洁净度达 D 级；灌封岗位操作室要求洁净度达 C 级，温度 18～26℃，相对湿度 45%～65%。

2. 依照生产工艺要求准确称取已经处理好的中药材；投料时，按药材的质地、性质决定投料的次序，一般质轻者先投，质重者后投。

3. 按工艺规程所规定的加水（醇）量、煎煮时间、煎煮温度、压力、煎煮次数进行操作。含芳香挥发性成分的药材应用"双提法"浸提挥发性成分，药渣必须同其他药材一同煎煮。

4. 药液应按要求进行适当浓缩，一般浓缩至 1 :（1～2）；回收乙醇时应注意安全。

5. 生产过程中的物料应有标示。

6. 操作完毕应按 GMP 要求进行清场处理。

（二）合剂与口服液的质量检查

1. 性状　除另有规定外，合剂与口服液应澄清。在贮存期间不得有发霉、酸败、异物、变色、产生气体或其他变质现象，允许有少量摇之易散的沉淀。

2. 相对密度　照《中国药典》（2015 年版）相对密度测定法测定，应符合规定。

3. pH　照《中国药典》（2015 年版）pH 测定法测定，应符合规定。

4. 装量　单剂量灌装的合剂（口服液），照下述方法检查应符合规定。

检查法：取供试品 5 支，将内容物分别倒入经标化的量入式量筒内，在室温下检视，每支装量与标示装量相比较，少于标示装量的不得多于 1 支，并不得少于标示装量的 95%。

多剂量灌装的合剂，照《中国药典》（2015 年版）最低装量检查法检查，应符合规定。

5. 微生物限度　除另有规定外，照《中国药典》（2015 年版）非无菌产品微生物限度检查：微生物计数法（通则 1105）和控制菌检查法（通则 1106）及非无菌药品微生物限度标准（通则 1107）检查，应符合规定。

项目四　流浸膏剂与浸膏剂

一、流浸膏剂与浸膏剂的含义

流浸膏系指饮片用适宜的溶剂提取，蒸去部分溶剂，调整至规定浓度而成的制剂。除另有规定外，流浸膏剂每 1mL 相当于饮片 1g。

浸膏剂系指饮片用适宜溶剂提取，除去大部分或全部溶剂，调整至规定浓度而成的粉末状或膏状的固体制剂。除另有规定外，浸膏剂每 1g 相当于饮片 2 ～ 5g。

流浸膏剂与浸膏剂除少数品种可直接用于临床外，大多作为配制其他制剂的原料。流浸膏剂一般多用作配制酊剂、合剂、糖浆剂等的原料；浸膏剂一般多用作配制散剂、颗粒剂、胶囊剂、片剂、丸剂等的原料。

二、流浸膏剂与浸膏剂的特点

（一）流浸膏剂的特点

1. 优点　①为液体制剂，多含乙醇，具防腐作用，稳定性较好。②有效成分含量高，剂量准确。③服用方便，副作用较酊剂小。④可直接用于临床或用作配制其他制剂的中间体。

2. 缺点　需加热浓缩，有效成分易挥发或受热破坏。

（二）浸膏剂的特点

1. 优点　①不含或含极少量溶剂，有效成分含量高，剂量准确。②体积小，性质稳定，疗效确切。③多用作配制其他制剂的原料。

2. 缺点　①易吸湿或失水硬化。②有效成分易挥发或受热破坏。

三、流浸膏剂与浸膏剂生产技术

（一）流浸膏剂的生产技术

流浸膏剂一般用渗漉技术制备，也可用浸膏剂稀释而成。其用渗漉技术制备工艺流程为：药材预处理→渗漉→浓缩→调整浓度→质量检查→成品。

1. 药材预处理　根据处方要求进行药材预处理，并将药材粉碎成粗粉，加浸提溶剂充分润湿。

2. 渗漉　按渗漉技术浸提，渗漉时应注意：①根据药材的性质可选用圆柱形或圆锥形的渗漉器。②药材须适当粉碎后，加规定的溶剂均匀湿润，密闭放置一定时间，再装入渗漉器内。③药材装入渗漉器时应均匀，松紧一致，加入溶剂时应尽量排除药材间隙中的空气，溶剂应高出药材面，放置适当时间后进行渗漉。④渗漉所用溶剂的数量一般为药材量的 4 ～ 8 倍。⑤控制渗漉的速度，渗漉速度应符合各该流浸膏项下的规定。⑥除另有规定外，渗漉时应先收集药材量 85% 的初渗漉液，另器保存。

3. 浓缩　续渗漉液低温浓缩成稠膏状，与初渗漉液合并，混匀。若渗漉溶剂为水，且药材有效成分又耐热者，可不必收集初渗漉液，将全部渗漉液常压或减压浓缩至规定浓度后，加适量乙醇作防腐剂。

4. 调整浓度　对有效成分明确者，要进行含量测定及含乙醇量测定；有效成分不明确者，只进行含乙醇量测定。调整浓度至规定，静置。

5. 分装　调整浓度静置后，取上清液分装于洁净、干燥、无菌的适宜容器中，除另有规定外，应置遮光容器内密封，置阴凉处贮存。

流浸膏剂除用渗漉法制备外，有些有效成分耐热、以水为溶剂的中药流浸膏剂，还可用煎煮法制备，如益母草流浸膏剂；也有的是用浸膏按溶解法制成的，如甘草流浸膏剂。

（二）浸膏剂的生产技术

浸膏剂生产工艺流程如下：药材预处理→浸提→精制→浓缩→干燥→调整浓度→质量检查→浸膏剂成品。

1. 药材预处理　按处方要求、浸提技术进行药材预处理。

2. 浸提　浸膏剂一般多采用煎煮技术或渗漉技术浸提，也有的采用回流技术或浸渍技术浸提。在实际生产时，根据具体的要求选用浸出效率高、耗能少、成本低、能制得较浓浸出液的技术制备。

3. 精制　应根据药材中所含有效成分的特性及所用的浸提溶剂的特点，采取相应的精制方法，除去浸提液中的无效成分，如蛋白质、黏液质、脂肪等。常用的精制方法有：①煮沸凝固，冷处静置：该法能使蛋白质及其他遇热易凝固的物质，经煮沸放冷后滤过除去。②乙醇沉淀：浸出液浓缩至一定浓度后，加适量的乙醇，放置一定时间，浸出液中醇不溶性的物质（如蛋白质、黏液质、糖等）沉淀而滤过除去。③石蜡脱脂：浸出液浓缩至一定浓度后，于60℃下加入适量石蜡，强力振摇或搅拌，放冷，石蜡吸附脂肪而凝固上浮，弃去石蜡即可。脱脂后的废蜡应设法回收再用。

4. 浓缩　经纯化后的浸出液，根据有效成分、溶剂的性质，采用常压或减压浓缩至所需要的浓度。

5. 干燥　浸膏剂按干燥程度不同分稠浸膏和干浸膏两种。稠浸膏为半固体，具黏性，含水量为15%～20%；干浸膏为干燥粉末状，含水量约为5%。因为制剂中不含或含少量溶剂，有效成分较稳定，但易吸湿或失水硬化。

干浸膏制备过程中，干燥操作比较费时麻烦，可将浸膏摊铺在涂油或撒布一层药粉的烘盘中，在80℃以下干燥，制成薄片状物，也可在浸膏中掺入适量原药细粉或药渣粉、淀粉稀释后再干燥。现多采用喷雾干燥法，可直接制得干浸膏粉，既能缩短时间，又能防止药物的分解或失效。

6. 调整浓度　浸膏剂含量测定后，必要时可酌加稀释剂，使其含量符合标准；若有效成分不明确、无法进行含量测定时，可直接加入稀释剂至需要量，混匀，即得。浸膏剂应密闭贮存于阴凉处。

（三）典型品种举例

1. 流浸膏剂

当归流浸膏

【处方】当归粗粉 1000g，70% 乙醇适量，共制 1000mL。

【制法】取当归粗粉 1000g，用 70% 乙醇作溶剂，浸渍 48 小时，缓缓渗漉，收集初漉液 850mL，另器保存。继续渗漉，至渗漉液近无色或微黄色为止，收集续漉液，在 60℃以下浓缩至稠膏状，加入初漉液 850mL，混匀，用 70% 乙醇稀释至 1000mL，静置数日，滤过，即得。

【功能与主治】活血调经。用于月经不调，痛经。

【用法与用量】口服。一次 3 ~ 5mL，一日 3 次。

【处方工艺分析】本制剂是以 70% 乙醇为溶剂，利用渗漉技术制成的流浸膏剂。

【制备过程注意事项】制备时应注意当归的粉碎度及控制渗漉的速度，同时还应注意续漉液浓缩的温度、加热的方式，以免影响质量。

【附注】

（1）本品系《中国药典》（2015 年版）一部收载的法定制剂，为棕褐色的液体；气特异，味先微甜后转苦麻。

（2）本品乙醇量应为 45% ~ 50%。

（3）总固体：精密量取本品 10mL，置已干燥至恒重的蒸发皿中，置水浴上蒸干后，在 100℃干燥 3 小时，移置干燥器中，冷却 30 分钟，称定重量，遗留残渣不得少于 3.6g。

（4）本品含阿魏酸（$C_{10}H_{10}O_4$）不得少于 0.016%（g/mL）。

2. 浸膏剂

刺五加浸膏

【处方】刺五加粗粉 1000g。

【制法】取刺五加 1000g，粉碎成粗粉，加水煎煮二次，每次 3 小时，合并煎液，滤过，滤液浓缩成 50g（水浸膏），即得；或取刺五加 1000g，粉碎成粗粉，加 75% 乙醇，回流提取 12 小时，滤过，滤液回收乙醇至无醇味，浓缩成浸膏 40g（醇浸膏），即得。

【功能与主治】益气健脾，补肾安神。用于脾肾阳虚，体虚乏力，食欲不振，腰膝酸痛，失眠多梦。

【用法与用量】口服。一次 0.3 ~ 0.45g，一日 3 次。

【处方工艺分析】本制剂可用水为溶剂煎煮提取为水浸膏，用乙醇为溶剂回流提取为醇浸膏。

【制备过程注意事项】制备时应注意刺五加的粉碎度、浓缩的温度、加热的方式，以免影响质量。

【附注】

（1）本品系《中国药典》（2015 版）一部收载的法定制剂，为黑褐色的稠膏状物；气香，味微苦、涩。

（2）本品水分检查，水浸膏不得过 30.0%；醇浸膏不得过 20.0%。总灰分不得过 6.0%。

（3）本品按干燥品计算，水浸膏含紫丁香苷（$C_{17}H_{24}O_9$）不得少于 0.60%，含刺五加苷 E（$C_{34}H_{46}O_{18}$）不得少于 0.30%，含异嗪皮啶（$C_{11}H_{10}O_5$）不得少于 0.10%；醇浸膏含紫丁香苷（$C_{17}H_{24}O_9$）不得少于 0.50%，含刺五加苷 E（$C_{34}H_{46}O_{18}$）不得少于 0.30%，含异嗪皮啶（$C_{11}H_{10}O_5$）不得少于 0.12%。

四、流浸膏剂与浸膏剂质量控制

（一）生产过程质量控制

1. 生产操作室内压力应大于室外压力；煎煮、渗漉、浓缩岗位操作室要求洁净度达 D 级；灌封岗位操作室要求洁净度达 C 级，温度 18～26℃，相对湿度 45%～65%。

2. 依照生产工艺要求准确称取已经处理好的中药材，并按生产工艺要求进行适当粉碎，分出粗细粉，分别放置备用。

3. 投料后，严格按工艺规程所规定的加醇量、醇流量、渗漉时间、渗漉温度、压力、渗漉次数进行操作。

4. 药液应按要求进行浓缩，浓缩时应注意控制好火力，防止焦煳。

5. 生产过程中的物料应有标示。

6. 操作完毕应按 GMP 要求进行清场处理。

（二）流浸膏剂与浸膏剂的质量检查

1. 流浸膏剂的质量检查

（1）性状　为棕色或棕褐色或红棕色液体。

（2）鉴别　应具备各药材中药用成分或指标成分的特殊鉴别反应。

（3）含量测定　药用成分明确的，按规定测定含量，应符合规定。药用成分不明确的，测定指标成分或总固体量，应符合规定范围。

（4）乙醇量　除另有规定外，含乙醇的流浸膏照《中国药典》（2015 年版）乙醇量测定法测定，应符合规定。

（5）甲醇量　除另有规定外，含乙醇的流浸膏照《中国药典》（2015 年版）甲醇量检查法检查，应符合各品种项下的规定。

（6）装量　照《中国药典》（2015 年版）最低装量检查法检查，应符合规定。

（7）微生物限度　照《中国药典》（2015 年版）非无菌产品微生物限度检查：微生物计数法和控制菌检查法及非无菌药品微生物限度标准检查，应符合规定。

2.浸膏剂的质量检查

（1）浸膏剂的性状、鉴别、水中不溶物、含量测定等按《中国药典》（2015年版）测定，应符合各品种项下的规定。

（2）水分：照《中国药典》（2015年版）水分测定法测定，应符合各品种项下的规定。

（3）总灰分：照《中国药典》（2015年版）灰分测定法测定，应符合各品种项下的规定。

（4）装量：照《中国药典》（2015年版）最低装量检查法检查，应符合规定。

（5）微生物限度：照《中国药典》（2015年版）非无菌产品微生物限度检查，应符合规定。

项目五 煎膏剂与糖浆剂

一、煎膏剂与糖浆剂的含义

煎膏剂习称"膏滋"，系将饮片用水煎煮，取煎煮液浓缩，加炼蜜或糖（或转化糖）制成的半流体制剂，主要供内服。煎膏剂的功效主要以滋补为主，兼有缓和的治疗作用（补血、调经、止咳等）。如蜜炼川贝枇杷膏、益母草膏等。

糖浆剂系指含有原料药物的浓蔗糖水溶液，供口服用。

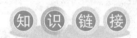

糖浆剂的分类

糖浆剂根据所含成分和用途的不同，可分为单糖浆、药用糖浆、芳香糖浆。

单糖浆：纯蔗糖的近饱和水溶液。其浓度为85%（g/mL）或64.7%（g/g），可供配制药用糖浆，也可作矫味剂或助悬剂。

药用糖浆：为含药物或药材提取物的浓蔗糖水溶液。具有一定的治疗作用。其含糖量一般为45%以上。

芳香糖浆：为含芳香性物质或果汁的浓蔗糖水溶液。主要用作液体药剂的矫味剂。

二、煎膏剂与糖浆剂的特点

（一）煎膏剂的特点

1.优点 ①含药浓度较高，体积小，稳定性高，易于贮存。②含较多的炼蜜或糖，味甜,服用方便。③以滋补为主,兼有缓和的治疗作用,药性滋润,多用于慢性病的治疗。④不添加着色剂和防腐剂。

2. **缺点** 受热易变质,以挥发性成分为主的中药不宜制成煎膏剂。

(二)糖浆剂的特点

1. **优点** ①掩盖某些药物的不良臭味,易于服用,尤其适于儿科用药。②糖浆剂中少部分蔗糖可转化为葡萄糖和果糖,具有还原性,能防止糖浆剂中药物的氧化变质。③含蔗糖浓度高的糖浆剂,由于渗透压大,微生物不易生长繁殖。但低浓度糖浆剂易被微生物污染而变质,故应添加防腐剂。

2. **缺点** 制备和贮藏过程中极易被微生物污染,易霉败变质。

三、煎膏剂与糖浆剂生产技术

(一)煎膏剂的生产技术

煎膏剂一般用煎煮法制备。其生产工艺流程为:备料→煎煮→浓缩→清膏→收膏→质量检查→分装→煎膏剂成品。

1. **备料**

(1)药材预处理 按处方中中药性质,将其切成片、段或粉碎成粗末等预处理。若为新鲜果类,则宜洗净后榨取果汁,果渣加水煎煮浓缩,滤汁合并备用。胶类药材如阿胶、鹿角胶等应烊化制成胶液,在收膏时加入清膏中。细料药粉碎成细粉,收膏后放冷加入煎膏中搅匀。

(2)辅料的处理 煎膏剂中常用蜂蜜、蔗糖、冰糖、红糖等作为辅料。无论选用何种辅料,均必须炼制。炼制的目的是除去杂质及部分水分,杀死微生物及酶等,以保证其稳定性,并根据需求选择适宜的炼糖或炼蜜程度。

①蜂蜜的炼制:炼蜜按炼制程度分嫩蜜、中蜜、老蜜三种规格。炼蜜的具体方法是:将蜂蜜放于锅中,加入适量水加热煮沸,捞去浮沫,用三号或四号筛滤过,除去死蜂、蜡、泡沫等杂质,再复入锅中继续加热炼制规定程度。嫩蜜:将蜂蜜加热至105~115℃,使含水量在17%~20%,相对密度为1.35左右,色泽无明显变化,稍有黏性。中蜜:将嫩蜜继续加热至116~118℃,使含水量在14%~16%,相对密度为1.37左右,用手指捻之多有黏性,但两手指分开时无长白丝出现。老蜜:将中蜜继续加热至119~122℃,含水量在10%以下,相对密度为1.40左右,出现红棕色具光泽较大气泡,手捻之甚黏,当两手指分开出现长白丝,滴入水中成珠状(滴水成珠)。

②糖的炼制:炼糖的方法一般可按糖的种类及质量加适量的水炼制。如蔗糖可加50%左右的纯化水,加入适量枸橼酸或酒石酸(一般为蔗糖量的0.1%~0.3%),用高压蒸汽或直火加热熬炼,不断搅拌至糖液呈金黄色,透明,清亮时停止加热,取出备用,此时糖

液转化糖的转化率在 60% 以上，含水量约 22%。各种糖的水分含量不相同，炼糖时应随实际情况掌握时间和温度。一般冰糖的含水量较少，炼制时间宜短，且应在开始炼制时加适量水，以免烧焦；饴糖含水量较多，炼制时可不加水，炼制时间较长；红糖含杂质较多，转化后一般加糖量 2 倍的水稀释，静置适当时间，除去沉淀备用。

2. 煎煮　预处理后的中药材加水煎煮 2～3 次，每次 2～3 小时，滤取煎液，药渣压榨，压榨液与滤液合并，静置。

3. 浓缩　将煎煮液加热浓缩至规定的相对密度。小量生产以搅拌棒趁热蘸取浓缩液滴于桑皮纸上，以液滴的周围无渗出水迹时为度，即得"清膏"。

4. 收膏　取清膏，加入规定量的炼糖或炼蜜。除另有规定外，一般加糖或炼蜜的量应不超过清膏量的 3 倍。收膏时随着稠度增加，加热温度应相对降低，不断搅拌并撩去液面上的泡沫。收膏程度视品种而定，一般相对密度在 1.4 左右。

5. 分装与储藏　由于煎膏剂较黏稠，为便于取用，应分装在洁净、干燥、灭菌的大口容器中，待充分冷却后加盖密闭，以免水蒸气冷凝回煎膏中而产生霉败现象。煎膏剂应储藏于阴凉干燥处。服用时的取用器具亦须干燥洁净。

（二）糖浆剂的生产技术

糖浆剂的一般生产工艺流程为：备料→浸提→净化→浓缩→配制→滤过→质量检查→灌装→糖浆剂成品。

1. 备料

（1）药材预处理　按处方要求将药材炮制合格，根据浸提的要求，将药材切成片、段或粉碎成粗粉，备用。

（2）蔗糖的处理　选用药用规格的蔗糖，若用糖浆进行配制，则应将蔗糖配成单糖浆（制法详见制备实例解析），备用。

2. 浸提　一般多采用煎煮方法进行浸提。但由于投料量较多，常用多功能提取罐制备，煎煮时间每次 1～2 小时，通常煎煮 2～3 次，滤过，合并滤液备用。亦可根据药材有效成分的特性，选用不同浓度的乙醇或其他溶剂，采用渗漉技术、回流提取技术等浸提。

3. 净化　药材煎煮液常含有淀粉、黏液质、蛋白质、果胶及泥沙、植物组织等杂质，经静置初滤，滤除不溶物后，尚需进一步纯化处理。常用的纯化方法有高速离心法、乙醇沉淀法、吸附澄清法等。纯化方法的选择以不影响有效成分的含量为指标。

4. 浓缩　纯化后的浸提液按处方要求要适当浓缩，浓缩应根据药物有效成分的性质，选择适宜的浓缩方法，常用减压浓缩或薄膜浓缩方法。

5. 配制　糖浆剂的配制方法常用热溶法、冷溶法和混合法三种。

（1）热溶法　将蔗糖溶于沸纯化水中或浸提浓缩液中，加热搅拌使其溶解，滤过，自滤器上加纯化水至规定量，即得糖浆。本法的优点是蔗糖易于溶解，糖浆易于滤过澄清，且能借加热杀死微生物，使成品利于保存。但加热时间过长或温度过高会导致转化糖含量增加，制品色泽加深。热溶法适用于单糖浆、不含挥发性成分的糖浆、受热较稳定的药物糖浆及有色糖浆的生产。

（2）冷溶法　在室温下将蔗糖溶于纯化水或含药物的溶液中，待完全溶解后，滤过，即得糖浆。本法的优点是制得的糖浆剂色泽较浅，转化糖较少。但糖溶解的时间较长，易污染微生物。冷溶法适用于对热不稳定或挥发性药物的糖浆剂的生产。

（3）混合法　系将浸提浓缩液与单糖浆均匀混合，加入需添加的附加剂，加纯化水至全量，混匀即得糖浆。本法操作简易，质量稳定，应用广泛，尤其适用于制备含药糖浆。

6. 滤过　糖浆配制好后，按规定方法静置一定时间，先用筛网粗滤，再用微孔滤膜进行精滤。必要时应加入澄清剂加速沉降以利过滤。

7. 灌装　过滤后的澄清糖浆，质量检查合格后及时灌装于洁净、干燥及灭菌、有刻度的玻璃瓶或塑料瓶中，塞紧瓶盖，贴上标签。除另有规定外，糖浆剂应密封，置阴凉处贮存。

（三）典型品种举例

1. 煎膏剂

益母草膏

【处方】益母草1000g，红糖适量，共制1000mL。

【制法】

（1）取益母草切碎，加水煎煮2次，每次2小时，合并煎液，滤过，滤液浓缩至相对密度为1.21～1.25（80℃）的清膏。

（2）每100g清膏加红糖200g，加热熔化，混匀，浓缩至规定的相对密度，即得。

【功能与主治】活血调经。用于血瘀所致的月经不调、产后恶露不绝，症见月经量少、淋沥不净、产后出血时间过长；产后子宫复旧不全见上述证候者。

【用法与用量】口服。一次10g，一日1～2次。孕妇禁用。

【处方工艺分析】本制剂是用煎煮技术浸提加红糖制成的煎膏剂。红糖具有温腹止痛的功效，在处方中作辅料并起协同作用。

【制备过程注意事项】注意加水量及煎煮时间、煎煮次数；浓缩时注意控制火力，防止焦煳；应在避菌环境中制备，所用器具应经过洁净或灭菌处理，并及时灌装。

【附注】

（1）本品系《中国药典》（2015年版）一部收载的法定制剂，为棕黑色稠厚的半流体，气微，味苦、甜。

（2）本品相对密度应不低于1.36。

（3）本品每 1g 含盐酸水苏碱（$C_7H_{13}NO_2 \cdot HCl$）不得少于 3.6mg。

2. 热溶法制备糖浆剂

感冒止咳糖浆

【处方】柴胡 100g，山银花 75g，葛根 100g，青蒿 75g，连翘 75g，黄芩 75g，桔梗 50g，苦杏仁 50g，薄荷脑 0.15g。

【制法】以上九味，除薄荷脑用适量乙醇溶解外，其余柴胡等八味加水煎煮两次，每次 4 小时，煎液滤过，滤液合并，浓缩至适量，加入蔗糖 450g，煮沸溶解，滤过，放冷；加入薄荷脑乙醇溶液及苯甲酸 2.5g、羟苯乙酯 0.1g，加水至 1000mL，搅匀，即得。

【功能与主治】清热解表，止咳化痰。用于外感风热所致的感冒，症见发热恶风、头痛鼻塞、咽喉肿痛、咳嗽、周身不适。

【用法与用量】口服。一次 10mL，一日 3 次。

【处方工艺分析】本制剂是用热溶技术制备的糖浆剂。处方中选用的蔗糖应为药用蔗糖；处方中苯甲酸、羟苯乙酯作防腐剂。

【制备过程注意事项】薄荷脑乙醇溶液与药液混合时，加入速度要慢，且应边加边搅拌；生产中要严格控制加热的温度和时间，防止蔗糖水解生成转化糖；应在避菌环境中制备，所用器具应经过洁净或灭菌处理，并及时灌装。

【附注】

（1）本品系《中国药典》（2015 年版）一部收载的法定制剂，为深棕色澄清的液体，味甜、微苦，具清凉感。

（2）本品相对密度应不低于 1.13。

（3）本品每 1mL 含黄芩以黄芩苷（$C_{21}H_{18}O_{11}$）计，不得少于 2.0mg。

3. 混合技术制备糖浆剂

镇咳宁糖浆

【处方】甘草流浸膏 40mL，桔梗 80g，盐酸麻黄碱 0.8g，桑白皮 20g。

【制法】

（1）取桔梗、桑白皮分别用 40% 乙醇作溶剂，浸渍，渗漉，收集桔梗渗漉液 240mL、桑白皮渗漉液 60mL，备用。

（2）另取蔗糖 600g 制成单糖浆，待糖浆温度降至 60℃以下，加入甘草流浸膏、桔梗渗漉液、桑白皮渗漉液、盐酸麻黄碱与羟苯乙酯 0.1g、香草香精 2mL，搅匀，加水使成 1000mL，混匀，滤过，即得。

【功能与主治】止咳，平喘，祛痰。用于风寒束肺所致的咳嗽、气喘、咳痰；支气管炎、支气管哮喘见上述证候者。

【用法与用量】口服。一次 5 ～ 10mL，一日 3 次。

【处方工艺分析】本制剂是用混合技术制备的糖浆剂。处方中选用的蔗糖应为药用蔗糖；处方中羟苯乙酯作防腐剂，香草香精作矫味剂。

【制备过程注意事项】

（1）制备单糖浆时，加热温度不宜过高（尤其是直火加热），防止蔗糖焦化；加热时间不宜过长，防止蔗糖水解生成转化糖而影响产品质量。

（2）甘草流浸膏、桔梗渗漉液、桑白皮渗漉液与单糖浆混合时，应以细流缓缓加入单糖浆中，边加边搅拌，使分散均匀。

（3）应在避菌环境中制备，所用器具应经过洁净或灭菌处理，并及时灌装。

【附注】

（1）本品系《中国药典》（2015年版）一部收载的法定制剂，为棕褐色黏稠的液体，气芳香，味甜。

（2）本品相对密度应不低于 1.20 ～ 1.27。

（3）本品每 1mL 含盐酸麻黄碱（$C_{10}H_{15}NO \cdot HCl$）应为 0.72 ～ 0.88mg。含甘草流浸膏以甘草苷（$C_{21}H_{22}O_9$）计，不得少于 0.045mg；以甘草酸（$C_{42}H_{62}O_{16}$）计，不得少于 0.65mg。

四、煎膏剂与糖浆剂质量控制

（一）生产过程质量控制

1. 生产操作室内压力应大于室外压力；收膏岗位、糖浆剂配制岗位操作室要求洁净度达 D 级；灌封岗位操作室要求洁净度达 C 级，温度 18 ～ 26℃，相对湿度 45% ～ 65%。

2. 依照生产工艺要求准确称取已经处理好的中药材，并按生产工艺要求进行适当粉碎，分出粗细粉，分别放置备用。

3. 投料后，严格按工艺规程所规定的加水量、煎煮时间、煎煮次数进行操作。

4. 药液应按要求进行浓缩，浓缩时应注意控制好火力，防止焦煳。

5. 精制操作时应注意选择适宜的方法与设备。

6. 生产过程中的物料应有标示。

7. 操作完毕应按 GMP 要求进行清场处理。

（二）煎膏剂与糖浆剂的质量检查

1. 煎膏剂的质量检查

（1）性状　煎膏剂应无焦臭、异味，无糖的结晶析出。

（2）相对密度　除另有规定外，取供试品适量，精密称定，加水约 2 倍，精密称定，混匀，作为供试品溶液。照相对密度测定法测定，按下式计算，应符合各品种项下的有关规定。

$$供试品相对密度 = (W_1 - W_1 \times f) / (W_2 - W_1 \times f)$$

式中，W_1 为比重瓶内供试品溶液的重量，g；W_2 为比重瓶内水的重量，g；$f=$ 加入供试品中的水重量 /（供试品重量 + 加入供试品中的水重量）。

凡加饮片细粉的煎膏剂，不检查相对密度。

（3）不溶物 取供试品 5g，加热水 200mL，搅拌使溶化，放置 3 分钟后观察，不得有焦屑等异物。

加饮片细粉的煎膏剂，应在未加入细粉前检查，符合规定后方可加入细粉。加入药粉后不再检查不溶物。

（4）装量 照《中国药典》（2015 年版）最低装量检查法检查，应符合规定。

（5）微生物限度 照《中国药典》（2015 年版）非无菌产品微生物限度检查：微生物计数法和控制菌检查法及非无菌药品微生物限度标准检查，应符合规定。

2. 糖浆剂的质量检查

（1）性状 除另有规定外，糖浆剂应澄清。在贮存期间不得有发霉、酸败、产生气体或其他变质现象，允许有少量摇之易散的沉淀。

（2）蔗糖含量 除另有规定外，含蔗糖量应不低于 45%（g/mL）。

（3）相对密度 照《中国药典》（2015 年版）相对密度测定法测定，应符合规定。

（4）pH 照《中国药典》（2015 年版）pH 测定法测定，应符合规定。

（5）装量 单剂量灌装的糖浆剂，照下述方法检查应符合规定。

检查法：取供试品 5 支，将内容物分别倒入经标化的量入式量筒内，尽量倾净。在室温下检视，每支装量与标示装量相比较，少于标示装量的不得多于 1 支，并不得少于标示装量的 95%。

多剂量灌装的糖浆剂，照最低装量检查法检查，应符合规定。

（6）微生物限度 除另有规定外，照《中国药典》（2015 年版）非无菌产品微生物限度检查：微生物计数法和控制菌检查法及非无菌药品微生物限度标准检查，应符合规定。

项目六 酒剂与酊剂

一、酒剂与酊剂的含义

酒剂系指饮片用蒸馏酒提取制成的澄清液体制剂。又称药酒，多供口服，也有外用或内外兼用的。内服酒剂中常添加糖和蜂蜜作矫味剂。

酊剂系指原料药物用规定浓度的乙醇提取或溶解而制成的澄清液体制剂，也可用流浸膏稀释制成。供口服或外用。酊剂的浓度一般随药物的性质而异，除另有规定外，每 100mL 相当于原饮片 20g。含有毒剧药品的中药酊剂，每 100mL 应相当于原饮片 10g。

酒剂的发展史

　　酒剂在我国已有数千年的历史，是一种传统的中药剂型。我国最早的医药典籍《黄帝内经》中有汤液醪醴的制法和作用："自古圣人之作汤液醪醴者，以为备耳。""经络不通，病生于不仁，治之以按摩醪药。""醪醴""醪药"即为药酒。南朝齐梁时期的著名本草学家陶弘景在《本草集经注》中提出："酒可行药势。""凡渍药酒，皆须细切，生绢袋盛之，乃入酒密封，随寒暑日数，视其浓烈，便可漉出，不必待至酒尽也。滓可暴燥微捣，更渍饮之，亦可散服。"阐明了粉碎度、浸渍时间及浸渍时的气温对于浸出速度、浸出效果的影响。明代李时珍在《本草纲目》中记载了200余种药酒、补酒方，这些酒方大多以烧酒为基酒，与明代以前的药酒以黄酒为基酒有明显区别。以烧酒为基酒，可增加药中有效成分的溶解。这也是近现代以来，药酒在制造上的一大特点。

二、酒剂与酊剂的特点

（一）酒剂的特点

1. 优点　①酒性辛甘大热，能通血脉、御寒气、行药势，以祛风活血、止痛散瘀效佳。②有效成分含量高，吸收迅速，疗效好。③组方灵活，制备简便。④含乙醇量高，久储不变质，易保存。

2. 缺点　不适于小儿、孕妇、心脏病或高血压患者服用。

（二）酊剂的特点

1. 优点　①药用成分含量高，用药剂量较小，服用方便。②吸收迅速，疗效好。③乙醇具防腐作用，不易生霉变质。

2. 缺点　酊剂久贮会产生沉淀，不适于小儿、孕妇、心脏病或高血压患者服用。

三、酒剂与酊剂生产技术

（一）酒剂的生产技术

酒剂的一般生产工艺流程为：备料→浸提→静置、过滤→质量检查→包装与贮存→酒剂成品。

1. 备料

（1）药材预处理　按处方要求将药材加工炮制合格，根据浸提的要求，将药材切成片、段、块、丝或粉碎成粗粉，备用。

（2）酒的选用　酒剂生产用蒸馏酒应符合《食品卫生国家标准》质量标准的规定。并根据药材的性质及要求选择蒸馏酒的浓度和用量，一般祛风湿类酒剂所用的蒸馏酒浓度可高些，滋补类酒剂的蒸馏酒浓度则可低些。

（3）矫味剂与着色剂　为增加酒剂的色香味，内服酒剂可添加适宜的矫味剂与着色剂。常用的矫味剂有糖（冰糖、红糖及蔗糖）或蜂蜜。用糖作矫味剂澄明度较好，蜂蜜具有矫味及药理作用，多用于滋补类酒剂，但制品澄明度较差，一般选用炼蜜。内服酒剂常选用焦糖调色。

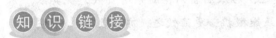

酒的选用

酒剂制备所用的蒸馏酒应符合有关蒸馏酒质量标准的规定。内服酒剂应以谷类酒为原料。酒的浓度通常用"度"表示，如含乙醇50%（mL/mL）的酒，即为50度（50°）的酒。蒸馏酒的浓度和用量按《中国药典》或其他处方该品种项下的规定选用，一般滋补类药酒所用浓度低些，祛风湿类药酒所用浓度高些。

酒的质量优劣对成品质量影响甚大，以澄明无色、无絮状沉淀、醇香无异味者为佳。

2. 浸提　酒剂可用浸渍法、渗漉法或回流法制备。

（1）冷浸法　将中药材加工炮制后，置适宜容器中，加定量白酒，密闭浸渍，每天搅拌1～2次，1周后，每周搅拌1次，共浸渍30天，取上清液。压榨药渣，榨出液与上清液合并。

（2）热浸法　又称煮酒，是一种传统的酒剂制备方法。系将中药材加工炮制后，置于有盖容器中，加入处方规定量的白酒，用水浴或蒸汽加热，待酒微沸后，立即取下，倾入另一有盖容器中，浸泡30天以上，每天搅拌1～2次，滤过，压榨药渣，榨出液与滤液合并。

（3）渗漉法　以白酒为溶剂，按渗漉法操作，收集渗漉液。压榨药渣，榨出液与渗漉液合并。若处方中需加糖或炼蜜矫味者，可加至渗漉完毕后的药液中。

（4）回流法　将加工炮制好的中药材、白酒同置回流提取罐中，加热回流提取3次，合并回流提取液。压榨药渣，榨出液与提取液合并。

3. 静置、过滤　将浸提液静置，待杂质充分沉淀后取上清液，滤过。需加矫味剂或着色剂的酒剂应在浸出完毕后加入，搅匀，密闭静置，澄清，滤过。

4.质量检查 按酒剂质量检查要求，检测乙醇量、装量、甲醇含量等应符合规定。

5.包装与贮存 将检验合格的酒剂灌装于洁净的细口中性玻璃瓶内，密封，置阴凉处贮存。

（二）酊剂的生产技术

酊剂的一般生产工艺流程为：备料→浸提→静置、过滤→质量检查→包装与贮存→酊剂成品。

1.备料

（1）药材预处理 按处方要求将药材加工炮制合格，根据浸提的要求，将药材切成片、段、块、丝或粉碎成粗粉，备用。或按处方要求称定化学药物、中药有效成分提纯品、药物流浸膏或浸膏重量，备用。

（2）乙醇的选用 根据药材的性质及浸提要求选择乙醇的浓度和用量。

2.浸提 酊剂可用浸渍法、渗漉法、回流法制备，还可用溶解法和稀释法制备。

（1）渗漉法 渗漉法是制备酊剂较常用技术。取预处理好的药材，以处方规定浓度的乙醇为溶剂，按渗漉法操作，收集渗漉液。压榨药渣，榨出液与渗漉液合并。

（2）浸渍法 取预处理好的药材，置有盖容器中，加入适量乙醇，密盖，搅拌或振摇，浸渍3～5天或规定的时间，倾取上清液，再加入乙醇适量，依法浸渍至药用成分充分浸出，合并浸提液。压榨药渣，榨出液与浸提液合并。

（3）溶解法 将药物直接加入规定浓度的乙醇溶解至需要量，即得。溶解技术适用于化学药物及中药有效成分提纯品酊剂的制备。

（4）稀释法 取药材流浸膏或浸膏，加入规定浓度的乙醇稀释至需要量，混匀。

3.静置、过滤 将浸提液加乙醇至规定量，静置24小时，滤过。

4.质量检查 按酊剂质量检查要求，检测乙醇量、有效单体含量等应符合规定。

5.包装与贮存 将检验合格的酊剂灌装于洁净的遮光容器内，密封，置阴凉处贮存。

（三）典型品种举例

1.酒剂

三两半药酒

【处方】当归100g，炙黄芪100g，牛膝100g，防风50g。

【制法】以上四味，粉碎成粗颗粒，用白酒2400mL与黄酒8000mL的混合液作溶剂，浸渍48小时后，缓慢渗漉，收集渗漉液，加入蔗糖840g，搅拌使完全溶解后静置，滤过，即得。

【功能与主治】益气活血，祛风通络。用于气血不和、感受风湿所致痹病，症见四肢疼痛、筋脉拘挛。高血压患者慎用，孕妇忌服。

【用法与用量】口服。一次30～60mL，一日3次。

【处方工艺分析】本制剂是通过渗漉技术制成的酒剂。方中用当归养血活血，黄芪益气，牛膝活血强筋，防风祛风通络，诸药合用，共奏益气活血、祛风通络之功效。利用白酒、黄酒作溶剂，既能使药材有效成分易于溶出，又能起到助长药效的作用。蔗糖具矫味作用。

【制备过程注意事项】生产时药材的粉碎度不能过细，否则影响渗漉效果；同时还应控制渗漉的速度，以每分钟 1～3mL 的速度缓缓渗漉为宜。

【附注】

（1）本品系《中国药典》（2015 年版）一部收载的法定制剂，为黄棕色澄清液体，气香，味微甜、微辛。

（2）本品乙醇量应为 20%～25%。总固体不得少于 1.0%。

2. 酊剂

远志酊

【处方】远志流浸膏 200mL，60% 乙醇适量，共制 1000mL。

【制法】取远志流浸膏 200mL，加 60% 乙醇使成 1000mL，混合后，静置，滤过，即得。

【功能与主治】祛痰。用于咳痰不爽。

【用法与用量】口服。一次 2～5mL，一日 6～15mL。

【处方工艺分析】本制剂是远志流浸膏采用稀释技术制备的酊剂。方中远志流浸膏为主药，具祛痰作用；60% 乙醇为溶剂。

【制备过程注意事项】制备时远志流浸膏与 60% 乙醇应混合均匀。

【附注】

（1）本品系《中国药典》（2015 年版）一部收载的法定制剂，为远志流浸膏经加工制成的酊剂，为棕色的液体。

（2）本品乙醇量应为 50%～58%。

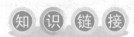

酒剂与酊剂的异同点

共同点：①含乙醇，乙醇本身具一定的药理作用，故两者在应用上都受到一定限制。②奏效快，具防腐作用，易于保存。

区别：①溶剂不同。酊剂以规定浓度的乙醇为溶剂，乙醇的浓度有一定规定；而酒剂则以蒸馏酒为溶剂，含乙醇浓度按处方规定而异。②制法不同。酊剂可用浸渍法、渗漉法、稀释法和溶解法制备；而酒剂一般多用浸渍法，少用渗漉法制备。③附加剂不同。酊剂不添加矫味剂和着色剂；内服酒剂中常添加糖和蜂蜜作矫味剂和着色剂。

四、酒剂与酊剂质量控制

（一）生产过程质量控制

1.生产操作室内压力应大于室外压力；灌封岗位操作室要求洁净度达 D 级，温度 18 ~ 26℃，相对湿度 45% ~ 65%。

2.依照生产工艺要求准确称取已经处理好的中药材，并按生产工艺要求进行适当粉碎，分出粗细粉，分别放置备用。

3.投料后，严格按工艺规程所规定的加醇量、醇流量、浸渍时间与浸渍温度、浸渍次数、渗漉时间与渗漉温度（压力）、渗漉次数进行操作。

4.生产过程中的物料应有标示。

5.注意生产过程的安全操作，严防明火。

6.操作完毕应按 GMP 要求进行清场处理。

（二）酒剂与酊剂的质量检查

1.酒剂的质量检查

（1）性状　酒剂应澄清，在贮存期间允许有少量摇之易散的沉淀。

（2）乙醇量　照《中国药典》（2015 年版）乙醇量测定法测定，应符合各品种项下的规定。

（3）总固体　酒剂一般应做总固体检查。含糖、蜂蜜的酒剂照《中国药典》（2015 年版）总固体检查法第一法检查，不含糖、蜂蜜的酒剂照《中国药典》（2015 年版）总固体检查法第二法检查，应符合规定。

（4）甲醇量　照《中国药典》（2015 年版）甲醇量检查法检查，应符合规定。

（5）装量　照《中国药典》（2015 年版）最低装量检查法检查，应符合规定。

（6）微生物限度　照《中国药典》（2015 年版）非无菌产品微生物限度检查：微生物计数法和控制菌检查法及非无菌药品微生物限度标准检查，除需氧菌总数每 1mL 不得过 500cfu，霉菌和酵母菌总数每 1mL 不得过 100cfu 外，其他应符合规定。

2.酊剂的质量检查

（1）性状　酊剂应为澄清的液体，久置允许有少量摇之易散的沉淀。

（2）乙醇量　照《中国药典》（2015 年版）乙醇量测定法测定，应符合各品种项下的规定。

（3）甲醇量　照《中国药典》（2015 年版）甲醇量检查法检查，应符合规定。

（4）装量　照《中国药典》（2015 年版）最低装量检查法检查，应符合规定。

（5）微生物限度　除另有规定外，照《中国药典》（2015 年版）非无菌产品微生物限度检查：微生物计数法和控制菌检查法及非无菌药品微生物限度标准检查，应符合规定。

考纲摘要

1. 基础知识

（1）浸提制剂的含义、特点

（2）浸提制剂的分类

2. 汤剂

（1）汤剂的含义、特点

（2）汤剂生产技术

（3）典型品种举例

（4）汤剂质量控制

3. 合剂与口服液

（1）合剂与口服液的含义、特点

（2）合剂与口服液生产技术

（3）合剂与口服液质量控制

4. 流浸膏剂与浸膏剂

（1）流浸膏剂与浸膏剂的含义、特点

（2）流浸膏剂与浸膏剂生产技术

（3）流浸膏剂与浸膏剂质量控制

5. 煎膏剂与糖浆剂

（1）煎膏剂与糖浆剂的含义、特点

（2）煎膏剂与糖浆剂生产技术

（3）煎膏剂与糖浆剂质量控制

6. 酒剂与酊剂

（1）酒剂与酊剂的含义、特点

（2）酒剂与酊剂生产技术

（3）酒剂与酊剂质量控制

复习思考

一、选择题

（一）单项选择题

1. 下列关于浸出药剂的特点错误的是（　　）

　　A. 基本上保持了原药材的疗效

　　B. 水性浸出药剂的稳定性较差

　　C. 有利于发挥药材成分的多效性

　　D. 成分单一，稳定性高

　　E. 具有药材各浸出成分的综合作用

2. 常用渗漉技术制备，且需先收集药材量 85% 初漉液的剂型是（　　）

　　A. 酒剂　　　　　　　　B. 酊剂　　　　　　　　C. 浸膏剂

　　D. 流浸膏剂　　　　　　E. 煎膏剂

3. 按浸提过程和成品情况分类，流浸膏剂属于（　　）

　　A. 水性浸提制剂　　　　B. 醇性浸提制剂　　　　C. 含糖浸提制剂

　　D. 无菌浸提制剂　　　　E. 其他浸提制剂

4. 下列属于含糖浸提制剂的是（　　）

　　A. 浸膏剂　　　　　　　B. 煎膏剂　　　　　　　C. 汤剂

　　D. 合剂　　　　　　　　E. 流浸膏剂

5. 合剂与口服液的区别是（　　）

　　A. 合剂不需要灭菌

　　B. 合剂不需要浓缩

　　C. 口服液为单剂量包装

　　D. 口服液不需要添加防腐剂

　　E. 口服液需注明"用前摇匀"

6. 生产酒剂所用溶剂多为（　　）

　　A. 黄酒　　　　　　　　B. 红葡萄酒　　　　　　C. 白葡萄酒

　　D. 蒸馏酒　　　　　　　E. 乙醇

7. 下列不属于酊剂制备技术的是（　　）

　　A. 煎煮技术　　　　　　B. 浸渍技术　　　　　　C. 溶解技术

　　D. 稀释技术　　　　　　E. 渗漉技术

8. 除另有规定外，含有毒性药的酊剂每 100mL 相当于原药材（　　）

　　A. 0.1g　　　　　　　　B. 2～5g　　　　　　　C. 0.2g

D. 5g   E. 10g

9. 除另有规定外，每 1g 浸膏剂相当于原饮片（ ）

  A. 2～4g   B. 2～5g   C. 4～7g

  D. 6～8g   E. 1～3g

10. 一般药物酊剂的浓度为（ ）

  A. 25%（g/mL） B. 20%（g/mL） C. 15%（g/mL）

  D. 10%（g/mL） E. 5%（g/mL）

11. 除另有规定外，流浸膏剂每 1mL 相当于原饮片（ ）

  A. 0.1g   B. 1.0g   C. 2.0g

  D. 3.0g   E. 1.5g

12. 酒剂与酊剂的不同点是（ ）

  A. 含醇制剂   B. 具有防腐作用   C. 吸收迅速

  D. 浸出溶剂   E. 澄清度

（二）配伍选择题

[1～5 题]

  A. 先煎   B. 后下   C. 包煎

  D. 烊化   E. 另煎

1. 气味芳香，含挥发油较多的药物，以及含热敏性成分（ ）

2. 质地坚硬、有效成分不易煎出的矿物药物（ ）

3. 易浮于水面的花粉类、细小的种子类药物（ ）

4. 胶类药物（ ）

5. 贵重药物（ ）

[6～10]

  A. 煎膏剂   B. 酒剂   C. 酊剂

  D. 流浸膏剂   E. 浸膏剂

6. 饮片用适宜的溶剂提取，蒸去部分溶剂，调整至规定浓度而成的制剂（ ）

7. 饮片用适宜溶剂提取，除去大部分或全部溶剂，调整至规定浓度而成的粉末状或膏状的固体制剂（ ）

8. 饮片用水煎煮，取煎煮液浓缩，加炼蜜或糖（或转化糖）制成的半流体制剂，主要供内服（ ）

9. 饮片用蒸馏酒提取制成的澄清液体制剂（ ）

10. 原料药物用规定浓度的乙醇提取或溶解而制成的澄清液体制剂，也可用流浸膏稀释制成（ ）

（三）多项选择题

1. 下列药材在制备汤剂时，需要后下的是（　　　　）

　　A. 大黄　　　　　　　　　B. 生半夏　　　　　　　　C. 砂仁

　　D. 杏仁　　　　　　　　　E. 薄荷

2. 浸渍法使用的对象有（　　　　）

　　A. 贵重药材　　　　　　　B. 毒性药材　　　　　　　C. 黏性药材

　　D. 无组织结构的药材　　　E. 新鲜及易于膨胀的药材

3. 关于煎膏剂叙述正确的是（　　　　）

　　A. 煎膏剂又称膏滋

　　B. 煎膏剂中的蔗糖和蜂蜜必须经炼制后加入

　　C. 糖和蜜的量一般为清膏量的 5 倍

　　D. 收膏时的相对密度一般在 1.2 ～ 1.25

　　E. 受热易变质及主要活性成分为挥发性的药材不宜制成煎膏剂

4. 酒剂与酊剂的共同点是（　　　　）

　　A. 对浸出成分均有一定选择性，杂质少，澄明度好

　　B. 久贮不易长霉

　　C. 溶剂本身有一定的药理作用

　　D. 均需进行含醇量检查

　　E. 不允许有沉淀

5. 成品需要进行含醇量测定的是（　　　　）

　　A. 干浸膏剂　　　　　　　B. 合剂　　　　　　　　　C. 酒剂

　　D. 流浸膏剂　　　　　　　E. 酊剂

6. 糖浆剂的质量要求有（　　　　）

　　A. 药用糖浆剂含蔗糖量应不低于 45%（g/mL）

　　B. 相对密度、pH 和乙醇含量符合规定要求

　　C. 在贮藏期间不得有酸败、异臭、产生气体等变质现象

　　D. 糖浆应澄清，贮藏期间允许有少量轻摇易散的沉淀

　　E. 装量差异限度均应符合规定要求

7. 下列关于汤剂的叙述，正确的是（　　　　）

　　A. 以水为溶剂

　　B. 能适应中医辨证施治，随症加减

　　C. 吸收较快

　　D. 煎煮后加防腐剂服用

E. 制法简单易行

8. 煎膏剂中炼糖、炼蜜的目的是（　　　）

A. 去除杂质　　　　　　B. 杀灭微生物　　　　　　C. 防止晶形转变

D. 减少水分　　　　　　E. 防止"反砂"

9. 下列可用渗漉技术制备的浸提制剂是（　　　）

A. 酒剂　　　　　　　　B. 酊剂　　　　　　　　　C. 合剂

D. 浸膏剂　　　　　　　E. 流浸膏剂

10. 下列以水作溶剂的浸提制剂是（　　　）

A. 流浸膏剂　　　　　　B. 酒剂　　　　　　　　　C. 合剂

D. 煎膏剂　　　　　　　E. 汤剂

二、简答题

1. 浸提制剂的特点有哪些？

2. 比较流浸膏剂与浸膏剂的异同。

3. 比较酒剂与酊剂的异同。

三、实例分析

分析下列橙皮糖浆处方中各药物的作用，并简述其制备过程。

【处方】橙皮酊 50mL，枸橼酸 5.0g，蔗糖 820g，滑石粉 15g，纯化水适量加至 1000mL。

扫一扫，知答案

模块十一

液体制剂生产技术

【学习目标】

知识目标

掌握液体制剂的含义、特点、分类、常用溶媒、增加药物溶解度的方法与常用附加剂；乳浊液型液体制剂的含义、特点与生产技术；混悬型液体制剂的含义、特点与生产技术。

熟悉真溶液型液体制剂的概念、特点、质量要求与生产技术；胶体溶液液体制剂的概念、特点、质量要求与生产技术；乳浊液型液体制剂的乳化剂；混悬型液体制剂的稳定剂。

了解乳浊液型液体制剂的稳定性与质量评价；影响混悬剂稳定性的因素和质量评价。

能力目标

熟练掌握乳浊液型液体制剂和混悬型液体制剂的制备方法。

学会对液体制剂进行处方分析。

项目一 基础知识

一、液体制剂的含义与特点

（一）液体制剂的含义

液体制剂是指药物分散在液体分散介质中所制成的内服或外用制剂。它通常是将药物（固体或液体）以不同的分散方式（溶解、胶溶、乳化或混悬）和不同的分散程度（分子、离子、胶体、液滴或微粒状态）分散在适宜的分散介质中制成的分散体系。而由无菌操作法制备的液体制剂将在注射剂模块中论述。

（二）液体制剂的特点

1. 液体制剂的优点　与固体制剂相比，分散度大，能迅速发挥疗效；给药途径广泛，可以内服、外用；便于分取剂量，服用方便，特别适用于婴幼儿和老年患者；能减少某些药物的刺激性，避免口服后由于局部浓度过高而引起胃肠道刺激作用。

2. 液体制剂的缺点　分散度大，化学稳定性差，药物之间容易发生作用而致减弱或失去原有的效能；以水为溶剂者易发生水解或霉败，需加防腐剂；非水溶剂生理作用大，成本高，且有携带、运输、贮存不便等缺点。

课堂活动

溴化物、碘化物等固体药物口服后，局部浓度会过高而引起对胃肠道的刺激。如果将其制成液体制剂，通过调整浓度是否可以降低其刺激性？

3. 液体制剂的质量要求　溶液型液体制剂应澄明，乳浊液型或混悬液型制剂应保证其分散相粒子小而均匀，振摇时可均匀分散；浓度准确；分散介质最好用水，其次是乙醇、甘油和植物油等；口服制剂应外观良好，口感适宜；外用的应无刺激性；制剂应具有一定的防腐能力，久贮不变。

二、液体制剂的分类

（一）按分散系统分类

1. 均相液体制剂　药物以分子或离子形式分散在液体分散介质中。根据分散相分子或离子大小不同，分为低分子溶液剂和高分子溶液剂。

2. 非均相液体制剂　药物以分子聚集体形式分散在液体分散介质中。根据分散相粒子的不同，又可分为溶胶剂、混悬剂和乳剂。

各类液体制剂性质见表11-1。

表11-1　分散相大小与特征

液体类型	粒子大小（nm）	特征	制备方法
低分子溶液剂	<1	以分子或离子分散，体系稳定	溶解法
高分子溶液剂	1～100	高分子化合物以分子分散，体系稳定	溶解法
溶胶剂	1～100	以胶体微粒分散，有聚结不稳定性	胶溶法
混悬剂	>100	以固体微粒分散，有聚结和重力不稳定性	分散法、凝聚法
乳剂	>100	以液滴分散，有聚结和重力不稳定性	分散法

（二）按给药途径分类

1. 内服液体制剂　如合剂、糖浆剂、溶液剂、混悬剂、乳剂、滴剂等。

2. 外用液体制剂　如皮肤科用洗剂、搽剂、涂剂等；五官科用滴耳剂、滴鼻剂、洗耳剂等；口腔科用含漱剂、滴牙剂等；直肠、阴道用灌肠剂、灌洗剂等。

（1）洗剂　指含有药物的澄清溶液、混悬液、乳状液，供涂敷皮肤或冲洗用的制剂。具有清洁、消毒、止痒、收敛和保护等局部作用。临床常用有炉甘石洗剂、二硫化硒洗剂、苯甲酸苄酯洗剂等。

（2）搽剂　指药物用乙醇、油或适宜的溶剂制成的澄清溶液、混悬液、乳状液，供无破损皮肤揉搽用。具有镇痛、收敛、保护、消炎、抗刺激等作用。临床常用有复方地塞米松搽剂、氧化锌搽剂、复方土槿皮搽剂等。

（3）涂剂　指含有药物的水性或油性溶液、乳状液、混悬液，供临用前用纱布或棉花蘸取涂于皮肤或口腔与咽部黏膜的液体药剂。多有腐蚀、刺激性，用于局部患处，勿沾染正常皮肤和黏膜。开启后，除另有规定外最多可用 4 周。临床多用于灰指甲、癣症，如甲醛水杨酸涂剂。

（4）滴耳剂与洗耳剂　滴耳剂指药物制成的供滴耳用的澄清溶液、混悬液；亦可以固态药物形式包装，另备溶剂，在临用前配成澄清溶液或混悬液的制剂。供滴入外耳道用，具有润滑、消炎、止痒、收敛等作用，如有外伤的应灭菌并不得添加抑菌剂。由药物与适宜辅料制成澄明水溶液，用于清洁外耳道的耳用液体制剂叫洗耳剂。因外耳道有炎症时显弱碱性，故用于外耳道的滴耳剂常配成弱酸性。临床常用有氯霉素滴耳剂、碳酸氢钠滴耳剂等。

（5）滴鼻剂与洗鼻剂　滴鼻剂指药物制成的供鼻腔使用的澄清溶液、混悬液或乳状液；亦可以固态药物形式包装，另备溶剂，在临用前配成澄清溶液或混悬液的制剂，能产生全身或局部的作用。而由药物制成符合生理 pH 范围的等渗溶液，用于清洗鼻腔的鼻用液体制剂叫洗鼻剂。因鼻腔炎症时呈碱性，滴鼻剂 pH 值一般为 5.5 ～ 7.5。常用有复方薄荷脑滴鼻剂、盐酸麻黄碱滴鼻剂等。

（6）含漱剂　专用于咽喉、口腔清洗的液体制剂。含漱剂一般配成微碱性，这样有利于除去微酸性分泌物和溶解黏液蛋白；通常在制剂中加入适量着色剂着成红色以示外用；有的也可配成溶液，供稀释后使用；或制成固体粉末，供溶解后使用。用于口腔的清洗、去臭、防腐、收敛和消炎。临床常用有复方硼酸钠溶液、甲硝唑漱口液等。

（7）滴牙剂　指专用于局部牙孔的液体制剂。药物浓度大、刺激性大、毒性大，不能接触黏膜，由医务人员施于患者。如牙痛水。

（8）灌肠剂　指以灌肠器从肛门将药液灌注于直肠的一类液体制剂。根据应用目的，可分为泻下灌肠剂、含药灌肠剂和营养灌肠剂。临床常用有生理盐水、鱼肝油等。

（9）灌洗剂　主要系指灌洗阴道、尿道、膀胱等用的液体制剂。用量较大，1000～2000mL，主要用于清洗或洗除黏膜部位的病理异物，一般为低浓度药物的水溶液，用前新鲜配制或由浓溶液稀释而得，施用时应热至体温。临床常用有 2% 硼酸溶液、生理盐水等。

三、常用溶媒

在液体制剂中，药物的分散度关系到吸收速度与临床疗效，药物在分散介质中的分散度越大，吸收越快，显效也越快。但分散度大小对制剂稳定性也产生一定的影响，分散度越大，界自由能越大，制剂越不稳定。同一药物其溶剂不同，也会影响其医疗用途，如碘的水溶液可内服用于甲亢，乙醇溶液外用消毒，甘油溶液用于黏膜，因此要选择合适的溶剂。而优良的液体溶剂应具备以下条件：①对药物具有较好的溶解性和分散性。②化学性质稳定，不与药物发生反应。③不影响主药的药效和含量测定。④毒性小，无刺激性，无臭味且具防腐性。⑤成本低廉。

实践中常以"相似相溶"这一经验规律来预测药物在溶剂中是否能溶解，因此可根据极性的大小分为极性溶剂、半极性溶剂和非极性溶剂。

（一）极性溶剂

1. 水　最常用，无任何药理作用，价廉易得。溶解范围广，能与乙醇、甘油、丙二醇等极性溶剂任意混合。但许多药物在水中不稳定，且易长霉，不宜久贮。宜用蒸馏水或去离子水。

2. 甘油　无色黏稠性澄明液体，有甜味，毒性小。能与水、乙醇、丙二醇等以任意比例混合；对苯酚、鞣质和硼酸的溶解度比水大。可供内服和外用，内服液体制剂：含甘油12% 以上时，使制剂带有甜味并能防止鞣质析出；外用液体制剂：常为黏膜、皮肤用药物溶剂。无水甘油对皮肤有脱水和刺激作用，含水 10% 甘油对皮肤和黏膜无刺激性，含甘油 30% 以上有防腐作用。

3. 二甲基亚砜（DMSO）　无色澄明液体，具大蒜臭味，有较强吸湿性。能与水、乙醇、甘油、丙二醇等任意混合，有"万能溶剂"之称。能促进药物对皮肤和黏膜的穿透吸收，但对皮肤有轻度刺激性。有强吸湿性，冰点低，有良好的防冻作用。

（二）半极性溶剂

1. 乙醇　常用。一般情况乙醇是 95%（v/v）乙醇。能与水、甘油、丙二醇等以任意比例混合。溶解范围很广，如生物碱、苷类、挥发油、树脂、有机酸、色素等。应注意乙醇有生理活性，易挥发，易燃烧，成本高。为防止乙醇挥发，其制剂应密闭贮存。20% 以上的稀乙醇具有防腐作用。

2. 丙二醇　药用品为 1, 2- 丙二醇，毒性小，无刺激性，微甜，黏度较甘油小。能与水、甘油、乙醇混溶，溶解于乙醚、氯仿中。能溶解很多有机药物，如磺胺类药、维生素A、维生素 D、氯霉素及挥发油。也可作为药物经皮肤或黏膜吸收的渗透促进剂。

3. 聚乙二醇类（PEG） 分子量＜1000 为液体，为中等黏度无色液体，略有吸湿性（分子量 1000～2000，半固体；分子量 4000～6000，蜡状固体）。化学性质稳定，不易水解破坏，强亲水性；能与水、乙醇、甘油、丙二醇等以任意比例混合。能溶解许多水溶性无机盐和水不溶性的有机物。液体制剂中常用聚乙二醇 300～600。对一些易水解药物有一定的稳定作用。在外用制剂中能增加皮肤的柔润性，有保湿作用。

（三）非极性溶剂

1. 脂肪油 常用非极性溶剂，包括麻油、豆油、花生油、茶油、橄榄油。能溶解油溶性药物，如维生素、游离生物碱、有机碱、挥发油和许多芳香族药物，不能与水、乙醇等极性溶剂混溶。多用于外用制剂，如滴鼻剂、洗剂、擦剂等，也可作为内服制剂的溶剂，如维生素 A 和 D 溶液剂。易氧化酸败，易与碱性物质发生皂化反应而影响制剂的质量。

2. 液状石蜡 从石油中分离的液态烃混合物，无色澄明油状液体，无味。能与非极性溶剂混合，溶解生物碱、挥发油及一些非极性药物，但与水不能混溶。化学性质稳定，但空气会使其徐徐氧化，产生不快臭味，可加油性抗氧剂。轻质：密度 0.828～0.860g/cm^3，多用于外用液体制剂；重质：密度 0.860～0.890g/cm^3，常用于软膏剂。本品在肠管中不分解也不吸收，有润肠通便作用。可作口服制剂和擦剂的溶剂。

3. 乙酸乙酯 为淡黄色或几乎无色易流动的油状液体，微臭。有挥发性和可燃性。在空气中容易氧化、变色，需加入抗氧剂。能溶解挥发油、甾体药物及其他油溶性药物。常作为搽剂的溶剂。

4. 肉豆蔻酸异丙酯 外用，特别当药物需要与患部直接接触或渗透时更为理想。本品刺激性极低，无过敏性，可忍受性优于麻油和橄榄油。

四、增加药物溶解度的方法

（一）溶解度的概念

溶解度系指在一定温度（气体在一定压力）下，在一定量溶剂中达饱和时溶解的最大药量，是反映药物溶解性的重要指标。

《中国药典》有关药品的溶解度术语表示如下。

溶解度术语	溶解限度
极易溶解	溶质 1g（mL）能在溶剂不到 1mL 中溶解
易溶	溶质 1g（mL）能在溶剂 1～不到 10mL 中溶解
溶解	溶质 1g（mL）能在溶剂 10～不到 30mL 中溶解

溶解度术语	溶解限度
略溶	溶质 1g（mL）能在溶剂 30 ～不到 100mL 中溶解
微溶	溶质 1g（mL）能在溶剂 100 ～不到 1000mL 中溶解
极微溶解	溶质 1g（mL）能在溶剂 1000 ～不到 10000mL 中溶解
几乎不溶或不溶	溶质 1g（mL）在溶剂 10000mL 中不能完全溶解

（二）常用增加药物溶解度的方法

1. 制成可溶性盐　一些难溶性的有机物，其分子中有酸性或碱性基团，可分别用碱或酸将其制成盐类，从而增加其在水中的溶解度。如巴比妥类、磺胺类制成钠盐等，普鲁卡因、利多卡因、肾上腺素制成盐酸盐等。

2. 选择适宜溶剂　根据药物性质选择适宜溶剂或混合溶剂。如樟脑不溶于水而溶于乙醇、脂肪油等，可将其制成樟脑醑或樟脑搽剂（油溶液）。再如氯霉素在水中的溶解度为 1∶400，而治疗浓度需在 1∶40 以上，通常采用丙二醇与水（17∶1）为混合溶剂以达到治疗所需浓度。

为了提高难溶性药物的溶解度，常常使用两种或多种混合剂。在混合溶剂中各溶剂达到某一比例时，药物的溶解度比在各单纯的溶剂中溶解度出现极大值，这种现象称为潜溶，这种溶剂称为潜溶剂。

常用于组成潜溶剂的有乙醇、山梨醇、甘油、聚乙二醇 300 或 400 与水等。

3. 加助溶剂　助溶是指难溶性药物加入第三种物质在溶剂中形成可溶性分子间的络合物、复盐等，以增加药物在溶剂（主要是水）中的溶解度，这第三种物质称为助溶剂。助溶机理简单表示为：药物＋助溶剂→复盐或络合物（溶解度大且不稳定）→释放药物。

常用的助溶剂可分为如下三类：①无机化合物，如碘化钾、氯化钠等。②某些有机酸及其钠盐，如苯甲酸钠、水杨酸钠、对氨基苯甲酸钠等。③酰胺类化合物，如乌拉坦、烟酰胺、乙二胺、尿素、乙酰胺等。

课堂活动

助溶剂我们已经了解清楚了，那请同学们回顾一下什么是增溶剂？增溶的机理和形式是什么？试比较助溶与增溶有何不同？

4. 加增溶剂　在水中加入表面活性剂，可增加难溶性药物溶解度，这种现象称为增溶，所加入的这种物质称为增溶剂。许多药物，如挥发油、脂溶性维生素、甾体激素类、生物碱、抗生素类等均可用此法增溶。

五、常用附加剂

为了确保液体制剂的均匀性、有效性、安全性和稳定性，以及要注意其外观、臭味等，液体制剂中允许加入某些附加剂，如防腐剂、着色剂、矫味剂、pH调节剂、抗氧剂等。

（一）防腐剂

1. 防腐的重要性　以水为溶剂的液体制剂，易被微生物污染而发霉变质，尤其是含糖类、蛋白质的液体制剂，防腐可以预防不应有的经济损失，并防止危害人体健康。目前对液体制剂已规定了染菌数的限量要求。防腐措施如下：

（1）防止污染　防止微生物污染是防腐的首要措施。液体制剂的生产必须严格按GMP进行管理，尽快减少或防止微生物污染。

（2）添加防腐剂　在液体制剂制备过程中要完全避免微生物污染是很困难的，而且用药时多次开启瓶塞也可能引起微生物污染。因此加入适当的防腐剂可以抑制微生物的生长繁殖。

2. 常用防腐剂　见表11-2。

表11-2　常用的防腐剂

种类	特点	应用
羟苯酯类（尼泊金类）	优良防腐剂，稳定性好，常用有甲、乙、丙、丁四种，丁酯抗菌力最强。在酸性中作用最好	几种酯合并具有协同作用，使用浓度为0.01%～0.25%，广泛用于内服液体制剂中
苯甲酸及其盐	有效防腐剂，其防霉作用较尼泊金弱，而防发酵能力较尼泊金强，在酸性中作用最好	苯甲酸用量为0.03%～0.1%，苯甲酸钠用量为0.1%～0.2%，0.25%苯甲酸和0.05%～0.1%尼泊金联用，尤适用于中药液体制剂
山梨酸及其盐类	在酸性中作用最好	常用浓度为0.05%～0.2%
季铵盐类	常用的苯扎溴铵、苯扎氯铵和度米芬等，有强烈的杀菌、防腐作用	供外用，常用浓度为0.02%～0.05%
其他类	醋酸氯己定为广谱杀菌剂 邻苯基苯酚具有杀菌和杀真菌作用	用量为0.02%～0.05% 用量为0.005%～0.2%

（二）着色剂

着色剂又称色素和染料，分为天然色素和人工色素两大类。着色剂能改善制剂的外观颜色，可识别制剂的浓度和减少患者对服药的厌恶感。可供食用的色素称食用色素，只有食用色素才可作为内服制剂的着色剂。

1. 天然色素

（1）植物色素　红色如苏木、甜菜红、胭脂红等；黄色如姜黄、山栀子、胡萝卜素等；蓝色如松叶兰、乌饭树叶等；绿色如叶绿酸铜钠盐；棕色如焦糖。

（2）矿物色素 棕红色氧化铁。

2. 合成色素

（1）内服 苋菜红、胭脂红、柠檬黄、胭脂（靛）蓝、日落黄。用量一般不宜超过万分之一。通常配成 1% 贮备液使用。

（2）外用 伊红、品红、美蓝、苏丹黄等。可相互配色呈多样化。

（三）矫味剂

许多药物有不良的嗅味，如鱼肝油有腥味；氯霉素、生物碱等有苦味；氯化钾、碘化钾等盐类有咸味等。患者通常因这些嗅味而难以服用，勉强下咽易引起恶心和呕吐等现象，尤其是儿童。因此，矫正不良嗅味及改善制剂外观，使患者易于服用对临床应用具有一定的价值。常用的矫味剂见表 11-3。

表 11-3 常用的矫味剂

分类		品种	特点和应用
甜味剂	天然：	蔗糖、单糖浆、果汁糖浆	应用最广泛
		甜菊苷	用量 0.025% ～ 0.05%，甜度约 300 倍蔗糖
	合成：	糖精钠	用量 0.03%，甜度 200 ～ 700 倍蔗糖
		阿斯帕坦（蛋白糖）	甜度 150 ～ 200 倍蔗糖
芳香剂	天然：	薄荷油、桂皮油等	从植物中提取的芳香性挥发油
	合成：	苹果、香蕉、柠檬等香精	由合成香料添加一定量溶剂调和而成
胶浆剂		阿拉伯胶、西黄芪胶、淀粉、琼脂、海藻酸钠等	干扰味蕾的味觉而掩盖药物的辛辣味，与甜味剂合用效果更佳
泡腾剂		成分为：有机酸＋碳酸氢钠	遇水后产生 CO_2，溶于水呈酸性，能麻痹味蕾而矫味

课堂活动

1% 硫酸锌合剂

【处方】硫酸锌 10g，枸橼酸 0.5g，单糖浆 200mL，尼泊金乙酯溶液（5%）10mL，蒸馏水加至 1000mL。请分析处方中各成分的作用。

项目二 真溶液型液体制剂

一、基础知识

真溶液型液体制剂是指药物以分子或离子（直径在 1nm 以下）形式分散的供内服或

者外用的单相溶液。

真溶液型液体制剂是均相分散体系，为澄明的液体，在溶液中药物的分散度最大，药物呈分散状态，服用后与机体的接触面积最大，吸收完全而迅速，故其作用和疗效比同一药物的混悬剂或乳浊液快而高。此外，真溶液型液体制剂分散均匀，分取剂量方便灵活。

真溶液型液体制剂主要有溶液剂、芳香水剂、糖浆剂（模块十已讲）、甘油剂和醑剂等。

二、真溶液型液体制剂生产技术

1. 溶解法　溶解法是最常用溶液剂的制备方法，制备流程如下：

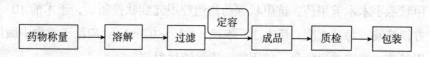

制备方法及注意事项：①开始溶解时只需取处方总量 1/2～4/5 的溶剂，以溶解处方规定量的药物；②溶剂为乙醇、油、液状石蜡时，所用容器与用具应保持干燥；③溶液剂制备完成后应及时分装，黏贴标签，密封保存。

🏠 **课堂活动**

溶解法制备溶液剂的过程中，开始溶解时只取处方总量 1/2～4/5 的溶剂及过滤操作的目的是什么？

2. 稀释法　稀释法主要适用于临床中倍液的稀释，即通过加入溶剂进行稀释以将倍液制备成实际所需浓度。

3. 化学反应法　该法系指将两种或两种以上的药物通过化学反应制成新的药物溶液的方法，待化学反应完成后，滤过，自滤器上添加溶剂至全量即得。适用于原料药物缺乏或质量不符合要求的情况，如复方硼砂溶液等。

三、典型品种举例

（一）溶液剂

溶液剂系指药物溶解于适宜溶剂中制成的澄清液体制剂。溶液剂的溶质一般为非挥发性的低分子化学药物。溶剂多为水，也可为乙醇、植物油或其他液体。供内服或外用。

溶液剂应澄清，不得有沉淀、浑浊、异物等。根据需要溶液剂中可加入增溶剂、助溶剂、抗氧剂、矫味剂、着色剂等附加剂。药物制成溶液剂后，药物分散均匀，以量取替代了称取，取量更方便，更准确，对小剂量药物或毒性较大的药物更适宜；服用方便。按照GMP要求，口服液体生产的暴露工序区域按照无菌药品 D 级洁净区的要求。

例

复方碘口服溶液

【处方】处方碘 50g，碘化钾 100g，纯化水适量，共制 1000mL。

【制法】取碘化钾加纯化水溶解后，加入碘搅拌溶解，再加适量纯化水使成 1000mL，搅匀，即得。

【适应证】地方性甲状腺肿的治疗和预防；甲亢治疗后的手术前准备；甲亢危象。

【用法与用量】成人和青少年常用量：

（1）甲状腺手术术前用药：抗甲状腺药物治疗甲亢症状控制后，于术前 10 ～ 14 天开始口服复方碘溶液，每日 3 次，每次 3 ～ 5 滴（0.1 ～ 0.3mL），应涂于食物中服用。

（2）甲状腺功能亢进症危象：应用复方碘溶液注射剂。

（3）治疗地方性甲状腺肿，早期患者口服碘化钾一日 15mg，20 日为一疗程，隔三个月再服一疗程；或口服复方碘溶液，一日 0.1 ～ 0.5mL，2 周为一疗程。

（4）预防地方性甲状腺肿，根据当地缺碘情况而定，一般每日 100μg。

【分析】

（1）本品具有调节甲状腺功能，主要用于甲状腺功能亢进的辅助治疗。外用作黏膜消毒。

（2）碘在水中溶解度为 1：2950，加碘化钾作助溶剂，生成络合物易溶于水中，并能使溶液稳定。其反应式为：

$$KI+I_2=KI \cdot I_2$$

先将碘化钾加适量蒸馏水配成浓溶液，有助于加快碘的溶解速度。

（3）本品具有刺激性，口服时宜用冷开水稀释后服用。

(二) 芳香水剂

芳香水剂系指挥发油或其他挥发性芳香药物的饱和或近饱和澄明水溶液。挥发油含量较高时称为浓芳香水剂，如金银花露。

芳香水剂应澄明，具有与原药物相同的气味，不得有异臭、沉淀或杂质。芳香水剂一般作矫味、矫臭和分散剂使用，有的也有治疗作用，如杏仁水、薄荷水、氯仿水等。因挥发油或挥发性物质在水中的溶解度很小（约为 0.05%），故芳香水剂浓度低，服用量较大。芳香水剂不稳定，易发生氧化、分解、挥发、霉变，不宜久贮。

制备芳香水剂，原料为挥发油和化学药物时采取溶解法或稀释法；以含挥发性成分的药材为原料时常用水蒸气蒸馏法。植物药材置蒸馏器中，通入蒸汽蒸馏，至馏液达到规定量。一般为药材重的 6 ~ 10 倍。

例

薄荷水

【处方】薄荷油 2mL，加蒸馏水至 1000mL。

【制法】取薄荷油，加精制滑石粉 15g，在乳钵中研匀，加蒸馏水 1000mL，振摇后用润湿的滤纸过滤，除滤液混浊可再行滤过，待滤液澄明，由滤纸上加蒸馏水至 1000mL，即得。

【作用与用途】本品用于祛风、矫味及溶媒。

【用法与用量】口服一次 10 ~ 15mL。

【分析】

（1）薄荷油在水中溶解度为 0.05%。

（2）滑石粉作薄荷油的分散剂，使其与薄荷油共研时被吸附在滑石粉颗粒周围，加水振摇时，易使挥发油均匀分布于水中以增加溶解速度。同时，滑石粉还具有吸附作用，过量的挥发油再过滤时因吸附在滑石粉表面而被滤除，起到助滤作用。所以，滑石粉不宜过细。

（三）甘油剂

甘油剂系指药物的甘油溶液，专供外用。

甘油亦称丙三醇，具有黏稠性、吸湿性及防腐性，对皮肤黏膜可产生滋润作用，可使药物较长时间滞留于患处而发挥药效，且可缓和苯酚、碘等药物的刺激性，常用于口腔、耳鼻喉科疾患，是药剂常用的优良油状溶剂。但其吸湿性较强，应密闭保存。

例

碘甘油

【处方】碘 10g，碘化钾 10g，纯化水 10mL，甘油，共制 1000mL。

【制法】取碘化钾加纯化水溶解后，加碘，搅拌使其溶解，再加甘油至全量，搅匀，即得。

【作用与用途】消毒防腐。用于口腔黏膜溃疡、牙龈炎及冠周炎。

【用法与用量】局部涂抹，一日数次。

【分析】

（1）甘油作为碘的溶剂可缓和碘对黏膜的刺激性，甘油易附着于皮肤或黏膜上，使药物滞留在患处而起延效作用。

（2）碘在甘油中的溶解度为 1%（g/g, 16℃），故加碘化钾可助溶，并增加碘的稳定性。

（四）醋剂

醋剂系指挥发性药物的浓乙醇溶液。凡用于制备芳香水剂的药物一般都可以制成醋剂，供外用或内服。由于挥发性药物在乙醇中的溶解度一般均比在水中大，所以醑剂的浓度比芳香水剂大，为 5% ～ 20%。醑剂中乙醇的浓度一般为 60% ～ 90%。长时间贮存，会因挥发油氧化、聚合而变色或因乙醇挥发而致浑浊。

例

薄荷醑

【处方】薄荷油 100mL，乙醇（90%）加至 1000mL。

【制法】取薄荷油，加乙醇 800mL 使其溶解，如不澄明，可加适量的滑石粉搅拌，过滤，再自滤器上添加乙醇，使成 1000mL，即得。

【注意事项】本品遇水即析出薄荷油，故使用器材均需干燥。

【作用与用途】芳香调味药与祛风药。用于胃肠充气和制剂矫味。

【用法与用量】口服，常用量一次 0.3 ～ 2mL，一日 0.9 ～ 6mL。

项目三 胶体溶液型液体制剂

一、基础知识

（一）概述

胶体溶液型液体制剂特指分散相粒径大小在 1 ～ 100nm 之间的液体型分散体系，包括高分子溶液剂及溶胶剂。虽然两者统称为胶体溶液型液体制剂，但前者是通过溶解法制备，属热力学稳定体系；后者通过分散法制备，亦称溶胶剂，属热力学不稳定体系，溶胶剂性质研究对药剂有重要意义，但其本身实际应用较少。以水为溶剂制备的高分子溶液剂称为亲水高分子溶液剂，又称亲水胶体溶液或胶浆剂，在药剂中可用作黏合剂、助悬剂及乳化剂等，应用广泛，故本节重点讲述。

（二）高分子溶液的性质

1. 带电性　高分子溶液带电的主要原因是高分子溶质本身的解离，但高分子溶质也可吸附周围粒子而产生微弱带电作用。而溶胶剂与其相反，即溶胶剂带电的主要原因是对周围粒子的吸附作用。高分子溶液所带电荷与高分子化合物种类及溶液 pH 密切相关。如琼脂、血红蛋白等高分子化合物所形成溶液显正电性。淀粉、阿拉伯胶等所形成溶液显电负性。而蛋白质等酸碱两性物质，在 pH 大于等电点时带负电荷；在 pH 小于等电点时带正电荷；pH 等于等电点时，蛋白质不带电，此时溶液的黏度、渗透压、导电性、溶解度等下降到最小。

2. 稳定性　在亲水性高分子溶液剂体系中，溶质分子在其周围所形成的牢固的水化膜及所带电荷共同维持其体系的稳定性。水化膜的形成依赖于溶质本身具有较强的水化作用，水化膜可阻止质点分子之间的相互凝聚，是高分子溶液稳定的主要原因。水化层愈厚，稳定性越大。而溶质分子带电所形成的同电排斥作用，对其稳定性起次要作用。

当某些因素改变高分子溶液的水化膜与带电性时，可引起高分子溶液的稳定性下降，出现凝聚沉淀，具体有以下四方面原因。

（1）脱水作用　是指向溶液中加入大量乙醇、丙酮等脱水剂，破坏高分子化合物的水化膜，引起聚结沉淀。利用这一性质，通过控制加入脱水剂的浓度，可用于高分子化合物的分离。如右旋糖酐、羧甲基淀粉钠等的制备。

（2）盐析作用　是指向高分子溶液中加入大量电解质，使高分子化合物聚结沉淀的现象。其原理类似于脱水作用，主要利用所加入具有更强亲水作用的电解质减弱高分子化合物的水化膜而引起高分子化合物聚结沉淀。盐析过程中所用电解质主要是阴离子电解质，可用于生化制剂、中药制剂及微囊的制备。

（3）凝聚作用　凝聚作用是指两种带有相反电荷的高分子化合物混合时，由于两者带有不同的电荷而发生中和引起凝聚沉淀。如复凝聚法制备微囊就是将带正电的明胶与带负电荷的阿拉伯胶进行混合而生成溶解度小的复合物而形成微囊。

（4）絮凝作用　絮凝作用是指高分子溶液剂在光、热、射线、pH、絮凝剂等因素影响下发生的高分子化合物聚集沉淀的现象。

课堂活动

对本节中所列影响高分子溶液剂的稳定性因素，谈一谈如何改进高分子溶液剂的稳定性？

二、胶体溶液型液体制剂生产技术

（一）制备方法

高分子溶液剂的制备多采用溶解法，但高分子药物的溶解要经历有限溶胀和无限溶胀两个过程。有限溶胀是指开始时水分子进入亲水性高分子药物的分子间隙中使其发生水化作用而使体积膨胀的过程。无限溶胀则指水分子进入高分子药物的分子之间，最后高分子药物分子完全分散于水中形成溶液的过程。且在有限溶胀阶段，搅拌对其溶解速度影响不大，而在无限溶胀阶段，通过加热或搅拌等手段可加快药物溶液的形成。根据制备原料的不同，亲水高分子溶液剂的制备过程有所差别。

1. 粉末状原料　粉末状原料的溶解无须粉碎，但在溶解时须先取处方水量的 $1/2 \sim 4/5$，置于广口容器内，然后将粉末状原料分次撒在水面上，静置或微微搅拌一段时间，待其充分吸水膨胀完成有限溶胀后，略加搅拌或振摇，即得。如直接将水加至粉末中，易造成粉末的黏结成团，阻止水分子进入团块中心，难于制备澄清高分子溶液剂。

2. 片状、块状原料　片状、块状原料溶解前须粉碎，以减小粒径，提高溶解速度与程度，后续过程与粉末状原料的制备过程类似。如明胶、琼脂溶液的制备。

（二）典型品种举例

胃蛋白酶合剂

【处方】胃蛋白酶（1∶3000）1.5g，稀盐酸 1.0mL，单糖浆 5.0mL，橙皮酊 1.0mL，5% 羟苯乙酯醇溶液 0.5mL，蒸馏水适量，共制 50mL。

【制备】取约 40mL 蒸馏水加入单糖浆、稀盐酸，搅匀，搅拌下缓缓加入橙皮酊、羟苯乙酯醇溶液，然后将胃蛋白酶分次撒布于液面上，待其自然膨胀溶解后，再补加蒸馏水使成 50mL，轻轻混匀，分装，即得。

【作用与用途】本品为助消化药，用于缺乏胃蛋白酶或病后消化机能减退引起的消化不良症。

【用法与用量】一次 10mL，一日 3 次。饭前口服。

【分析】

（1）本品中胃蛋白酶消化力为 1∶3000，为保证胃蛋白酶有最大活性，利用盐酸调节溶液须 pH 在 1.5～2.5。但注意胃蛋白酶不得与稀盐酸直接混合，须加蒸馏水稀释后配制，以防止胃蛋白酶在过强酸性条件下变性破坏。

（2）本品配制时不宜加热及剧烈搅拌，以免影响胃蛋白酶活力。

（3）本品亦可加适量甘油（10%～20%，体积分数）代替单糖浆，以增加胃蛋白酶的稳定性。

（4）本品不宜过滤。如必须过滤，须用相同浓度盐酸润湿滤材，中和滤材表面电荷后，方可进行滤过。

（5）本品易霉变，不宜久贮，宜新鲜配制。

（6）碘、鞣酸、胰酶、碱及重金属离子可破坏胃蛋白酶活性，配制及应用时须注意。

课堂活动

根据胃蛋白酶的性质，请你对胃蛋白酶合剂进行处方分析。

项目四 乳浊液型液体制剂

一、基础知识

（一）乳剂的含义

乳剂又称乳浊液，系指两种互不相溶的液体混合，其中一种液体以小液滴状态分散在另一种液体中所形成的非均相分散体系。

（二）乳剂的组成与类型

乳剂由三种成分组成，其中一种液体为水或水溶液称为水相，用 W 表示；另一种是与水互不相混溶的有机液体，统称为油相，用 O 表示；第三种成分是乳化剂。在乳剂中，形成小液滴的液体称为分散相、内相或不连续相，另一液体则称为分散介质、外相或连续相。乳剂属热力学不稳定体系，因油水两相易出现分离，故乳剂中必须加入乳化剂使之稳定。

乳剂的常见类型有水包油型（用 O/W 表示）和油包水型（用 W/O 表示）。水包油型乳剂的分散相为油，连续相为水，一般 O/W 型乳剂是乳白色的。油包水型乳剂的分散相为水，连续相为油，一般外观接近油的颜色。鉴别乳剂类型的方法见表 11-4。

表 11-4 鉴别乳剂类型的方法

鉴别方法	O/W 型乳剂	W/O 型乳剂
外观	乳白色	油状色近似
稀释	可用水稀释	可用油稀释
导电性	导电	不导电或几乎不导电
水溶性颜料（亚甲基蓝）	外相染色	内相染色
油溶性颜料（苏丹红）	内相染色	外相染色

（三）乳剂的特点

1. 乳剂中乳滴的粒径小，分散度大，药物吸收和药效的发挥很快，生物利用度高。

2. 油性药物制成 O/W 型乳剂，口服能掩盖油腻性，保证剂量准确，如鱼肝油乳。

3. 水溶性药物制成 W/O 型乳剂，有延长药效的作用。

4. 静脉营养乳是高能营养输液的重要组成部分，如脂肪乳剂。

（四）乳剂的乳化剂

乳化剂是乳剂的重要组成部分，在乳剂形成、稳定性及药效发挥等方面起着重要作用。乳化剂，是指具有乳化作用的物质。乳化，是指通过外力（搅拌或机械能）将一种液体分散于另外一种互不相溶的液体中形成乳剂的过程。常用的有以下几种。

1.天然乳化剂 一般为亲水性高分子化合物，常用于制备 O/W 型乳剂。

阿拉伯胶，水溶液黏度较低。西黄芪胶，水溶液黏度较高。因此，阿拉伯胶常与西黄蓍胶混用。磷脂，无毒、无刺激性，可作为内服或静脉注射用乳剂的乳化剂。其他乳化剂，有杏树胶、胆固醇、明胶等。

2.合成的表面活性剂类乳化剂 包括非离子型和离子型表面活性剂两类，乳化能力较强，用量较少，可用于制备 O/W 型或 W/O 型乳剂。非离子型：毒性小、刺激性小，可口服或外用，常用的有聚山梨酯、司盘、泊洛沙姆等。离子型：一般用于外用制剂（乳膏），常用的有肥皂类、硫酸化物等。

3.固体粉末乳化剂 O/W 型的有氢氧化铝等，W/O 型的有氢氧化钙等。

乳化剂的类型很多，可根据不同给药途径对乳化剂的要求来选择，主要考虑以下几个方面：乳剂的使用目的、处方药物的性质、处方的组成、欲制备乳剂的类型、乳化方法和器械等，要尽量选用毒性小、乳化力强、稳定性高、价廉来源广的最适宜乳化剂。

二、乳浊液型液体制剂生产技术

（一）制备方法

1.油中乳化剂法（干胶法） 即乳化剂先与油相研磨，混合均匀后加入水相，继续研磨形成初乳，最后缓缓加入水相稀释至全量。在初乳中，油、水、乳化剂的比例是：植物油时 4：2：1，挥发油时 2：2：1，液体石蜡时 3：2：1。本法适用于阿拉伯胶、西黄芪胶混合胶作为乳化剂制备乳剂。

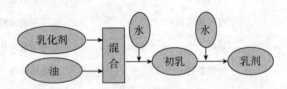

2.水中乳化剂法（湿胶法） 即乳化剂先溶解于定量水相中，缓缓加入油相，边加边研磨直至初乳形成，最后缓缓加水相稀释到全量。初乳中的油、水、乳化剂的比例与干胶法相同。

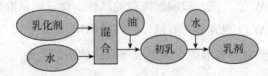

3.两相交替加入法 向乳化剂中每次少量交替加入油或水，边加边搅拌，即可制成乳剂。

4.新生皂法　指经搅拌或振摇使油水（植物油、碱液）两相界面生成乳化剂，制成乳剂的方法。例如石灰水与花生油组成的石灰擦剂的制备。常用于乳膏剂的制备。

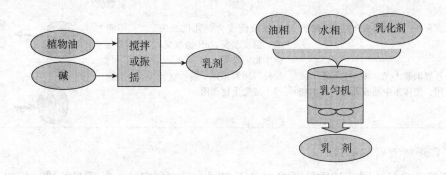

5.机械法　使用乳匀机、胶体磨、超声波乳化装置制备乳剂的方法。

油、水、乳化剂一般可不考虑混合次序。

（二）乳剂中药物的加入方法

若药物能溶于内相或外相，可先溶于内相或外相中，然后制成乳剂；若药物在两相中均不溶解，可加入亲和性大的液相中研磨混合后，再制成乳剂。

（三）影响乳化的因素

1.乳化剂的性质和用量　乳化剂的种类不同，其性质不同，用量也不同。

2.乳化的温度　大部分需在 75 ~ 85℃之间，也有的在室温下搅拌就可进行。

3.搅拌的时间　取决于乳化剂的乳化能力、乳化设备的性能及制备量。

4.乳化的设备　设备的类型、结构及性能等与乳滴的大小及乳滴稳定性有关系。

（四）乳剂的稳定性

乳剂属于粗分散体系，具有热力学不稳定性，它的不稳定性表现有分层、絮凝、转型、破裂、酸败等现象，见表 11-5。

表 11-5　乳剂稳定性现象

现象	原因	振摇能否恢复原状	形象图
分层：乳剂放置后出现的分散相粒子上浮或下沉的现象	分散相与分散介质之间存在密度差异	能	
絮凝：分散相的液滴发生可逆的聚集现象	液滴间斥力减小，距离拉近	能	
转型：乳剂的类型发生改变，即由 O/W 型转成 W/O 型乳剂，或 W/O 型转成 O/W 型乳剂	乳化剂的性质改变或分散相体积过大引起的	不能	

续表

现象	原因	振摇能否恢复原状	形象图
破裂：乳滴合并，油水两相分为上下两层	分层液滴变大、乳化剂失效、温度改变、pH值改变、微生物污染等	不能	
酸败：受外界因素（光、热、空气等）或微生物作用，使体系中油或乳化剂发生变质的现象	受外界因素（光、热、空气等）或微生物作用	不能	

（五）乳剂的质量要求

乳剂给药途径不同，其质量要求也各不相同，很难制定统一的质量标准。但对所制备乳剂的质量必须有最基本的评定。

1. 乳剂粒径大小的测定　乳剂粒径大小是衡量乳剂质量的重要指标。不同用途的乳剂对粒径大小要求不同。

2. 分层现象的观察　分层过程的快慢是衡量乳剂稳定性的重要指标。

3. 其他测试　如乳滴合并速度、稳定常数、黏度等，可根据需要进行测试。

（六）典型品种举例

例1

莪术乳剂

【处方】莪术油30mL，聚山梨酯80 12mL，蒸馏水，加至1000mL。

【制法】取莪术油与聚山梨酯80共研，混合后，加入适量蒸馏水制成初乳，最后加蒸馏水至全量，搅匀，即得。

【作用与用途】抗癌。用于早期子宫颈癌和宫颈糜烂等症。

【用法与用量】外用，用消毒棉球蘸取药后，填塞子宫颈。1次1个，1日2～3次。

【注意事项】在使用本品前应先用0.1%的新洁尔灭对外阴、阴道等部位进行消毒处理，以免感染。

例2

石灰乳剂

【处方】氢氧化钙溶液100mL，花生油100mL。

【制法】将花生油先加热160℃灭菌2小时，冷却后，与氢氧化钙溶液同置于500mL瓶中，密塞，剧烈振摇，即得。

【作用与用途】收敛、消炎。主要用于治疗烫伤。

【用法与用量】外用，用消毒棉球蘸取药后，涂布于患处。

【注意事项】本品为W/O型乳浊液，以油相中的脂肪油与氢氧化钙生成的乳化力很强的肥皂作为乳化剂制备而成。

项目五　混悬液型液体制剂

一、基础知识

（一）概述

混悬剂是指难溶性固体药物分散在液体介质中，制成的非均相的液体制剂，可供口服、外用或肌内注射用。混悬剂中微粒大小根据用途不同而有不同的要求。混悬剂属于热力学不稳定的分散体系，溶剂多为水，少数是用植物油。

根据《中国药典》（2015 年版）规定，混悬剂应有以下质量要求：

1. 口服混悬剂的混悬物应分散均匀，放置后有沉降物，经振摇应易再分散，并应检查沉降体积比。

2. 口服混悬剂在标签上应注明"用前摇匀"，毒剧药不应制成口服混悬剂。

3. 不得有发霉、酸败、变色、异臭、异物、产生气体或其他变质现象。

4. 外用混悬剂应易于涂布，不易流散。

（二）药物制备混悬剂的原因

1. 药物的剂量超过了溶解度而不能以溶液剂形式给药。

2. 服用混悬剂比固体制剂更方便且容易改变剂量。

3. 药物以不溶性粒子形式分散，可以掩盖其不良气味。

4. 可使药物产生缓释作用或提高药物在分散介质中的稳定性。

5. 为了安全起见，毒剧药或剂量小的药物不应制成口服混悬剂使用。

知 识 链 接

干混悬剂

大多数混悬剂为液体制剂，但《中国药典》（2015 年版）二部收载有干混悬剂，它是按混悬剂的要求将药物用适宜方法制成粉末状或颗粒状制剂，使用时加水即迅速分散成混悬剂。其与混悬剂的区别是前者未加入溶剂。混悬剂的稳定性不好，容易沉淀，而干混悬剂可以有效地解决这个难题。

（三）影响混悬剂稳定性的因素

混悬剂主要存在物理稳定性问题。很多因素对混悬剂的稳定性都存在着影响，了解影响混悬剂稳定性的因素，有助于提高混悬剂的质量。

1. 混悬粒子的沉降速度　混悬剂中的微粒受重力作用产生沉降时，其沉降速度服从 Stokes 公式（11-1）：

$$V = \frac{2r^2(\rho_1 - \rho_2)g}{9\eta}$$

（11-1）

式中，V 为微粒沉降速率；r 为微粒半径；ρ_1、ρ_2 分别为微粒和分散介质的密度；η 为分散介质的黏度；g 为重力加速度常数。

由 Stokes 公式可见，微粒沉降速度与微粒半径平方、微粒与分散介质的密度差成正比，与分散介质的黏度成反比。为了减少微粒下沉速度，增加稳定性，可采取以下措施：①减小微粒半径；②减小微粒与分散介质的密度差，如向水中加蔗糖、甘油等密度大的物质，或将药物与密度小的载体制成固体分散体；③增加介质的黏度，如在溶液中加入胶浆剂等黏稠液体。

2. 微粒的水化　混悬剂的形成与稳定，都与药物能否被很好地润湿和水化有关。疏水性药物不易被水所润湿，故不能均匀地分散于水中，暂时分散后也易产生聚集。对此可使用表面活性物质改善药物与介质间的界面张力，或使用其他润湿剂，促进疏水性药物的水化。

3. 微粒的长大与晶型转化　在混悬剂中，共存的小微粒比大微粒有更大的溶解度，在放置过程中，小微粒会不断地溶解直至消失，大微粒会逐渐增大，增大后更易沉降进而分层。

另外，许多药物存在多种晶型，稳定型晶型不易转化，而亚稳定型晶型会在一定时间内转化为稳定性晶型。一般来说，亚稳定型的溶解度和药理活性比稳定型大。因此，在混悬剂中如果同时存在几种晶型，亚稳定型将逐渐转变成稳定型，进而影响混悬剂的稳定性和疗效。

4. 微粒的聚集与絮凝　由于混悬微粒的分散度大，具有较高的表面自由能，因此有自发聚集合并、降低表面自由能的趋势。同时，微粒的表面由于吸附溶液中离子而形成双电层结构，产生一定的电位，称为 ε 电位。当微粒的 ε 电位及微粒周围的水化膜不足以阻止聚集时，其结果有两个：其一是微粒长大而加快沉降；其二是微粒间形成疏松的絮状聚集体，这种现象称为絮凝。絮凝聚集体在振摇后容易分散，使混悬剂恢复均匀的状态。当混悬剂处于絮凝状态时，加入一定量的电解质可使其转为非絮凝状态，这一过程称为反絮凝。絮凝和反絮凝均可利用适宜的电解质进行调节，它们分别称为絮凝剂和反絮凝剂。

（四）混悬剂的稳定剂

混悬剂是不均匀粗分散体系，具有热力学不稳定性。为了提高混悬剂的物理稳定性，在制备时有针对性地加入适宜的附加剂，也称为混悬剂的稳定剂。稳定剂包括助悬剂、润湿剂、絮凝剂和反絮凝剂等。

1. 助悬剂　助悬剂系指能增加分散介质的黏度以降低微粒的沉降速度或增加微粒亲水性的附加剂。助悬剂包括的种类很多，其中有低分子化合物、高分子化合物，甚至有些表面活性剂也可作助悬剂用，见表11-6。

表 11-6　常用的助悬剂

种类	常用物质	特点
低分子助悬剂	甘油、糖浆、山梨醇等	甘油兼有滋润作用，故在外用混悬剂中常加入甘油；糖浆、山梨醇兼有矫味作用，用于内服药剂
高分子助悬剂	①天然的高分子助悬剂：如阿拉伯胶、西黄芪胶、桃胶等。还有植物多糖类，如海藻酸钠、琼脂、淀粉浆等	阿拉伯胶和西黄芪胶可用其粉末或胶浆，其用量前者为5%～15%，后者为0.5%～1%。
	②合成或半合成高分子助悬剂：纤维素类，如甲基纤维素、羧甲基纤维素钠、羟丙基纤维素。其他如卡波普、聚维酮、葡聚糖等	此类助悬剂大多数性质稳定，受pH值影响小，但应注意某些助悬剂能与药物或其他附加剂有配伍变化
	③硅皂土	是天然的含水硅酸铝，为灰黄或乳白色极细粉末，直径为1～150μm，不溶于水或酸，但在水中膨胀，体积增加约10倍，形成高黏度并具触变性和假塑性的凝胶，在pH值＞7时，膨胀性更大，黏度更高，助悬效果更好
	④触变胶	触变胶静置时形成凝胶可防止微粒沉降，振摇时变为溶胶有利于倒出。使用触变性助悬剂有利于混悬剂的稳定

2. 润湿剂　指能吸附在微粒表面，增加疏水性药物微粒被水湿润的附加剂。常用的润湿剂有乙醇、甘油、HLB值在7～9的表面活性剂如聚山梨酯、泊洛沙姆等。

3. 絮凝剂与反絮凝剂　使混悬剂产生絮凝作用的附加剂称为絮凝剂，而产生反絮凝作用的附加剂称为反絮凝剂。制备混悬剂时常需加入絮凝剂，使混悬剂处于絮凝状态，以增加混悬剂的稳定性。絮凝剂和反絮凝剂的种类、性能、用量、混悬剂所带电荷及其他附加剂等均对絮凝剂和反絮凝剂的使用有很大影响，应在试验的基础上加以选择。

二、混悬液型液体制剂生产技术

（一）制备方法

1. 分散法　分散法是将粗颗粒的药物粉碎成符合混悬剂微粒要求的分散程度，再分散于分散介质中制备混悬剂的方法。采用分散法制备混悬剂时：①亲水性药物，如氧化锌、炉甘石等，一般应先将药物粉碎到一定细度，再加处方中的液体适量，研磨到适宜的分散度，最后加入处方中的剩余液体至全量；②疏水性药物不易被水润湿，必须先加一定量的润湿剂与药物研匀后再加液体研磨混匀；③小量制备可用乳钵，大量生产可用乳匀机、胶体磨等机械。

对于质重、硬度大的药物，可采用中药制剂常用的"水飞法"，即在药物中加适量的水研磨至细，再加入较多量的水，搅拌，稍加静置，倾出上层液体，研细的悬浮微粒随上清液被倾倒出去，余下的粗粒再进行研磨。如此反复直至完全研细，达到要求的分散度为止。"水飞法"可使药物粉碎到极细的程度。

2. 凝聚法

（1）物理凝聚法 是将分子或离子分散状态分散的药物溶液加入另一分散介质中凝聚成混悬液的方法。

（2）化学凝聚法 是用化学反应法使两种药物生成难溶性的药物微粒，再混悬于分散介质中制备混悬剂的方法。

（二）混悬剂的质量评价

1. 外观 口服混悬剂的混悬物应分散均匀，放置后有沉降物，经振摇应易再分散。

2. 微粒大小的测定 药物微粒的大小及其分布情况影响着混悬剂药效的发挥及其稳定性，是衡量混悬剂质量的重要指标。不同用途的混悬剂对微粒大小及其分布的要求是不同的，如《中国药典》规定，测定混悬型眼用制剂粒度，大于 50μm 的粒子不得超过 2 个，且不得检出大于 90μm 的粒子；混悬型注射液的药物粒度应控制在 15μm 以下，含 15 ～ 20μm（间有个别 20 ～ 50μm）者不应超过 10%。

3. 沉降体积比 是指沉降物的体积与沉降前混悬剂的体积之比。F 值的大小可以反映混悬剂的稳定性，沉降体积比 F 应在 0 ～ 1 之间，其数值愈大，混悬剂愈稳定。

《中国药典》（2015 年版）规定，口服混悬剂要进行"沉降体积比"检查项目。其检查方法如下：除另有规定外，用具塞量筒量取供试品 50mL，密塞，用力振遥 1 分钟，记下混悬物的开始高度 H_0，静置 3 小时，记下混悬物的最终高度 H，按公式（11-2）计算沉降体积比 F，要求沉降体积比应不低于 0.90。

$$F = \frac{H}{H_0} \tag{11-2}$$

（三）典型品种举例

复方硫洗剂

【处方】硫酸锌 30g，升华硫 30g，樟脑醑 250mL，甘油 100mL，甲基纤维素 5g，蒸馏水，加至 1000mL。

【制法】取甲基纤维素，加于适量蒸馏水中，迅速搅拌，使成胶浆状，另取升华硫分次加甘油研至细腻后，与前者混合。取硫酸锌溶于 200mL 蒸馏水中，过滤，将滤液缓缓加入上述混合物中，再缓缓加樟脑醑，随加随研，最后加蒸馏水使成 1000mL，搅匀，即得。

【作用与用途】保护皮肤，抑制皮脂分泌，轻度杀菌与收敛。用于干性皮脂溢出症、痤疮等。

【用法与用量】外用，局部涂抹。

【注意事项】对急性炎症或有渗液及糜烂时，忌用本品。

考纲摘要

1. 基础知识

（1）液体制剂的含义与特点

（2）液体制剂的分类

（3）常用溶媒

（4）增加药物溶解度的方法

（5）常用附加剂

2. 真溶液型液体制剂

（1）基础知识

（2）真溶液型液体制剂生产技术

（3）典型品种举例

3. 胶体溶液型液体制剂

（1）基础知识

（2）胶体溶液型液体制剂生产技术

4. 乳浊液型液体制剂

（1）基础知识

（2）乳浊液型液体制剂生产技术

5. 混悬型液体制剂

（1）基础知识

（2）混悬型液体制剂生产技术

复习思考

一、选择题

（一）单项选择题

1. 下列有关液体制剂特点的叙述错误的是（　　　）

A. 吸收快，奏效迅速   B. 给药途径广泛   C. 能增加某些药物的刺激性

D. 便于分取剂量   E. 稳定性差

2. 属于半极性溶剂的是（   ）

    A. 水   B. 甘油   C. 乙醇

    D. 液状石蜡   E. 脂肪油

3. 下列剂型中既可内服又可外用的是（   ）

    A. 甘油剂   B. 含漱剂   C. 醑剂

    D. 糖浆剂   E. 洗剂

4. 下列属于均相分散体系的是（   ）

    A. 溶液剂   B. 混悬剂   C. 溶胶剂

    D. O/W 型乳剂   E. W/O 型乳剂

5. 胃蛋白酶合剂中加稀盐酸的目的是（   ）

    A. 防腐   B. 提高澄明度   C. 矫味

    D. 增加胃蛋白酶的活性   E. 加速溶解

6. 复方碘口服溶液中加碘化钾的作用是（   ）

    A. 抗氧作用   B. 增溶作用   C. 补钾作用

    D. 矫味作用   E. 助溶作用

7. 标签上应注明"用前摇匀"的是（   ）

    A. 乳剂   B. 糖浆剂   C. 溶胶剂

    D. 混悬剂   E. 甘油剂

8. 高分子溶液剂中加入大量电解质可导致（   ）

    A. 盐析   B. 絮凝   C. 沉淀

    D. 聚集   E. 分层

9. 《中国药典》规定，口服混悬剂沉降体积比应不低于（   ）

    A. 0.50   B. 0.60   C. 0.80

    D. 0.90   E. 1.0

10. 乳剂由一种类型转变为另一种类型的现象属于（   ）

    A. 乳析   B. 转相   C. 破裂

    D. 败坏   E. 分层

11. 下列不属于溶胶剂特性的是（   ）

    A. 可以形成

    B. 能透过滤纸，而不能透过半透膜

    C. 具有布朗运动

　　D. 具有丁达尔效应

　　E. 胶粒带电

12. 挥发性药物的乙醇溶液称为（　　　）

　　A. 合剂　　　　　　　　B. 醑剂　　　　　　　　C. 溶液剂

　　D. 甘油剂　　　　　　　E. 糖浆剂

13. 下列剂型中吸收最快的是（　　　）

　　A. 散剂　　　　　　　　B. 混悬剂　　　　　　　C. 溶液剂

　　D. 胶囊剂　　　　　　　E. 胶体溶液

14. 减小混悬微粒沉降速度最有效的办法是（　　　）

　　A. 加入絮凝剂　　　　　B. 加入润湿剂　　　　　C. 减小微粒半径

　　D. 增大分散介质黏度　　E. 增大分散介质密度

15. 按分散系统分类，石灰搽剂属于（　　　）

　　A. 溶液剂　　　　　　　B. 高分子溶液　　　　　C. 溶胶剂

　　D. 混悬剂　　　　　　　E. 乳剂

16. 下述关于干胶法制备初乳叙述正确的是（　　　）

　　A. 胶与水先混合　　　　B. 乳剂要用水先润湿　　C. 分次加入所需水

　　D. 初乳不能加水稀释　　E. 用力沿同一方向研至初乳生成

17. 以阿拉伯胶作乳化剂乳化液状石蜡时，初乳中油：水：胶的比例是（　　　）

　　A. 4：2：1　　　　　　B. 3：2：1　　　　　　C. 2：2：1

　　D. 1：2：1　　　　　　E. 1：1：1

18. 属于水包油型固体微粒乳化剂的是（　　　）

　　A. 氢氧化钠　　　　　　B. 氢氧化铝　　　　　　C. 氢氧化锌

　　D. 硬脂酸镁　　　　　　E. 阿拉伯胶

19. 可作为 W/O 型乳剂的乳化剂的是（　　　）

　　A. 一价肥皂　　　　　　B. 聚山梨酯类　　　　　C. 脂肪酸山梨坦

　　D. 阿拉伯胶　　　　　　E. 三乙醇胺皂

20. 复方硫黄洗剂中加羧甲基纤维素钠胶浆的主要作用是（　　　）

　　A. 乳化剂　　　　　　　B. 润湿剂　　　　　　　C. 助悬剂

　　D. 絮凝剂　　　　　　　E. 增溶剂

（二）配伍选择题

[1~5]

　　A. 溶解法　　　　　　　B. 新生皂法　　　　　　C. 化学反应法

　　D. 分散法　　　　　　　E. 凝聚法

1. 复方碘口服溶液的制法是（   ）

2. 复方硼砂溶液的制法是（   ）

3. 复方硫黄洗剂的制法是（   ）

4. 磺胺嘧啶混悬液的制法是（   ）

5. 石灰搽剂的制法是（   ）

[6-10]

A. 溶液剂   B. 高分子溶液   C. 溶胶剂

D. 混悬剂   E. 乳剂

6. 苯甲酸苄酯洗剂属于（   ）

7. 炉甘石洗剂属于（   ）

8. 石灰搽剂属于（   ）

9. 胃蛋白酶合剂属于（   ）

10. 浓口服补液盐合剂属于（   ）

（三）多项选择题

1. 下列关于溶液型液体制剂配制原则叙述中，正确的是（   ）

A. 先取处方总量 1/2 ～ 4/5 的溶剂溶解固体药物

B. 先加难溶的药物，后加易溶的药物

C. 先加固体药物，后加液体药物

D. 助溶剂、抗氧剂等附加剂后加入

E. 溶液剂一般应过滤

2. 减小混悬微粒沉降速度的方法有（   ）

A. 减小微粒半径   B. 增大高分散介质黏度 C. 增大微粒密度

D. 加入助悬剂   E. 提高分散介质密度

3. 增加混悬剂稳定性的方法有（   ）

A. 加入助悬剂   B. 加入润湿剂   C. 加入絮凝剂

D. 减小混悬微粒半径 E. 加入触变胶

4. 引起乳裂的原因有（   ）

A. 温度过高、过低

B. 加入电解质

C. 加入相反类型乳化剂

D. 加入油水两相均能溶解的溶剂

E. 离心力作用

5. 乳剂的制备方法有（   ）

A. 胶溶法   B. 新生皂法   C. 溶解法

D. 机械法   E. 油、水交替加入法

6. 乳剂的组成包括（   ）

A. 内相   B. 外相   C. 药物

D. 乳化剂   E. 助溶剂

7. 在酸性溶液中防腐效果较好的是（   ）

A. 苯甲酸   B. 醋酸氯己定   C. 羟苯乙酯

D. 山梨酸   E. 苯扎溴铵

8. 溶液剂的制备方法有（   ）

A. 物理凝聚法   B. 溶解法   C. 稀释法

D. 化学反应法   E、熔合法

二、简答题

1. 试述增加药物溶解度的药剂学方法，并举例说明。

2. 低分子溶液型液体制剂与胶体溶液型液体制剂的制备过程有何异同点？

3. 根据 Stokes 定律，说明如何减慢混悬微粒沉降速度增加混悬剂的稳定性？

三、实例分析

复方硫黄洗剂

【处方】沉降硫 3g，硫酸锌 3g，樟脑醑 25mL，甘油 10mL，羧甲基纤维素钠 0.5g。

分析：（1）甘油、羧甲基纤维素钠的作用？

      （2）樟脑醑在配制时应如何加入？为什么？

扫一扫，知答案

模块十二

灭菌液体制剂生产技术

【学习目标】

知识目标

掌握注射剂和滴眼剂的含义、特点、常用附加剂种类及其制备方法与技术；热原的含义、性质、污染途径和除去方法。

熟悉无菌制剂的含义与分类，注射剂和滴眼剂的质量控制项目、生产车间各岗位的洁净度要求和生产工艺要求。

了解注射剂和滴眼剂生产所用设备的结构与使用。

能力目标

熟练掌握注射剂和滴眼剂的生产技术及所用辅料的选择。

会使用注射剂常用的生产设备。

项目一 基础知识

无菌制剂是直接注入人体内或直接用于创面、黏膜，在使用前必须保证无菌的制剂。包括：①注射用制剂：如注射液、静脉输液、注射用无菌粉末等；②眼用制剂：如滴眼剂、眼用膜剂、眼膏等；③植入型制剂：如植入片等；④创面用制剂：如溃疡、烧伤及外伤用溶液、软膏剂和气雾剂等；⑤手术用制剂：如止血海绵剂和骨蜡等。灭菌液体制剂主要介绍注射剂、静脉输液、注射用无菌粉末、滴眼剂。

一、注射剂的含义与特点

1.含义 中药注射剂系指用药材中提取的有效物质制成的可供注入人体内的灭菌溶液或乳状液，以及供临用前配成溶液的无菌粉末或浓溶液。

2. 特点

（1）注射剂的主要优点：①药效迅速，作用可靠。②适用于不宜口服的药物。③适用于不能口服给药的患者。④可以产生局部定位或延长药效的作用，有些注射液可以用于疾病诊断。

（2）注射剂的主要缺点：①使用不便且注射时疼痛，使用不当有一定危险性。②制备过程比较复杂，制剂技术和设备要求较高。

二、注射剂的分类与给药途径

（一）注射剂的分类

按分散系统不同，注射剂可分为以下几类。

1. **溶液型注射剂**　对于易溶于水而且在水溶液中稳定的药物，可制成水溶液型注射剂，适于各种注射给药，如氯化钠注射液、葡萄糖注射液等；对于不溶于水而溶于油的药物，可制成油溶液型注射剂，如黄体酮注射液。

2. **乳剂型注射剂**　水不溶性液体药物，根据医疗需要可以制成乳剂型注射剂，例如静脉脂肪乳注射剂等。

3. **混悬型注射剂**　水难溶性药物或注射后要求延长作用时间的药物，可制成水混悬液或油混悬液，注射用混悬液一般不得用于静脉注射与椎管注射。

4. **粉末型注射剂（注射用无菌粉末）**　注射用无菌粉末亦称粉针剂，系将供注射用的无菌粉末状药物装入安瓿或其他适宜容器中，临用前用适当的溶剂溶解或混悬而成的制剂，例如注射用青霉素钾、双黄连粉针剂。

（二）注射剂的给药途径

根据临床用药需要，注射剂的给药途径可分为皮内注射、皮下注射、肌内注射、静脉注射、脊椎腔注射、穴位注射等。给药途径不同，作用也不相同。

1. **皮内注射**　药液注射于表皮与真皮之间。因该部位对药物的吸收少而缓慢，故用量少，一次注射量在 0.2mL 以下。主要用于过敏性试验或疾病诊断，如青霉素皮试和结核菌阳性试验。

2. **皮下注射**　药液注射于真皮与肌肉之间。药物吸收速度较肌内注射慢，注射剂量通常为 1～2mL，可产生局部或全身作用。皮下感觉较敏感，主要用无刺激性的水溶液，具有刺激性的药物或混悬液型注射剂不宜作皮下注射。常用于接种疫苗或疾病治疗。

3. **肌内注射**　注射于肌肉组织中，注射部位大都在臀肌或上臂三角肌。肌内注射剂量一般为 1～5mL。吸收比皮下快，刺激性较小，水溶液、油溶液、混悬液、乳浊液均可选用。油溶性注射剂在肌肉中吸收缓慢而均匀，可起延效作用。

4. **静脉注射**　注射于静脉内，分静脉推注与静脉滴注，前者用量小，一般 5～50mL；

后者用量大，多达数千毫升。静脉注射药效最快，常作急救、补充体液和供营养之用。静脉注射剂多为水溶液和 O/W 型乳剂，油溶液、一般混悬型注射剂及能导致红细胞溶解或使蛋白质沉淀的药物，均不宜静脉给药。因剂量大，应严格控制 pH 及渗透压，一般不加抑菌剂。

5. **脊椎腔注射**　系将药物注入脊椎四周蛛网膜下腔内，一次剂量在 10mL 以下。由于脑脊液本身量少，循环又较慢，神经组织比较敏感，易出现渗透压的紊乱，能很快引起头痛和呕吐，所以脊椎腔注射产品应严格控制质量，使用渗透压与脊液相等且不含任何微粒的纯净水溶液，pH 值应接近 7.4，不得添加抑菌剂。

6. **穴位注射**　注射于人体穴位，一次剂量 0.5mL 以下，起局部治疗和封闭作用。

三、注射剂质量控制

注射剂是直接注入人体内的制剂，显效快，为了确保注射剂用药的安全，必须保证质量。注射剂的质量按照《中国药典》（2015 年版）的规定，应符合下列要求：

1. **无菌**　注射剂均应无菌。按无菌检查法（通则 1101）项下的方法检查，应符合规定。

2. **无热原或无细菌内毒素**　无细菌内毒素或无热原是注射剂的重要质量指标，特别是注射用水、大容量注射剂、供静脉注射及脊椎腔注射的药物制剂，应照细菌内毒素检查法（通则 1143）或热原检查法（通则 1142）检查，应符合规定。

3. **可见异物**　注射剂在规定条件下检查，不得有肉眼可见的混浊或异物。照可见异物检查法（通则 0904）检查，应符合规定。色泽较深的品种，可根据其色泽的深浅程度提高检查光源的强度，也可采用注射剂异物检查仪进行检查。

4. **不溶性微粒**　除另有规定外，溶液型静脉用注射剂、注射用无菌粉末及注射用浓溶液照不溶性微粒检查法（通则 0903）检查，均应符合规定。

5. **渗透压摩尔浓度**　注射剂的渗透压，要求与血浆的渗透压相等或接近。供静脉注射的量大注射剂要求具有与血液相同的等张性。除另有规定外，静脉输液及椎管注射用注射剂照渗透压摩尔浓度测定法（通则 0632）检查，应符合规定。

6. **pH**　中药注射剂的 pH 要求与血液的 pH 相等或接近（血液的 pH 值为 7.4），一般控制在 4 ~ 9 的范围内，但同一品种的 pH 允许差异范围不超过 1.0。

7. **安全性**　注射剂必须在经局部刺激性、血管刺激试验、过敏试验和溶血试验后，符合规定者方可使用。

8. **稳定性**　注射剂多系水溶液，而且从制造到使用需要经过一段时间，所以稳定性问题比其他剂型突出，故要求注射剂具有必要的物理稳定性和化学稳定性，确保产品在贮存期内安全有效。

四、热原

（一）热原的含义与组成

热原是指微量即能引起恒温动物体温异常升高的物质的总称。当含有热原的注射剂，特别是静脉输液注入人体，约半小时后，就会产生发冷、寒战、体温升高、身痛、出汗和恶心呕吐等不良反应，有时体温可升高至40℃以上，严重者出现昏迷、虚脱、休克，甚至有生命危险。临床上称这种现象为"热原反应"。

热原是微生物的代谢产物，是微生物的一种内毒素，存在于细菌的细胞膜和固体膜之间，是磷脂、脂多糖和蛋白质组成的复合物。其中脂多糖是内毒素的主要成分，具有特别强的致热活性。因而大致可认为热原＝内毒素＝脂多糖。脂多糖组成因菌种不同而不同，不同的菌种脂多糖的化学组成也有差异，一般脂多糖的分子量越大其致热作用也越强。

大多数细菌都能产生热原，致热能力最强的是革兰阴性杆菌，真菌甚至病毒也能产生热原。热原的分子量一般为 1×10^6 左右。

（二）热原的性质

1. **水溶性** 由于磷脂结构上连接有多糖，所以热原能溶于水。其浓缩的水溶液往往带有乳光，所以带乳光的水与药液提示有可能热原不合格。

2. **不挥发性** 热原本身不挥发，但由于可溶于水，在蒸馏时，可随水蒸气中的雾滴带入蒸馏水，故蒸馏水器上应装备完好的隔沫装置，以防止热原污染。

3. **耐热性** 热原的耐热性因热原的种类不同而有差异。一般来说，热原在60℃加热1小时不受影响，100℃加热也不发生热解，但在250℃ 30～45分钟，200℃ 60分钟或180℃ 3～4小时可使热原彻底破坏。在通常注射剂的热压灭菌法中热原不易被破坏。

4. **过滤性** 热原体积小，在 1～5nm 之间，能通过一般滤器。但活性炭可以吸附热原，石棉板、纸浆等滤材对热原也有一定的吸附作用。已有研究，采用膜分离技术，选择适宜的超滤膜进行超滤，可截除热原，有效除去水和溶液中的热原。

5. **其他性质** 热原能被强酸强碱破坏，也能被强氧化剂，如高锰酸钾或过氧化氢等破坏，超声波及某些表面活性剂（如去氧胆酸钠）也能使之失活。另外，热原在水溶液中带有电荷，也可被某些离子交换树脂所吸附。

（三）注射剂污染热原的途径

1. **由溶剂带入** 注射剂的溶剂主要是注射用水及注射用油。注射用水是注射剂最常用的溶剂，是热原污染的主要途径。尽管水本身并非是微生物良好的培养基，但易被空气或含尘空气中的微生物污染。如注射用水制备时操作不当或蒸馏水器结构不合理，都有可能使蒸馏水中带有热原。即使原有的注射用水或注射用油不带有热原，但如果贮存时间较长或存放容器不洁，也有可能由于污染微生物而产生大量热原。故应使用新鲜注射用水，蒸馏器质量要好，环境应洁净，操作过程要正确。

2. 由原辅料带入　原辅料本身质量不佳、贮藏时间过长或包装不符合要求甚至破损，均能受到微生物污染而导致热原产生。如以中药材为原料的制剂，原料中带有大量微生物，易产生热原。又如用微生物方法制备的药品如右旋糖酐、水解蛋白、抗生素等，更容易被热原污染。因此在制备注射剂时应特别注意。

3. 由容器或用具带入　注射剂制备时所用的用具、管道、装置、灌装注射剂的容器，在使用前如没有按规定严格清洗和灭菌，均易污染药液而导致热原产生。因此，注射剂制备时，在相关工艺过程中涉及的用具、器皿、管道及容器，均应按 GMP 的操作规程做清洁或灭菌处理，符合要求后方能使用。

4. 由制备过程带入　注射剂制备过程中由于生产环境达不到规定要求，工作人员未能严格执行操作规程，产品原料投入到成品产出的时间过长，产品灌封后没有及时灭菌或灭菌不彻底，这些原因都会增加微生物的污染机会，从而产生热原。因此，在注射剂制备的各个环节，都必须注意避菌操作，尽可能缩短生产周期。

5. 由使用过程带入　静脉输液本身不含热原，但临床使用时仍发现有热原反应，这往往是由于注射器具（注射器、输液瓶、玻璃管、乳胶管、针头与针筒及其他用具）被污染导致热原反应，因此，必须做到注射器具无菌、无热原，这也是防止热原反应不能忽视的措施。

（四）除去热原的方法

1. 高温法　凡能经受高温加热处理的容器与用具，如针头、针筒或其他玻璃器皿，在洗净后，于 180℃加热 3 小时以上或 250℃加热 30 分钟以上，可破坏热原。

2. 酸碱法　对于耐酸碱的玻璃容器、瓷器或其他用具可用重铬酸钾硫酸清洗液、硝酸硫酸洗液或稀氢氧化钠液处理，可将热原破坏。热原亦能被强氧化剂破坏。

3. 吸附法　注射剂常用优质针用活性炭处理，用量为 $0.05\% \sim 0.5\%$（W/V）。使用时，将一定量的针用活性炭加入溶液中，煮沸，搅拌 15 分钟即能除去液体中大部分热原。活性炭的吸附作用强，除了吸附热原、脱色、助滤作用外，也会吸附溶液中的药物成分，如生物碱、黄酮等，应注意控制用量。此外，将 0.2% 活性炭与 0.2% 硅藻土合用，吸附除去热原效果较好，如处理 20% 甘露醇注射剂即用此法除去热原。

4. 离子交换法　热原分子上含有磷酸根和羧酸根，带有负电荷，可以被碱性阴离子交换树脂吸附。

5. 凝胶过滤法（也称分子筛滤过法）　是利用凝胶物质作为滤过介质，当溶液通过凝胶柱时，分子量较小的成分渗入凝胶颗粒内部而被阻滞，分子量较大的成分则沿凝胶颗粒间隙随溶剂流出。当制备的注射剂，其药物分子量明显大于热原分子时，可用此法除去热原。

6.**反渗透法** 用反渗透法通过三醋酸纤维膜除去热原，这是近几年发展起来的有使用价值的新方法。

7.**超滤法** 是利用高分子薄膜的选择性与渗透性，在常温条件下，依靠一定的压力和流速，达到除去溶液中热原的目的。一般用 3.0 ～ 15nm 超滤膜除去热原。如超滤膜过滤 10% ～ 15% 的葡萄糖注射剂可除去热原。

（五）热原的检查方法

1.**家兔致热实验法** 是指将一定剂量的供试品，静脉注入家兔体内，在规定时间内，观察家兔体温升高的情况，以判定供试品中所含热原的限度是否符合规定。

由于家兔对热原的反应与人体相同，因此，目前各国药典法定的热原检查方法仍为家兔法，对家兔的要求、试验前的准备、检查法、结果判断均有明确规定。家兔法检查热原的关键是动物的状况、房屋条件和操作。

2.**细菌内毒素检查法** 系利用鲎试剂来检测或量化由革兰阴性菌产生的细菌内毒素，以判断供试品中细菌内毒素的限量是否符合规定的一种方法。鲎试验法原理是利用鲎的变形细胞溶解物与内毒素之间的胶凝反应。鲎试验法特别适用于某些不能用家兔致热实验法进行热原检测的品种，如放射性制剂、肿瘤抑制剂等。因为这些制剂具有细胞毒性而具有一定的生物效应，不适宜用家兔法检测。

鲎试验法灵敏度高，操作简单，实验费用少，可迅速获得结果，适用于生产过程中的热原控制，但由于鲎试验法对革兰阴性菌以外的内毒素不够敏感，易出现"假阳性"，故不能完全代替家兔致热试验法。

五、注射剂生产环境

（一）生产环境要求

我国《药品生产质量管理规范》（2010 年修订）对无菌制剂生产洁净室（区）的空气洁净度划分为四个级别，即 A 级、B 级、C 级和 D 级。

无菌制剂按生产工艺可分为两类：采用最终灭菌工艺的为最终灭菌产品；部分或全部工序采用无菌生产工艺的为非最终灭菌产品。

为保证注射剂生产环境的洁净度要求，必须采用空气净化系统或局部净化设备。一般尽量采用局部净化，当局部净化不能满足要求时，可采用局部净化与全面净化相结合的方式或采用全面净化。

（二）注射剂生产管理

1.**洁净室的管理** 进入洁净室的人员应经淋浴、更衣、风淋后才能入内。A 级与 B 级洁净室内人员所穿的服装及各种物料、用具均需通过缓冲间或传递窗经清洁、灭菌后才

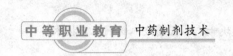

能进入。洁净室人员所穿工作服的色泽或式样应有特殊规定。无菌衣应为上下连体式，宜连袜、帽。特别是头发要彻底洗净并不得外露。

洁净室每日要清洁消毒，以消毒清洁剂擦拭门窗、地面、墙面、室内用具及设备外壁，并每周进行室内消毒（如用甲醛蒸熏消毒）。

洁净室应按规定要求进行监测，主要监测项目有温度、湿度、风速（用风速计）、空气压力（室内外压差）、微粒数、菌落数等。高效滤过器每年测试一次风量，当风量降至原风量的 70% 时，应及时更换。通过监测以保证各项指标符合要求，确保产品质量。

2. 操作人员的净化　注射剂生产车间的人员净化用室包括换鞋室、存外衣室、盥洗室、洁净工作服室、气闸室或空气吹淋室等。

项目二　注射剂的溶剂与附加剂

一、注射剂溶剂

注射剂所用溶剂应无菌、无热原，性质稳定，溶解范围广，安全无害，不影响药物疗效和质量，一般分为水性溶剂和非水性溶剂。水性溶剂最常用的为注射用水，非水性溶剂常用的为植物油及其他注射用溶剂。

（一）注射用水

1. 注射用水的质量要求　注射用水的质量必须符合《中国药典》（2015 年版）的规定，应为无色的澄明液体；无臭、无味；pH 值为 5.0 ～ 7.0；每 1mL 中含细菌内毒素量应小于 0.25EU；细菌、真菌和酵母菌总数每 100mL 不得超过 10 个；氨、氯化物、硫酸盐与钙盐、硝酸盐与亚硝酸盐、二氧化碳、易氧化物、不挥发物与重金属等均应符合规定。

2. 注射用水的制备　见模块三"制药用水生产技术"。

（二）注射用油

某些不溶于水而溶于油或需要在人体内缓慢释放呈现长效作用的药物，制成注射剂时可选用注射用油作溶剂。《中国药典》规定注射用油选用的是供注射用大豆油。其质量标准为：①性状：淡黄色的澄明液体，无臭或几乎无臭；②相对密度：0.916 ～ 0.922；③折光率：1.472 ～ 1.476；④酸值：应不大于 0.1；⑤皂化值：应为 188 ～ 195；⑥碘值：应为 126 ～ 140。

（三）其他注射用溶剂

其他注射用溶剂有乙醇、甘油、丙二醇、聚乙二醇、油酸乙酯、二甲基乙酰胺、二甲基亚砜、苯甲酸苄酯等。

二、注射剂附加剂

为提高中药注射剂的有效性、安全性与稳定性，常按药物的性质添加适宜的附加剂。选择附加剂的品种和使用浓度对机体无毒性，与主药无配伍禁忌，不影响主药的疗效与含量测定。根据附加剂的不同用途，一般分为以下几类：

（一）增加主药溶解度的附加剂

在配制注射剂时，为了增加主药的溶解度，提高注射液的澄明度，可以添加增溶剂或助溶剂，调节适宜的 pH 使难溶性药物生成可溶性盐等。除另有规定外，供静脉用的注射液，慎用增溶剂；椎管注射用的注射液，不得添加增溶剂。常用品种有：

1. 聚山梨酯 80　为注射剂的常用增溶剂，多用于肌内注射液，因有降压和轻微的溶血作用，静脉注射液中应慎用。常用量为 0.5%～1%。使用时应先与被增溶药物混匀，再加入其他溶剂或药液稀释，可提高增溶效果。聚山梨酯 80 有"起昙"现象，能使尼泊金类、山梨酸、三氯叔丁醇等防腐剂的作用减弱，使用时应注意。

2. 胆汁　是一种天然的增溶剂，主要成分是胆酸的钠盐，具有较强的界面活性，适用于 pH 值 6 以上的某些中药注射剂，常用量为 0.5%～1.0%。胆汁中除含有胆酸盐外，还含有胆色素、胆固醇等杂质，不能直接用于注射剂，应精制后再用。精制时将胆汁浓缩至原体积的 1/4，加入 3 倍量乙醇沉淀蛋白质，滤过，回收乙醇，在 100℃烘干即可使用。

3. 甘油　是鞣质和酚性成分的良好溶剂。以鞣质为主要成分的注射液，选用适当浓度的甘油作增溶剂，可有效提高溶解度，保持药液的澄明度。常用量为 15%～20%。

（二）帮助主药混悬或乳化的附加剂

为使混悬液型和乳浊液型注射剂有足够的稳定性，保证临床用药的安全有效，需添加混悬剂和乳化剂。所用混悬剂和乳化剂应具备：①无抗原性、无热原、无毒性、无刺激性、不溶血；②有高度的分散性和稳定性，使用剂量小；③能耐热，在灭菌条件下不改变混悬和乳化功能；④粒径小，不妨碍正常注射给药。

常用的助悬剂有明胶、聚维酮、甲基纤维素、羟丙甲基纤维素（HPMC）、羧甲基纤维素钠等；乳化剂有聚山梨酯 80、油酸山梨坦（司盘 80）、卵磷脂、豆磷脂、普朗尼克 F-68 等，后三种乳化剂可用于静脉注射。

（三）防止主药氧化的附加剂

有些药物在配成注射剂后容易逐渐变色分解、沉淀，减效或失效，甚至产生有毒物质，这些现象往往是由于主药氧化变质所致。为了避免或延缓药物的氧化，一般采取以下措施：

1. 加抗氧剂　抗氧剂是一类极易氧化的还原性物质，当抗氧剂与易氧化药物共存时，抗氧剂先与氧发生反应，保护药物免遭氧化。常用的品种和应用如表 12-1 所示。

表 12-1　注射剂中常用的抗氧剂

抗氧剂名称	使用浓度（%）	适用情况
焦亚硫酸钠	0.05 ～ 0.5	水溶液呈微酸性，适用于偏酸性药液
亚硫酸氢钠	0.05 ～ 0.2	水溶液呈微酸性，适用于偏酸性药液
亚硫酸钠	0.1 ～ 0.3	水溶液呈中性或弱酸性，适用于偏碱性药液
硫代硫酸钠	0.1 ～ 0.3	水溶液呈中性或微酸性，适用于偏碱性药液
硫脲	0.05 ～ 0.1	水溶液呈中性，常用于抗坏血酸等药物
抗坏血酸	0.05 ～ 0.1	水溶液呈酸性，适用于偏酸性或微碱性药液
二甲基羟基甲苯	0.005 ～ 0.02	油溶性
α-生育酚（VE）	0.05 ～ 0.075	油溶性，对热和碱稳定

2. 加金属络合剂　药液中微量的金属离子会加速某些成分的氧化分解，导致制剂变质。加入的络合剂与金属离子形成稳定的络合物，避免金属离子对药物氧化反应的催化作用，从而防止药物氧化反应的发生。最常用的金属络合剂为依地酸二钠或依地酸钠钙。常用浓度为 0.01% ～ 0.05%。

3. 通入惰性气体　为了避免水中溶解的氧和安瓿内剩余空气中的氧对药物的氧化，可将惰性气体（N_2 或 CO_2）通入供配液的注射用水或已配好的药液中，驱除其中溶解的氧气，并在药液灌入安瓿后立即通入惰性气体，以置换液面上的空气，然后再封口。氮气在酸性和碱性的溶液中都可使用，而二氧化碳在水中呈酸性，能生成碳酸盐而影响制剂的质量，应用时应注意。气体的纯度一定要高，通入前应进行净化处理，以除去其他气体、水分、氧气、细菌等杂质。

（四）调节 pH 的附加剂

一般注射剂的 pH 值允许在 4 ～ 9 之间，大量输入的注射液 pH 应近中性。调节 pH 值时应注意 pH 对有效成分稳定性的影响，如含酯键、酰胺结构的药物均会受 H^+ 或 OH^- 的影响而被催化水解，故应将 pH 值调节至水解反应速度最小的范围内。常用于调节 pH 值的附加剂有盐酸、硫酸、枸橼酸及其盐、氢氧化钠（钾）、碳酸氢钠、磷酸氢二钠与磷酸二氢钠等。

（五）抑制微生物增殖的附加剂

为了防止注射剂在制造和使用过程中被微生物污染，特别是采用低温灭菌、滤过除菌或无菌操作法制备的注射剂及大剂量的注射剂，应加入适当的抑菌剂，以杀灭或抑制微生物的增殖，确保用药安全。但用于静脉或脊髓的注射剂一律不得加抑菌剂，剂量超过 5mL 的注射剂在添加抑菌剂时应特别慎重。加有抑菌剂的注射剂仍应采用适宜方法灭菌。注射剂中常用的抑菌剂有 0.25% ～ 0.5% 三氯叔丁醇、0.5% 苯酚、0.3% 甲酚等。

（六）减轻疼痛与刺激的附加剂

中药注射剂由于药液 pH 值、渗透压、杂质等原因，经皮下或肌内注射时易产生刺激或引起疼痛，除根据疼痛产生的原因采取相应措施外，可酌加局部止痛剂。常用的局部止痛剂有：①苯甲醇：用于偏碱性药液，常用量 1%～2%，本品吸收较差，连续注射易使局部产生硬结；②三氯叔丁醇：用于偏酸性药液，常用量 0.3%～0.5%，本品既有止痛作用，又具抑菌作用；③盐酸普鲁卡因：用于偏酸性药液，常用量 0.5%～2.0%，止痛时间仅维持 1～2 小时，对个别患者有过敏反应；④盐酸利多卡因：用于偏酸性药液，常用量 0.2%～1.0%，止痛作用比盐酸普鲁卡因强，过敏反应发生率低。

（七）调节渗透压的附加剂

正常人体的血浆、泪液均具有一定的渗透压。凡与血浆、泪液具有相同渗透压的溶液称为等渗溶液，如 0.9% 氯化钠注射剂和 5% 葡萄糖注射剂。如果血液中注入大量的低渗溶液，就会发生溶血现象，患者感到头胀、胸闷，尿中有血红蛋白等。如果血液中注入大量高渗溶液时，血细胞就会因水分大量渗出而萎缩。皮下或肌内注射时人体可耐受的渗透压范围相当于 0.4%～2.7% 氯化钠溶液所产生的渗透压（即 0.5～3 个等渗浓度），但为了减少疼痛、不损害组织并利于吸收，注射剂最好能调整成等渗或接近等渗。凡注入椎管内的注射剂必须调至等渗。

常用的等渗调节剂有葡萄糖、氯化钠、磷酸盐或枸橼酸盐等。调节等渗的计算方法很多，最常用的是冰点降低数据法和氯化钠等渗当量法（表 12-2）。

表 12-2　常用药物水溶液冰点下降度与氯化钠等渗当量表

名称	1%（g/mL）水溶液冰点降低度℃	每 1g 药物氯化钠等渗当量（g）	名称	1%（g/mL）水溶液冰点降低度℃	每 1g 药物氯化钠等渗当量（g）
硼酸	0.28	0.47	盐酸麻黄碱	0.16	0.28
硼砂	0.25	0.35	盐酸吗啡	0.086	0.15
氯化钠	0.58	1.00	盐酸乙基吗啡	0.19	0.15
氯化钾	0.44	0.76	盐酸毛果芸香碱	0.14	0.24
葡萄糖（H_2O）	0.910	0.16	硝酸毛果芸香碱	0.133	0.22
无水葡萄糖	0.10	0.18	盐酸普鲁卡因	0.122	0.21
依地酸二钠	0.132	0.23	盐酸丁卡因	0.10	0.18
枸橼酸钠	0.18	0.31	盐酸可卡因	0.091	0.16
亚硫酸氢钠	0.35	0.61	氢溴酸东莨菪碱	0.07	0.12
无水亚硫酸氢钠	0.375	0.65	氢溴酸后马托品	0.097	0.17
焦亚硫酸钠	0.389	0.67	水杨酸毒扁豆碱	0.090	0.16

名称	1%（g/mL）水溶液冰点降低度℃	每1g 药物氯化钠等渗当量（g）	名称	1%（g/mL）水溶液冰点降低度℃	每1g 药物氯化钠等渗当量（g）
磷酸氢二钠（2H₂O）	0.24	0.42	硫酸毒扁豆碱	0.08	0.13
磷酸二氢钠（2H₂O）	0.202	0.36	硫酸阿托品	0.073	0.13
乳酸钠	0.318	0.52	青霉素 G 钾	0.101	0.16
碳酸氢钠	0.375	0.65	盐酸土霉素	0.06	0.14
聚山梨酯 80	0.01	0.01	盐酸四环素	0.078	0.14
甘油	0.20	0.35	氯霉素	0.06	0.17
硫酸锌	0.085	0.12	甘露醇	0.099	
荧光素钠	0.182	0.31	硫酸锌（7H₂O）	0.090	0.12
硝酸银	0.90	0.33	尿素	0.59	

1. 冰点降低数据法　　冰点降低数据法调节渗透压的依据是冰点相同的稀溶液具有相等的渗透压。一般情况下，血浆冰点为 -0.52℃。根据物理化学原理，任何溶液冰点降低到 -0.52℃，即与血浆等渗。等渗调节剂的用量可用下式计算。

$$W=（0.52-a）/b \qquad （12-1）$$

式中，W 为配制等渗溶液需加等渗调节剂的百分含量（g/100mL）；a 为药物溶液的冰点下降度数，若溶液中含有两种或两种以上的物质时，则 a 为各物质冰点降低值的总和；b 为所用等渗调节剂 1% 溶液的冰点下降度数。

例1：今欲配制 2%（g/mL）苯甲醇溶液 100mL，需加多少克氯化钠才能成为等渗溶液？

解：1% 苯甲醇溶液冰点下降度 0.095℃。2% 苯甲醇溶液冰点下降度为：

$$a=2×0.095℃=0.19℃（a 值）$$

查表 12-2 又知 1% 氯化钠溶液冰点下降度为 0.58℃（即 b 值），将 a、b 值代入式（12-1），得：

$$W=（0.52-0.19）/0.58=0.57（g）$$

所以应加入 0.57g 氯化钠才能使其成为等渗溶液。

对于成分不明或查不到冰点降低数据的注射剂（如中药注射剂），可测定药液的冰点降低数据后再按上式计算。

例2：现有中药提取液 100mL，经试验测定其冰点下降度为 -0.05℃，需加氯化钠多少克，才能使之成为等渗溶液？（1% 氯化钠溶液的冰点下降度为 0.58℃）

解：根据式（12-1） $W=（0.52-a）/b$

已知　$a=0.05℃$；$b=0.58℃$

$W=（0.52-0.05）/0.58=0.81\%（g·100mL^{-1}）$

答：中药提取液 100mL 中需加氯化钠 0.81g，才能使之成为等渗溶液。

2. 氯化钠等渗当量法　氯化钠等渗当量指与药物 1g 呈现等渗效应的氯化钠的量，一般用 E 表示。计算时先从表 12-2 查出药物的氯化钠等渗当量后，再求出使成为等渗溶液时所需添加等渗调节剂的量。计算方法见式（12-2）。

$$X=0.009V-E_1W_1-E_2W_2\cdots-E_nW_n \tag{12-2}$$

式中，X 为 VmL 溶液中所加氯化钠的量；W_1、W_2、$\cdots W_n$ 为 VmL 溶液中各溶质的克数；E_1、E_2、$\cdots E_n$ 为药液中各物质的氯化钠等渗当量数。

例 3：硫酸阿托品 2.0g，盐酸吗啡 4.0g。氯化钠适量，注射用水加至 200mL。问将此注射剂制成等渗溶液，应加多少氯化钠？

解：查表 12-2 知硫酸阿托品 $E=0.13$，盐酸吗啡 $E=0.15$。根据式（12-2）可计算出上述注射剂制成等渗溶液，应加氯化钠的量。

$$X=0.009×200-0.13×2-0.15×4=0.94（g）$$

3. 等张溶液　等张溶液系指与红细胞张力相等的溶液，也就是能使红细胞保持正常体积和形态的溶液。多数药物的等渗溶液往往就是或近似等张溶液，如 0.9% 氯化钠溶液既是等渗又是等张溶液。但也有一些药物的等渗溶液并不等张，如 2.6% 甘油、2% 丙二醇、1.63% 尿素、1.9% 硼酸等，均与 0.9% 氯化钠溶液等渗，但施于机体时在一定的 pH 下可引起 100% 的溶血，加入适量葡萄糖或氯化钠后可避免溶血。

生物机体对药物溶液特别是对注射剂和滴眼剂的要求应该是等张而不是等渗。在实际工作中，凡皮下注射、肌内注射及滴眼液因用量小不一定要求等张；静脉注射一般要求等张；鞘内注射则严格要求等张。

等张浓度通常采用溶血试验法测定，但实验条件要求较高。

项目三　小容量注射剂生产技术

一、小容量注射剂的生产流程

小容量注射剂也称水针剂，指装量小于 50mL 的注射剂。其生产过程包括容器的处理、中药原液的制备、配液与滤过、灌封、灭菌与检漏、印字与包装等步骤。小容量注射剂生产工艺流程如图 12-1 所示。

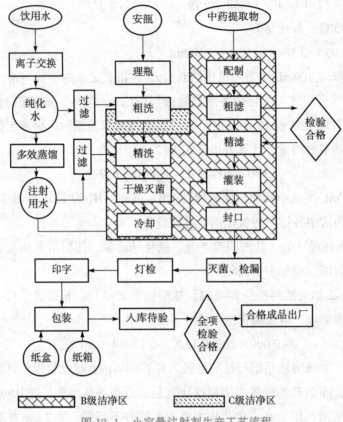

图 12-1 小容量注射剂生产工艺流程

（一）容器的选择与处理

1. 容器的种类 注射剂常用容器有玻璃安瓿、玻璃瓶、塑料安瓿、塑料瓶（袋）等。

安瓿的式样目前采用曲颈安瓿与粉末安瓿两种，其容积通常为 1mL、2mL、5mL、10mL、20mL 等规格。通常使用无色安瓿，利于检查澄明度；对光敏感的药物应采用棕色安瓿；水针剂使用曲颈易折安瓿；注射用粉末或结晶性药物使用粉末安瓿。

2. 安瓿的质量要求与检查

（1）安瓿的质量要求 ①无色透明：便于检查注射剂的澄明度、杂质及变质情况；②膨胀系数小、耐热性好：能耐受洗涤和灭菌过程中产生的冲击，在生产过程中不易冷爆破裂；③有足够的物理强度：能耐受热压灭菌时所产生的压力差，生产、运输、贮藏过程中不易破损；④化学稳定性高：不易被药液侵蚀，也不改变溶液的 pH；⑤熔点较低：易于熔封；⑥不得有气泡、麻点及砂粒。

（2）安瓿的质量检查 ①物理检查：包括外观、尺寸、内应力、清洁度、热稳定性等；②化学检查：如耐酸性、耐碱性检查和中性检查；③装药试验：当安瓿材料变更时，应做装药试验，证明无影响才能应用。

3. **安瓿的处理**　包括安瓿的洗涤、干燥和灭菌。

（1）**安瓿的洗涤**　洗瓶室要求达到 D 级洁净区标准，洗涤方法有：①甩水洗涤法：该法一般仅限于 5mL 以下的安瓿。将安瓿经喷淋灌水机灌满滤净的纯化水，再用甩水机将水甩出，如此反复 3 次。此法洗涤安瓿生产效率低、劳动强度大、洗涤质量不高，生产中已基本不用。②气水喷射洗涤法：该法为最有效的洗瓶方法，利用滤过的纯化水与滤过的压缩空气，由针头喷入安瓿内交替喷射洗涤，冲洗顺序为气→水→气→水→气，洗涤 4～8 次。③超声波洗涤法：采用超声波洗涤与气水喷射洗涤相结合的方法。先超声波粗洗，再经气→水→气→水→气精洗。该法是较为先进的洗瓶方法。

（2）**安瓿的干燥与灭菌**　将洗涤后的安瓿倒置或平放于盒内，置烘箱内用 120～140℃干燥 2 小时以上，若用于盛装无菌操作药物或低温灭菌的安瓿则需 180℃干热灭菌 1.5 小时或 200℃干热灭菌 45 分钟以上。生产设备多采用隧道式干热灭菌机，灭菌后的安瓿应有净化空气保护，防止污染。

（二）中药原液的制备

中药原液的制备可分为两类。一类是有效成分已经明确且比较单一的，可选择合适的溶剂与附加剂配成注射剂，如穿心莲、丹皮酚及银黄注射剂等。另一类是有效成分尚不明确或不完全明确的，特别是一些验方和复方制剂，为了使药用成分在提取中不损失，通常采用传统中药水煎剂和酒剂的制备方法，用水和乙醇提取有效成分，再用适宜的方法尽量除去杂质，制成注射剂，如复方丹参注射剂、复方大青叶注射剂等。

1. **提取与纯化**

（1）**水提醇沉法（水醇法）**　水溶解范围广，生物碱盐、苷类、有机酸、蛋白质、糖类、鞣质、多糖（如淀粉、黏液质、果胶等）都可提取出来，提取液中无效成分较多，需醇沉除去。一般可将水提液浓缩成每毫升相当于原药材 1～2g，加入乙醇的量达 60%～70% 时，除鞣质、树脂等少数无效成分外，淀粉、多糖类、蛋白质等大多可沉淀除去。为使无效成分尽量除去，可分 2～3 次加入乙醇沉淀杂质，使乙醇的含量逐渐增高，通过 3 次醇沉澄明度仍不理想的，应改用其他提取方法。

（2）**醇提水沉法（醇水法）**　乙醇具有较广泛的溶解范围，生物碱及其盐、苷类、挥发油及有机酸等均可用其提取。多糖类、蛋白质、淀粉等无效成分不能溶解，但对树脂、油脂、色素等水不溶性成分却可溶出。通常高浓度乙醇用于生物碱、挥发油、树脂和叶绿素的提取，60%～70% 乙醇用于苷类的提取，40%～50% 的乙醇用于强心苷及鞣质的提取，50% 以下的乙醇用于蒽醌及苷类、鞣质的提取。

（3）**蒸馏法**　药材中含挥发油或其他挥发性成分时可用本法提取精制。操作时将药物粗粉或薄片放入蒸馏器内，加水适量，待充分吸水膨胀后，加热蒸馏或通水蒸气蒸馏，收集馏出液。必要时将收集的馏出液再蒸馏 1 次，以提高其纯度与浓度。但蒸馏次数不宜过多，以免挥发性成分氧化或分解。为防止有效成分的破坏，必要时可采用减压蒸馏法。

（4）双提法　如果处方内有药材既需要提取其挥发性成分，又需要提取其不挥发性成分时，可使用本法。即将药材先以蒸馏法提出挥发性成分后，再以水提醇沉法或其他方法提取其不挥发性成分，最后将两部分合并，供配注射剂用。

（5）透析法　本法是利用溶液中小分子物质可透过半透膜，大分子物质不能透过的性质来除去高分子杂质、纯化药液的方法。如中药水煎液中的多糖、蛋白质、鞣质、树脂等都是高分子有机物，不能透过透析膜，而有效成分以低分子化合物或以离子形式存在者居多，一般能透过透析膜，故利用这一特性就可以达到分离、精制、去除杂质的目的。本法制得的成品澄明度与稳定性均较好，鞣酸、树脂等高分子杂质基本上除尽。本法的缺点是透析量有限，操作时间长，不适于大生产。

（6）超滤法　超滤法是用于分子分离的滤过方法。中药水煎液中有效成分的分子量多在1000以下，而一般无效成分（鞣质、蛋白质、树脂等）分子量则较大。在常温和一定压力下（外源氮气压或真空泵压），将中药粗提液通过一种装有高分子膜的超滤器，可达到除去杂质、保留有效成分的目的。

2. 除去药液中鞣质的方法　鞣质是多元酚的衍生物，既溶于水又溶于醇，用水醇法不易除尽，注射剂灭菌后会有沉淀，影响澄明度。鞣质能与蛋白质形成不溶性鞣酸蛋白，含有一定量鞣质的注射剂肌内注射后，使局部组织发生硬结、疼痛。因此，注射剂中的鞣质必须进一步除去。目前常用的除鞣质方法有以下几种：

（1）明胶沉淀法　本法是利用蛋白质可与鞣质在水溶液中形成不溶性鞣酸蛋白而沉淀除去的方法。具体操作为：在中药水提取液中，搅拌下加入2%～5%的明胶溶液适量，至不再产生沉淀为止，静置，滤过，滤液适当浓缩后，加乙醇使含醇量达75%以上，静置，沉淀，滤除过量明胶。当有效成分为黄酮、蒽醌时不宜采用此法，以免这些成分损失。可采用改良明胶法，即在水提浓缩液中加入明胶后，不滤过，直接加乙醇处理，可减少明胶对某些有效成分的吸附。改良明胶法也有称之为胶醇法。

（2）醇溶液调pH法　本法又称碱性醇沉法，是利用鞣质可与碱成盐，在高浓度乙醇中难溶而沉淀除去的方法。具体操作为：在中药水提浓缩液中加入乙醇，使含醇量达80%或更高，冷藏、静置、滤除沉淀后的醇液，用40%氢氧化钠溶液调pH值为8，醇液中的鞣质生成钠盐不溶于乙醇而析出，滤除即可。此法除鞣质较彻底，同时还能除去有机酸类杂质。但若有效成分也能与氢氧化钠成盐，可能同时沉淀而损失。

（3）聚酰胺吸附法　聚酰胺分子内含有许多酰胺键，可与酚类、酸类、醌类、硝基类化合物等形成氢键而吸附这些物质。鞣质为多元酚的衍生物，亦可被吸附，从而达到除去的目的。

（三）注射剂的配液与滤过

1. 注射剂的配液

（1）原料的质量要求及投料计算

1）原料的质量要求：以有效成分或有效部位为组分配制注射剂时，所用原料应符合该有效成分或有效部位的质量标准，对溶解性、杂质检查、含量等指标要严格要求；以净药材为组分配制单方或复方注射剂时，必须选用正确的药材品种。规定含指标成分的量不低于总固体量的 20%（静脉用注射剂不低于 25%）；所用的各种附加剂均应符合药用标准，一般应采用"注射用"规格。

2）投料量计算：配制前应按处方规定量及原料含量计算用量，若注射剂在灭菌后含量有所下降，应酌情增加投料量。中药注射剂的浓度根据原料的情况常用以下方法表示：①原料为已提纯的单体：通常用有效成分的百分含量（g/100mL）或限幅表示。亦可用每毫升含单体多少毫克或微克来表示，如丹皮酚注射剂每毫升含丹皮酚 5mg。②原料为总提取物（有效部位）：以总提取物的百分浓度或每毫升含总提取物的量来表示，如毛冬青注射剂每毫升含毛冬青提取物 18 ～ 22mg。③有效成分不明确的中药：以每 1mL 相当于中药（生药）的量来表示。仅限于老产品，凡新品种均须有含量规定。

（2）配液用具的选择与处理　配液的用具均应由化学稳定性好的材料制成，如玻璃、搪瓷、耐酸耐碱的陶瓷及无毒聚氯乙烯、聚乙烯塑料等，不宜使用铝制品，因铝制品经肥皂刷洗后，能使液体中的小白点（脂肪酸与铝形成的络合物）增多。

配制少量注射剂可在中性硬质玻璃瓶或搪瓷桶内进行，大量生产多采用搪玻璃反应罐、不锈钢配液缸、瓷缸等。配液用具使用前先用肥皂、洗衣粉等刷洗清洁，最后用注射用水冲洗。玻璃器皿可用清洁液处理，随即用自来水刷洗，最后用注射用水荡洗。塑料管道可用较稀清洁液处理后，用常水冲洗，再用注射用水抽洗数次。乳胶管可置蒸馏水中煮沸 20 分钟后，再用注射用水反复抽洗；亦可用 1% 氢氧化钠溶液浸泡 10 分钟，用自来水搓揉冲洗，再用注射用水抽洗，使用后的管道应立即清洗，如暂时不用，可泡在1%～ 1.5% 苯酚溶液中，防止微生物的生长。

（3）药液的配制方法　①浓配法：将全部原料药物加入部分溶媒中配成溶液，加热过滤，必要时冷却后再过滤，根据含量测定的结果，再用滤过的注射溶媒稀释至所需浓度。适用于药物（原液）杂质含量较高的注射剂的配制，杂质在浓配时滤过除去。②稀配法：将原料加入所需的溶媒中直接配制成所需浓度。适用于药物（原液）杂质含量低的注射剂的配制。

如处方中有两种或两种以上药物时，则难溶性药物先溶；如有易氧化药物需加抗氧剂时，应先加抗氧剂，后加药物；如需加入增溶剂或助溶剂时，最好将增溶剂、助溶剂与主药预先混合后再加入稀释。

中药成分复杂，虽经提取精制，仍然残存一些杂质，常在配液时借助加入吸附剂、热处理与冷藏等方法克服。吸附法中常用的吸附剂如活性炭、滑石粉等，不仅可除去树脂、鞣质、色素等杂质，也能改善注射剂的澄明度，尚有助滤作用。活性炭用量一般为0.1%～1%，应选用纯度高的优级品（常用767型一级针剂用炭），使用前需于150℃活化4～5小时，提高其吸附性。但活性炭也能吸附一些有效成分，亦应予注意。

2. 注射剂的滤过　滤过是保证注射剂澄明的重要操作，一般分为初滤和精滤，有时也将两者结合起来同时进行。

如果药液中沉淀较多，特别是加过活性炭的溶液须经初滤后方可精滤，以免沉淀堵塞滤孔。初滤常用的滤材有滤纸、长纤维脱脂棉、绸缎布、尼龙布等。小量制备以布氏滤器减压滤过最常用，大量生产多用滤棒（外面可用绸布或尼龙布包扎以便洗涤）进行。新绸布等使用前要先用常水洗涤，再分别用2%碳酸钠溶液和1%盐酸搓洗并煮沸，用蒸馏水或滤过澄明的蒸馏水冲洗至无纤维、无浑浊后灭菌备用。微孔滤膜在使用前一般先用蒸馏水冲洗，浸泡24小时备用，若无破损，再用注射用水冲洗，装入滤器。

不论采用何种滤过装置，开始滤出的药液澄明度常不合要求，因此滤过开始时常将最初的滤液反复回滤，待回滤药液的澄明度合格后，即可灌装。

（四）注射剂的灌封

灌封包括灌注药液和封口，灌注药液后应立即封口，以免污染。灌封间是无菌制剂制备的关键工作区，其环境要严格控制，操作室洁净度按C级要求，灌封部位局部达到A级。灌装药液时应注意：①剂量准确。灌装时注射剂可分别按易流动液和黏稠液，根据《中国药典》现行版要求（表12-3）适当增加装量，以保证注射用量不少于标示量。②药液不沾瓶。为防止灌注器针头"挂水"，活塞中心常有毛细孔，可使针头挂的水滴缩回并调节灌装速度，过快时药液易溅至瓶壁而沾瓶。③易氧化的药物灌装时应通惰性气体。通惰性气体时既不使药液溅至瓶颈，又使安瓿空间空气除尽，一般认为2次通气的效果较1次通气的效果好。1～2mL的安瓿常在灌注药液后充气，5mL以上的安瓿则在灌注前后各充气1次。

表12-3　注射剂装量增加量

标示装量 /mL	增加量 /mL	
	易流动液	黏稠液
0.5	0.10	0.12
1	0.10	0.15
2	0.15	0.25
5	0.30	0.50

续表

标示装量 /mL	增加量 /mL	
	易流动液	黏稠液
10	0.50	0.70
20	0.60	0.90
50	1.0	1.5

（五）注射剂的灭菌与检漏

熔封后的安瓿应立即灭菌，不可久置。灭菌方法主要根据主药性质来选择，既要保证灭菌效果，又不能影响主药的有效成分。一般小容量的中药注射剂多采用 100℃ 30 分钟湿热灭菌，10 ～ 20mL 的安瓿可酌情延长 15 分钟灭菌时间，要求按灭菌效果 F_0 大于 8 分钟进行验证。对热稳定的产品，可以热压灭菌。

灭菌后的安瓿应立即进行漏气检查。若安瓿未严密熔合，有毛细孔或微小裂缝存在时，则药液易被微生物与污物污染或药物泄漏，因此必须剔除漏气产品。

注射剂灭菌常用的设备有热压灭菌柜、水浴式灭菌柜等。检漏常用的设备为热压灭菌检漏器。灭菌、检漏可同时进行，注射剂生产中应用较多。

（六）注射剂的印字与包装

注射剂经质量检查合格后即可进行印字和包装，每支注射剂应直接印上品名、规格、批号等。

印字有手工印字和机械印字两种。少量安瓿印字时，通常将打印或刻印的蜡纸反铺在涂有少量玻璃油墨的 2 ～ 3 层纱布上，纱布固定在橡胶板、纸盒或其他物品上，将安瓿在蜡纸上轻轻滚过即可。机械印字常采用安瓿印字机。目前已有印字、装盒、贴标签及包扎等联成一体的印包联动机。

装安瓿的纸盒内应衬有瓦楞纸及说明书。盒外应贴标签，标签上须注明下列内容：①注射剂的名称（中文、拉丁文全名）；②内装支数；③每支容量与主药含量；④批号、生产日期与有效日期；⑤处方；⑥制造者名称和地址；⑦应用范围、用法、用量、禁忌；⑧贮藏方法等。

二、小容量注射剂常用生产设备与使用

（一）注射剂滤过设备

注射剂滤过的方式有自然滤过、减压滤过与加压滤过三种。三者滤过方式的装置如下：

（1）高位静压滤过装置 该装置一般是配液间在楼上，配液通过管道滤过到楼下进行

灌封，如加用微孔膜滤器则滤液质量更高。本装置的特点是不需加压或减压设备，压力稳定，质量好，但滤速较慢。

（2）减压滤过装置　减压滤过装置很多，图12-2为常用的一种，其特点为：①可以连续滤过：过滤液瓶接受滤液时，另一滤液瓶中的溶液可经过滤器进入滤瓶以供灌注用，如此交替应用；②整套装置从过滤到灌注都在密闭的情况下进行，药液不易被污染；③由于减压滤过后又经过一次自然滴滤，可避免由于减压的压力不稳而造成滤层松动，影响滤液的澄明度。

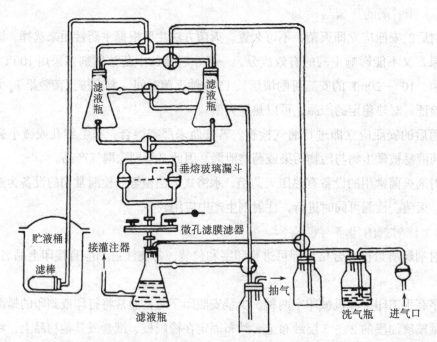

图12-2　注射剂减压连续滤过装置

（3）加压滤过装置　加压过滤系用离心泵将液体通过滤器进行滤过，其特点为压力稳定、滤速快、质量好、产量高。由于全部装置保持正压，空气中的微生物和微粒不易进入滤过系统，同时滤层不易松动，因而滤过质量比较稳定。此法需要不锈钢或陶瓷的耐酸泵及压滤罐等设备，当配液、滤过、灌封等工序在同一平面时适于使用。如图12-3为自动加压滤过装置。限位开关为连接继电器的两组开关，贮液瓶中药液减少到一定重量时弹簧伸张，连板压点将限位开关的触点顶合，此时继电器通电，借磁性将离心泵的开关吸合，离心泵开动，继续压滤药液；贮液瓶重量增大，弹簧压紧，限位开关的触点脱离，继电器的自锁作用使离心泵继续开动；当贮液瓶重量增加使连板压点将限位开关的触点打开，继电器释放，离心泵关掉；当瓶内药液减少，限位开关的触点即复合，直至限位开关的另一触点顶合时，离心泵又重新启动。操作时工作压力保持在98.1～147.5kPa，滤速能基本满足灌封的需要。

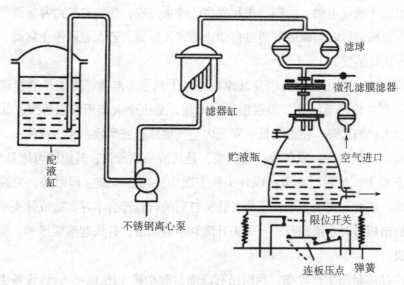

配液缸

滤器缸

滤球

微孔滤膜滤器

贮液瓶

空气进口

不锈钢离心泵

限位开关

连板压点 弹簧

图 12-3 自动加压滤过装置

（二）注射剂灌封设备

安瓿自动灌封机（图 12-4）操作方便，生产效率高。封口有拉封和顶封两种，多采用旋转拉丝封口。该方法封口严密，不易出现毛细孔，对药液的影响小，与顶封相比可节约能源 60% 以上。安瓿自动灌封机可自动完成进瓶→理瓶→送瓶→前充气→灌装→后充气→预热→拉丝封口→出瓶等工序。

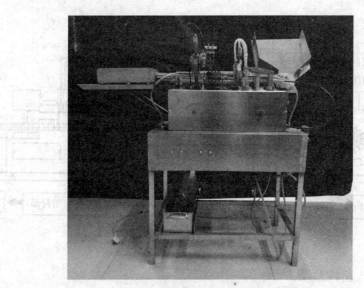

图 12-4 安瓿自动灌封机结构示意图

灌封过程：灌封机的垂直输送系统有数个灌封头，其灌注药液封口由以下动作协调进行：移瓶齿板送洗净的安瓿，灌注针头下降，灌注药液入安瓿，灌注针头上升后封口，安瓶离开。以上动作通过主轴上的侧凸轮和灌注凸轮来完成，药液容量由容量调节螺旋上下移动调节。灌封机运行时若缺瓶可通过自动止灌装置停灌，若无瓶则停止启动，瓶子过多则停止洗瓶等连锁装置。

灌封机操作中可能出现的问题及其原因有：①剂量不准确，可能是剂量调节螺丝松动；②封口不严，出现毛细孔，多在顶封时出现，是由于火焰不够强所致；③出现大头（鼓泡），是因为火焰太强、位置太低，安瓿内空气突然膨胀所致；④出现瘪头，主要是因为安瓿不转动，火焰集中一点所致；⑤焦头，是药液沾颈所致，其原因可能是灌药太急，药液飞溅在瓶壁上，熔封时形成；或针头往安瓿中注药后未能立即回药，尖端还带有药液，黏于瓶颈；或针头安装不正，压药与针头打药的行程配合不好，造成针头刚进瓶口就灌药或针头临出瓶口时才给完药；或针头升降轴不够润滑，针头起落缓慢等。应针对具体原因加以解决。

为提高产品质量与生产效率，我国已有洗灌封联动机（图 12-5），该设备由超声波清洗机、隧道灭菌烘箱、自动安瓿灌封机组成，是安瓿洗涤、烘干灭菌以及药液灌封三个步骤联合起来的生产线。其主要特点是生产全过程是在密闭或层流条件下工作，符合 GMP 要求，采用先进的电子技术和微机控制，实现机电一体化，使整个生产过程达到自动平衡、监控保护、自动控温、自动记录、自动报警和故障显示，减轻了劳动强度，减少了操作人员。其缺点是价格昂贵，部件结构复杂，对操作人员的管理知识和操作水平要求较高，维修也较困难。

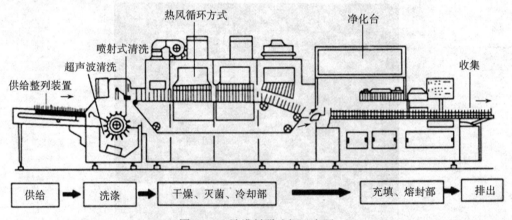

图 12-5 洗灌封联动机示意图

（三）注射剂灭菌检漏设备

在生产上通常采用灭菌检漏两用锅（图 12-6），灭菌与检漏同时进行。灭菌后稍开锅门，从进水管放进冷水淋洗使安瓿温度降低，然后关紧锅门并抽气，使灭菌器内压力逐渐降低。如有漏气安瓿，其瓶内空气也被抽出。当真空度达到 85.12 ～ 90.44kPa 时，停止抽气，将有色溶液（如 0.05% 曙红、亚甲蓝或酸性大红 G 溶液）吸入灭菌锅中，至没过安瓿后，关闭色水阀，开启放气阀，再将有色溶液抽回贮液器中，开启锅门，取出注射剂，淋洗后检查，即可剔除带色的漏气安瓿。也可将灭菌后的安瓿趁热浸入有色溶液中，当冷却时，因漏气安瓿内部压力低，有色溶液即由漏孔进入安瓿，使药液染色。

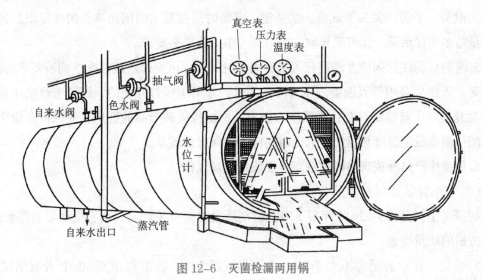

图 12-6　灭菌检漏两用锅

三、小容量注射剂质量控制

（一）生产过程质量控制

1.各工段应严格控制操作室空气洁净度和温湿度。如安瓿洗涤和干燥灭菌操作室洁净度按 D 级要求，药液浓配间洁净度按 D 级、稀配间按 C 级要求，精滤后药液在 C 级洁净度下存放。药液灌封操作室洁净度要求：最终灭菌注射剂按 C 级背景下的局部 A 级，非最终灭菌注射剂按 B 级背景下的局部 A 级。洁净室内相对室外呈正压，温度 18 ~ 26℃，相对湿度 45% ~ 65%。

2.安瓿清洗过程中应随时检查水汽压力，确保水汽能冲到安瓿底部，保证洗涤质量。安瓿清洗过程中的质量控制点有：①洁净度：应光洁，不得有纤维、白点、异物、玻璃屑等，符合企业内控标准；②破损率：应符合企业内控标准。

3.配液应尽可能缩短时间，配制用器具、原料、附加剂尽可能无菌，防止微生物与热原的污染及药液变质。配液工序的质量控制点有：①色泽：品种不同色泽要求不同，若色泽不符合要求，在药液含量符合规定的前提下，多加活性炭的量以改善药液色泽。②含量：药液含量测定的样品应是加活性炭搅拌过滤后的滤液，根据《中国药典》或企业内控标准，应符合规定。内控标准应根据药液灭菌后含量下降幅度而定，还要考虑药液在有效期内有效成分含量的下降情况。③pH：根据注射剂品种不同，符合要求。④可见异物：

根据《中国药典》或企业内控标准，应符合规定。

4. 灌封时要经常检查装量及封口质量，封口不得有炭化、封口不严等现象。灌封后安瓿应有标签，标签上应标明品名、规格、批号、生产日期、灌封人、灌封序号，防止发生混药、混批。本工序的质量控制点有：①封口质量：封口应严密光滑，不得有封口不严、焦头、泡头、平头、尖头等现象。②装量：灌装时需根据《中国药典》的规定增加装量，灌装量略多于标示量。③可见异物：应符合《中国药典》要求。

5. 灌封后的注射剂要立即进行灭菌。灭菌时间必须由全部药液温度达到所要求的温度时算起。灭菌后必须等灭菌器内压力降到零时，才可缓慢打开柜门，谨防蒸汽喷出伤人。灭菌检漏工序质量控制点有：①温度与压力：根据待灭菌产品的性质，应保持在设定值。②时间：根据设定温度与压力，灭菌时间应能确保灭菌效果。

6. 更换生产品种或规格时要注意各工段的清场工作。

（二）小容量注射剂的质量检查

按照《中国药典》（2015 年版）对注射剂质量检查有关规定，小容量注射剂需要进行如下方面的质量检查：

1. 装量　标示装量为不大于 2mL 者取供试品 5 支，2mL 以上至 50mL 者取供试品 3 支，按照《中国药典》方法进行检查，每支的装量均不得少于其标示量。

2. 可见异物　可见异物指存在于注射剂、滴眼剂中，在规定条件下目视可以观测到的不溶性物质，其粒径或长度通常大于 50μm。注射剂除另有规定外，依照《中国药典》现行版可见异物检查法检查（澄明度检查），应符合规定。可见异物检查可采用灯检法和光散射法。

3. 细菌内毒素或热原　除另有规定外，静脉用注射剂按各品种项下的规定，照细菌内毒素检查法或热原检查法检查，应符合规定。

4. 无菌　任何注射剂灭菌后，均应抽取一定数量的样品进行无菌检查，以确保制品的灭菌质量。通过无菌操作制备的成品更应检查其无菌状况，具体方法参阅《中国药典》现行版。

5. 有关物质　有关物质系指中药材经提取、纯化制成注射剂后，残留在注射剂中可能含有并需要控制的物质，一般包括蛋白质、鞣质、树脂等；静脉注射剂还应检查草酸盐、钾离子等。按各品种项下规定，参照《中国药典》现行版注射剂有关物质检查法检查，应符合有关规定。

此外，应根据具体品种要求进行鉴别试验、含量测定、杂质检查、溶血检查及安全试验等项目。

四、典型品种举例

参附注射剂

【处方】红参 93.7g，附片 156.25g，丹参 156.25g。

【制法】

（1）人参的提取：将人参粗粉用 75% 乙醇回流提取 3 次，每次 2 小时，合并提取液。滤过，回收乙醇，浓缩液加 6～7 倍量乙醇搅拌，冷藏 24 小时，滤过，灭菌，冷藏备用。

（2）附片、丹参的提取：二药加水煎煮 3 次，每次 1.5 小时，合并煎液，浓缩至糖浆状，加 3～4 倍量乙醇，冷藏 24 小时，滤过，回收乙醇；浓缩液加 5～6 倍量乙醇，冷藏 24 小时，滤过，回收乙醇；浓缩液再加 7～8 倍量乙醇，冷藏 24 小时，滤过，回收乙醇至无醇味，加生理盐水稀释，滤过，灭菌，备用。

（3）合并以上两种备用液，滤过，加生理盐水至 1000mL，加无水碳酸钠调 pH 值 6.5，精滤，分装，105℃热压灭菌 45 分钟。

【功能与主治】益气活血，回阳救脱，强心生脉。用于元气大亏，阳气暴脱，手足厥冷，呼吸微弱，脉微，以及心源性休克、感染性休克和中毒性休克等。

【用法与用量】静脉滴注，一次 40～100mL，加于 5%～10% 葡萄糖液 500mL 中滴注，一日 1 次。

【处方工艺分析】本品为静脉滴注，不加吐温 80 等增溶剂。根据药物性质，人参采用醇提水沉法，附片和丹参采用水提醇沉法制备。

【制备过程注意事项】为了改善制剂的澄明度，提高制剂的稳定性，提取物须进一步精制。人参提取物的精制若用 LG601 型大孔树脂，用水和 20% 乙醇洗涤吸附树脂，55% 乙醇解吸，解吸后的人参提取液中人参总皂苷的含量明显高于乙醇回流提取法；附片中主要成分为乌头碱，若在水醇法处理中增加 2 次碱性醇沉，可提高药液的澄明度，而主药含量并不低于原工艺。

鱼腥草注射剂

【处方】鱼腥草 2000g，氯化钠 7g，聚山梨酯 80 5g。

【制法】取鲜鱼腥草 2000g 进行水蒸气蒸馏，收集初馏液 200mL，再进行重蒸馏，收集重蒸馏液约 1000mL，加入 7g 氯化钠及 5g 聚山梨酯 80，混匀，加注射用水使成 1000mL，滤过，灌封，灭菌，即得。

【功能与主治】清热，解毒，利湿。用于肺脓疡，痰热咳嗽，白带，尿路感染，痈疖。

【用法与用量】肌内注射，一次 2～4mL，一日 4～6mL。静脉滴注，一次 20～100mL，用 5%～10% 葡萄糖注射剂稀释后应用，或遵医嘱。

【处方工艺分析】鱼腥草抗菌活性成分为挥发油中癸酰乙醛和月桂醛，干品中测不出癸酰乙醛，因此生产注射剂应采用鲜品。方中氯化钠为渗透压调节剂，聚山梨酯 80 为增溶剂。

【制备过程注意事项】鱼腥草药材表面多不清洁，水蒸气蒸馏时，大量细菌随水蒸气一起馏出，不易被滑石粉滤层阻滞，结果表现为灭菌后不够澄明，可通过多次蒸馏来加以改善。此外，鱼腥草注射剂灭菌时 pH 值越高，其中有效成分降解越快，一般灭菌时 pH 值控制在 6.5 左右为宜。

当归注射剂

【处方】当归 50g，苯甲醇 10mL，氯化钠 8g，注射用水加至 1000mL。

【制法】取当归粗粉，加蒸馏水约 1000mL，浸渍 30 分钟，按蒸馏法收集蒸馏液 800mL，备用。药渣按煎煮法水煎两次，每次 30 分钟，合并水煎液，浓缩至 50mL，加二倍乙醇，搅拌，冷藏，沉淀，滤过，滤液回收乙醇，浓缩至 20～25mL，再加乙醇至含醇量达 80%，冷藏滤过，滤液回收乙醇至无醇味，与上述蒸馏液合并，滤过，加苯甲醇、氯化钠，搅拌溶解，加注射用水至 1000mL，用 G3 垂熔玻璃漏斗滤过，灌封于 2mL 的安瓿中，100℃灭菌 30 分钟即得。

【功能与主治】活血止痛。用于各种疼痛，如头痛、坐骨神经痛、面神经麻痹、痛经及妇科疾病。

【用法与用量】穴位注射，每穴 0.3～0.5mL，一日或隔日 1 次。

【处方工艺分析】①当归活性成分除水溶性部分外还有较多的挥发油，含量为 0.2%～0.4%。故本品采用双提法提取，以保留其有效成分。②苯甲醇为止痛剂，氯化钠为渗透压调节剂。③本品也可以用 70% 乙醇为溶剂，采用渗漉法提取制备。

【制备过程注意事项】当归中有效成分阿魏酸在水中的溶解度小、稳定性差，特别是高温灭菌对其破坏作用更大，可采用温和、穿透力强和杀菌能力强的灭菌方法，如紫外线灭菌、^{60}Co 辐射法及低温间歇式灭菌等。或将当归中阿魏酸提取精制制成粉针剂或制成钠盐。

项目四 静脉输液生产技术

一、静脉输液的生产流程

静脉输液是指供静脉滴注输入体内的大剂量（除另有规定外，一般不小于 100mL）注射剂。通常包装在玻璃或塑料的输液瓶或袋中，不含抑菌剂。使用时通过输液器调整滴速，持续而稳定地进入静脉，以补充体液、电解质或提供营养物质。由于其用量大而且直接进入人体血液，应在生产全过程中采取各种措施防止微粒、微生物、内毒素污染，确保安全。生产工艺等亦与小容量注射剂有一定差异。大容量注射剂生产工艺流程如图12-7所示。

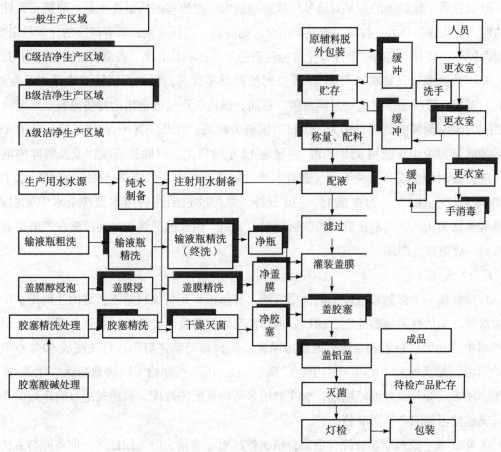

图 12-7 大容量注射剂生产工艺流程

（一）容器与附件的质量要求与处理

1. **输液瓶** 应为无色透明中性硬质玻璃所制，应能耐酸、碱、水和药液的腐蚀，且要耐压，使在高压灭菌和运输过程不易破碎。外观应光滑均匀、端正、无条纹、无气泡。瓶口内径应适度、无毛口，以利于密封。

输液瓶的处理：先用常水冲洗除去表面灰尘，再洗内壁，倒置沥干，然后用清洁液荡涤整个瓶内壁，放置。临用前先用常水冲去清洁液，再用注射用水冲洗，灌注前用微孔薄膜滤过的注射用水倒冲，备用。

2. **塑料输液袋** 为无毒软性聚氯乙烯、聚丙烯等塑料压制而成。具有体积小、重量轻、便于运输等特点。塑料输液袋需经过热原试验、毒性试验、抗原试验、变形试验及透气试验，合格后方可使用。

新塑料输液袋的处理：应先用清水将表面洗净，然后灌入已滤过的注射用水 150mL，用玻璃塞塞紧袋口，在压力为 49.04kPa 下，热压灭菌 30 分钟备用。临用时放掉袋内注射用水，再用滤过的注射用水荡洗三次，即可灌装药液。

3. 橡胶塞　橡胶塞的质量对静脉输液影响很大。橡胶塞的质量要求是：应富有弹性和柔曲性，针头容易刺入，拔出后能立即闭合；耐高热、高压灭菌；具有高度的化学稳定性；吸附性较小；具有一定的耐溶性以免增加药液的杂质；不易老化、表面光滑和厚薄均匀。

4. 衬垫薄膜（又称隔离薄膜）　橡胶塞虽经反复处理，仍难保证输液成品中无微粒。为此，需要在橡胶塞下衬垫一层隔离膜。目前，国内生产输液常用的衬垫薄膜是聚酯薄膜（涤纶）。聚酯薄膜的处理方法为：①将薄膜刷去细屑，捻开，置于含 0.9% 氯化钠的 85% 乙醇的滤清溶液中（或用 95% 乙醇），浸泡 12 小时以上，以除去有机物质及解除静电效应，洗去吸附的尘埃，漂洗干净。②放入滤过的蒸馏水中，煮沸 30 分钟或在蒸馏水中用 68.7kPa（$0.7kg/cm^2$）压力灭菌 15～30 分钟，并用滤过的注射用水漂洗至水中无白点、纤维等异物为止。③浸泡在澄清的注射用水中备用。因聚酯薄膜长时间浸泡在乙醇中会发生醇解，故应即洗即用。

（二）配液

1. 浓配法　为静脉输液配制的常用方法。具体操作是将原料溶于新鲜的注射用水中配成浓溶液，加活性炭加热处理，滤过后再稀释至所需浓度。经活性炭加热处理，可吸附除去原料中的热原、色素和杂质，改善澄明度。例如葡萄糖注射剂，可先配成 50%～70% 的浓溶液，加活性炭（0.3%～0.5%），调整 pH，用蒸汽加热（以防葡萄糖焦化），冷至 50℃，用布氏漏斗或砂滤棒抽滤，加注射用水稀释成所需浓度，再通过适宜的垂熔漏斗及微孔薄膜滤器精滤合格后灌装。

2. 稀配法　原料质量较好、成品合格率较高而配液量大时可用此法。即将原料直接加新鲜注射用水配成所需的浓度，加活性炭（0.02%～0.1%），调整 pH，搅拌，放置约 20 分钟后（必要时可适当加热以加速吸附），用砂滤棒抽滤至澄明，再通过 3 号垂熔滤球及微孔薄膜滤器精滤后灌装。

（三）过滤

输液的滤过方法与滤过装置与安瓿剂基本上相同。滤过方法有减压滤过和加压滤过等，不论采用何种方法，均应在密闭连通管道中进行，这样可避免药液与外界空气接触而减少污染机会。目前生产输液大多采用玻璃泵或不锈钢加压泵加压滤过。

因输液量大，滤器滤材一般用垂熔玻璃滤棒、陶质砂滤棒或不锈钢板框压滤机进行预滤。精滤目前多采用微孔滤膜，常用滤膜孔径为 0.65μm 或 0.8μm，或用加压三级（砂滤棒 –G_3 滤球 – 微孔滤膜）滤过装置。

（四）灌封

药液滤过至澄明度合格后即可分装于输液瓶或塑料输液袋中。用输液瓶灌封的工序共分为四步连续完成：即灌注药液、放置隔离薄膜和橡胶塞、轧压铝盖。铝盖应轧紧，以手用力扭转不应松动。否则灭菌时塞子松动，贮存时会因漏气染菌、长霉等而带来质量问题。

用塑料输液袋灌封时，将袋内最后一次洗涤水倒空，用常压滤过密封式灌装法进行灌装，灌装至需要量时立即用金属夹夹紧袋口，已装满的液袋要逐个检查，排尽袋内空气，以电热熔合封口，留有约 4cm 塑料管供输液时直接插管用。

（五）灭菌

输液灌封后应立即灭菌。一般应采用热压灭菌 115℃、68.7kPa（0.7kg/cm^2）30 分钟。塑料袋输液的灭菌条件为 109℃、45 分钟或 111℃、30 分钟。输液容器大，灭菌开始应逐渐升温，一般预热 20 ～ 30 分钟，若骤然升温，会引起输液瓶爆破。灭菌条件应进行验证，F$_0$ 值应不低于 8 分钟。

在生产过程中染菌，而不能及时、有效灭菌，是导致存在热原的原因之一，因此输液剂从配制到灭菌这段时间愈短愈好，一般应控制在 4 小时之内。

（六）包装

输液经质量检验合格后，应立即贴上标签，标签上应印有品名、规格、批号、日期、使用事项、制造单位等项目，以免发生差错，并供使用者随时备查。贴好标签后装箱，封妥，送入仓库。包装箱上亦应印上品名、规格、生产厂家等项目。装箱时应注意装严装紧，便于运输。

二、静脉输液质量控制

（一）生产过程质量控制

1.严格控制操作室空气洁净度和温湿度：输液瓶粗洗操作室洁净度按 D 级要求；精洗操作室洁净度按 C 级要求；配液间洁净度要求同小容量注射剂；灌装操作室洁净度按 C 级要求，灌装及加胶塞部位局部达到 A 级；轧铝盖操作室洁净度按 D 级要求。室内相对室外呈正压，温度 18 ～ 26℃，相对湿度 45% ～ 65%。灭菌操作室的洁净度按一般生产区要求。

2.容器清洗过程的控制：注意清洗用水的温度和压力，保证洗涤质量；定时检测过滤水样的澄明度及淋洗水的 pH。该工序质量控制点有：①清洁度：应符合企业内控标准；②残留水量：应符合企业内控标准。

3.其他工序工艺管理要点和质量控制点见小容量注射剂。

（二）静脉输液的质量检查

按《中国药典》规定，输液的质量检查项目有可见异物检查、不溶性微粒检查、热原与无菌检查、含量测定、pH 及渗透压、检漏等。

1.可见异物　按《中国药典》现行版规定，可见异物检查法用灯检法和光散射法。一般常用灯检法，也可采用光散射法，输液均不得检出可见异物。

2.**不溶性微粒** 由于肉眼只能检出 50μm 以上的粒子，为了提高输液产品的质量，《中国药典》规定了采用光阻法和显微计数法检查注射剂中不溶性微粒。①显微计数法：将药物溶液用微孔滤膜过滤，然后在显微镜下测定微粒的大小和数目，测定 100mL 或 100mL 以上的静脉注射剂，除另有规定外，每 1mL 中含 10μm 以上的微粒不得过 12 粒，含 25μm 以上的微粒不得过 2 粒。②光阻法：可采用光阻微粒分析仪。100mL 或 100mL 以上的静脉注射剂，除另有规定外，每 1mL 中含 10μm 以上的微粒不得过 25 粒，含 25μm 以上的微粒不得过 3 粒。

3.**热原与无菌检查** 对输液十分重要，具体检查方法同注射剂。

4.**其他检查** 可根据《中国药典》进行含量与 pH 及渗透压检查。

可见异物检查时，若发现有崩盖、歪盖、漏气、隔膜脱落的成品，应一并挑出。

三、典型品种举例

葡萄糖输液

【处方】注射用葡萄糖 50g（或 100g），1% 盐酸适量，注射用水加至 1000mL。

【制法】取处方量葡萄糖投入煮沸的注射用水中，使成 50%～70% 的浓溶液，用盐酸调节 pH 值为 3.8～4.0，加活性炭 0.1%（g/mL）混匀，煮沸约 20 分钟，趁热过滤脱炭，滤液中加入热注射用水至 1000mL，测 pH 及含量，合格后，经精滤及微孔滤膜至澄明，灌装封口，热压灭菌 115.5℃、68.7kPa（0.7kg/cm²）30 分钟即得。

【功能与主治】具有补充体液、营养、强心、利尿、解毒作用。用于大量失水、血糖过低等症。

【用法与用量】静脉注射，每日 500～1000mL，或遵医嘱。

【处方工艺分析】葡萄糖为主药，盐酸为 pH 调节剂，注射用水为溶剂。

【制备过程注意事项】①葡萄糖输液有时产生云雾状沉淀，一般是由于原料不纯或滤过时漏炭等原因造成。故一般采用浓配法，微孔滤膜滤过，并加入适量盐酸，中和胶粒上的电荷，加热煮沸使原料中的糊精水解，蛋白质凝聚，同时加入活性炭吸附滤过除去。②葡萄糖输液易发生颜色变黄和 pH 值下降，变色的主要原因是灭菌温度与时间和溶液的 pH，故要严格控制灭菌温度与时间，即灭菌完毕后应立即降温，并应调节溶液的 pH 值在 3.8～4.0。

鸦胆子油静脉乳剂

【处方】鸦胆子油（精制）100mL，豆磷脂（精制）10g，甘油（注射用）25mL，注射用水加至 1000mL。

【制法】将豆磷脂与预热的（80℃）注射用水及甘油混合，于高速组织捣碎机内，以 8000r/min 的速度搅拌 3 分钟，反复 3 次，制成均匀的磷脂分散液。加入鸦胆子油（预热至 80℃），于上述同样条件下进行 3 次高速搅拌，使成初乳。加预热的注射用水达 1000mL 后，转入高压乳匀机，在 3.089×10⁴kPa（315kg/cm²）压力下，匀化至油滴为 1μm 左右，经 4 号垂熔玻璃漏斗滤过后灌封于 10mL 安瓿内，充氮气，100℃灭菌 30 分钟即得。

【功能与主治】抗癌药。用于肺癌、肺癌脑转移及消化道肿瘤。

【用法与用量】静脉滴注。一次 10 ～ 30mL，一日 1 次（本品须加灭菌生理盐水 20mL，稀释后立即使用）。

【处方工艺分析】鸦胆子油静脉乳剂是以鸦胆子仁石油醚提取物为原料，以精制大豆磷脂为乳化剂制成的水包油型乳剂。鸦胆子种仁含油 56.23%，油中不皂化物占 1.36%、皂化物占 92.47%。处方中的豆磷脂为乳化剂，甘油为渗透压调节剂。

【制备过程注意事项】静脉注射脂肪乳剂制备的关键是选用高纯度原料及毒性低、乳化能力强的乳化剂，采用合理的处方和必要的设备。原料油必须符合《中国药典》标准，如酸价、碘价、皂化价、过氧化值、盐度、折光率等，静脉注射用脂肪乳常用的乳化剂有卵磷脂、大豆磷脂及泊洛沙姆 188 等，国内多选用大豆磷脂，比其他磷脂稳定且毒性小，但易被氧化。对于静脉注射剂粒径大小的要求，到目前为止《中国药典》尚未正式规定，而乳剂若粒径过大则容易阻塞毛细血管，为了安全起见，其粒子的粒径应控制在 1μm 左右，乳剂的稳定性才能得以保证，为了达到该粒径大小，需进行初乳的匀化和高压匀质。

项目五　注射用无菌粉末生产技术

注射用无菌粉末简称为粉针剂，系指临用前配成溶液或混悬液注入体内的无菌粉末。凡遇热不稳定或在水溶液中不稳定的药物，如青霉素、头孢菌素类及一些酶制剂（胰蛋白酶、辅酶 A）等生物制剂，由于不能制成一般的水溶性注射剂或不适宜加热灭菌，均需制成注射用无菌粉末。

根据生产工艺条件不同注射用无菌粉末可分为两种，一种是将原料药精制成无菌粉末直接进行无菌分装，成品为无菌分装制品；另一种是将药物配成无菌溶液或混悬液，无菌分装后，再进行冷冻干燥得到冻干粉末（块），该产品也称冻干制品。目前，中药粉针剂以冻干制品为多。

粉针剂的质量要求与注射用水溶液基本一致，应符合《中国药典》现行版中关于注射用药物的各项规定及注射用无菌粉末的各项检查。

一、注射用无菌粉末的生产流程

（一）无菌分装产品生产技术

无菌分装产品是用无菌操作法将经过无菌精制的药物粉末分装于洁净灭菌小瓶或安瓿

中密封制成，临用时加无菌注射用水溶解或混悬均匀后使用。

1. 无菌分装产品生产工艺流程　原料的准备→容器的处理→分装→灭菌及异物检查→贴签（印字）包装。

（1）原料的准备　无菌原料可用灭菌溶剂结晶法或喷雾干燥法制备，若细度不符合要求，则需在无菌条件下粉碎、过筛以制得符合注射用的无菌粉末。

（2）容器的处理　安瓿或小瓶及橡胶塞的质量要求及处理方法与注射剂相同，但均须进行灭菌处理。各种分装容器洗净后，需用干热灭菌或红外线灭菌后备用。已灭菌的空瓶存放柜中应有净化空气保护，存放时间不超过 24 小时。

（3）分装　分装必须在高度洁净的无菌室中按无菌操作法进行。分装室的相对湿度必须控制在分装产品的临界相对湿度以下。分装过程中应注意抽样检查装量差异。分装后，小瓶立即加塞铝盖密封，安瓿熔封。药物的分装及安瓿的封口宜在局部层流下进行。目前使用的分装机械有螺旋自动分装机、插管式及真空吸粉式分装机等。此外，青霉素分装车间不得与其他抗生素分装车间轮换生产，以防交叉污染。

（4）灭菌及异物检查　对于耐热品种，可选用适宜灭菌方法进行补充灭菌，以确保安全。对于不耐热品种，必须严格无菌操作，产品不再灭菌。异物检查一般在传送带上目检。

（5）贴签（印字）包装　贴有药物名称、规格、批号、生产日期、有效期、用法等的标签，并装盒。

2. 无菌分装产品工艺存在的问题和解决办法

（1）装量差异问题　药粉因吸潮而黏性增加，导致流动性下降，药粉的物理性质如晶形、粒度、粉末松密度及机械设备性能等因素均能影响装量差异。应根据具体情况采取相应措施。

（2）澄明度问题　由于制备药物粉末的工艺步骤多，以致污染机会增多，易使药物粉末溶解后出现毛毛、小点，以致澄明度不合格。因此应从原料的处理开始，主要是环境控制，严格防止污染。

（3）无菌问题　药品无菌检查合格，只能说明抽查那部分产品是无菌的，不能代表全部产品完全无菌。

（4）吸潮变质问题　在贮存过程中的吸潮变质，对于瓶装无菌粉末时有发生。

（二）冷冻干燥制品生产技术

冷冻干燥法系将药物溶液预先冻结成固体，然后在低温低压条件下，将水分从冻结状态下升华除去的一种低温除水的干燥方法。

1. 冷冻干燥制品生产工艺流程　制备冷冻干燥无菌粉末前药液的配制基本与水性注射剂相同，其冻干粉末的制备工艺流程是：药液配制→过滤→灌装→冷冻干燥（冻结、一次干燥、二次干燥）→封口→轧盖→质量检查。

（1）药液配制　将主药和辅料溶解在适当的溶剂中，通常为含有部分有机溶剂的水性溶液。

（2）药液过滤　用不同孔径的滤器对药液分级过滤，最后通过 0.22μm 级微孔膜滤器进行除菌过滤。

（3）药液灌装　将已经除菌的药液灌注到容器中，并用无菌胶塞半压塞。

（4）冷冻干燥　首先运行冻干机，降低搁板温度使溶液冻结，然后冻干箱抽真空，对搁板加热，使药品在固体状态下，通过升华干燥除去大部分水分，最后用加热方式解吸附，去除残余水分。

（5）封口　通过安装在冻干箱内的液压或螺杆升降装置全压塞。

（6）轧盖　将已全压塞的制品容器移出冻干箱，用铝盖轧口密封。

2. 冷冻干燥制品工艺存在的问题和解决办法

（1）产品外形不饱满或萎缩　一些黏稠的药液由于结构过于致密，在冷冻过程中内部水蒸气逸出不完全，冻干结束后，制品会因潮解而萎缩。遇到这种情况通常可在处方中加入适量甘露醇、氯化钠等填充剂，并采取反复预冻法，以改善制品的通气性，产品外观即可得到改善。

（2）产品含水量偏高　装入容器的药液过厚，升华干燥过程中供热不足，冷凝器温度偏高或真空度不够，均可能导致含水量偏高，可采用旋转冷冻机及其相应的方法解决。

（3）喷瓶　在高真空条件下，少量液体从已干燥的固体界面下喷出的现象称为喷瓶。主要是预冻温度过高，产品冻结不实，升华时供热过快，部分产品熔化为液体所造成。可采取控制预冻温度在产品共熔点以下 10～20℃，同时加热升华温度不超过共熔点等措施解决。

（4）不溶性微粒问题　注射用无菌粉末及注射用冷冻干燥制品均在无菌室内进行，应加强人流、物流与工艺的管理。严格控制环境污染，有的产品重新溶解时出现澄明度有问题，这多半是粉末原料的质量及冻干前处理工作有问题。

二、注射用无菌粉末质量控制

（一）生产过程质量控制

1. 无菌分装产品分装车间的生产环境要符合工艺要求，温度 18～26℃，相对湿度应控制在分装产品的临界相对湿度以下，空气洁净度级别 A 级。按 A 级洁净区清洁消毒规程确保场地、设备、容器、用具等处于洁净状态。冷冻干燥制品的灌装、压塞的暴露环境洁净度为 A 级；称量、配液等工序的环境洁净度为 B 级；轧盖、灯检等工序的环境洁净度最低为 C 级。

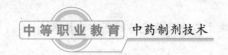

2. 生产过程中出现问题，应及时查找原因并加以解决。

（二）注射用无菌粉末的质量检查

注射用无菌粉末的质量要求与溶液型注射剂基本相同，注射用无菌粉末装量差异检查按照《中国药典》现行版检查，应符合规定。其他质量检查应符合《中国药典》现行版的规定。

三、典型品种举例

双黄连粉针剂

【处方】金银花 2500g，连翘 5000g，黄芩 2500g。

【制法】取金银花提取物和连翘提取物，用注射用水约 8000mL 加热溶解，并添加注射用水至 10000mL，冷藏 24 小时，上清液滤过，超滤，超滤液中加入黄芩苷粉末，调至 pH 值 6.5～7.0，加热煮沸 15 分钟，冷藏 48 小时，上清液滤过，滤液浓缩至密度为 1.35（热测），分装成 1000 瓶，冷冻干燥，压盖密封即得。

【功能与主治】清热解毒，辛凉解表。用于治疗急性上呼吸道感染、急性支气管炎、急性扁桃体炎、轻性肺炎等症。

【用法与用量】静脉滴注。临用前，先以适量注射用水充分溶解，再用生理盐水或 15% 葡萄糖注射剂 500mL 稀释。每千克体重 60mg，每日一次，或遵医嘱。

【处方工艺分析】①配制注射剂所用金银花提取物和连翘提取物均以水提醇沉法制得。②配制注射剂所用黄芩苷粉末，用煎煮法提取，并经酸碱法纯化处理制得。③用高效液相色谱法测定成品中绿原酸和黄芩苷的含量，作为质量控制指标。

【制备过程注意事项】含菌、热原物质超标是双黄连粉针剂在生产过程中极为突出的两个问题，这两个问题除了与工艺有关外，与环境有着相当密切的关系。在生产过程中，除了认真遵守工艺要求外，应当注意以下几点：①药材净选与清洗，药材在投料前应认真挑选，剔除杂质与发霉变质的药材，用新制无菌水清洗 2～3 遍，以除掉附着的微生物。在提取过程中虽经高温杀菌，但热原物质仍有部分存留（菌的碎片及菌的代谢物）。②黄芩提取物（黄芩苷）的洗涤：精制后的黄芩苷，最后一次清洗应用高浓度药用酒精来完成，使得微生物难以繁殖。③金银花、连翘收膏要稠：精制后的金银花、连翘浓缩收膏时，要尽可能降低含水量。在生产过程中，一般要使含水量在 40% 以下（因为在提取液中含有糖类物质，低含水量使微生物不易存活）。④减少原料药保存时间，并应低温保存：在原料药生产出后迅速移送低温冷柜，在 -20℃ 以下，保存时间不应超过五天。⑤在原料传递过程中避免污染。⑥分装后应迅速降温：冻干机冷干箱应提前降温。药液经除菌，除热原物质过滤后，迅速分装，并以最短时间内使药液降到 0℃ 以下，减少污染的可能。

项目六 滴眼剂生产技术

一、概述

眼用制剂系指直接用于眼部发挥治疗作用的制剂。眼用制剂可分为眼用液体制剂（滴眼剂、洗眼剂和眼内注射剂）、眼用半固体制剂（眼膏剂、眼用乳膏剂、眼用凝胶剂）和眼用固体制剂（眼膜剂、眼丸剂、眼内插入剂）等。

（一）滴眼剂的含义、特点

1.含义 滴眼剂系指由原料药物与适宜辅料制成的供滴入眼内的无菌液体制剂。可分为溶液、混悬液或乳状液。

2.特点 滴眼剂用于眼黏膜，每次用量一般 1～2 滴，对眼部起杀菌、消炎、收敛、缩瞳、麻醉等作用。有的在眼球外部发挥作用，有的则要求主药透入眼球内才能产生治疗效果。为了增加药物与作用部位的接触时间，减少给药次数与提高药效，可适当增加滴眼剂的黏度。

眼用液体药剂除滴眼剂外，在临床上常用的还有洗眼剂。洗眼剂系指药物配成一定浓度的灭菌水溶液，如生理氯化钠溶液、2% 硼酸溶液等，供眼部冲洗、清洁用。

（二）滴眼剂的附加剂

滴眼剂中要加入用于调节张力、黏度、渗透压、pH 及提高药物溶解度的辅料，以保证制剂的安全、有效、稳定，适应临床用药的要求。常用的有以下几种。

1.pH 调整剂 正常人泪液的 pH 值在 7.3～7.5 之间，滴眼剂 pH 的选择，应综合从药物的溶解度、稳定性、刺激性等方面考虑，一般应控制 pH 值在 5～9 之间。为了避免过强的刺激性和使药物稳定，常选用适当的缓冲液作溶剂，这样可使滴眼剂的 pH 稳定在一定范围内。常用的缓冲液如下：

（1）**磷酸盐缓冲液** 为 0.8% 的磷酸二氢钠溶液和 0.947% 的无水磷酸氢二钠溶液按不同比例混合后得到 pH 值为 5.9～8.0 的缓冲液。二液等量配合的 pH 值为 6.8 的缓冲液最常用，适用于阿托品、麻黄碱、后马托品、毛果芸香碱、东莨菪碱等。

（2）**硼酸缓冲液** 为 1.9% 的硼酸溶液，pH 值为 5，可直接作溶剂，适用于盐酸可卡因、盐酸普鲁卡因、盐酸丁卡因、去氧肾上腺素、盐酸乙基吗啡、肾上腺素、水杨酸毒扁豆碱、硫酸锌等。

（3）**硼酸盐缓冲液** 以 1.24% 的硼酸溶液和 1.91% 的硼砂溶液按不同比例配合后得到 pH 值为 6.7～9.1 的缓冲液。硼酸盐缓冲液能使磺胺类药物的钠盐稳定而不析出结晶。

滴眼剂常用的缓冲液见表 12-4、表 12-5。

表 12-4　磷酸盐缓冲液

pH	0.8% 磷酸二氢钠（mL）	0.947% 磷酸氢二钠（mL）	使 100mL 溶液等渗应加氯化钠的克数
5.91	90	10	0.48
6.24	80	20	0.47
6.47	70	30	0.47
6.64	60	40	0.46
6.81	50	50	0.45
6.98	40	60	0.45
7.17	30	70	0.44
7.38	20	80	0.43
7.73	10	90	0.43
8.04	5	95	0.42

表 12-5　硼酸盐缓冲溶液

pH	1.24% 硼酸溶液（mL）	1.91% 硼砂溶液（mL）	使 100mL 溶液等渗应加氯化钠的克数
6.77	97	3	0.22
7.09	94	6	0.22
7.36	90	10	0.22
7.60	85	15	0.23
7.87	80	20	0.24
7.94	75	25	0.24
8.08	70	30	0.25
8.20	65	35	0.25
8.41	55	45	0.26
8.60	45	55	0.27
8.69	40	60	0.27
8.84	30	70	0.28
8.98	20	80	0.29
9.11	10	90	0.30

　　缓冲溶液贮备液应灭菌贮存，并添加适量的抑菌剂，以防微生物生长。

　　2. 渗透压调整剂　除另有规定外，滴眼剂应与泪液等渗。眼球能适应的渗透压范围相当于 0.8% ～ 1.2% 的氯化钠溶液，由于眼泪能使滴眼剂浓度下降，渗透压在此范围以外产生的刺激性也是暂时的。

滴眼剂是低渗溶液时应调成等渗，因治疗需要有时也采用高渗溶液，而洗眼剂则应力求等渗。作为调整渗透压附加剂的常用药物有氯化钠、硼酸、葡萄糖、硼砂等。渗透压调节的计算方法与注射剂相同，采用冰点降低数据法或氯化钠等渗当量法。

3. 抑菌剂　一般滴眼剂为多剂量包装，虽在生产时采用无菌和灭菌措施，但在使用过程中无法始终保持无菌，应添加抑菌剂，但用于眼部损伤或眼手术的滴眼剂不得添加抑菌剂。常用的抑菌剂及其浓度见表 12-6。

表 12-6　常用的抑菌剂及其浓度

抑菌剂	浓度
苯扎氯铵	$0.01\% \sim 0.02\%$
硝酸苯汞	$0.002\% \sim 0.004\%$
硫柳汞	$0.005\% \sim 0.01\%$
苯乙醇	0.5%
三氯叔丁醇	$0.35\% \sim 0.5\%$
对羟基苯甲酸甲酯与丙酯混合物	甲酯 $0.03\% \sim 0.1\%$，丙酯 0.01%

4. 增稠剂　适当增加滴眼剂的黏度，既可降低药物对眼的刺激性，又能延长药物与作用部位的接触时间，从而提高疗效。常用的增稠剂为甲基纤维素、聚乙烯醇、聚乙二醇、聚乙烯吡咯烷酮、羟丙基乙基纤维素等。

5. 其他附加剂　滴眼剂根据需要，也可酌情加入抗氧剂、增溶剂、助溶剂等附加剂。

二、滴眼剂的生产流程

滴眼剂的制备与注射剂基本相同。用于眼外伤的滴眼剂按小容量注射剂生产工艺制备，不得添加抑菌剂，最终产品根据主药的热耐受性决定是否采用加热灭菌法补充灭菌；洗眼液用输液瓶包装，按输液工艺制备。一般滴眼剂能在分装后进行热压灭菌的品种很少，一般是将配制好的药液经过滤除菌后，以无菌操作法分装封口。因此，滴眼剂的过滤、灌封应在 C 级的洁净环境中完成。

（一）容器的处理

1. 滴眼瓶　包括玻璃制或塑料制两种，目前工厂应用最普遍的是塑料瓶，其处理方法是用真空灌装器将滤过的灭菌蒸馏水灌入滴眼瓶中，然后用甩干机将瓶甩干，如此反复三次，气体灭菌后通风备用。医院药房制剂和一些对氧敏感的药物多用玻璃滴眼瓶，其处理方法是用洗涤剂洗涤后先用常水洗净，然后用滤过的蒸馏水冲至澄明，最后干热灭菌备用。

2. 橡胶帽 先用 0.5%～1.0%碳酸钠煮沸 15 分钟，放冷揉搓，用常水冲洗干净，继用 0.3% 盐酸煮沸 15 分钟，再用常水冲洗干净，最后用滤过蒸馏水洗净，煮沸灭菌后备用。

（二）配液过滤

配制溶液型滴眼剂一般采用溶解法，将药物加适量灭菌溶媒溶解后，采用微孔滤膜或用 3 号或 4 号垂熔漏斗滤过至澄明，并从滤器上添加灭菌溶媒至全量，检验合格后分装。

混悬液型滴眼剂一般先将主药在无菌乳钵中研成极细粉末，另取助悬剂（如甲基纤维素、羧甲基纤维素等）加灭菌蒸馏水先配成黏稠液，与主药一起研磨成均匀细腻的糊状，再添加灭菌蒸馏水至全量，研匀即得。大量配制时常用乳匀机搅匀。

如制备中药滴眼剂，可将中药按注射剂的提取和纯化方法处理制得浓缩液后，再用适当方法配液。

（三）灌封

配成的药液，应抽样经鉴别试验、含量测定合格后，方可分装于无菌的容器中。普通滴眼剂以每支 5～10mL 为宜，供手术用的可装于 1～2mL 的小瓶中，并用适当的灭菌方法灭菌。目前生产上均采用减压灌注法进行分装，简易真空灌装器则适用于小量生产。

减压灌装是将已清洗干净、灭菌后的滴眼剂空瓶塞上大橡皮塞，小口向下，排列在一平底盘中，将盘放入真空箱内，由管道将药液从贮液瓶定量地（稍多于实际灌装量）放入盘中，密闭箱门，抽气减压，瓶中空气从液面下的小口逸出，然后通入空气，恢复常压，药液即灌入瓶中，取出用高频热合机将瓶口热合熔封，或立即套上小橡皮塞密封。

（四）包装

印字包装同小容量注射剂。

三、滴眼剂质量控制

（一）生产过程质量控制

滴眼剂灌封工序洁净度应为 C 级或 B 级，灌封过程中检查澄明度、装量等。

（二）滴眼剂的质量检查

眼睛属机体最娇嫩的器官之一，因此对滴眼剂的质量要求类似于注射剂，在以下几个方面都有相应的要求。

1. 无菌 除另有规定外，照无菌检查法（通则 1101）检查，应符合规定。

2. 可见异物 照可见异物检查法（通则 0904）中滴眼剂项下的方法检查，应符合规定。

3. 沉降体积比 混悬型滴眼剂（含饮片细粉的滴眼剂除外）照相关方法检查，沉降体积比应不低于 0.90。

4. **装量** 除另有规定外，单剂量包装的眼用液体制剂每个装量与标示装量相比较，均不得少于其标示量。多剂量包装的眼用制剂，照最低装量检查法（通则 0942）检查，应符合规定。

5. **渗透压摩尔浓度** 除另有规定外，水溶液型滴眼剂照渗透压摩尔浓度测定法（通则 0632）测定，应符合规定。

6. **pH** 人体正常泪液的 pH 值为 7.4，正常眼可耐受的 pH 值为 5.0 ～ 9.0，pH 值 6 ～ 8 时眼球无不舒适感，小于 5.0 或大于 11.4 时则有明显的不适感觉。由于 pH 不当而引起的刺激性，可增加泪液的分泌，导致药物迅速流失，甚至损伤角膜。眼对碱性比较敏感，较强酸更能使眼损伤。所以滴眼剂的 pH 应控制在适当范围，要考虑并兼顾到药物的疗效、稳定性及药剂的刺激性等多方面的情况。

7. **渗透压** 为减少刺激性，滴眼剂的渗透压应与泪液的渗透压相近。眼球能适应的渗透压范围相当于浓度为 0.6% ～ 1.5% 的氯化钠溶液，超过 2% 就有明显的不适。低渗溶液应用合适的药物调整成等渗溶液，常用硼酸、氯化钠等。

8. **黏度** 适当增加黏度，可延长药物在眼内的停留时间，有利于增强疗效，同时黏度增加后亦减少刺激性。滴眼剂合适的黏度在 4 ～ 5cPa·s（厘泊）。

四、典型品种举例

千里光滴眼剂

【处方】千里光 500g，对羟基苯甲酸乙酯 0.5g，氯化钠 8.5g。

【制法】取千里光（挑除杂草，洗净，切成约 1cm 小段）500g，加入 75% 乙醇 4000mL 左右，加盖密闭浸渍 52 小时，取出上清液，将残渣压榨至干，榨出液与上清液合并，滤过回收乙醇，并浓缩至 350mL 左右，趁热滤过，滤液放冷置冰箱中过夜。取出浓缩液，加蒸馏水适量使成 500mL，再加入纯净白蜡 15g，同法再处理 1 次。将所得已除去白蜡的母液置冰箱中冷却过夜后，取出滤过，得澄明千里光提取液约 500mL，测其 pH 值并调整至 7 左右，备用。

取蒸馏水适量溶解氯化钠、对羟基苯甲酸乙酯，再与千里光提取液混合，加蒸馏水至 1000mL，加入活性炭 5g，水浴加温脱色，滤过，滤液热压灭菌（105℃，30 分钟），冰箱放置 24 小时以上，滤过，用无菌操作法将滤液分装于经灭菌的容器中，即得。

【功能与主治】清肝明目，凉血消肿，清热解毒，抑菌消炎。用于急性目赤肿痛，急慢性结膜炎，角膜溃疡，角膜炎，急性期沙眼等。

【用法与用量】滴眼。一次 2 ～ 3 滴，一日 2 ～ 3 次。

【处方工艺分析】本品为千里光提取物配制而成的滴眼剂。对羟基苯甲酸乙酯作为防腐剂，氯化钠作为渗透压调节剂。处方中氯化钠也可以用硼砂 0.3g、硼酸 1.5g 所组成的缓冲溶液，或单用硼砂 3g 代替。硼砂除可调节渗透压外，尚可增加制品的稳定性。

【制备过程注意事项】为了解决中药滴眼剂的刺激性问题，千里光滴眼剂采用醇提取而非水提取，同时用白蜡处理提取液去油脂。白蜡去油脂的处理，一般是在提取液中加入适量（均为提取液体积的 3%）的纯净白蜡，水浴加热搅拌至白蜡全部液化，继续搅拌混匀后，静置放冷，待白蜡完全凝结，将已凝结含有杂质的白蜡除去即可。另外，本品灭菌后 pH 值略有下降，对澄明度影响较小，因此灭菌前可调 pH 值 7.2 ～ 7.4。

考纲摘要

1. 基础知识

（1）注射剂的含义与特点

（2）注射剂的分类与给药途径

（3）注射剂质量控制

（4）热原

2. 注射剂的溶剂与附加剂

（1）注射剂的溶剂

（2）注射剂的附加剂

3. 小容量注射剂生产技术

（1）小容量注射剂生产流程

（2）小容量注射剂质量控制

4. 静脉输液生产技术

（1）静脉输液生产流程

（2）静脉输液生产与质量控制

5. 注射用无菌粉末生产技术

（1）注射用无菌粉末生产流程

（2）注射用无菌粉末质量控制

6. 滴眼剂生产技术

（1）概述

（2）滴眼剂的生产流程

（3）滴眼剂质量控制

复习思考

一、选择题

（一）单项选择题

1.适合于药物过敏试验的给药途径是（　　　）

    A.静脉滴注　　　　　　　　B.肌内注射　　　　　　　C.皮内注射

    D.皮下注射　　　　　　　　E.脊椎腔注射

2.关于热原的错误表述是（　　　）

    A.热原是微生物的代谢产物

    B.致热能力最强的是革兰阳性杆菌所产生的热原

    C.真菌也能产生热原

    D.活性炭对热原有较强的吸附作用

    E.热原是微生物产生的一种内毒素

3.有关热原性质的叙述，错误的是（　　　）

    A.耐热性　　　　　　　　　B.可滤过性　　　　　　　C.不挥发性

    D.水不溶性　　　　　　　　E.不耐酸碱性

4.水难溶性药物或注射后要求延长药效作用的固体药物，可制成注射剂的类型是
（　　　）

    A.注射用无菌粉末　　　　　B.溶液型注射剂　　　　　C.混悬型注射剂

    D.乳剂型注射剂　　　　　　E.溶胶型注射剂

5.配制注射剂用的溶剂是（　　　）

    A.纯化水　　　　　　　　　B.注射用水　　　　　　　C.灭菌蒸馏水

    D.灭菌注射用水　　　　　　E.制药用水

6.用于注射用灭菌粉末的溶剂或注射液的稀释剂的是（　　　）

    A.纯化水　　　　　　　　　B.注射用水　　　　　　　C.灭菌蒸馏水

    D.灭菌注射用水　　　　　　E.制药用水

7.具有特别强的热原活性的是（　　　）

    A.核糖核酸　　　　　　　　B.胆固醇　　　　　　　　C.脂多糖

    D.蛋白质　　　　　　　　　E.磷脂

8.关于热原性质的叙述错误的是（　　　）

    A.可被高温破坏　　　　　　B.具有水溶性　　　　　　C.具有挥发性

    D.可被强酸、强碱破坏　　　E.易被吸附

9.注射用油最好选择的灭菌方法是（　　　）

    A.干热灭菌法　　　　　　　B.微波灭菌法　　　　　　C.热压灭菌法

D. 流通蒸汽灭菌法　　　　E. 紫外线灭菌法

10. 氯化钠等渗当量是指（　　　）

　　A. 与 100g 药物成等渗效应的氯化钠的量

　　B. 与 10g 药物成等渗效应的氯化钠的量

　　C. 与 10g 氯化钠成等渗效应的药物的量

　　D. 与 1g 药物成等渗效应的氯化钠的量

　　E. 与 1g 氯化钠成等渗效应的药物的量

11. 在下列注射剂常用的抑菌剂中，既有抑菌作用又有止痛作用的应为（　　　）

　　A. 苯酚　　　　　　　　B. 甲酚　　　　　　　　C. 氯甲酚

　　D. 三氯叔丁醇　　　　　E. 硝酸苯汞

12. 水醇法提取精制中药溶液时，不易除去的杂质是（　　　）

　　A. 淀粉　　　　　　　　B. 鞣质　　　　　　　　C. 黏液质

　　D. 多糖　　　　　　　　E. 蛋白质

13. 《中国药典》（2015 年版）四部通则中规定，注射液标示量为 2mL 的易流动液体增加的装量为（　　　）

　　A. 0.60mL　　　　　　　B. 0.50mL　　　　　　　C. 0.30mL

　　D. 0.15mL　　　　　　　E. 0.10mL

14. 在无菌操作的情况下，空安瓿应选用的灭菌方法是（　　　）

　　A. 紫外线灭菌法　　　　B. 干热空气灭菌法　　　C. 火焰灭菌法

　　D. 湿热灭菌法　　　　　E. 煮沸灭菌法

15. 输液剂的灭菌通常采用（　　　）

　　A. 紫外线灭菌法　　　　B. 干热空气灭菌法　　　C. 火焰灭菌法

　　D. 热压灭菌法　　　　　E. 煮沸灭菌法

16. 下列各氯化钠注射液中，为等渗浓度的是（　　　）

　　A. 0.9%　　　　　　　　B. 2.5%　　　　　　　　C. 5.0%

　　D. 10%　　　　　　　　E. 15%

17. 注射剂的 pH 值要求一般控制在（　　　）

　　A. 4.0 ～ 9.0　　　　　　B. 4.0 ～ 8.0　　　　　　C. 5.0 ～ 9.0

　　D. 6.0 ～ 9.0　　　　　　E. 7.4

18. 彻底破坏热原所采用的温度及时间是（　　　）

　　A. 60℃加热 1 小时　　　B. 100℃加热 1 小时　　　C. 150℃加热 45 分钟

　　D. 250℃加热 45 分钟　　E. 180℃加热 1 小时

19. 下列物质可用作药液的金属络合剂的是（　　　）

A. 依地酸二钠　　　　　B. 苯酚　　　　　　　C. 焦亚硫酸钠

D. 油酸乙酯　　　　　　E. 亚硫酸氢钠

20. 将挥发油制成注射剂，常加入适量氯化钠，其主要作用是（　　　）

A. 防腐　　　　　　　　B. 增溶　　　　　　　C. 调节渗透压

D. 调节 pH　　　　　　E. 盐析

（二）配伍选择题

[1～5]

A. 静脉注射　　　　　　B. 脊椎腔注射　　　　C. 肌肉注射

D. 皮下注射　　　　　　E. 皮内注射

1. 用于皮试或临床疾病诊断，剂量在 0.2mL 以下的是（　　　）

2. 等渗又等张水溶液，不得加抑菌剂，剂量在 10mL 以下的是（　　　）

3. 可为水溶液、油溶液、混悬液及中药注射液，剂量在 5mL 以下的是（　　　）

4. 多为水溶液，也可为 O/W 型乳浊液，剂量在 50mL ～数千毫升的是（　　　）

5. 主要为水溶液，不含刺激性药物，剂量在 1～2mL 的是（　　　）

[6～10]

A. 250℃，半小时以上

B. 160～170℃，2～4 小时

C. 100℃，45 分钟

D. 60～80℃，1 小时

E. 115℃，30 分钟，表压 68.65kPa

6. 活性炭灭菌用（　　　）

7. 破坏热原用（　　　）

8. 热压灭菌用（　　　）

9. 肌肉注射灭菌用（　　　）

10. 玻璃安瓿灭菌用（　　　）

（三）多项选择题

1. 热原的性质有（　　　）

A. 不挥发性　　　　　　B. 挥发性　　　　　　C. 水溶性

D. 耐热性　　　　　　　E. 滤过性

2. 除去容器和用具上的热原可采用（　　　）

A. 吸附法　　　　　　　B. 高温法　　　　　　C. 酸碱法

D. 石灰高锰酸钾法　　　E. 蒸馏法

3. 注射剂被热原污染的途径有（　　　）

A. 原辅料　　　　　　　B. 输液器具　　　　　C. 注射用水

D. 容器、设备　　　　　E. 制备过程及生产环境

4. 既有局部止痛作用又有抑菌作用的是（　　　　）

A. 盐酸普鲁卡因　　　　B. 苯甲醇　　　　　　C. 盐酸利多卡因

D. 三氯叔丁醇　　　　　E. 尼泊金类

5. 中药注射剂中常用于调节渗透压的药物有（　　　　）

A. 甘露醇　　　　　　　B. 氯化钠　　　　　　C. 氯化钾

D. 葡萄糖　　　　　　　E. 氯化铵

二、简答题

1. 简述热原的性质。

2. 简述注射剂被热原污染的途径。

3. 注射剂常用的附加剂有哪些？

三、实例分析

1. 配制 100mL 2%盐酸普鲁卡因溶液，需加入多少克氯化钠使其成等渗（1%盐酸普鲁卡因水溶液的冰点下降度为 0.12，1%的氯化钠水溶液的冰点下降度为 0.58）？

2. 请将下列处方配成注射剂，并说出各种成分的作用。

处方：维生素 C 104g，碳酸氢钠 49g，亚硫酸氢钠 2g，依地酸二钠 0.05g，注射用水加至 1000mL。

扫一扫，知答案

模块十三

散剂生产技术

【学习目标】

知识目标

掌握散剂的含义、特点及分类；散剂的制备工艺流程；一般散剂和特殊散剂的制备方法；散剂的混合方法及等量递增混合原则。

熟悉散剂的质量要求及质量检查方法；掌握粉碎、筛分和混合的概念并熟悉其方法及影响因素。

了解散剂的分剂量及包装；了解粉碎、筛分和混合的常用设备。

能力目标

会使用粉碎、筛分和混合的设备；能制备散剂；能正确评价散剂的质量。

项目一　基础知识

一、散剂的含义与特点

（一）散剂的含义

散剂系指药物（中药或中药提取物）与适宜的辅料经粉碎、均匀混合制成的干燥粉末状制剂。

散剂除作为药物剂型直接使用外，也可作为其他剂型如丸剂、片剂、混悬剂及胶剂等制备的基本原料。同时制备散剂的基本操作技能在剂型应用上具有一定的普遍意义。

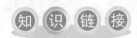

知识链接

散剂的沿革

散剂是古老的剂型之一，在长沙马王堆汉墓出土的帛书《五十二病方》中有药末剂，在中国最早的医药典籍《黄帝内经》中已有散剂的记载。《名医别录》中对散剂的粉碎方法已有"先切细曝燥乃捣，有各捣者，有合捣者…"的论述。散剂历代应用颇多，在现代中医临床上仍应用广泛，《中国药典》一部收载散剂多种。

（二）散剂的特点

1.散剂的优点

（1）粉碎程度大，比表面积较大，易分散，奏效较快。

（2）覆盖面积大，对创面有一定的机械性保护作用。

（3）剂量易控制，可随症增减，便于用药个体化，口腔科、耳鼻喉科、伤科和外科应用散剂较多，适于小儿给药。

（4）运输、携带方便，一些临时处方制成散剂比较方便。

（5）制备简单，剂量易于控制，也适于医院制剂。

2.散剂的缺点

（1）比表面积较大，易吸潮变质。

（2）腐蚀性强、容易变质分解的药物及含挥发性成分较多的处方一般不宜制成散剂。

（3）某些挥发性成分易散失。

（4）剂量大的散剂，有时不如片剂、丸剂便于服用。

（5）技术含量较低，散剂中药物多是未经提取直接粉碎入药。

（6）中药厂家生产的散剂品种较少。

二、散剂的分类

（一）按组成分类

1.单散剂　由一种药物组成，如结晶磺胺粉、珍珠粉等。

2.复方散剂　由两种或两种以上药物组成，如婴儿散、痱子粉、活血止痛散等。

（二）按用途分类

1.内服散剂　包括可以直接吞服、冲服或调服的吞服散和须用布袋包煎后服用的煎煮散。

2.局部用散剂　包括治疗皮肤或黏膜创伤用的撒布剂，如六一散等；吹入腔道用的吹入散，如红棉散等；治疗皮肤炎症的调敷散，如吊筋药等。

3. **眼用散剂** 指用于眼部的散剂。粉末细度要求极细腻，《中国药典》规定应通过 9 号筛以减少机械刺激性，且应无菌。

（三）按剂量分类

1. **分剂量散剂** 将散剂分成分次服用的单独剂量，患者按包服用，内服者较多。

2. **不分剂量散剂** 以多次使用的总剂量分装。患者按医嘱自己分取剂量，外用者较多。

（四）按组成性质分类

1. **毒剧药散剂** 如氢溴酸东莨菪碱散、九一散等。

2. **含液体成分散剂** 如湿气灵药粉、蛇胆川贝散等。

3. **含低共熔组分散剂** 如痱子粉等。

三、散剂的质量要求

1. 散剂中的药物均应为粉末（图 13-1），根据医疗需要及药物性质不同，其粉末细度应有所区别。必要时应做散剂粒度检查，以确定是否符合用药要求。

2. 散剂一般应呈干燥、疏松状，外观应均匀，无花纹色斑，色泽一致。

3. 单剂量、一日剂量包装的散剂装量差异限度应符合《中国药典》规定。

此外，还应做卫生学检查，应符合有关规定。

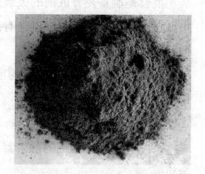

图 13-1 常见中药散剂

项目二 散剂生产流程

一、一般散剂的生产

散剂制备的工艺流程如图 13-2 所示。

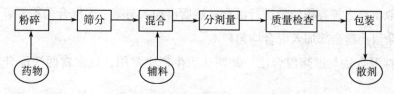

图 13-2 中药散剂生产工艺流程

（一）物料的前处理

物料是指药物与辅料。所谓前处理是指将物料处理到符合粉碎要求的程度，如药材净选、炮制、干燥等。

（二）粉碎与过筛

1.粉碎　药物粉碎的细度与药物的性质、给药方法和医疗要求有关。内服散剂中，易溶于水的药物不必粉碎得太细；难溶性药物需粉碎成细粉；有不良嗅味、刺激性、易分解的药物不宜粉碎得过细；外用散剂则应粉碎成细粉，以减少刺激性。

常用的粉碎方法，按物料的干湿程度可分为干法粉碎和湿法粉碎；按物料的种类可分为单独粉碎和混合粉碎。

常用的粉碎器械有研钵球磨机、流能磨等。

2.过筛　将固体药物粉碎后通过一种网孔工具，使粉末粗细分级的操作称之为过筛。一般内服散应能通过六号筛；婴幼儿、外用散剂应通过七号筛；眼用散剂应通过九号筛。

（三）混合

混合是制备复方散剂的关键过程，因为散剂的均匀性是散剂安全有效的基础，尤其是小剂量药物散剂。散剂中可含有或不含辅料，内服散剂需要时也可加矫味剂、芳香剂、着色剂等。

1.混合原则　复方散剂的混合，多采用"打底套色法"或"等量递增"的原则来进行。

2.混合机理　有剪切混合、对流混合和扩散混合三种机理。

3.混合器械　常用的混合器械有研钵、混合筒、槽形混合机、球磨机、双螺旋锥形混合机等。

4.混合方法　混合方法有研磨混合法、搅拌混合法与过筛混合法等。

（1）研磨混合法　在药房制剂与调剂工作中常用。

一般分两种方法：①打底套色法：为中药丸、散剂等剂型所用药粉进行混合的一种传统经验方法。所谓"打底"，指将量少的、色深的药粉先放入研钵中作为基础；然后将量多的、色浅的组分逐渐分次加入研钵中，轻研，使之混匀，即是"套色"。此法侧重色泽，而忽略了药粉等容。②等量递增法：习称"配研法"，是根据两种物理状态和粉末粗细均相似的药物等容积更易混合均匀的机理而设计的。此法的操作是以量最少的药粉为基准，其他药粉各取出与之等容积的量进行混合，然后再加入与第一次混合药粉等容积量的余留药粉，直至余留药粉全部加入混合均匀。

（2）搅拌混合法与过筛混合法　此两法大生产中常用，且常常两法配合使用，效果较佳。

5.影响混合效果的因素及防止混合不均匀的措施

（1）组分比例　基本等量且状态、粒度相近的两种药粉混合，经一定时间后即可混匀。混合组分比例悬殊时采用等量递加法（配研法）。

（2）组分的密度　性质相同、密度基本一致的两种药粉容易混匀，但若密度差异较大时，应将密度小（质轻）者先放入混合容器中，再放入密度大（质重）者，这样可避免密度小者浮于上面或飞扬，密度大者沉于底部而不易混匀。

（3）组分的吸附性与带电性　有的药物粉末对混合器械具有吸附性，影响混合也造成损失，一般应将量大且不易吸附的药粉或辅料垫底，量少且易吸附者后加入。因混合摩擦而带电的粉末常阻碍均匀混合，通常可加少量表面活性剂克服，也可用润滑剂作抗静电剂，如阿司匹林粉中加 0.25% ~ 0.5% 的硬脂酸镁具有抗静电作用。

（4）含液体或易吸湿性组分　散剂中若含有这类组分，应在混合前采取相应措施，方能混合均匀。如处方中有液体组分时，可用处方中其他组分吸收该液体；若液体组分量太多，宜用吸收剂吸收至不显润湿为止。常用的吸收剂有磷酸钙、白陶土、蔗糖和葡萄糖等。若有易吸湿性组分，则应针对吸湿原因加以解决。如含结晶水（会因研磨放出结晶水引起湿润），则可用等摩尔无水物代替；若是吸湿性很强的药物（如胃蛋白酶等），则可在低于其临界相对湿度条件下迅速混合，并密封防潮包装；若组分因混合引起吸湿，则不应混合，可分别包装。

（5）含可形成低共熔混合物的组分的混合　将两种或两种以上药物按一定比例混合时，在室温条件下出现的润湿与液化现象，称作低共熔现象，此现象的产生不利于组分的混合。常见的可发生低共熔现象的药物有水合氯醛、萨罗（水杨酸苄酯）、樟脑、麝香草酚等，它们以一定比例混合研磨时极易润湿、液化。通常将低共熔组分先混合使其液化，再按含液体组分散剂的方法制备。

（四）分剂量

将混匀的散剂按需要的剂量分成等重的份数的过程称为分剂量。散剂可单剂量包装，也可多剂量包（分）装，多剂量包装者应附分剂量的用具。常用的分剂量方法有以下三种。

1. **目测法（又称估分法）**　系称取总量的散剂，以目测分成若干等份的方法。此法操作简便，但准确性差。药房临时调配少量普通药物散剂时可用此方法。对含有细料和毒药的散剂不宜使用，亦不适用于大量生产。

2. **重量法**　系用衡器（主要是天平）逐份称重的方法。此法分剂量准确，但操作麻烦，效率低。主要用于含毒剧药物、贵重药物散剂的分剂量。

3. **容量法**　系用固定容量的容器进行分剂量的方法。此法效率较高，可以实现连续操作。但准确性不如重量法，并且散剂的物理性质及分剂量速度均能影响其准确性。目前药房大量配制普通药物散剂时所用的散剂分量器，药厂使用的自动分包机、分量机等采用的都是容量法的原理分剂量。

大量生产时多采用容量法分剂量，散剂定量分包机就是利用容量法分剂量的原理设计的。为了保证分剂量的准确性，应结合药物的堆密度、流动性、吸湿性等理化性进行试验考察。

（五）包装与贮藏

1. 包装　散剂的分散度大，其吸湿性和风化性是影响散剂质量的重要因素。为了保证散剂的稳定性，必须根据药物的性质，尤其是吸湿性强弱不同，选用适宜的包装材料。

常用的包装材料有包药纸、塑料纸、玻璃管或玻璃瓶等。各种材料的性能不同，决定了它们的适用范围也不相同。包药纸中的有光纸适用于性质稳定的普通药物，不适用于吸湿性的散剂；玻璃纸适用于含有挥发性成分及油脂类的散剂，不适用于引湿性、易风化或易被二氧化碳等气体分解的散剂；蜡纸适用于包装易引湿、风化及二氧化碳作用下易变质的散剂，不适用于包装含冰片、樟脑、薄荷脑、麝香草酚等挥发性成分的散剂；塑料袋的透气、透湿问题未完全克服，应用上受到限制；玻璃管或玻璃瓶密闭性好，本身性质稳定，适用于包装各种散剂。

大批量生产多用散剂定量包装机进行分剂量和包装。

2. 贮藏　含挥发性或易吸湿性药物的散剂，应密封贮存。除防潮、防挥发外，温度、微生物及光照等对散剂的质量均有一定影响，因此，贮存场所要选择干燥、避光、空气流通的库房，分类保管，并定期检查。

二、特殊散剂的生产

特殊散剂包括含毒剧药物的散剂、含可形成低共熔混合物的散剂、含液体药物的散剂及眼用散剂等。

1. 含毒剧药物的散剂　毒、剧药物需要预先添加一定比例量的稀释剂制成稀释散或称倍散，可增加其容量以利临时配方，故又称贮备散。常用稀释散有 10 倍散（1 份药物加 9 份稀释剂）、100 倍散、1000 倍散。稀释倍数的选定，应使制成后倍散的一次剂量不小于 0.1g。常用的稀释剂有乳糖、淀粉、糊精、蔗糖、葡萄糖及其他无机物如硫酸钙等，其中以乳糖为最佳。选用的原则是无显著药理作用，且基本上不与主药发生作用的惰性物质。

为了保证散剂的均匀性及易于与未稀释原药的区别，一般将稀释散着色。常用食用色素如胭脂红、苋菜红、靛蓝等，且色素在第一次稀释时加入，随着稀释倍数增大，颜色逐渐变浅。

2. 含可形成低共熔混合物的散剂　当两种或多种药物混合后，有时出现润湿或液体现象，这种现象称为低共熔。一些低分子化合物且比例适宜时（尤其在研磨混合时）会出现此现象，如薄荷脑与樟脑、薄荷脑与冰片。

（1）采用先形成低共熔物，再与其他固体粉末混匀。

（2）分别以固体粉末稀释低共熔组分，再轻轻混合均匀。

3.含液体药物的散剂 应根据液体药物性质、剂量及方中其他固体粉末的多少而采用不同的处理方法。

（1）液体组分量较小，可利用处方中其他固体组分吸收后研匀。

（2）液体组分量较大，处方中固体组分不能完全吸收，可另加适量的赋形剂（如磷酸钙、淀粉、蔗糖等）吸收。

（3）液体组分量过大，且有效成分为非挥发性，可加热蒸去大部分水分后再以其他固体粉末吸收，或加入固体粉末或赋形剂后，低温干燥后研匀。

4.眼用散剂 施于眼部的散剂要求极细腻，《中国药典》规定应通过九号筛，以减少机械刺激性。另外，眼用散剂要求无菌，眼用散剂中如含有致病性微生物，特别是葡萄球菌与铜绿假单胞菌等容易引起严重的不良后果。因此，一般配制眼用散剂的药物多经水飞或直接粉碎成极细粉（应用流能磨粉碎可得到 5μm 以下的极细粉），配制的用具应灭菌，配制操作应在清洁避菌环境下进行，成品经灭菌，密封保存。

三、散剂的质量检查

1.外观检查 散剂应干燥、疏松、混合均匀、色泽一致。

2.外观均匀度检查 照《中国药典》（2015 年版）四部通则 0115 检查，取供试品适量置光滑纸上，平铺约 5cm²，将其表面压平，在亮处观察，应呈现均匀的色泽，无花纹、色斑。

3.水分 照《中国药典》（2015 年版）四部通则 0832 水分测定法测定，除另有规定外，水分不得超过 9.0%。

4.装量差异 照《中国药典》（2015 年版）四部通则 0115 项下检查。按剂量分类的散剂，取散剂 10 包（瓶），分别精密称定每包（瓶）的重量后，将每包（瓶）内容物重量与标示量比较，超出装量差异限度散剂应不得多于 2 包（瓶），并不得有 1 包（瓶）超出装量差异限度的 1 倍。单剂量包装散剂装量差异限度见表 13-1。

表 13-1 单剂量包装散剂装量差异限度

标示装量（g）	装量差异限度（%）
0.1 或 0.1 以下	±15
0.1 以上至 0.5	±10
0.5 以上至 1.5	±8
1.5 以上至 6.0	±7
6.0 以上	±5

多剂量分装的散剂照《中国药典》（2015年版）四部最低装量检查法检查，应符合规定。

5. 微生物限度　除另有规定外，照非无菌产品微生物限度检查：微生物计数法（通则1105）、控制菌检查法（通则1106）及非无菌药品微生物限度标准（通则1107）检查，应符合规定。凡规定进行杂菌检查的生物制品散剂，可不进行微生物限度检查。

考纲摘要

1. 基础知识

（1）散剂的含义与特点

（2）散剂的分类

（3）散剂的质量要求

2. 散剂生产流程

（1）一般散剂的生产

（2）特殊散剂的生产

（3）散剂的质量检查

复习思考

一、选择题

（一）单项选择题

1. 关于制备含液体药物的散剂叙述错误的是（　　　）

A. 当液体组分较大时可加入吸收剂吸收

B. 一般可利用处方中其他固体组分吸收

C. 当液体组分过大且不属挥发性药物时，可蒸发部分液体，再加入固体药物或辅料吸收

D. 不宜蒸发除去液体

E. 可根据散剂中液体组分性质，采用不同处理方法

2. 散剂中所含的水分不得超过（　　　）

A. 9.0%　　　　　　　B. 5.0%　　　　　　　C. 3.0%

D. 8.0%　　　　　　　E. 6.0%

3. 下列口服固体剂型吸收最快的是（　　　）

A. 胶囊剂　　　　　　B. 片剂　　　　　　　C. 水丸

D. 散剂　　　　　　　　　　E. 包衣片剂

4. 当两种或两种以上药物按一定比例混合时，有时出现润湿与液化现象，此现象称为（　　　）

　　A. 增溶现象　　　　　　B. 絮凝现象　　　　　　C. 润湿现象

　　D. 低共溶现象　　　　　E. 液化现象

5. 关于倍散的叙述，错误的是（　　　）

　　A. 药物剂量在 0.01 ～ 0.1g 之间的散剂，可配制成 1：10 倍散

　　B. 取药物 1 份加稀释剂 9 份即为 1：10 倍散

　　C. 药物剂量在 0.01g 以下的散剂，可配制成 1：100 倍散

　　D. 取药物 1 份加稀释剂 100 份即得 1：100 倍散

　　E. 倍散可保证药物的含量准确

6. 九分散中马钱子粉与麻黄等，采用下列哪种方法与其余药粉混匀，制得散剂（　　　）

　　A. 研磨法　　　　　　　B. 过筛混合法　　　　　C. 等量递增法

　　D. 分散法　　　　　　　E. 打底套色法

7. 按药物组成分类的散剂是（　　　）

　　A. 内服散剂　　　　　　B. 含液体成分散剂　　　C. 含低共熔组分散剂

　　D. 复方散剂　　　　　　E. 非分剂量散剂

8. 在小剂量的剧毒药中添加一定量的填充剂制成的稀释散称为（　　　）

　　A. 外用散　　　　　　　B. 调敷散　　　　　　　C. 撒布散

　　D. 煮散　　　　　　　　E. 倍散

9. 以下关于散剂特点的叙述，错误的是（　　　）

　　A. 易吸湿变质的药物不宜制成散剂

　　B. 对疮面有一定的机械性保护作用

　　C. 比表面较大、奏效较快

　　D. 刺激性强的药物不宜制成散剂

　　E. 含挥发性成分较多的处方宜制成散剂

10. 散剂制备工艺中关键环节是（　　　）

　　A. 粉碎　　　　　　　　B. 过筛　　　　　　　　C. 混合

　　D. 分剂量　　　　　　　E. 质量检查

（二）配伍选择题

[1 ～ 4]

　　A. 8 号筛　　　　　　　B. 6 号筛　　　　　　　C. 9 号筛

　　D. 4 号筛　　　　　　　E. 7 号筛

1.用于消化道溃疡病散剂应通过（　　　）

2.儿科和外用散剂应通过（　　　）

3.眼用散剂应通过（　　　）

4.一般内服散剂应通过（　　　）

[5～9]

    A.低共熔组分　　　　　　B.蒸发去除水分　　　　　C.套研

    D.无菌操作　　　　　　　E.制成倍散

5.益元散制备时，朱砂与滑石粉应（　　　）

6.硫酸阿托品散应（　　　）

7.痱子粉制备时，其中的樟脑与薄荷脑为（　　　）

8.蛇胆川贝散制备时应（　　　）

9.眼用散制备时应（　　　）

（三）多项选择题

1.中药散剂具备下列哪些特点（　　　）

    A.制备简单，剂量可随意增减，适于医院制剂

    B.比表面积大，易分散，奏效较快

    C.制备简单，质量易于控制，便于婴幼儿服用

    D.刺激性、腐蚀性小，对创面有一定的机械性保护作用

    E.外用散撒布于创面皮肤有一定的保护作用

2.按药物性质分类的散剂有（　　　）

    A.复方散剂　　　　　　　B.含毒性药散剂　　　　　C.含液体成分散剂

    D.含低共溶组分散剂　　　E.分剂量散剂

二、简答题

1.简述含低共熔组分散剂的制备原则。

2.简述一般散剂制备工艺流程。

扫一扫，知答案

模块十四

颗粒剂生产技术

【学习目标】

知识目标

掌握颗粒剂的含义、特点和质量要求；掌握水溶性颗粒剂的制备方法；掌握颗粒剂制备时的常见问题和解决方法。

熟悉颗粒剂的赋形剂与质量检查的项目及方法。

·了解颗粒剂的分类。

能力目标

能够根据要求制备各种类型的颗粒剂。

项目一 基础知识

一、颗粒剂的含义与特点

（一）颗粒剂的含义

颗粒剂是指提取物与适宜的辅料或饮片细粉制成的具有一定粒度的颗粒状制剂，分为可溶颗粒、混悬颗粒和泡腾颗粒。其主要特点是可以直接吞服，也可以冲入水中饮用，应用和携带比较方便，溶出和吸收速度较快。

（二）颗粒剂的特点

中药颗粒剂既保持了汤剂吸收快、作用迅速的特点，又克服了汤剂服用前临时煎煮不便等缺点，并且可按需要加入矫味剂、芳香剂，以掩盖药物的不良嗅味，便于服用；质量较液体制剂稳定；处方中药材大部分经过提取纯化，体积较小，携带、运输及贮藏均较方便。

其缺点为需要加入较多辅料，吸湿性较强等问题，因此应注意在包装材料的选择、贮

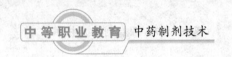

存与运输条件上加以控制，同时颗粒剂成本较高，无法随症加减。

二、颗粒剂常用辅料

（一）淀粉

白色细粉，由直链淀粉（葡萄糖单元通过 α-1,4 糖苷键连接而成的聚合物）和支链淀粉（D- 葡萄糖单元通过 α-1,6 糖苷键连接而成的分支状淀粉）组成。性质稳定，能与大多数药物配伍；不溶于冷水和乙醇，在水中加热至 62 ～ 72℃糊化；遇水膨胀，但遇酸或碱在潮湿状态及加热时逐渐水解而失去膨胀作用；含水量达 12% ～ 15% 而不潮解。价廉易得，是颗粒剂中最常用的辅料。

淀粉种类较多，常用的是玉米淀粉。中药天花粉、山药、浙贝母等含淀粉较多，粉碎成细粉加入。

（二）糊精

白色或微黄色细粉，是淀粉水解的中间产物。不溶于乙醇，冷水中溶解较慢，较易溶于热水，水溶液煮沸呈胶浆状，放冷黏度增加。常与糖粉、淀粉配合使用。

（三）蔗糖

蔗糖是一种双糖，晶体白色，具有旋光性，但无变旋。易被酸水解，水解后产生等量的 D- 葡萄糖和 D- 果糖。不具还原性。无色结晶或白色结晶性的松散粉末；无臭，味甜。在水中极易溶解，在乙醇中微溶，在无水乙醇中几乎不溶。

（四）乳糖

白色结晶性粉末，多从动物乳中提取制得。略带甜味；易溶于水，无引湿性；具良好的流动性、可压性；性质稳定，可与大多数药物配伍。因价格较贵，在国内应用的不多，但在国外应用非常广泛。

（五）甘露醇

白色结晶性粉末，清凉味甜，易溶于水，无引湿性，可压性好。但价格稍贵，常与蔗糖配合使用。

项目二　颗粒剂生产流程

一、水溶性颗粒剂的生产

颗粒剂生产工艺流程为：提取→精制→浓缩→制粒→湿颗粒的干燥→整粒→质检→包装。

（一）提取

因中药含有效成分的不同及对颗粒剂溶解性的要求不同，应采用不同的溶剂和方法进行提取。多数药物用煎煮法提取，也有用渗漉法、浸渍法及回流法提取。含挥发油的药材还可用"双提法"。煎煮法为目前颗粒剂生产中最常用的方法，除醇溶性药物外，所有颗粒剂药物的提取和制稠膏均可用此法，适用于有效成分溶于水，且对湿、热均较稳定的药材。

（二）精制

多采用水提醇沉法或醇提水沉法。

（三）浓缩

药材中指标成分提取后，提取液须浓缩至稠膏（在 50～60℃时，相对密度应为 1.30～1.35）或继续干燥成干浸膏备用。

（四）制粒

中药颗粒剂制粒的程序一般是将浓缩到一定比重范围的浸膏按比例与辅料混合，必要时加适量的润湿剂，整粒，干燥。主要有以下两种制粒方法：

1. 干法制粒　系在干燥浸膏粉末中加入适宜的辅料（如干黏合剂），混匀后，加压成片，整理到符合要求的粒度。根据压制大片剂或片状物时采用的设备不同，干法制粒可分为以下两种。

（1）重压法制粒　亦称为压片法制粒，系利用重型压片机将物料压制成直径 20～50mm 的胚片，然后粉碎成一定大小颗粒的方法。该法的优点在于可使物料免受湿润及温度的影响，所得颗粒密度高；但具有产量小、生产效率低、工艺可控性差等缺点。

（2）滚压法制粒　系利用转速相同的两个滚动轮之间的缝隙，将物料粉末滚压成板状物，然后破碎成一定大小颗粒的方法。滚压法制粒与重压法制粒相比，具有生产能力大、工艺可操作性强、润滑剂使用量较小等优点，使其成为一种较为常用的干法制粒方法。干法制粒不受溶媒和温度的影响，易于制备成型，质量稳定，比湿法制粒简易，崩解性与溶出性好，但要有固定的设备。

2. 湿法制粒　此法在药品生产企业应用最为广泛，根据制粒所用的设备不同，湿法制粒有以下几种：

（1）挤压制粒　将干燥浸膏粉末或黏稠浸膏与适宜辅料混匀后，加润湿剂（常用 90%乙醇）制成软材，将软材挤压通过一定大小的筛孔而成粒。常用摇摆式制粒机，见图 14-1。影响挤压制粒的因素有黏合剂或润湿剂的选择与用量。如黏合剂过多，软材太湿，制成的颗粒过硬，且多长条；黏合剂太少，则细粉多，导致颗粒的粒度不合格。正常的软材在混合机中能"翻滚成浪"，并"握之成团，触之即散"。混合时间也对颗粒质量产生影响，混合时间越长，物料的黏性越大，制成的颗粒越硬；筛网规格的选择直接影响颗粒的粒度，应根据工艺要求选用适宜的筛网，以保证粒径范围符合要求。挤压制粒的特点有：颗粒的粒度由筛网的孔径大小调节，粒子形状为圆柱形，粒度分布较窄；挤压压力不大，可制成松软颗粒，较适合压片；制粒过程经过混合、制软材等过程，程序较多，劳动强度大。

（2）高速搅拌制粒　系将经粉碎与过筛后的药料、辅料及黏合剂或润湿剂置于密闭的制粒容器内，利用高速旋转的搅拌桨与制粒刀的切割作用，使物料混合、制软材、切割制粒与滚圆一次完成的制粒方法，生产上常用高速搅拌制粒机，见图 14-2。影响高速搅拌制粒的因素：①黏合剂的种类：应根据对药物粉末的润湿性、溶解性进行选择。②黏合剂的加入量：实际生产中，黏合剂的恰当用量需要在生产实践中摸索。③黏合剂的加入方法：黏合剂可一次加入或分次加入；既可以溶液状态加入（液体黏合剂），也可呈粉末状态加入（固体黏合剂）。④物料的粒度：原料粉粒越小，越有利于制粒，特别是结晶性的物料。⑤搅拌速度：物料加入黏合剂后，开始以中、高速搅拌，制粒后期可用低速搅拌。搅拌速度大，粒度分布均匀，但平均粒径有增大的趋势。高速搅拌制粒的特点有：与传统的挤压制粒相比较，具有省工序、操作简单、快速等优点；通过改变搅拌桨的结构、调节黏合剂用量及操作时间，可制得致密、强度高的适合用于胶囊剂的颗粒，也可制成松软的适合压片的颗粒；物料混合均匀，制成的颗粒圆整均匀，流动性好。

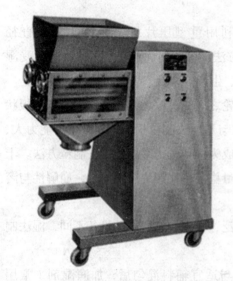

图 14-1　摇摆式制粒机

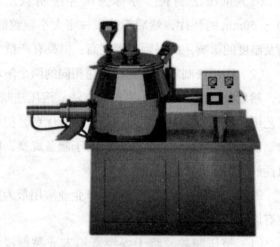

图 14-2　高速搅拌制粒机

（3）流化制粒　系将经粉碎、过筛后的物料置于流化床内，在自下而上通过的热空气作用下，使物料粉末保持流化状态的同时，喷入润湿剂或液体黏合剂，使粉末相互接触结聚成粒，经反复喷雾、结聚与干燥而制成一定规格的颗粒。生产上使用流化制粒机，见图 14-3。此流化造粒是通过确定喷雾量、喷雾时间、风量、温度等条件，自动化造粒，收率比其他方法均高。但由于制粒过程中，颗粒的成长如滚雪球而成的，雾滴大小与颗粒成长呈正相关，雾滴大小受到液体流量、比率的影响。当气体流量固定，液体量增大时其比率减小，同时增大雾滴也可增大颗粒的粒度，例如黏合剂的液体流量为 85g/min 时，平均颗粒的粒径为 240μm，若为 145g/min 时，颗粒为 278μm，相反，若黏合剂溶液的流量不变，增加喷雾的空气压力，可增加比率，减小雾滴，减小颗粒的粒度。例如空气压力为 0.1kg/cm² 时，平均颗粒的粒径为 438μm，若为 2.0kg/cm² 时，颗粒的粒径为 292μm。在制粒时，不但能蒸发颗粒中的水分，同时还蒸发雾滴的水分，所以升高进风温度，可降低颗粒的粒度，如进风温度为 25℃时，粒径为 311μm，40℃时粒径为 272μm，55℃时粒径为 235μm。由于在沸腾中相互摩擦，所制颗粒较松，细粉多，且因大量热风，损失也大。影响流化造粒的因素大小顺序为：喷雾空气压力＞粉体粒度＞进出口温度＞风量。

流化造粒的处方组成很重要，通常中药颗粒剂的处方中除主药为干燥浸膏粉末外，应加入适宜的辅料，使粉末易聚集而成粒。

流化制粒的特点：在同一设备内可实现混合、制粒、干燥和包衣等多种操作，生产效率高；产品的粒度分布较窄，颗粒均匀，颗粒间色差小，流动性和可压性好，颗粒疏松多孔；制备过程在密闭制粒机内完成，生产过程不易被污染。

（4）离心造粒　其原理是以白砂糖为颗粒的核，先置于圆形容器内，当容器的底部高速旋转时，白砂糖沿容器的周围旋转，在这种状态下，直接将药材提取液喷雾，鼓风机吹入热风干燥，可得球形的颗粒或细粒剂。生产上使用离心造粒机，见图14-4。此法优点是中药成方的提取液可不经处理直接使用；不论是制颗粒剂或细粒剂，其收率均高；粒度均圆整，缺点是生产能力小，一次造粒所用的时间较长。

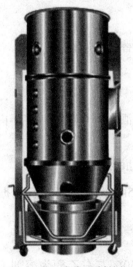

图 14-3　流化床制粒机

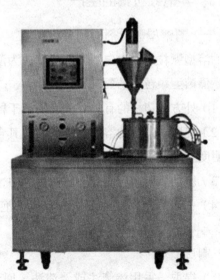

图 14-4　离心造粒机

近年来新辅料的出现将逐步替代以糖为核心的工艺，从而进一步提高产品质量。

（五）湿颗粒的干燥

湿粒制成后，应尽可能迅速干燥，放置过久湿粒易结块或变质。干燥温度一般以60～80℃为宜。注意干燥温度应逐渐升高，否则颗粒的表面干燥易结成一层硬膜而影响内部水分的蒸发；而且颗粒中的糖粉骤遇高温时能熔化，使颗粒坚硬，糖粉与其共存时，温度稍高即结成黏块。

颗粒的干燥程度可通过测定含水量进行控制，一般应控制在2%以内。生产中凭经验掌握，即用手紧捏干粒，当在手放松后颗粒不应黏结成团，手掌也不应有细粉，无潮湿感觉即可。干燥设备的类型较多，生产上常用的有烘箱或烘房、沸腾干燥装置、振动式远红外干燥机等。

（六）整粒

湿粒用各种干燥设备干燥后，可能有结块黏连等，须再通过摇摆式颗粒机，过一号筛（12～14目），使大颗粒磨碎，再通过四号筛（60目）除去细小颗粒和细粉，筛下的细小颗粒和细粉可重新制粒，或并入下次同一批药粉中，混匀制粒。颗粒剂处方中若含芳香挥发性成分，一般宜溶于适量乙醇中，用雾化器均匀地喷洒在干燥的颗粒上，然后密封放置一定时间，等穿透均匀吸收后方可进行包装。

（七）包装

颗粒剂中因含有浸膏或少量蔗糖，极易吸潮溶化，故应密封包装和干燥贮藏。用复合铝塑袋分装，不易透湿、透气，贮存期内一般不会出现吸潮软化现象。

二、其他颗粒剂的生产

（一）酒溶型颗粒剂的制备

酒溶型颗粒剂加入白酒后即溶解成为澄清的药酒，可代替药酒服用。

1. 酒溶型颗粒剂的要求

（1）处方中药材的有效成分应易溶于稀乙醇中。

（2）提取时所用的溶剂为乙醇，但其含醇量应与欲饮白酒含醇量相同，溶于白酒后保持澄明度。一般以60度的白酒计算。

（3）所加赋形剂应能溶于欲饮白酒中，通常加糖或其他可溶性矫味剂。

（4）一般每包颗粒的剂量应以能冲泡成药酒0.25～0.5kg为宜，由患者根据规定量饮用。

2. 制法

（1）提取　采用渗漉法或浸渍法、回流法等方法，以60%左右乙醇为溶剂（或欲饮白酒的含醇度数），提取液回收乙醇后，浓缩至稠膏状，备用。

（2）制粒、干燥、整粒、包装　与水溶性颗粒剂类同。

（二）混悬型颗粒剂的制备

混悬型颗粒剂是将方中部分药材提取制成稠膏，另一部分药材粉碎成极细粉加入制成的颗粒剂，用水冲后不能全部溶解，而成混悬型液体。这类颗粒剂应用较少，当处方中含挥发性或热敏性成分，药材量较多，且是主要药物，将这部分药材粉碎成极细粉加入，药物既起治疗作用，又是赋形剂，可节省其他赋形剂，降低成本。

其制法为：将含挥发性、热敏性或淀粉较多的药材粉碎成细粉，过六号筛备用；一般性药材，以水为溶剂，煎煮提取，煎液浓缩至稠膏备用；将稠膏与药材细粉及糖粉适量混匀，制成软材，然后再通过一号筛（12～14目）制成湿颗粒，60℃以下干燥，干颗粒再通过一号筛整粒，分装，即得。

（三）泡腾型颗粒剂的制备

泡腾型颗粒剂是利用有机酸与弱碱遇水作用产生二氧化碳气体，使药液产生气泡呈泡腾状态的一种颗粒剂。由于酸与碱中和反应，产生二氧化碳，使颗粒疏松、崩裂、具速溶性同时，二氧化碳溶于水后呈酸性，能刺激味蕾，因而可达到矫味的作用，若再配有甜味剂和芳香剂，可以得到碳酸饮料的风味。常用的有机酸有枸橼酸、酒石酸等，弱碱有碳酸氢钠、碳酸钠等。

制法为：将药材按一般水溶型颗粒剂提取，精制得稠膏或干浸膏粉，分成两份，一份中加入有机酸制成酸性颗粒，干燥，备用；另一份中加入弱碱制成碱性颗粒，干燥，备用；将酸性与碱性颗粒混匀，包装，即得。也可以将部分糖粉与碳酸氢钠混匀，用蒸馏水喷雾制粒，挤压过12目筛，70℃左右干燥，整粒。将剩余糖粉与稠膏混匀，制软材，挤压过12目筛制颗粒，70℃左右干燥、整粒。再将以上两项颗粒合并，喷入香精，加入枸橼酸混匀，过12目筛3～4次后，分装于塑料袋内。必须注意控制干颗粒的水分，以免在服前酸与碱已发生反应。

项目三　颗粒剂质量控制

一、生产过程质量控制

（一）药材原料

制备颗粒剂所选用药材不但注重道地性，区分药材的真伪、质量优劣，而且要根据药材的特性分析其是否适宜此剂型。

（二）药材煎煮次数与时间

药材煎煮次数、时间直接影响到颗粒剂的质量。如制备益母草颗粒剂，取同产地同批次药材水煎 1 次，时间 3 小时；水煎 2 次，第 1 次 2 小时，第 2 次 1 小时；水煎 3 次，每次 1 小时，3 种提取法的得膏率分别为 10.9%、13.8% 和 15.1%，以第 3 种方法为优，但煎煮次数越多，能源、工时消耗越大。所以大量生产颗粒剂时，一般采用两次煎煮比较好。

（三）清膏的比重

药材经水煎煮，去渣浓缩后得清膏。经实践证明，清膏比重越大，和糖粉混合制粒或压块崩解时限越长。

（四）颗粒的烘干温度与时间

颗粒干燥温度应逐渐升高，否则颗粒的表面干燥后不仅会结成一层硬膜而影响内部水分的蒸发，而且颗粒中的糖粉因骤遇高温能熔化，使颗粒变坚硬而影响崩解。干燥温度一般控制为 60～80℃为宜。

（五）颗粒的含水量

颗粒的含水量与机压时颗粒剂的成型质量及药品在贮藏期间质量变化有密切关系。含水量过高，生产块状颗粒剂易黏冲，贮存间易变质；含水量过少，则不宜成块。颗粒含水量以控制在 3%～5% 为宜。

（六）颗粒的均匀度

颗粒均匀度对颗粒剂的外观质量有较大影响。颗粒型的颗粒剂一般选用 14～18 目筛制成颗粒，于 70℃以下烘干，再用 10～12 目筛整粒即可。

颗粒剂的质量受多方面的因素影响，今后如何进一步提高质量，加强质量控制，还应对药材的定性鉴别、含量分析、理化常数的测定等方面进行研究，逐步向质量标准化、科学化做进一步的探讨。

二、颗粒剂的质量检查

除另有规定外，颗粒剂应进行以下相应检查。

（一）粒度

除另有规定外，照粒度和粒度分布测定法（通则 0982 第二法双筛分法）检查，不能通过一号筛与能通过五号筛的总和不得超过 15%。

（二）水分

中药颗粒剂照水分测定法（通则 0832）测定，除另有规定外，水分不得超过 8.0%。

（三）干燥失重

除另有规定外，化学药品和生物制品颗粒剂照干燥失重测定法（通则 0831）测定，于 105℃干燥（含糖颗粒应在 80℃减压干燥）至恒重，减失重量不得超过 2.0%。

（四）溶化性

除另有规定外，颗粒剂照下述方法检查，溶化性应符合规定。

可溶颗粒检查法：取供试品 10g（中药单剂量包装取 1 袋），加热水 200mL，搅拌 5 分钟，立即观察，可溶颗粒应全部溶化或轻微浑浊。

泡腾颗粒检查法：取供试品 3 袋，将内容物分别转移至盛有 200mL 水的烧杯中，水温为 15～25℃，应迅速产生气体而呈泡腾状，5 分钟内颗粒均应完全分散或溶解在水中。

颗粒剂按上述方法检查，均不得有异物，中药颗粒还不得有焦屑。

混悬颗粒及已规定检查溶出度或释放度的颗粒剂可不进行溶化性检查。

（五）重量差异

单剂量包装的颗粒剂按下述方法检查，应符合表 14-1 规定。

检查法：取供试品 10 袋（瓶），除去包装，分别精密称定每袋（瓶）内容物的重量，求出每袋（瓶）内容物的装量与平均装量。每袋（瓶）装量与平均装量相比较［凡无含量测定的颗粒剂或有标示装量颗粒剂，每袋（瓶）装量应与标示装量比较］，超出装量差异限度的颗粒剂不得多于 2 袋（瓶），并不得有 1 袋（瓶）超出装量差异限度 1 倍。

表 14-1　颗粒剂的装量差异限度

标示装量	装量差异限度
1.0g 或 1.0g 以下	±10%
1.0g 以上至 1.5g	±8%
1.5g 以上至 6g	±7%
6g 以上	±5%

凡规定检查含量均匀度的颗粒剂，一般不再进行装量差异的检查。

（六）装量

多剂量包装的颗粒剂，照最低装量检查法（通则 0942）检查，应符合规定。

（七）微生物限度

以动物、植物、矿物质来源的非单体成分制成的颗粒剂，生物制品颗粒剂，照非无菌产品微生物限度检查；微生物计数法（通则 1105）和控制菌检查（通则 1106）及非无菌药品微生物限度标准（通则 1107）检查，应符合规定。生物制品规定检查杂菌的颗粒剂，可不进行微生物限度检查。

📝 **考纲摘要**

1. 基本知识

（1）颗粒剂的特点、分类

（2）颗粒剂常用辅料

2. 颗粒剂的制备

（1）水溶性颗粒剂

（2）酒溶性颗粒剂

（3）混悬型颗粒剂

（4）泡腾颗粒剂

3. 颗粒剂质量控制

复习思考

一、选择题

（一）单项选择题

1. 在挤出法制粒中制备软材很关键，其判断方法为（　　）

  A. 手捏成团，重按即散　　B. 手捏成团，轻按即散　　C. 手捏成团，重按不散

  D. 手捏成团，轻按不散　　E. 手捏成团，按之不散

2. 颗粒剂制备中若软材过黏而形成团块不易通过筛网，可采取什么措施解决（　　）

  A. 加药材细粉　　　　　　B. 加适量高浓度的乙醇　　C. 加适量黏合剂

  D. 加大投料量　　　　　　E. 拧紧过筛用筛网

3. 酒溶性颗粒剂一般以多少浓度的乙醇作为溶剂（　　）

  A. 40%　　　　　　　　　B. 50%　　　　　　　　　C. 60%

  D. 70%　　　　　　　　　E. 80%

4. 《中国药典》对颗粒剂装量差异检查有详细规定，下列叙述错误的是（　　）

  A. 取 10 袋（或瓶），精密称定总重并求得平均值

  B. 超出差异限度的不得多于 2 袋（或瓶）

  C. 不得有 2 袋（或瓶）超出限度 1 倍

  D. 标示装量 1.0 以上至 1.5g，装量差异限度为 8%

  E. 标示装量 1.5 以上至 6g，装量差异限度为 7%

5. 关于中药颗粒剂特点的叙述中错误的是（　　）

  A. 吸收快、作用迅速　　B. 服用方便　　　　　　C. 无吸湿性，易于保存

  D. 质量较液体制剂稳定　　E. 可掩盖药物不良嗅味

6. 关于颗粒剂溶化性的要求错误的是（　　）

  A. 可溶性颗粒剂用热水冲服时应能全部溶化

B. 可溶性颗粒剂的溶化性允许有轻微浑浊

C. 混悬型颗粒剂要混悬均匀

D. 混悬型颗粒剂不允许有焦屑异物

E. 泡腾颗粒剂在加水后应立即产生二氧化碳气体

7. 颗粒剂的粒度检查结果要求不能通过一号筛与能通过五号筛总和不得超过供试量的
（　　　）

　　A. 15%　　　　　　　　B. 5%　　　　　　　　C. 7%

　　D. 8%　　　　　　　　E. 3%

8. 当颗粒剂标示装量为 10g 时，允许的装量差异限度是（　　　）

　　A. 15%　　　　　　　　B. 10%　　　　　　　　C. 8%

　　D. 7%　　　　　　　　E. 5%

（二）多项选择题

1. 可用于颗粒剂制粒的方法有（　　　）

　　A. 挤出制粒法　　　　　B. 快速搅拌制粒　　　　C. 流化喷雾制粒

　　D. 干法制粒　　　　　　E. 离心制粒

2. 颗粒剂制备中湿颗粒干燥的注意事项为（　　　）

　　A. 湿颗粒要及时干燥

　　B. 湿颗粒的干燥温度要迅速上升

　　C. 干燥温度控制在 60 ~ 80℃为宜

　　D. 含水量控制在 5% 以内

　　E. 含水量控制在 2% 以内

3. 关于泡腾性颗粒剂的叙述正确的是（　　　）

　　A. 泡腾性颗粒剂之所以有泡腾性是因为加入了有机酸及弱碱

　　B. 泡腾性颗粒剂有速溶性

　　C. 加入的有机酸有矫味作用

　　D. 应注意控制干燥颗粒的水分

　　E. 应将有机酸与弱碱分别与干浸膏粉制粒再混合

4. 颗粒剂的质量要求中应检查的项目有（　　　）

　　A. 粒度检查

　　B. 水分限度检查

　　C. 溶化性检查

　　D. 重量差异或含量均匀度检查

　　E. 微生物检查

三、简答题

1. 中药颗粒剂生产过程中，由浸膏黏性过大导致制粒困难的原因及解决办法？

2. 颗粒溶化性差的原因及解决办法？

3. 简述颗粒剂的制备过程。

扫一扫，知答案

模块十五

胶囊剂生产技术

【学习目标】

知识要求

掌握胶囊剂的含义、分类、特点和不宜制成胶囊剂的药物；硬胶囊和软胶囊的生产技术。

熟悉胶囊剂的质量评价项目；硬胶囊空胶囊的制备和选择。

了解硬胶囊药物填充机、自动旋转轧囊机以及滴丸机的结构和工作原理。

能力要求

熟练掌握硬胶囊的生产工艺流程；压制法和滴制法制备软胶囊。

学会对胶囊剂进行质量评价。

项目一　基础知识

一、胶囊剂的含义与特点

（一）胶囊剂的含义

胶囊剂系指将中药材饮片用适宜方法加工后，加入适宜辅料填充于空心胶囊或密封于软质囊材中制成的制剂，如图 15-1 所示。胶囊剂中的药物可以是药物细粉也可以是颗粒，还可以是液体，有时根据实际需要还可加入一定量的赋形剂。

目前胶囊剂已经成为口服固体制剂的主要剂型之一，主要供内服，也有供直肠、阴道给药的胶囊及可以改变释药特征的缓释、控释胶囊。胶囊壳的主要原料为明胶，也有用甲基纤维素、海藻酸钠、聚乙烯吡咯烷酮等高分子材料制成，以改变其溶解性、机械适应力，满足不同给药途径的需要。

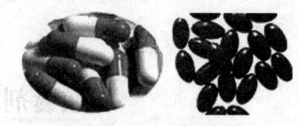

图 15-1　胶囊剂

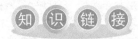

胶囊剂的发展史

　　胶囊剂是由改善服药方法发展起来的。在我国明代，人们就将药物用食物包裹后服用，类似于现代胶囊剂的应用。1834 年法国的 Molhes 和 Dublane 最早在橄榄形明胶胶壳中填充药物后，用一滴浓的温热明胶溶液进行封闭从而发明了软胶囊；1848 年英国的 Murdock 发明了两节套入式胶囊，从而出现了硬胶囊。随着机械工业的兴起，特别是自动胶囊填充机等先进设备的问世，胶囊剂取得了很大的发展，其产量、产值仅次于片剂和注射剂而位居第三，已成为国内外临床上使用最广泛的口服剂型之一。

（二）胶囊剂的特点

1. 硬胶囊剂的特点

　　（1）**优点**　①外表光滑、美观，容易吞服。②药物装入胶囊后可掩盖药物的不良臭味。③生物利用度高，剂量准确。④稳定性好。胶囊壳能隔绝药物与光线、空气和湿气的接触，增加对光敏感、对湿热不稳定的药物的稳定性。⑤携带、运输、贮存方便。⑥可定时、定量或延缓释放药物。用不同释放速度的包衣材料将药物包衣后制成颗粒再装入空心胶囊中，可达到缓释延效的作用；制成肠溶胶囊可使其在肠道中溶解；制成直肠给药或阴道给药的胶囊，可定位在固定腔道释药显效。⑦生产成本低、服用剂量小。硬胶囊制备过程中一般不加或少加赋形剂，节省辅料。

　　（2）**缺点**　①有的人群不适合使用胶囊：硬胶囊不适合婴、幼儿和昏迷的患者服用；个别人服用硬胶囊后胃部有不适感。②有些药物不宜制成胶囊剂：药物的水溶液或稀乙醇溶液，因可使胶囊囊壁溶化、破裂；易溶性及小剂量的刺激性较强的药物，因在胃中溶解后局部药物浓度过高而对胃黏膜产生刺激性；易风化的药物，可使胶囊囊壁变软；吸湿性药物，可吸收胶囊囊壁中水分，使胶囊囊壁失水干燥变脆。

2.软胶囊剂的特点　软胶囊除具有硬胶囊的特点之外，还具有以下特点：①可弥补其他固体剂型的不足：对含油量高或液体组分比较多的药物难以制成片剂、丸剂等固体剂型，可制成软胶囊，如紫苏子油软胶囊、月见草油胶丸等。②可保存药品质量：如含挥发性成分较多的中药，贮存过程中挥发性成分易损失，为防止药物的受光分解，在胶囊壳中加入二氧化钛、色素等遮光剂，制成受光易分解药物的稳定型软胶囊。③生物利用度良好：在制备软胶囊时先将药物用聚乙二醇溶解然后再制成软胶囊，得到的软胶囊血药浓度高，生物利用度好，如绞股蓝总苷软胶囊。④软胶囊可塑性大、弹性大。

二、胶囊剂的分类

胶囊剂可分为硬胶囊、软胶囊（胶丸）和肠溶胶囊等，主要供口服，也可外用于直肠、阴道等部位。

1.硬胶囊　系指将药材提取物、药材提取物加药材细粉或药材细粉或与适宜辅料制成的均匀粉末、细小颗粒、小丸、半固体或液体等，填充于空心胶囊中的胶囊剂。

2.软胶囊　系将药材提取物、液体药物或与适宜辅料混匀后用滴制法或压制法密封于软质囊材中的胶囊剂，俗称胶丸。软胶囊壳富有弹性，在装入药物时一次成型，封闭严密。药物可以是油类、油溶液或油的混悬液，也可以是固体、半固体。

3.肠溶胶囊　系指不溶于胃液，但能在肠液中崩解或释放的胶囊剂。胶囊壳是经过特殊方法处理或涂了一层特殊的高分子材料。

除上述三种口服胶囊剂外，还有植入胶囊、气雾胶囊、直肠用胶囊和阴道用胶囊及外用胶囊，但应用不广泛。

项目二　胶囊剂生产流程

一、硬胶囊剂的生产

硬胶囊剂的生产工艺流程：物料准备（药物、空胶囊）→药物填充→质量检查→包装。

（一）物料的准备

1.空胶囊壳的制备与选择

（1）胶囊壳的组成　胶囊壳组成材料有明胶、增塑剂、着色剂、遮光剂及防腐剂等。

①明胶：胶囊壳的主要原料是明胶，是从动物组织中提炼得到的一种复杂的蛋白质。除用明胶外，还可以甲基纤维素、羟烷基淀粉、褐藻胶、海洋生物胶和淀粉等作为原料。

②增塑剂：能改善明胶的吸湿性和脱水性，增强其坚韧性和可塑性。常用的增塑剂有甘油、山梨醇，单独或混合使用；还可用羧丙基纤维素、羧甲基纤维素钠、油酸酰胺磺酸钠等。

③着色剂：赋予胶囊壳颜色，以增加美观，便于识别。常用食用规格的水溶性染料。

④遮光剂：赋予胶囊壳遮光性能，用于提高光敏药物的稳定性。常用的遮光剂有红、黄或棕色的氧化钛、炭黑、钛白粉（二氧化钛）等，其中二氧化钛最为常用，每千克明胶原料常加 2 ～ 12g。

⑤其他：增加胶囊壳光洁度的十二烷基硫酸钠；起防腐作用的对羟基苯甲酸酯类；香料，常用 0.1％的乙基香兰醛或 2％的香精等。

（2）胶囊壳的制备工艺流程　溶胶→蘸胶制坯→干燥→拔壳→截割→整理、检查→包装。胶囊壳生产有专门生产厂家，为便于识别，多将胶囊壳制成各种颜色，囊帽与囊身的颜色也不相同。胶囊壳一般采用自动化生产，生产环境洁净度应达到 D 级，温度 10 ～ 25℃，相对湿度 30％～ 45％。我国生产的胶囊壳质量基本上能满足机器填装的要求。

（3）胶囊壳的规格与质量要求

1）胶囊壳的规格：由大到小分 000、00、0、1、2、3、4、5 号共 8 种，但常用的型号为 0 ～ 3 号。

2）胶囊壳的质量要求：为保证其质量，需对空胶囊壳进行以下检查项目：①性状：圆筒状，囊身应光洁、色泽均匀、切口平整、无变形、无异臭。②松紧度：取 10 粒，用拇指与食指轻捏胶囊两端，旋转拔开，不得有黏结、变形或破裂，然后装满滑石粉，将帽、身套合，逐粒在 1m 的高处直坠于厚度为 2cm 的木板上，应不漏粉；如有少量漏粉，不得超过 2 粒。如超过，应另取 10 粒复试。③脆碎度：取 50 粒，放于表面皿中，移入盛有硝酸镁饱和溶液的干燥箱内，于 25℃ ±1℃恒温 24 小时，取出，立即分别逐粒放入直立在木板（厚度 2cm）上的玻璃管（内径 24mm，长为 200mm）内，将圆柱形砝码（材质为聚四氟乙烯，直径为 22mm，重 20g±0.1g）从玻璃管口自由落下，看胶囊是否破裂，如有破裂，不得超过 5 粒。④崩解时限：取空胶囊壳 6 粒，装满滑石粉，按《中国药典》（2015 年版）四部崩解时限检查法（通则 0921）胶囊剂项下的方法，加挡板进行检查，各粒均应在 10 分钟内溶化或崩解。⑤干燥失重：应为 12.5％～ 17.5％。⑥炽灼残渣：遗留残渣分别不得超过 2.0％（透明）、3.0％（半透明或一节透明、另一节不透明）、4.0％（一节半透明，另一节不透明）、5.0％（不透明）。⑦重金属：取炽灼残渣，按《中国药典》（2015 年版）四部重金属检查法（通则 0821）第二法检查，应符合规定。

（4）胶囊壳的选择　如图 15-2 所示，胶囊壳有普通型和锁口型两类，锁口型又分单锁口型和双锁口型两种。普通型胶囊壳的囊帽与囊身套合面处平滑，容易松动，往往需涂上一层黏合性强的物质增加其黏合性；而锁口型胶囊壳的囊帽与囊身套合面处均有凹槽，套合后紧密嵌合，不易松动滑脱，这使硬胶囊在生产、运输和贮存过程中不易漏粉。

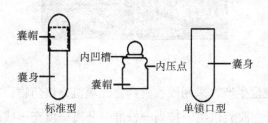

图 15-2　胶囊壳类型示意图

选择胶囊壳的原则应按药物剂量所占容积选用最小的胶囊壳。一般多依靠试装来决定选择适当型号的胶囊壳。

2. 药物的准备　硬胶囊中一般填充粉状或颗粒状药物，粉状药物的处理基本上与散剂相同，而颗粒状药物的处理与颗粒剂相同。通常化学药品经粉碎、混合、过筛等操作，制成均匀干燥的散剂后即可用于填充。而中药一般须按处方中药物性质、用药剂量及治疗需要适当处理。具体处理原则如下：

（1）处方中贵重药物及剂量不大的药物可直接粉碎成细粉，经过筛混合均匀后填充。

（2）处方中剂量较大的药物，可将部分易于粉碎者粉碎成细粉。其余药物经适当提取后浓缩成稠膏，再与上述药物细粉混合均匀，干燥，研细，过筛，混匀后填充。

（3）将处方中全部药物提取，浓缩成稠膏，加适量的吸收剂，搓匀，干燥，粉碎，过筛，混匀后填充。

（4）已明确有效成分的药物，可用适当方法提取其有效成分，干燥，粉碎，过筛，混合均匀后填充。

（5）挥发油则用吸收剂（如碳酸钙、轻质氧化镁、磷酸氢钙等）吸收后填充，如果方中含有粉性较强的药材，则用其吸附挥发油即可。

（二）药物的填充

硬胶囊药物的填充有手工填充和胶囊药物填充机填充两种方法。

1. 手工填充　生产量少时，一般采用手工。先将药物平铺于工作台上，轻轻压实压平，厚度为囊身长度的 1/3 ～ 1/4，然后手捏囊身，切口向下插入压好的药物层，使药物嵌入囊身内，控制力度，重复此操作至囊身充满药物，套上囊帽，再用织物轻轻揉搓拭去囊壳表面的药粉。为提高胶囊壳的光亮度，可用喷有少量液状石蜡的纱布滚搓。该法粉尘飞扬大，剂量不准确，生产效率低。可用硬胶囊分装器（图 15-3）代替，可提高工作效率，减少重量差异。

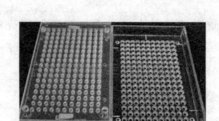

图 15-3 硬胶囊分装器

2. 机器填充 大规模生产，采用硬胶囊药物充填机充填药物，其型号很多，但工作原理相似，一般流程是：空胶囊供给→排列→校准→分离→填充→残品剔除→套合→成品排出，见图 15-4。

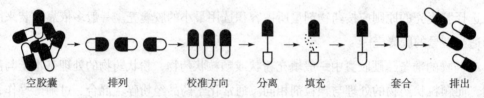

空胶囊　　　　排列　　　　校准方向　　分离　　填充　　　　套合　　　排出

图 15-4 硬胶囊药物充填机填充操作流程示意图

使用普通型胶囊壳生产硬胶囊，药物填充后还需采用与制备胶囊壳相同浓度的明胶液（如明胶 20%、水 40%、乙醇 40%）进行封口。由于目前生产胶囊多采用锁口型胶囊壳，囊帽和囊身套合后无须再进行封口操作。

（1）半自动胶囊充填机 主要由送囊分离结构、药物充填结构、锁紧装置、安全保护装置、变速箱、电控系统、气动控制系统及真空系统等组成，如图 15-5 所示。工作时，动力系统带动送囊结构运转，胶囊斗内胶囊壳经送囊管、送囊梳、压囊头、分离器，在真空作用下，使囊壳的囊帽与囊身分离，囊帽在上、囊身在下插入胶囊盘中；人工将下盘安放在药物充填结构中，启动充填装置，料斗中的药物在螺旋杆的作用下填充进囊身中；药物填充完毕后，人工将上盘和下盘合在一起，放入锁囊装置中，利用气动控制汽缸的压力，顶针盘将囊帽与囊身套合锁紧，再将套合好的胶囊顶出集囊箱中，得到成品。

（2）全自动硬胶囊充填机 主要由机架、传动装置、回转台部件、胶囊分送装置、真空泵系统、药物充填装置、剂量装置、胶囊锁合结构、残次胶囊剔除机构、成品胶囊导出装置、悬挂操作箱、清洁除尘装置与电气控制系统等组成，如图 15-6 所示。全自动硬胶囊充填机的生产过程如图 15-7 所示，机器运转时在第 1、2 工位上胶囊料桶内的胶囊通过两个胶囊漏斗逐个地竖直进入两个送囊板内，先由水平叉推至矫正块外端，再由垂直叉及真空吸力进入模孔中，并将帽、身分离；第 3 工位下模块下降并向外运动；第 4 工位药物充填，药室中的药粉经过五次充填压实后推入囊身中；第 5 工位是增加微丸或片剂灌装装置的预留工位；第 6 工位用吸尘管路将残次胶囊剔除并吸掉；第 7 工位下模块上升并同时向内运动；第8工位锁合推杆上升使已充填的胶囊锁合；第9工位将锁好的胶囊推出、收集。第10工位吸尘机清理模孔后再次进入下一个循环。

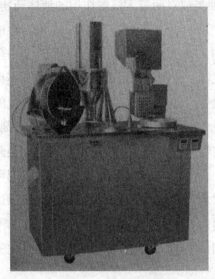

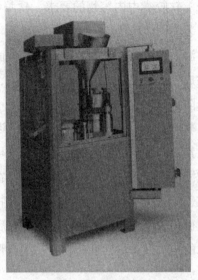

图15-5　JTJ型半自动胶囊充填机外形图　　　图15-6　NJP-1500C型全自动硬胶囊充填机外形图

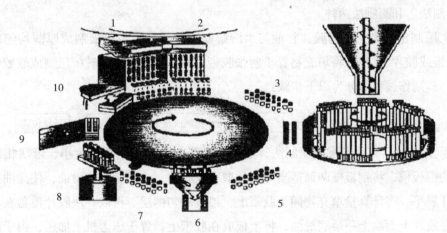

图15-7　全自动胶囊充填机生产过程示意图

二、软胶囊剂的生产

1. 囊材及内容物的要求

（1）囊材　软胶囊的囊材主要是明胶，根据需要，还可加入增塑剂（如甘油、山梨醇、阿拉伯胶等）、防腐剂、遮光剂、食用色素、芳香剂等成分。另外，二甲基硅油的加入可明显提高胶囊壳的机械强度和防潮、防霉能力。

软胶囊囊材的弹性与明胶、增塑剂（甘油、山梨醇或两者的混合物）和水的比例有关，干明胶与增塑剂、水的重量比为1.0∶（0.4～0.6）∶1.0时所制成的胶囊剂硬度较为适宜。

（2）软胶囊中内容物的要求　软胶囊可以装填油类或对明胶无溶解作用的液体药物，也可以装填固体药物粉末、W/O型乳浊液或混悬液。可制成软胶囊的药物有：①油溶性成分：常温下是液体或半固体，制成其他固体剂型需加入吸收剂等辅料不利于生产。②中药挥发性成分：挥发性成分容易挥发散失，具有特殊气味，密封在软胶囊壳中能掩盖其不良气味，防止挥发，如藿香正气软胶囊、十滴水软胶囊等。③对湿热、光不稳定及易氧化的成分：软胶囊剂的囊材由明胶、甘油等组成，壁厚、密闭，是防止药物氧化的优良制剂。如维生素类药物与油混合制成软胶囊剂可增加其稳定性。④黏稠性强的中药浸膏：此类药物制成固体制剂需加入较多的填充剂，在贮藏过程中会出现内容物黏结，制成软胶囊剂可得到改善。⑤生物利用度差的疏水性药物：如环孢素水溶性差，制成其他固体制剂难以达到有效血药浓度，与油性载体制成微乳后装入软胶囊，可大大提高其生物利用度。⑥具不良气味的药物及微量活性药物：一些微量活性药物剂量很小，宜制成软胶囊剂，如骨化三醇等。

2. 软胶囊的制备技术　软胶囊的成型与药物装填是同时进行的。其制备方法有压制法（又称模制法）和滴制法两种。

（1）压制法　是先将明胶、甘油与水溶解制成胶液，再将胶液制成厚薄均匀的胶带（又称胶板或胶片），然后将填充物置于两张胶带之间，用钢模或旋转模压制成软胶囊的一种方法。其制作过程可分为以下步骤：

明胶 →（辅料）明胶液 → 制成胶片 →（药物）压制成囊 → 洗涤干燥 → 质检包装

①手工压制：又称钢板模压制法，适用于小量生产，是用两块大小、形状相同且可以复合的钢板模，将钢板模两面适当加热，取一块胶片，一面涂上润滑油，使涂油面朝向下板铺开展平，将计算量填充物倾于胶带上，摊成均匀薄层。再取一块胶片覆盖在填充物上，并在胶片上面涂上一层润滑油，将上板放在胶带上，置于压力机上加压，由于压力的作用，上下模坑的锐利边缘压合、切断胶带，相互接合，填充物被胶带包裹密封在上下模坑合拢而形成的模囊内，上下胶带接触处略有突出的软胶囊即压制而成，见图15-8。然后开启钢板模，取出软胶囊，剔除废品，用乙醇或乙醇与丙酮的混合液除去表面油污，置装有干燥剂的容器中干燥，干燥后筛选合格的软胶囊，在其表面涂一层液状石蜡，防止粘连，分装即得。此法纯手工操作，劳动强度大，产量低，生产效率低，成品率低，一般在85%以下，装量差异比较大。

②旋转模压法：又称滚模法，工厂大规模生产多采用自动旋转冲模制丸机（图15-9）压制软胶囊。自动旋转冲模制丸机上有两个盛装容器，分别盛装药液和胶液。为了防止胶

液凝固，盛装胶液的容器一般保温 60℃，而药液则在 20℃保温。机器开动后，胶液沿两根管道分别通过预热的涂胶机箱将胶液涂于温度为 16～20℃的鼓轮上，经过鼓轮的冷却，涂上的胶液成为具有均匀厚度的明胶带。两边形成的胶带通过胶带导杆和送料轴从相反方向传送进入两个轮状钢模形成的夹缝处，同时，填充泵将填充物定量地推入两张胶带之间，由于液体的注入使胶带膨胀，同时模子旋转压迫胶带使其在 37～40℃发生闭合，药物即被封闭在胶带中，其形状与模子上的膜坑形成的形状一致。模子的继续旋转将装满药物的胶囊切离，软胶囊即基本成型。

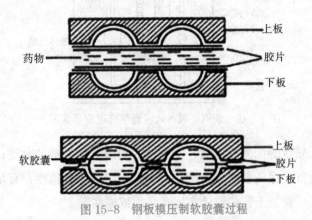

图 15-8　钢板模压制软胶囊过程

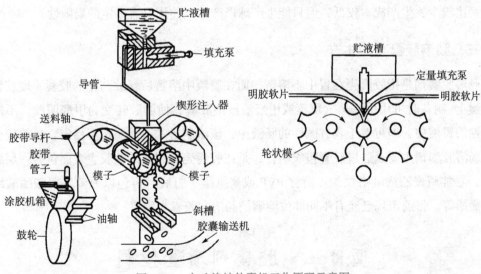

图 15-9　自动旋转轧囊机工作原理示意图

（2）滴制法　又称滴丸法，是指通过滴丸机的喷头（或称滴头）将一定量的明胶液包裹一定量的药液，滴入另一种互不相溶的液体冷却剂中，明胶液在冷却剂中因表面张力作用而凝固成球形软胶囊（胶丸）的方法。滴制法生产软胶囊过程示意图见图 15-10。

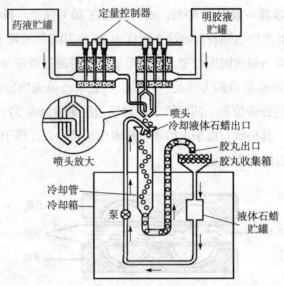

图 15-10   滴制法制备软胶囊生产过程示意图

影响滴制法胶丸质量的因素主要有：①胶液的组成；②胶液的黏度；③药物、明胶及冷却剂三者的密度适宜，保证软胶囊在冷却剂中有一定的下降速度，有足够时间使之冷却成型；④冷却箱温度。滴制工艺的设计实施，必须依据实验。

滴制法生产的软胶囊又称无缝胶丸，产量大，成品率高，装量差异小，生产过程中原料浪费比较少，生产成本较低，但只能生产球形产品，使用具有一定的局限性。

三、肠溶胶囊剂的生产

肠溶胶囊剂是指胶囊壳在胃中不溶解，而在肠液中溶解后释放药物的胶囊（硬胶囊或软胶囊）。制备时可用甲醛蒸气熏蒸或甲醛液浸泡胶囊，使明胶转变为甲醛明胶，不能溶于酸性的胃液中，但可溶于具有碱性的肠液中，该法制备的产品质量不稳定，目前较少使用。肠溶胶囊剂主要是通过胶囊包衣制备，是在胶囊壳或制成的软胶囊表面包裹一层肠溶材料，通常用聚乙烯吡咯烷酮（简称 PVP 或聚维酮）打底，再包以邻苯二甲酸醋酸纤维酯、蜂蜡等。目前市场已经有不同部位溶解的肠溶空胶囊壳销售。

项目三   胶囊剂质量控制

一、生产过程质量控制

1. 根据防止泄漏、医疗用途、药物性质和剂量选择适宜的空心胶囊。并照《中国药典》（2015 年版）四部空心胶囊或肠溶胶囊项下的规定进行检验，合格者方能使用。

2. 空心胶囊贮存在温度为 18 ～ 28℃，相对湿度为 30% ～ 40% 的环境中，避光密闭。

3. 硬胶囊的药物应在温度为 21 ～ 23℃，相对湿度在 40% ～ 55% 的环境中填充，以保持胶囊壳含水量不会有大的变化。

4. 软胶囊车间洁净度为 D 级，温度为 18 ～ 28℃，相对湿度为 45% ～ 75%；而干燥间的室温应控制在 24 ～ 31℃，相对湿度在 40% 以下。

5. 控制装量差异：小剂量药物应用适宜的稀释剂稀释；提高填充物的流动性；调整填充机处于正常工作状态，注意其转速与填充物流速相匹配。

6. 注意软胶囊干燥的时间、温度和湿度，控制明胶老化。

二、胶囊剂的质量检查

按照《中国药典》（2015 年版）对胶囊剂质量检查有关规定，胶囊剂需进行如下方面的质量检查：

1. **外观**　胶囊剂应整洁，不得有黏结、变形、渗漏或囊壳破裂现象，并应无异臭。

2. **水分**　硬胶囊应做水分检查，取供试品内容物，照水分测定法（通则 0832）测定。除另有规定外，不得超过 9.0%。硬胶囊内容物为液体或半固体者不检查水分。

3. **装量差异**　照胶囊剂装量差异检查法检查，胶囊剂每粒装量与标示量相比较（无标示量的胶囊剂与平均装量比较），装量差异限度应在 ±10% 以内，超出装量差异限度的不得多于 2 粒，并不得有 1 粒超出限度 1 倍。

4. **崩解时限**　除另有规定外，照崩解时限检查法（通则 0921）检查，硬胶囊应在 30 分钟内全部崩解；软胶囊应在 1 小时内全部崩解。

5. **微生物限度**　照非无菌产品微生物限度检查：微生物计数法（通则 1105）和控制菌检查法（通则 1106）及非无菌药品微生物限度标准（通则 1107）检查，应符合规定。

考纲摘要

1. 基础知识

（1）胶囊剂的含义与特点

（2）胶囊剂的分类

2. 胶囊剂的生产技术

（1）硬胶囊剂的生产

（2）软胶囊剂的生产

3. 胶囊剂质量控制

复习思考

一、选择题

（一）单项选择题

1. 下列空心胶囊中，容积最小的是（　　　　）

 A. 1 号   B. 2 号   C. 3 号

 D. 4 号   E. 5 号

2. 空心胶囊在 37℃时，溶解的时间不应超过（　　　　）

 A. 10 分钟   B. 15 分钟   C. 30 分钟

 D. 45 分钟   E. 60 分钟

3. 胶囊壳的主要原料是（　　　　）

 A. 西黄芪胶   B. 琼脂   C. 着色剂

 D. 明胶   E. 羧甲基纤维素钠

4. 硬胶囊壳中不含（　　　　）

 A. 增塑剂   B. 着色剂   C. 遮光剂

 D. 崩解剂   E. 防腐剂

5. 制备不透光的空心胶囊，需加入的附加剂是（　　　　）

 A. 白及胶   B. 着色剂   C. 甘油

 D. 琼脂   E. 二氧化钛

6. 在制备胶囊壳的明胶液中加入甘油的目的是（　　　　）

 A. 增加可塑性   B. 遮光   C. 消除泡沫

 D. 增加空心胶囊的光泽 E. 防腐

7. 除另有规定外，硬胶囊剂的内容物含水量不得过（　　　　）

 A. 10.0%   B. 9.0%   C. 8.0%

 D. 7.0%   E. 6.0%

8. 使用较多的空心胶囊是（　　　　）

 A. 0～3 号胶囊   B. 1～3 号胶囊 C. 1～4 号胶囊

 D. 0～4 号胶囊   E. 0～5 号胶囊

9. 软胶囊囊材中明胶、甘油和水的重量比应为（　　　　）

 A. 1：0.3：1   B. 1：0.4：1   C. 1：0.6：1

 D. 1：0.5：1   E. 1：（0.4～0.6）：1

10. 可用压制法或滴制法制备的是（　　　　）

 A. 毫微胶囊   B. 微型胶囊   C. 软胶囊

　　D. 硬胶囊　　　　　　　　E. 肠溶胶囊

（二）配伍选择题

[1～4]

　　A. 粉碎成粉末充填　　　B. 制成软胶囊　　　　C. 稀释后充填

　　D. 制成肠溶胶囊　　　　E. 制成微丸后充填

1. 油性药物宜（　　　　）

2. 吸湿性小、流动性强的药物干浸膏填充胶囊时宜（　　　　）

3. 刺激性强的药物填充胶囊时宜（　　　　）

4. 流动性差的药粉或浸膏粉填充胶囊时宜（　　　　）

[5～7]

　　A. 12%～15%　　　　　B. 9%　　　　　　　　C. 10%

　　D. 5%　　　　　　　　E. 0.5%

5. 胶囊壳的水分含量为（　　　　）

6. 硬胶囊内容物水分含量为（　　　　）

7. 制备软胶囊的药物水分含量不应超过（　　　　）

[8～10]

　　A. 硬胶囊　　　　　　　B. 软胶囊　　　　　　C. 微型胶囊

　　D. 肠溶胶囊　　　　　　E. 空心胶囊

8. 在酸性环境中不稳定的药物宜制成（　　　　）

9. 药物颗粒装于空心胶囊中所制成的制剂称为（　　　　）

10. 药物与适宜的辅料密封于软质囊材中所制成的制剂称为（　　　　）

[11～15]

　　A. 着色剂　　　　　　　B. 遮光剂　　　　　　C. 增塑剂

　　D. 矫味剂　　　　　　　E. 防腐剂

11. 胶囊的囊材中加入甘油是作为（　　　　）

12. 胶囊的囊材中加入苯甲酸是作为（　　　　）

13. 胶囊的囊材中加入二氧化钛是作为（　　　　）

14. 胶囊的囊材中加入食用色素是作为（　　　　）

15. 胶囊的囊材中加入乙基香草醛是作为（　　　　）

（三）多项选择题

1. 根据囊材性质分类的胶囊有（　　　　）

　　A. 微型胶囊　　　　　　B. 肠溶胶囊　　　　　C. 滴丸剂

　　D. 软胶囊剂　　　　　　E. 硬胶囊剂

2. 下列用于制备胶囊剂的方法有（　　　）

  A. 压制法   B. 凝聚法   C. 泛制法

  D. 滴制法   E. 塑制法

3. 下列属于胶囊剂特点的是（　　　）

  A. 比丸剂、片剂崩解慢   B. 外观光洁、便于服用   C. 可制成不同释药速度制剂

  D. 可增加药物稳定性   E. 可掩盖药物的不良气味

4. 下列不宜制成胶囊剂的药物是（　　　）

  A. 药物乙醇溶液   B. 药物的水溶液   C. 药物的油溶液

  D. 易风化的药物   E. 刺激性强的药物

5. 空心胶囊的常用附加剂有（　　　）

  A. 遮光剂   B. 增塑剂   C. 增稠剂

  D. 防腐剂   E. 稀释剂

二、简答题

1. 硬胶囊填充的药物应如何处理？

2. 简述软胶囊的生产工艺流程。

3. 写出硬胶囊的生产工艺流程。

三、实例分析

某胶囊壳组成材料包括明胶、甘油、苯甲酸、二氧化钛及靛蓝。分析某胶囊壳组成成分的作用。

扫一扫，知答案

模块十六

片剂生产技术

项目一 基础知识

一、片剂的含义与特点

1. **片剂的含义** 片剂系指药材提取物、药材提取物加药材细粉或药材细粉与适宜辅料混匀压制而成的圆片状或异型片状的制剂。主要供内服，亦有外用。

2. **片剂的特点**

（1）片剂的优点 ①剂量准确：因患者按片服用，而片内药物均匀，含量差异小。②质量稳定：因系固体剂型，且某些易氧化变质或潮解的药物，可借助包衣或包合作用加以保护，水分、光线、空气对其影响较小。③生产机械化、自动化程度高，产量大，成本低，药剂卫生易达标。④服用、携带、贮藏等较方便。⑤品种丰富，能满足医疗、预防用

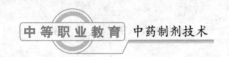

药的不同需求。

（2）片剂的缺点　①制备或贮藏不当会影响片剂的崩解、吸收。②某些中药片剂易引湿受潮；含挥发性成分的片剂，久贮时其成分含量下降。③片剂中药物的溶出度和生物利用度较胶囊剂、散剂稍差。④儿童和昏迷患者不易吞服。

二、片剂的分类

（一）按给药途径结合制法与作用分类

1. 内服片剂　系供口服，在胃肠道崩解、吸收而发挥局部或全身治疗作用的片剂。

（1）普通压制片（素片）　系指药物与辅料混合后，经加工压制而成的片剂。一般不包衣的片剂多属此类，如安胃片、葛根芩连片。

（2）包衣片　系指在压制片（常称片心）外包衣膜的片剂，如三七伤药片、盐酸黄连素片。

（3）咀嚼片　系指在口中嚼碎后咽下的片剂，多用于维生素类及治疗胃部疾患的药物，如酵母片、乐得胃片。

（4）分散片　系指遇水能迅速崩解形成均匀的具较大黏性的混悬水分散体的片剂。这种片剂一般由药物高效崩解剂及水性高黏度溶胀辅料组成。可吞服，也可放入水中迅速分散后口服，还可咀嚼或含吮，如复方阿司匹林分散片。

（5）泡腾片　系指含泡腾崩解剂的片剂。泡腾片遇水即产生二氧化碳气体，促使片剂快速崩解，药物奏效迅速，生物利用度较高，如活血通脉泡腾片等。

（6）多层片　系指由两层或多层组成的片剂。各层可含不同种和不同量的药物或辅料。多层片可避免复方药物间的配伍变化，且可制成缓释片剂，如双层复方氨茶碱片。

（7）缓释片或控释片　系指在水中或规定的释放介质中缓慢地释放药物的片剂。缓释片中药物以非恒速的速度释放，而控释片中的药物以恒速或接近恒速的速度释放。

2. 口腔用片剂

（1）口含片　系指含于口腔内缓缓溶解的片剂。一般片大而硬，味适口，起局部解毒、消炎作用，多用于口腔及咽喉疾患，如复方草珊瑚含片、桂林西瓜霜含片。

（2）舌下片　系指置于舌下使用的片剂。本类片剂药物由舌下黏膜直接吸收而呈现全身治疗作用。不仅吸收迅速、显效快，而且可避免胃肠液 pH 及酶对药物的不利影响和肝脏的首过作用，如硝酸甘油片。

（3）口腔贴片　系指具有足够黏着力，贴于口腔黏膜，长时间释放药物的片剂。片中辅料要求既具有较强的黏着力，又能控制药物的溶出，维持药效时间长，尤适用于肝脏首过效应作用较强的药物。

3.外用片剂

（1）阴道片　系指置于阴道，用以治疗阴道疾病或避孕用的片剂，如鱼腥草素泡腾片等。

（2）溶液片　系指临用前加适量水或缓冲液溶解制成溶液而使用的片剂。其组成均应具可溶性，为便于识别，多着色或制成异形片。常作消毒、洗涤及漱口用，如复方硼砂漱口片、白内停片（供滴眼用）等。

4.其他　片剂尚有植入片、微囊片、纸型片、固体分散片等多种类型。

（二）按原料特性分类

（1）提纯片　系指将处方中药材经过提取，得到单体或有效部位，以此提纯细粉作为原料，加适宜的辅料制成的片剂，如北豆根片、银黄片等。

（2）全粉末片　系指将处方中全部药材粉碎成细粉作为原料，加适宜的辅料制成的片剂，如参茸片、安胃片等。

（3）全浸膏片　系指将药材用适宜的溶剂和方法提取制得浸膏，以全量浸膏制成的片剂，如穿心莲片、通塞脉片等。

（4）半浸膏片　系指将部分药材细粉与稠浸膏混合制成的片剂，如藿香正气片、银翘解毒片等。此类型片剂在中药片剂中占的比例最大。

三、片剂的辅料

片剂辅料系指片剂中除主药以外的一切附加物的总称，亦称赋形剂。加辅料的目的在于确保压片物料的流动性、可压性及其崩解性等。辅料品种选用不当或用量不适宜，不但可能影响压片过程，而且对片剂的质量、稳定性及其疗效的发挥有一定甚至重要影响。片剂辅料必须具有较高的物理和化学稳定性，不与主药及其他辅料相互反应，不影响主药的溶出、吸收和含量测定，对人体无害，且价廉易得。

（一）稀释剂与吸收剂

稀释剂适用于主药剂量小于 0.1g，或含浸膏量多，或浸膏黏性太大而制片成型困难者。稀释剂的加入不仅保证片剂一定的体积大小，而且减少主药成分的剂量偏差，改善药物的压缩成形等。吸收剂适用于原料药中含有较多挥发油、脂肪油或液体药物等。常用的有以下品种：

1.淀粉　为白色细腻粉末，无臭、无味、不溶于水，在水中加热到 62～72℃可糊化；遇水膨胀，能迅速吸收空气中的水分，通常含水量在 10%～14%。本品价廉易得，是片剂最常用的稀释剂、吸收剂和崩解剂。常用玉米淀粉。

淀粉具有性质稳定、能与大多数药物配伍及外观色泽好等优点。但黏附性、流动性与可压性较差，使用过量药片易松散，常与可压性较好的糖粉、糊精合用。中药天花粉、淮山药、浙贝母等淀粉较多，粉碎成细粉加入，兼有稀释剂、吸收剂和崩解剂的作用。

2. 糊精　为淀粉不完全水解的产物，因水解程度不同而有不同的规格。本品为白色或微黄色细腻粉末；微溶于水，极易溶于热水成胶体溶液。糊精黏结性较强，使用不当会使片面出现麻点、水印，以致造成片剂崩解或溶出迟缓。常与淀粉配合用作填充剂，兼有黏合作用。应注意糊精对某些药物的含量测定有干扰，也不宜用作速溶片的填充剂。

3. 糖粉　为蔗糖经低温干燥、粉碎而成的白色粉末，味甜，易溶于水。本品黏合力强，可用来增加片剂的硬度，多用于口含片、咀嚼片及纤维性或质地疏松的中药片剂。糖粉吸湿性较强，久储会使片剂的硬度增加或崩解、溶出迟缓，常与淀粉、糊精配合使用。本品也不宜与酸性或强碱性药物配伍使用，以免促使蔗糖转化，增加其引湿性；治疗糖尿病或其他糖代谢不良症的药物制剂中不宜加入。

4. 可压性淀粉　又称预胶化淀粉，为白色或类白色粉末，微溶于冷水（20%），不溶于有机溶剂，有良好的可压性、流动性，制成的片剂硬度、崩解性均良好，尤适于粉末直接压片，但应控制硬脂酸镁的用量在 0.5% 以内，以免发生软化作用。

5. 乳糖　为白色结晶性粉末，自动物乳中提取制得，由等分子葡萄糖及半乳糖组成。略带甜味，易溶于水，无引湿性；具有良好的流动性、可压性，性质稳定，可与大多数药物配伍。制成的片剂光洁、美观，硬度适宜，不影响药物的溶出，对主药的含量测定影响较小，是一种优良的片剂稀释剂。由于乳糖久储不延长片剂的崩解时间，尤适用于引湿性药物。但国内本品量少价高，因此，在片剂生产中应用不多，现多用淀粉：糊精：糖粉（7:1:1）混合物替代。喷雾干燥法制得的非结晶性、球形乳糖，可作粉末直接压片辅料。

6. 硫酸钙　为白色粉末，不溶于水，无引湿性，性质稳定，可与大多数药物配伍。对油类药物有较强的吸收能力，并能降低药物的引湿性，常作为稀释剂和挥发油的吸收剂。

7. 磷酸氢钙　为白色细微粉末或晶体，呈微碱性，具有良好的稳定性和流动性。磷酸钙与其性状相似，两者均为中药浸出物、油类及含油浸膏的良好吸收剂，并有轻微药物引湿性的作用。压成的片剂较坚硬。

8. 其他　氧化镁、碳酸镁、碳酸钙和氧氧化铝以及活性炭等，都可作为片剂的吸收剂，用来吸收挥发油和脂肪油。其用量应视药料中含油量而定，一般为 10%。通常应将吸收剂与油类药物混匀后，再与其他药物混合。

（二）润湿剂和黏合剂

使用润湿剂和黏合剂的目的，是为了将药物细粉润湿、黏合制成颗粒以便于压片。前者本身没有黏性，但能诱发待制粒药粉间的黏合作用，适用于具有一定黏性的药料；而后者本身具有黏性，能增加药粉间的黏合作用，适用于没有黏性或黏性不足的药料。黏合剂有固体和液体型两类，一般液体型的黏合作用较大，固体型往往兼有稀释剂的作用。常用的润湿剂和黏合剂有以下品种。

1. 水　为润湿剂。凡药物本身具有一定黏性（如中药半浸膏粉），用水润湿即能黏结制粒。但用水作润湿剂时，因干燥温度较高，故不耐热、遇水易变质或易溶于水的药物不宜应用。

2. 乙醇　为润湿剂。凡药物具有黏性，但遇水后黏性过强而制粒困难，或遇水受热易水解变质，或药物易溶于水难以制粒，或干燥后颗粒过硬而影响片剂质量者，均可选用不同浓度的乙醇作为润湿剂制粒。中药浸膏粉、半浸膏粉等制粒，常采用乙醇作润湿剂，用大量淀粉、糊精或糖粉作赋形剂者亦常用乙醇作润湿剂。

3. 淀粉浆　为最常用黏合剂。系由淀粉加水在70℃左右糊化而成的稠厚胶体，放冷后呈胶冻状。因为胶冻中包含大量水分，遇粉料后水逐渐扩散到粉料中，分布均匀，润湿一致。淀粉浆本身有一定的黏合作用，制出的片剂崩解性能好，对药物溶出的不良影响小。本品适用于对湿热较稳定，而药物本身又不太松散的品种，尤其适用于可溶性药物较多的处方。使用浓度一般为8%～15%，以10%最为常用。

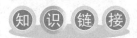

淀粉浆的制法

　　①冲浆法：系取淀粉加少量冷水混悬后，冲入一定量沸水（蒸汽），并不断搅拌使糊化而成。淀粉粒糊化不完全，黏性较弱。

　　②煮浆法：系将淀粉加全量冷水搅匀，置夹层容器内加热搅拌使糊化制成。淀粉粒糊化完全，黏性较强。

4. 糖浆　为蔗糖的水溶液，其黏合力强，适用于纤维性强、弹性大及质地疏松的药物。一般使用浓度多为50%～70%，常与淀粉浆或胶浆混合使用。不宜用于酸、碱性较强的药物，以免产生转化糖而增加引湿性，不利于压片。

液状葡萄糖、饴糖、炼蜜都具有较强的黏性，适用的药物范围与糖浆类似，但均具一定引湿性，应控制用量。

5. 明胶浆　为明胶溶于水形成的胶浆，具有强黏合性，适用于可压性差的松散性药物或作为硬度要求大的口含片的黏合剂。使用浓度一般为2%～10%（g/mL）。制粒时胶液应保持较高的温度，以免胶凝。同时应注意浓度和用量，若浓度过高、用量过大，会影响片剂的崩解和药物的溶出。阿拉伯胶浆适用性与明胶浆相同。

6. 聚维酮（PVP）　根据其分子量大小分为不同规格，最常用的型号是K-30（分子量约6万），既溶于水，又溶于乙醇，吸湿性较强。其水溶液适于作咀嚼片的黏合剂；其干粉为直接压片的干燥黏合剂，能增加疏水性药物的亲水性，有利于片剂崩解；其无水乙醇溶液可用于泡腾片的酸、碱粉末混合制粒，不会发生酸、碱反应；其乙醇溶液适用于对湿热敏感的药物制粒；而5%～10% PVP水溶液是喷雾干燥制粒时的良好黏合剂。

7. 纤维素衍生物　甲基纤维素（MC）、乙基纤维素（EC）、羧甲基纤维素钠（CMC-Na）、低取代羟丙基纤维素（L-HPC）、羟丙基纤维素（HPC）、羟丙基甲基纤维素（HPMC）等均可用作黏合剂，且兼有崩解作用。EC、HPMC等目前还常用作缓释制剂的包衣材料。纤维素类衍生物的聚合度和取代度不同，其黏度等性质亦不同，应恰当选择。

（三）崩解剂

崩解剂系指能促使片剂在胃肠液中迅速崩解成小粒子，而更有利于药物溶出的辅料。崩解剂的主要作用是消除因黏合剂和高度压缩而产生的结合力。除口含片、舌下片外，一般片剂均需要加崩解剂。常用的崩解剂有以下几种。

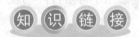

片剂的崩解机理

①毛细管作用：是指崩解剂在片中形成许多易于被水润湿的毛细管通道，当片剂与胃肠液接触后，水从通道进入片剂内部，使片剂润湿而崩解，如淀粉、纤维素衍生物等。

②膨胀作用：指崩解剂吸水后充分膨胀，自身体积显著增大，促使片剂瓦解而崩解，如羧甲基淀粉钠、低取代羟丙基纤维素等。也有的药物因溶解时产热而使片剂内部残存的空气膨胀，促进片剂的崩解。

③产气作用：是指片剂中含有泡腾崩解剂，遇水产生大量 CO_2 气体，借助气体的膨胀而使片剂崩解。

④其他：加入表面活性剂以改善颗粒的润湿性或加入相应的酶以利于崩解。

1. 干燥淀粉　为最常用的传统崩解剂，其吸水膨胀率为186%左右。本品较适用于不溶性或微溶性药物的片剂，对于易溶性药物的崩解作用较差。用前应于100℃干燥1小时，使含水量低于8%，用量一般为干颗粒的5%～20%。

2. 羧甲基淀粉钠（CMC-Na）　本品为优良的崩解剂，为白色粉末。具有较强的吸水性和膨胀性，能吸收其干燥体积30倍的水，充分膨胀后体积可增大200～300倍。本品可用作不溶性药物及可溶性药物片剂的崩解剂，崩解性能好，流动性好，可直接压片。用量少，不影响片剂的可压性。

3. 低取代羟丙基纤维素（L-HPC） 本品为白色或类白色结晶性粉末，在水中不易溶解，但有很好的吸水性，吸水性强且速度快，吸水膨胀率达 500% ～ 700%，崩解作用好。因其与药料粉粒间有较大的镶嵌作用，故同时具有一定的黏结性，有利于成型和提高片剂的硬度。

4. 泡腾崩解剂 为一种遇水能产生二氧化碳气体达到崩解作用的酸碱系统。最常用的为碳酸氢钠和枸橼酸或酒石酸。本品可用于溶液片、外用避孕药片等。该类片剂在生产和贮存过程中要严格控制水分。

5. 表面活性剂 为崩解辅助剂。通过增加药物的润湿性，促进水分向片剂内部渗透，从而加速疏水性或不溶性药物片剂崩解。常用的品种有聚山梨酯 80、月桂醇硫酸钠等，宜与淀粉等联合使用。表面活性剂的加入方法一般是制成醇溶液喷于干颗粒上，密闭渗透；也可溶于黏合剂内制粒，或与崩解剂混匀后加于干颗粒中。

知 识 链 接

崩解剂的加入方法

①内加法：崩解剂与处方粉料混合在一起制成颗粒，崩解作用起自颗粒内部，使颗粒全部崩解。此法崩解速度慢，崩解较彻底。

②外加法：崩解剂与已干燥的颗粒混合后压片。但其崩解作用主要发生在颗粒与颗粒之间，崩解后往往呈颗粒状态而不呈细粉状。此法崩解速度快，崩解不彻底。

③内外加法：崩解剂一部分与处方粉料混合在一起制成颗粒，一部分加在已干燥的颗粒中，混匀压片。该种方法可克服上述两种方法的缺点。一般加入比例为内加 3 份，外加 1 份。

④特殊加入法：表面活性剂作辅助崩解剂加入时，可溶于黏合剂中或与崩解剂混合后加入干颗粒中或制成醇溶液喷入干颗粒中混匀；泡腾崩解剂加入时，酸碱性组分应分别与药料或其他辅料制成干颗粒，压片前再混合均匀，并严格控制水分含量，防止吸潮。

（四）润滑剂

压片时为了能顺利加料和出片，防止黏冲，降低颗粒（或粉末）之间、药片与模孔壁之间的摩擦力，使片剂光滑美观，在压片前一般均需加入具有润滑作用的辅料，统称为润滑剂。据其主要作用，润滑剂可分为三类：①助流剂：主要用于增加颗粒流动性，降低颗粒间摩擦力，改善颗粒的填充状态，对于保证片重差异符合要求很重要。②抗黏（附）

剂：主要用于减轻物料对冲模表面的黏附性，确保压片操作顺利及片面光洁。③润滑剂（狭义）：主要用于降低压片或出片时药片与冲模壁间的摩擦力，改善力的传递和分布，使易于出片，防止裂片等。常用的润滑剂有以下几种。

1. 硬脂酸镁　为白色细腻粉末，有良好的附着性，润滑性强，为广泛应用的润滑剂。由于其为疏水性润滑剂，用量大会影响片剂的崩解，或产生裂片。用量一般为干颗粒的0.25% ～ 1%。另外，硬脂酸镁呈弱碱性，某些维生素及有机碱盐等遇碱不稳定的药物不宜使用。

2. 滑石粉　为白色结晶粉末，其成分为含水硅酸镁，有较好的润滑性、助流性和抗黏着性，但附着性较差，多与硬脂酸镁等联合应用，用量一般为 2% ～ 3%。

3. 聚乙二醇（PEG）　本品为水溶性，与其他润滑剂相比粉粒较小，50μm 以下的颗粒压片时可达到良好的润滑效果，常用 PEG-4000 或 PFG-6000。适用于溶液片或泡腾片，用量一般为 1% ～ 4%。

4. 月桂醇硫酸镁（钠）　本品为水溶性表面活性剂，具有良好的润滑作用。本品能增强片剂的机械强度，并能促进片剂的崩解和药物的溶出作用。用量为 1% ～ 3%。

5. 微粉硅胶　本品为轻质白色无定形粉末，不溶于水，具强亲水性。化学性质稳定，与绝大多数药物不发生反应。具有良好的流动性、可压性、附着性，适宜于油类和浸膏类等药物及粉末直接压片，用量一般为 0.15% ～ 3%。

项目二　片剂的制备技术

片剂的制备技术有直接压片法和制粒压片法。直接压片法又分为粉末直接压片法和结晶直接压片法；制粒压片法又分为湿法制粒压片法、干法制粒压片法，其中湿法制粒压片法应用最广泛。

一、湿法制粒压片技术

湿法制粒压片法生产工艺流程如图 16-1 所示。

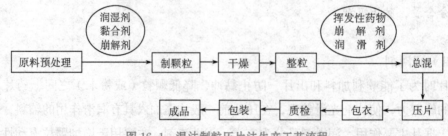

图 16-1　湿法制粒压片法生产工艺流程

（一）原料处理

1. 中药原料预处理的目的　①去除无效物质而保留有效成分，提高产品质量，同时缩小体积，减少服用量；②方便操作，利于生产；③选用部分处方药料用作赋形剂。

2. 中药原料处理的一般原则　①含水溶性有效成分，或含纤维较多、黏性较大、质地松泡或坚硬的药材，以水煎煮，浓缩成稠膏，必要时采用高速离心或加乙醇等纯化方法去除杂质，再制成稠膏或干浸膏；②含淀粉较多的药材、贵重药、毒剧药、树脂类药及受热有效成分易破坏的药材等，一般粉碎成100目左右细粉，用适当方法灭菌后备用；③含挥发性成分较多的药材宜用双提法，先提取挥发性成分备用，药渣再与余药加水煎煮，并与蒸馏后药液共制成稠膏或干浸膏粉；④含脂溶性有效部位的药材，可用适宜浓度的乙醇或其他溶剂以适当的方法提取，再浓缩成稠膏；⑤有效成分明确的药材，采用特定的方法和溶剂提取后制片。

（二）制颗粒

1. 药料制颗粒的目的　药料的性质关系到压片过程的顺利与否和片剂质量的好坏，粉料药物一般需制成颗粒后压片。药料制颗粒压片的目的在于：①增加药料的流动性，使片重和含量准确；②避免粉末分层，保证片剂含量均匀；③减少细粉吸附和容存的空气，避免片剂松裂；④避免细粉飞扬及黏冲、拉模等现象。

2. 制粒方法

（1）制粒压片目的　①改善物料的流动性、可压性；避免片重差异超限、松片、含量不均匀等现象。②减少细粉吸附和容存的空气；避免松片、顶裂等现象。③避免粉末分层；避免产生含量不准确或不均一。④避免细粉飞扬。

（2）不同类型中药原料的制粒

①全粉末片的制粒：此类型实际应用很少，仅适用于剂量小的贵重细料药、毒性药及几乎不具有纤维性药材的处方。可将处方全部药料细粉混匀后，加适量润湿剂或黏合剂制成适宜软材，挤压过筛制粒；也可以采用一步制粒法进行制粒。但必须注意药材全粉的灭菌，使片剂符合卫生标准。黏合剂和润湿剂需根据药粉性质选择，如药粉中含有较多矿物药、纤维性及疏水性成分，应选用糖浆、炼蜜等黏合力强的黏合剂；若处方中含有较多黏性成分，可选用水、醇等润湿剂即可。本法具有简便、快速而经济的优点。

②半浸膏片的制粒：将处方中部分药材粉碎成细粉，其余药材提取成稠膏，将膏、粉混合，若黏性适中可直接制软材制颗粒；若黏性不足，可加适量黏合剂制粒；若黏性过大，可将膏、粉混合物干燥，粉碎成细粉，加润湿剂制软材制颗粒，或将干燥物直接粉碎成40目左右的粉粒。此类片剂制粒的关键在于：应根据药材性质及其出膏率和稠膏黏度，以及片剂的崩解性能和"药辅合一"原则确定膏、粉比例。目前多半以处方的10%～30%药材磨粉，其余制稠浸膏。此法应用较广，适用于大多数片剂颗粒的制备。

此法最大优点是稠浸膏与药材细粉除具有治疗作用外，稠浸膏起黏合剂作用，而药材细粉大部分具有崩解作用，也起到稀释剂或吸收剂的作用。与全粉末制粒法及全浸膏制粒法相比，节省了辅料，操作也简便。

③全浸膏片的制粒：将全部药材提取制成干浸膏后，可采用两种方法制粒，一是将干浸膏直接粉碎成颗粒，若干浸膏黏性适中，吸湿性不强，可直接粉碎成通过二至三号筛（40目左右）的颗粒。二是将干浸膏先粉碎成细粉，加润湿剂，制软材，制颗粒。此法适用于干浸膏直接粉碎成颗粒而颗粒太硬，改用通过五至六号筛的细粉，用乙醇润湿制粒，所用乙醇浓度应视浸膏粉黏性而定，黏性越强所用乙醇的浓度愈高。药厂采用包衣锅，边转动边将润湿剂喷雾加入而制粒。浸膏粉制粒质量较好，压出的片剂外观光滑，色泽均匀一致，硬度也易控制，但工序复杂，费工时。

④提纯片的制粒：将提纯物细粉（有效成分或有效部位）与适量稀释剂、崩解剂等混匀后，加入黏合剂或润湿剂，制软材，制颗粒。如盐酸小檗碱片等。

（三）湿颗粒的干燥

1. 湿粒干燥　制出的湿颗粒，应及时干燥，以免结块或受压变形。干燥温度由原料性质而定，一般为 60～80℃。含挥发油或遇热不稳定的中药颗粒应控制在 60℃以下干燥。颗粒干燥的程度一般凭经验掌握，含水量以 3%～5% 为宜。含水量过高会产生黏冲现象，含水量过低易出现顶裂现象。

2. 干颗粒的质量要求　颗粒除具有适宜的流动性和可压性外，尚须符合以下要求：①主药含量：按该片剂含量测定项下方法测定，有效（指标）成分含量应符合规定。②含水量：中药片剂颗粒含水量一般为 3%～5%，品种不同，要求不同。如鸡血藤浸膏片含水量为 4%～6%，而舒筋活血片则为 2%～4%。一般化学药品片剂干颗粒的含水量为 1%～3%。③松紧度：干颗粒的松紧直接影响片剂的物理外观，硬颗粒在压片时易产生麻面，松颗粒易产生松片现象。一般经验认为，以颗粒用手捻能粉碎成有粗糙感的细粉为宜。④粒度：颗粒粒度应根据片重及药片直径而选择，大片可用较大的颗粒或较小的颗粒压片，但小片必须用较小颗粒，否则会造成较大的片重差异。中药片剂一般选用通过20目或更细的颗粒。压片颗粒应由粗细不同层次组成，一般干颗粒中 20～30 目的粉粒以 20%～40% 为宜，且无通过 100 目筛的细粉。若细粉过多，压片时易产生裂片、松片、边角毛缺及黏冲等现象，若粗颗粒过多则导致压成的片剂重量差异大。

（四）整粒

整粒系指将干颗粒再次通过筛网，使湿颗粒在干燥过程中形成的条、块状物分散成均匀干颗粒的操作。整粒所用的筛网孔径一般与制湿颗粒时相同；若颗粒较疏松，宜选用孔径较大的筛网整粒；若颗粒较粗硬，应选用孔径较小的筛网整粒。

（五）总混

干颗粒整粒后，需加入挥发性药物和润滑剂、崩解剂，进行总混。

（1）加挥发性药物　某些片剂处方中含有的或提得的挥发油，如薄荷油、八角茴香油，可加入从干颗粒筛出的部分细粉中，两者混匀后再与其他颗粒混匀。薄荷脑、冰片等挥发性固体药物，可用少量乙醇溶解后与其他成分研磨共熔后喷雾在颗粒上混匀。密闭放置数小时，使挥发性成分在颗粒中渗透均匀，否则由于挥发油吸附于颗粒表面，压片时易产生裂片等现象。若挥发油含量过多，可采用吸收剂吸收后，再混匀压片。也可以将挥发油微囊化或制成 β-环糊精包合物再加入，既便于压片又可以减少挥发性成分的损失。

（2）加润滑剂和崩解剂　润滑剂常在整粒后用细筛筛入干颗粒中混匀；崩解剂先干燥过筛，在整粒时加入干颗粒中，充分混匀，且压片前应密闭防潮。抽样检验合格后压片。

（六）压片

1. 片重计算

（1）处方规定了每批药料应制得的片数和每片重量时，则所得的干颗粒重应恰等于片数乘片重之积。当干颗粒总重量小于片数乘片重时，应加淀粉或其他赋形剂使两者相等。

（2）若药料的片数与片重未定时，可先称出干颗粒总重量相当于若干单服重量，再根据单服重量的颗粒重来决定每次服用的片数，求得每片重量。

$$单服颗粒重（g）=干颗粒总重量（g）/单服次数$$

$$片重（g）=单服颗粒重（g）/单服片数$$

（3）民间单方、验方开发成片剂时，由于无单服剂量，可以根据药物成分性质通过药理及临床试验后再确定剂量和片重。

（4）若每片已知主药含量，可通过测定颗粒中主药含量再确定片重。

$$片重（g）=每片含主药量/干颗粒测得的主药百分含量$$

2. 压片机　

压片机有单冲撞击式和多冲旋转式两种类型。前者仅用于实验室小量生产或新产品试制，后者用于工业化大生产。

（1）单冲压片机　单冲压片机的主要结构如图 16-2 所示，其主要部件如下：①加料器，包括加料斗和饲料器。②压缩部件，包括一副上、下冲和模圈。③各种调节器，包括片重调节器、推片调节器和压力调节器。片重调节器连在下冲杆上，通过调节下冲在模内下降的深度，以调节模孔的容积，从而控制片重；推片调节器连在下冲杆上，用以调节下冲推片时抬起的高度，使恰与模圈的上缘相平，被下冲推上的片剂由饲料器推开；压力调节器连在上冲杆上，用以调节上冲下降的高度，实际调节上下冲间的距离，上下冲间距离越近，压力越大，反之则小。单冲压片机的产量一般为每分钟 80 片，压片时是由单侧（上冲）加压，压力分布不够均匀，易出现裂片，噪声较大。

单冲压片机压片过程（图 16-3）由以下几个步骤组成：①上冲抬起来，饲料器移动到模孔上；②下冲下降到适宜的深度（根据片重调节，使可容纳的颗粒重恰等于片重），饲粒器在模孔上面摆动，颗粒填满模孔；③饲粒器由模孔上移开，使模孔中的颗粒与模孔的上缘相平；④上冲下降并将颗粒压缩成片；⑤上冲抬起，下冲随之上升到与模孔上缘相平时，饲粒器再移到模孔之上，将压成的药片推开，并进行第二次饲粒，如此反复进行。

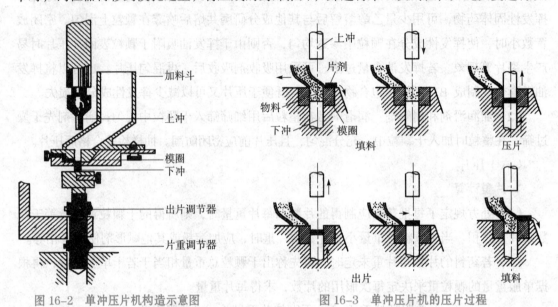

图16-2 单冲压片机构造示意图　　　　图16-3 单冲压片机的压片过程

（2）多冲旋转式压片机

1）结构：如图16-4所示。多冲旋转式压片机主要由动力部分、传动部分和工作部分组成。工作部分中有绕轴而旋转的机台，机台分为三层，机台的上层装着上冲，中层装模圈，下层装下冲；另有固定不动的上下压力盘、片重调节器、压力调节器、饲粒器、刮粒器、出片调节器及吸尘器和防护装置等。机台装于机器的中轴上并绕轴而转动，机台上、下层的上、下冲随机台而转动并沿着固定的轨道有规律地上下运动。在上冲上面及下冲下面适当位置装着上、下压力盘，当上、下冲经过各自压力盘时，被压力盘推动使上冲向下、下冲向上并加压；机台中层之上有一固定位置不动的刮粒器、饲粒器，饲粒器出口对准刮粒器，颗粒不断进入刮粒器中，由此流入模孔；压力调节器用于调节上下压力盘的高度，压缩时下压力盘越高下冲抬起得越高，上、下冲间距离越近，压力越大，反之越小；片重调节器装于下冲轨道上，调节下冲经过刮板时的高度以调节模孔的容积。

多冲旋转式压片机的压片过程如图16-5所示。其压片过程分为以下几个步骤：①下冲转到饲粒器下面，其位置较低，颗粒流入模孔直至填满；②下冲转动到片重调节器时，再上升到适宜高度，经刮粒器将多余的颗粒刮去；③当上冲和下冲转动到两个压力盘之间时，两个冲之间的距离最小，将颗粒压成片；④当下冲继续转动到片重调节器时，下冲抬起并与机台中层的上缘相平，药片被刮粒器推开。

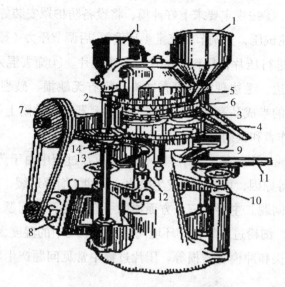

图 16-4　旋转式压片机的构造

1. 加料斗　2. 上冲　3. 中横盘　4. 下冲　5. 饲粒管　6. 刮粒器　7. 皮带轮　8. 电动机
9. 片重调节器　10. 安全装置　11. 置盘架　12. 压力调节器　13. 开关　14. 下滚轮

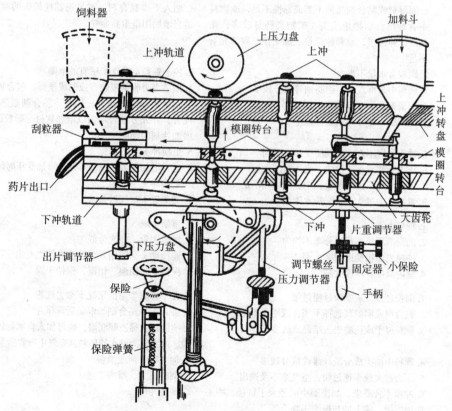

图 16-5　旋转式压片机压片过程示意图

3. 压片操作步骤 ①按规定要求上好冲模，将设备防护罩安装好，颗粒加到料斗中。②用手转动压片机飞轮试压，先调节填充量（片重），后调节压力（硬度），交替进行，至片重、硬度合格。③进行压片，用料桶接片，连续压片。④筛去混入片子中的颗粒和细粉，检查片子有无飞边、毛边现象，检查冲头冲模有无缺损、破裂等，及时消除故障。⑤压完后应将压制好的半成品素片放在清洁干燥的容器中，并附上标签，写明品名、规格、批号、重量、操作者和日期，送至中间站，填写验收单。

4. 压片过程中可能出现的问题及解决办法 在压片过程中由于药料性质、生产环境、压片机及其运转状态等原因，可能造成发生松片、黏冲、崩解迟缓、裂片、片重差异超限和微生物超限等质量问题。主要由三个方面原因引起：①颗粒问题：如过硬、过松、过湿、过干、大小悬殊、细粉过多等；②环境问题：如空气中的湿度太高；③压片机问题：如压力大小、车速过快和冲模有磨损等。压片过程中常见问题产生原因及解决办法如表16-1。

表16-1 压片过程中可能出现的问题、产生原因与解决办法

问题	产生原因	解决办法
松片	1. 润湿剂或黏合剂品种不当或黏性不足，或物料中含纤维、动物角质类、矿物类药量较多，黏性差，弹性强，或颗粒疏松、流动性差致填充量不足	1. 加入干燥黏合剂，或另选黏性较强的黏合剂及适当增加用量重新制粒
	2. 颗粒含水量不当	2. 控制颗粒水分在最适宜的范围
	3. 药料中含挥发油、脂肪油等成分较多	3. 加适当吸收剂吸收，或制成微囊、包合物等
	4. 润滑剂、黏合剂不当；浸膏部分炭化、浸膏粉粉碎细度不够等导致黏性减小	4. 除针对原因解决外，稠膏、黏合剂趁热与粉料混合，并充分混合均匀以增加软材、颗粒的黏性，增加片剂的硬度
	5. 冲头长短不齐，片剂所受压力不同	5. 更换冲头
	6. 压力不够或车速过快，受压时间太短	6. 适当增加压力，减慢车速，增加受压时间
	7. 下冲下降不灵活致模孔中颗粒填充不足	7. 更换冲头
	8. 置空气中过久，片剂吸水膨胀	8. 避免置于空气过久
黏冲	1. 颗粒太潮	1. 重新干燥
	2. 润滑剂用量不足或分布不均匀	2. 增加用量，并充分混匀
	3. 冲模表面粗糙或刻字太深	3. 调换冲头，或用凡尔沙擦亮使之光滑
	4. 室内温度、湿度太高	4. 保持车间恒温、恒湿，保持干燥
裂片	1. 细粉过多，或颗粒过粗过细	1. 在不影响含量的情况下筛去细粉
	2. 黏合剂或润湿剂选择不当，或用量不足	2. 加入干燥黏合剂等混合后再压片
	3. 颗粒过干或药物失去结晶水过多	3. 喷洒适量稀乙醇润湿，也可加入含水量较多的颗粒，或在地面洒水使颗粒从空气中吸收适当水分
	4. 颗粒中油类成分或纤维性成分较多	4. 加入吸收剂或糖粉
	5. 压力过大或车速过快，空气来不及逸出	5. 调整压力，减慢车速
	6. 冲模不合要求，如模圈中间径大于口径，冲头向内卷边，或上冲与模圈不吻合等	6. 调换冲模

问题	产生原因	解决办法
崩解迟缓	1. 崩解剂的品种、用量和加入方法不当，或干燥不够 2. 黏合剂黏性太强或用量过多；或疏水性润滑剂用量过大 3. 颗粒粗硬，或压力过大致使片剂坚硬 4. 含胶、糖或浸膏的片子高温贮存或吸潮	1. 调整崩解剂品种或用量，并改进加入方法，如改内加法为内外加法等 2. 选用适宜的黏合剂或润滑剂，并调整其用量，或适当增加崩解剂用量 3. 颗粒适当破碎或适当减少压力 4. 注意贮存条件
片重差异超限	1. 颗粒粗细悬殊，压片时颗粒的流速不一，致使填入模孔的颗粒量不均匀 2. 加料器不平衡或堵塞；或下冲下降不灵活；或黏性和引湿性强的颗粒流动不畅	1. 筛去过多的细粉，或重新制颗粒以克服 2. 应停车检查，克服后再压片
变色或表面斑点	1. 颗粒过硬，有色颗粒松紧不匀，或润滑剂不匀等 2. 挥发油分散不匀出现油斑 3. 上冲油垢过多，落入颗粒产生油点	1. 换用乙醇为润湿剂制粒或将原料、辅料充分混匀，并改进制粒方法 2. 增加密闭闷吸时间，或改进加入方法 3. 经常擦拭机器，可在上冲装一橡皮圈防止油垢滴入颗粒
引湿受潮	浸膏中含有容易引湿的成分，如糖、树胶、蛋白质、鞣质等	1. 在干浸膏中加入适量辅料，如磷酸氢钙等或加入中药细粉 2. 提取时加乙醇沉淀除去部分水溶性杂质 3. 用5%～15%的玉米朊乙醇溶液、聚乙烯醇溶液喷雾或混匀于浸膏颗粒中，待干后进行压片 4. 将片剂进行包衣，或改进包装，在包装容器中加放干燥剂
叠片	黏冲或上冲卷边等原因；或者由于下冲上升的位置太低，压好的片不能顺利出片	调换冲头调节机器解决之
微生物超限	中药细粉压制的片剂，原料未经处理或经过处理在生产过程中又重新被细菌等污染	抓住易污染的环节，能灭菌的尽可能灭菌，在生产过程中应尽量注意环境卫生及个人卫生，以保证片剂质量和用药安全

二、干法制粒压片技术

干法制粒压片系指不用润湿剂或液态黏合剂而制成颗粒进行压片的方法。该法对于物料的质地、黏性、颗粒大小及晶型有特定要求。与湿法制粒压片相比，其优点如下：①物料未经湿、热处理，能提高对湿、热敏感药物产品的质量；②无须进行湿颗粒的干燥，可缩短工时；③不用或仅用少量干燥黏合剂，辅料用量大大减少，节省辅料和成本。

干法制粒压片的具体操作方法有滚压法和重压法两种。

三、粉末直接压片技术

粉末直接压片系指将药物粉末与适宜的辅料混匀后，不经制颗粒而直接压片的方法。

粉末直接压片对粉末的流动性和可压性有较高的要求，是片剂制备的新工艺。该技术在国内的发展相对滞后，国外已有40%的片剂品种采用了这种工艺。粉末直接压片的优点是避免了制粒、干燥等过程，节能、省时、节省厂房和设备；适合于湿热不稳定的药物，提高了药物的稳定性；片剂崩解后成为药物原始粒子，比表面积大，有利于药物的溶出等。其缺点是辅料价格昂贵；生产粉尘较多；片剂外观稍差；当各成分的粒径或密度差异较大时，加工过程中易分层。

粉末直接压片的关键是压片物料应具有良好的流动性和可压性，可通过改善压片物料和压片机的性能来解决，具体的方法如下：

1. 改善压片物料的性能　具体方法有：①通过适当的手段，如喷雾干燥来改变粉末粒子大小及其分布或改变形态等来改善其流动性和可压性。②通过加入具有良好流动性和可压性的赋形剂来改善压片物料的流动性和可压性，同时该类赋形剂还需要有较大的药品容纳量（即在赋形剂中加入较多的药品而不致对其流动性和可压性产生显著的不良反应）。

2. 压片机的改进　传统的压片机不适合粉末直接压片，需对压片机进行改进，具体的措施如下：①改善加料斗装置，压片时粉体由于密度不同在加料斗内可能分层，压片机的加料斗应加强振荡装置，即利用上冲转动时产生的动能来撞击物料，实施强制加料，使粉末能均匀流入模孔；②改进设备，增加预压过程（分次加压的压片机），减慢车速，有利于排出粉末中的空气，减少裂片；③改进除尘设施，需有吸粉捕尘装置。

项目三　片剂包衣技术

一、片剂包衣概述

片剂包衣是指在片剂表面包裹上适宜材料的衣层的操作。被包的压制片称"片芯"，包衣的材料称"衣料"，包成的片剂称"包衣片"。

1. 片剂包衣的目的　片剂的包衣不仅增加成本和工艺的繁琐性，而且服用后又不易崩解，因此一般不主张包衣，但由于以下原因可以考虑包衣：①增加药物的稳定性。②掩盖药物的不良气味。③控制药物的释放部位和速度。④避免药物配伍禁忌。⑤改善片剂的外观，便于识别。

2. 片剂包衣的种类　片剂包衣有糖衣、薄膜衣、半薄膜衣、肠溶衣四种。

3. 质量要求

（1）片芯的质量要求　除符合一般片剂质量要求外，片面为双凸片，硬度较大，脆性较小，干燥。

（2）衣层的质量要求　应均匀牢固；与片芯药物不起作用；崩解度符合规定；在有效

期限内保持光亮美观，颜色一致，无裂片、脱壳现象，不影响药物的溶出和吸收。

二、片剂包衣的方法

片剂包衣方法主要有滚转包衣法、流化包衣法和干压包衣法。

1. 滚转包衣法　也称锅包衣法，系将片芯置于包衣锅中，在锅不断转动的条件下，逐渐包裹上各种适宜包衣材料的包衣方法，是生产中最常用的方法。可用于包糖衣、薄膜衣和肠溶衣。

滚转包衣法常用的设备有普通包衣机、埋管式包衣机、高效包衣机。

（1）普通包衣机　由包衣锅、动力部分、加热器及鼓风设备组成，如图16-6所示。包衣锅是由紫铜或不锈钢等金属制成。有球形（荸荠形）和莲蓬形两种，球形锅容量大，荸荠形锅滚动快，相互摩擦更多。包衣锅转轴一般与水平成30°～50°角，这样在转动时能使锅内片剂得到最大幅度的上下前后翻动。包衣锅的转速是根据锅的大小和包衣物性质而定，转速一般控制在 30 ～ 32r/min。调节转速的目的在于使片剂在锅内能被带至高处，成弧线运动而落下，做均匀而有效的翻转进行包衣。

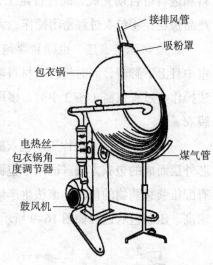

图 16-6　普通包衣锅

（2）埋管式包衣机　如图16-7所示，是在普通包衣锅内采用埋管装置，气流式喷头装在埋管内，插入包衣锅中翻动的片床内，压缩空气与包衣液通过喷头将包衣液直接喷在片剂上，同时干热空气从埋管吹出穿透整个片床，干燥速度快。克服了普通包衣机的气路不密封、有机溶剂污染环境等不利因素。

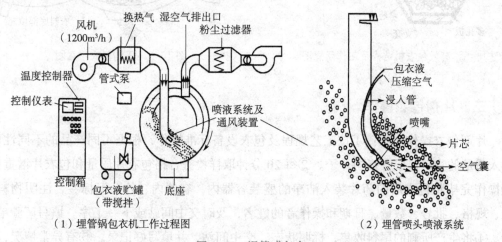

（1）埋管锅包衣机工作过程图　　　（2）埋管喷头喷液系统

图 16-7　埋管式包衣

（3）高效包衣机　高效包衣机由主机包衣滚筒（包衣锅）、热风柜、排风机、电脑控制系统、喷雾装置、控温装置、自动清洗装置、进出料装置等组成，如图 16-8 所示。可以程序控制包衣全过程，用于包糖衣及有机溶剂包衣、水性包衣等薄膜包衣操作。

高效包衣机的特点：①包衣过程在同一密闭容器内连续进行，可完成喷雾、干燥、排风等全部包衣工序，包衣效率高，完成薄膜衣、肠溶衣的包衣只需 1～2 小时，包糖衣只需 5～7 小时；②包衣过程与外界完全隔离，避免了药物的污染，符合 GMP 要求；③出料和进料可自动完成，通过设定工艺参数可控制包衣过程，使操作安全，自动化程度高，产品稳定；④包衣过程密闭操作，无粉尘飞扬和浆液飞溅，改善了作业环境。

2. 流化床包衣法　也称悬浮包衣法，系借助急速上升的空气流，使片剂悬浮于包衣室中且上下翻转，同时将包衣材料溶液均匀喷入，因溶媒迅速挥发而包上衣料的方法。该法操作全过程仅需 1～2 小时，多用于片重较轻、硬度较大的片剂包衣，尤其适合于包薄膜衣。

3. 干压包衣法　也称压制包衣法，系利用干压包衣机将包衣材料制成的干颗粒压在片芯外层而成的包衣方法。适用于包糖衣、肠溶衣或药物衣，可用于长效多层片的制备，或有配伍禁忌药物的包衣。该法生产流程短，劳动保护好，但对机械设备精密度和自动化要求高。压制包衣过程如图 16-9 所示。

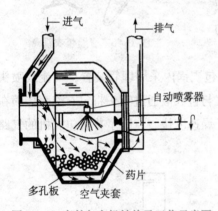

图 16-8　高效包衣机结构及工作示意图

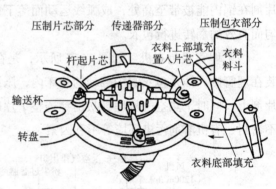

图 16-9　压制包衣示意图

三、片剂包衣操作

片剂包衣操作步骤：①按工艺规程及包衣设备标准操作，根据不同产品的不同性质，加入适量的物料包成合格的片子。②每 20 分钟取样检查合格包衣片质量和包衣片增重量。③操作完毕将包衣后的药片装入洁净的盛装容器内，容器内、外贴上标签，注明物料品名、规格、批号、数量、日期和操作者的姓名，及时交中间站或下一工序。填写请验单请验。④将生产所剩的尾料收集，标明状态，交中间站，并填写好记录。⑤有异常情况，应及时报告技术人员，并协商解决。

（一）包糖衣操作

糖衣片是指衣层以蔗糖为主的包衣片，也是应用最早、最广泛的包衣片类型。

1. 糖衣衣料 有糖浆、有色糖浆、胶浆、滑石粉、白蜡等。液态物料应新鲜配制以防止污染或变质。

（1）糖浆 采用干燥粒状蔗糖制成，浓度为 65% ～ 75%(g/g)，用于粉衣层和糖衣层。因其浓度高，衣层很快析出蔗糖的结晶而黏附在片剂表面。本品宜新鲜配制，保温使用。

（2）有色糖浆 为可溶性食用色素的糖浆，用于有色糖衣层。常用色素有苋菜红、姜黄、柠檬黄、胭脂红等，用量一般为 0.03% 左右。配制时先配成有色浓糖浆，用时以糖浆稀释至所需浓度。二氧化钛作遮光剂。

（3）胶浆 多用于包隔离层，可增加黏性和可塑性，提高衣层牢固性，并对片芯起保护作用。常用品种有 10% ～ 15% 明胶浆、35% 阿拉伯胶浆等，聚乙烯醇、聚乙烯吡咯烷酮、胃溶丙烯酸树脂、玉米朊、邻苯二甲酸醋酸纤维素（CAP）等溶液也可选用。

（4）滑石粉 作为粉料，宜选用白色粉末，用前过 100 目筛。有时为了增加片剂的洁白度和对油类的吸收，可在滑石粉中加入 10% ～ 20% 的碳酸钙、碳酸镁（酸性药物不能用）或适量淀粉。

（5）白蜡 又名虫蜡，作为打光剂，能增加片衣的亮度，也能防止吸湿。用前应预处理，即加热至 80 ～ 100℃熔化后过 100 目筛，去除悬浮杂质，并兑加 2% 硅油混匀，冷却后制成 80 目细粉备用。有时也可选用蜂蜡等作为打光剂。

2. 包糖衣工序 用包衣机包糖衣的工序从内向外依次为：隔离层→粉衣层→糖衣层→有色糖衣层→打光。根据品种的要求，有的工序可省略。

（1）隔离层 系指包在片芯外起隔离作用的胶状物衣层。其目的是使片芯与糖衣层隔开，以防止在包衣时糖浆的水分被片芯吸收引起片剂膨胀而使片衣裂开或使糖衣变色，同时还有增加片剂硬度的作用。一般包 3 ～ 5 层。常用的隔离层物料有 10% ～ 15% 明胶浆或 30% ～ 35% 阿拉伯胶浆、10%CAP（或丙烯酸树脂Ⅱ、Ⅲ号）等。一般片剂无须包隔离层，但含引湿性、易溶性或酸性药物的片剂应包隔离层。

操作时，将片芯置包衣锅中滚动，加入胶浆或胶糖浆，使之均匀黏附于片芯上，重复操作，一般即刻加入适量滑石粉，吹热风（30 ～ 50℃），使衣层充分干燥。

（2）粉衣层 又称粉底层。包粉衣层的目的是为了迅速增加衣层的厚度以消除原有的棱角。一般需包 15 ～ 18 层。物料为糖浆和滑石粉，不需包隔离层的片剂可直接包粉衣层。

操作时药片在包衣锅中滚转，加入适量温热糖浆使表面均匀润湿后，撒入滑石粉适量，使之均匀黏着在片剂表而，继续滚转加热并吹风干燥，重复操作至片芯的棱角全部消失，片面圆整、平滑为止。

（3）糖衣层　是由糖浆缓缓干燥形成的蔗糖结晶体连接而成的衣层。其目的是增加衣层的牢固性和甜味，使片面坚实、平滑。包衣材料只用糖浆而不用滑石粉，糖浆浓度为65%～75%。一般包 10～15 层。操作与包粉衣层基本相同，应注意每次加入糖浆后，待片面略干后再加热吹风。

（4）有色糖衣层　亦称色衣或色层。包衣物料是有色糖浆。其目的是使片衣有一定的颜色，增加美观，便于识别或起遮光作用。含遇光易分解破坏药物的片剂，含挥发油的片剂，片芯颜色深的片剂及容易使糖衣变色的片剂均应包色衣层。先用浅有色糖浆，按包糖衣层操作，颜色由浅渐深使色泽均匀。一般包 8～15 层。

（5）打光　在包衣片表面打上薄薄的一层虫蜡（每 1 万片 3～5g），使片剂表面光亮美观，且兼有防潮作用。

打光时，片剂含水量应适中，不宜过干或过湿。在加完最后一次有色糖浆接近干燥时，锅体停止转动，锅口加盖并定时转动数次，使剩余水分慢慢散去而析出结晶。转动锅体，同时撒入 2/3 量蜡粉，转动摩擦至有光泽时，再撒入剩余蜡粉，继续转动锅体直至片面极为光亮。将片子移入石灰干燥橱或硅胶干燥器内，吸湿干燥 10 小时左右，即可包装。

3. 包糖衣操作要点　包糖衣操作要点主要有以下几点：①必须层层干燥。②浆粉量要适当。如包粉衣层时，糖浆和滑石粉的用量开始逐层增加，片芯基本包平后，糖浆量相对稳定，滑石粉逐层减少。③干燥温度控制适当，温度变化符合各工序要求。温度过低或过高均可能影响后续操作及衣层质量，以致热敏性成分破坏。如包粉衣层温度一般控制在 35～55℃，且应逐渐升高，片芯基本包平时温度升至最高，以后开始下降。而包糖衣层，锅温一般控制在 40℃左右，以免糖浆中水分蒸发过快使片面粗糙，且每次加入糖浆后，应待片面略干后再吹风（35℃）至干。包有色糖衣层，温度应逐渐下降至室温，以免温度过高水分蒸发过快，致使片面粗糙，产生花斑且不易打光。④隔离层可视具体情况，可以不包。若仅为防潮或增加片剂硬度，可先包 4～5 层粉衣后再包隔离层，而酸性药物必须从第一层开始包隔离层。⑤控制浆、粉加入时间，如包粉衣层前 3 层时，加入胶浆或糖浆拌匀后应立即加入滑石粉，以免水分渗入片芯，随层数增加，滑石粉加入时间可适当推迟。

4. 包糖衣过程中可能出现的问题及解决办法　包糖衣操作技术要求较高，容易出现质量问题。应根据具体情况，分析查找原因，采取相应措施及时解决。表 16-2 列出了包糖衣过程中可能出现的问题及解决办法。

表 16-2　包糖衣过程中可能出现的问题及解决办法

问题	产生原因	解决办法
色泽不匀或花斑	1. 有色糖浆用量过少或未混匀 2. 包衣时干燥温度过高，糖晶析出过快致片面粗糙不平 3. 衣层未干即打光 4. 中药片受潮变色	采取多搅拌、少量多次的方法加厚衣层或加深颜色，并注意控制温度。必要时先用适当溶剂洗去部分或全部片衣，干燥后重新包衣
脱壳	1. 片芯本身不干 2. 包衣时未及时充分干燥，水分进入片芯 3. 衣层与片芯膨胀系数不同	1. 保证片芯干燥 2. 包衣时严格控制胶浆和糖浆用量及滑石粉加入的速度 3. 注意层层干燥以及干燥温度和程度 4. 发现轻微脱壳，洗除衣层重新包衣
片面裂纹	1. 糖浆与滑石粉用量不当，尤其是粉衣层过渡到糖衣层过程中滑石粉用量减得太快 2. 温度太高干燥过快，析出糖结晶使片面留有裂纹 3. 酸性药物与滑石粉中的碳酸盐反应生成二氧化碳 4. 糖衣片过分干燥	包衣时控制糖浆与滑石粉用量、干燥温度和干燥程度。使用不含碳酸盐的滑石粉，并注意贮藏温度
露边和高低不平	1. 包衣物料用量不当，温度过高或吹风过早 2. 片芯形状不好，边缘太厚 3. 包衣锅角度太小，片子在锅内下降速度太快，碰撞滚动使棱角部分糖浆、滑石粉分布少	1. 调整用量，糖浆以均匀润湿片面为度，粉料以能在片面均匀黏附一层为宜 2. 在片剂表面不见水分和产生光亮时再吹风，以免干燥过快，甚至产生皱皮现象 3. 调整衣锅至最佳角度
糖浆不粘锅	1. 锅壁上蜡末除尽 2. 包衣锅角度太小	1. 洗净锅壁蜡粉，或锅上再涂一层热糖浆，撒一层滑石粉 2. 适当调试包衣锅角度
糖浆粘锅	加糖浆过多，黏性大，搅拌不均匀	糖浆的含量应恒定，一次用量不宜过多，锅温不宜过低
打不光或擦不亮	1. 片面糖晶大而粗糙 2. 打光的片剂过干或太湿 3. 蜡粉受潮、用量过多	控制好包衣条件，调整衣片干湿度和蜡粉用量

（二）包薄膜衣操作

薄膜衣片系指衣层以高分子聚合物为主的包衣片。与糖衣相比，薄膜衣具有以下优点和不足。优点是衣层增重少（仅增重 2% ～ 4%），生产周期短，效率高，对片剂的崩解影响小，包衣过程可实行自动化。缺点是有机溶剂耗量大，美观作用差，不能完全掩盖片剂原有色泽等。为弥补不足，生产上将片芯先包上几层粉衣层，待其棱角消失和色泽均匀后再包薄膜衣，称为半薄膜衣，实际上是糖衣工艺和薄膜衣工艺的结合。

1. **薄膜衣物料**　一般为高分子材料，分为胃溶型和肠溶型两类。作为薄膜衣物料应具有以下特点：①可塑性好，能形成牢固的薄膜；②能溶解或均匀分散于乙醇、丙酮等有机溶剂中，易于包衣操作；③无毒、无不良气味；④对光、热、湿性质稳定；⑤在消化道中能迅速溶解或崩解。为增加薄膜衣料的可塑性，使衣层保持较好的柔韧性，减少裂纹，常加用增塑剂。为掩盖片芯色泽，便于识别或增加避光稳定性，常加用着色剂与掩蔽剂，如二氧化钛等，但应严格控制用量。

（1）成膜材料　主要有纤维素类及丙烯酸树脂类。常用胃溶型品种有：①羟丙基甲基纤维素（HPMC）：是应用很广泛的薄膜包衣材料。本品能溶解于任何 pH 的胃肠液内，具有极优良的成膜性能，膜透明坚韧，包衣时没有黏结现象，对片剂崩解度影响小。本品有多种黏度规格，其 2% 水溶液常用于薄膜包衣。欧巴代即属含有 HPMC 的包衣材料。如遇片芯硬度差或耐磨性不够或对水特别敏感的品种，可先包一层保护膜，然后再包 HPMC溶液。②羟丙基纤维素（HPC）：可溶于胃肠液中，其溶解性能与羟丙基甲基纤维素相似，多用 2% 水溶液包衣，黏性较大，不易控制，多与其他薄膜衣料混合使用，可加入少量滑石粉改善之。乙基纤维素（EC）、甲基羟乙基纤维素（MHEC）等也可选作薄膜衣物料。③丙烯酸树脂类：用作薄膜包衣材料较纤维素类衍生物晚，此类产品的商品名称为"Eudragit"，有多种型号，其溶解性能各不相同，有胃溶型、肠溶型和不溶型等。国内研制的Ⅳ号丙烯酸树脂，其成膜性、防水性优良；无须加增塑剂，不易粘连。与适量玉米朊合用可提高抗湿性，与羟丙基甲基纤维素合用可改进外观并降低成本。丙烯酸树脂类是目前较理想的胃溶型薄膜材料。

（2）溶剂　溶解、分散薄膜材料的溶剂常用乙醇、丙酮等有机溶剂，溶液黏度低，展性好，且易挥发除去。但由于使用量大，有一定的毒性和易燃等缺点。

（3）增塑剂　系指能增加成膜材料可塑性，使衣层在室温保持较好柔韧性的材料。增塑剂与薄膜衣料应有相溶性，且不向片芯渗透。常用水溶性增塑剂有甘油、聚乙二醇、丙二醇等；非水溶性的有蓖麻油、甘油三醋酸酯、乙酰化甘油酸酯及邻苯二甲酸酯等。

（4）释放速度调节剂　又称致孔剂或释放促进剂。在水不溶性薄膜衣料中加入一些水溶性物质，如蔗糖、氯化钠、HPMC、表面活性剂、PEG 等，遇水后，这些物质迅速溶解，使薄膜衣膜成为微孔薄膜。可根据薄膜材料性能选择不同致孔剂，如乙基纤维素薄膜衣可选用吐温类、司盘类、MC 等，丙烯酸树脂类薄膜衣可选用黄原胶等致孔剂。

（5）固体粉料　包衣过程中有些薄膜衣材料黏度过大，易出现粘连，可加入适当的固体粉料以防止颗粒或片剂粘连。常用固体粉料有滑石粉、硬脂酸镁等。

（6）着色剂和掩蔽剂　包薄膜衣时，还需加入着色剂和掩蔽剂。其目的除了易于识别不同类型的片剂及改善产品外观外，还可掩盖某些有色斑的片芯和不同批号的片芯色调差异，特别是对于有色药物片芯及中药片剂。目前常用的着色剂和掩蔽剂有水溶性色素、水不溶性色素和色淀三类，色淀是用氢氧化铝、滑石粉、硫酸钙等惰性物质使水溶性色素吸附沉淀而成。当着色剂的遮盖能力不强时，可添加一些不溶性的着色剂和色淀。为了提高遮盖作用，还可加适量二氧化钛以提高片芯内药物对光的稳定。但着色剂、色淀及二氧化钛遮光剂性能对衣膜性能引起一些不良影响，如增加水蒸气的透过性；色淀的加入有时可降低薄膜的拉伸强度，减弱薄膜柔韧性。

2. 薄膜衣的包衣操作　薄膜包衣可采用滚转包衣法和流化包衣法。

（1）滚转包衣法　滚转包衣时，包衣液可成细流加入滚动的片剂中，但最好用喷雾的方法将包衣材料均匀喷洒在滚动的片芯表面，当包衣锅受热后，有机溶剂挥发，包衣材料便在片芯表面形成薄膜层，如此反复操作。直至形成不透湿、不透气的薄膜衣。

（2）流化包衣法　流化包衣是将片芯置于包衣室中，热空气流直接通入包衣室后，把片芯向上吹起呈悬浮状态，然后用雾化系统将包衣液喷洒在片芯上。片芯在一段时间内要保持悬浮状态，当片剂到达气流的顶峰时，就已经接近干燥了，此时包衣室底部的片剂不断进入主气流又被悬浮包衣，已包过衣的片剂则从顶部沿着包衣室壁降落下来，再次进行包衣，这种包衣操作是连续的。

3. 包薄膜衣操作要点　包薄膜衣过程中，包衣液雾化喷入后，通过接触、铺展、聚结、溶剂蒸发而成膜。操作条件如雾化过程、操作温度、包衣锅转速或流化床内气流速度等，是影响包衣产品外观及质量的重要因素。

（1）雾化过程　在包薄膜衣过程中，要求雾滴粒径小、粒度分布窄，并具有较大的动量和动能。一般认为，适当降低溶液浓度，增加雾化气压，降低喷枪片床间的距离，可增加雾滴动量和动能，提高雾滴在片剂表面的铺展性和聚结力，有利于提高衣膜表面的光滑度。

（2）操作温度　操作温度与溶剂蒸发、衣膜干燥过程有关，应高于聚合物的最低成膜温度。包衣液处方不同，操作所需温度也不同，适当的温度，可以保证操作的顺利进行，并形成连续均匀的衣膜。温度过低，溶剂蒸发慢，会造成包衣物料过湿，出现粘连，也可能出现药物向衣膜迁移的问题；温度过高导致水分蒸发快，导致皱皮现象。

（3）包衣锅转速或气流速度　使用滚转包衣法，包衣锅的转速与溶剂或分散介质的蒸发、包衣质量有关。包衣过程中锅的转速以片芯能在锅内保持翻转为准，转速快则物料翻动好、包衣均匀、干燥快、无粘连，但对硬度偏低、耐磨性差的药片，包衣初期宜采用较慢的转速，随着薄膜衣层在片面的不断形成，再逐步加快速度。

4. 包薄膜衣过程中可能出现的问题及解决办法　薄膜包衣过程中有时因包衣浆配方不当、包衣操作控制不严等各种原因，造成以下各种外观缺陷。表 16-3 简要介绍一些常见问题的原因及解决办法。

表 16-3　包薄膜衣过程中可能出现的问题及解决办法

问题	产生原因	解决办法
色差	1. 包衣量不足	1. 增加包衣量
	2. 包衣过程中片芯混合不均匀	2. 提高包衣锅的转速或改善包衣的混合效率
	3. 包衣材料的遮盖力不佳	3. 加入着色剂或选用遮盖力强的配方，对于有色片芯和中药片芯可以进行预包衣
	4. 包衣液固体含量过高	4. 适当降低包衣液的固体含量
	5. 包衣机喷枪数量不足	5. 增加喷枪
	6. 喷枪雾化覆盖不足	6. 调整喷枪位置使其具有更大的喷射范围、更好的雾化效果
	7. 包衣锅转速较低	7. 提高包衣锅的转速
剥离	1. 衣膜的机械强度太低	1. 选用具有良好机械强度的包衣材料
	2. 薄膜衣与断面的黏附力太差	2. 重新选择包衣材料，提高衣膜的黏附性
	3. 片剂处方中使用了过量的润滑剂	3. 选用具有良好润滑特性的赋形剂
橘皮样粗糙	1. 包衣液黏度太高	1. 降低包衣液的黏度
	2. 包衣液雾化效果差	2. 增加雾化压力
粘连	1. 喷液速度太快	1. 降低喷液速度
	2. 包衣锅干燥效率不高	2. 提高包衣锅的干燥效率
	3. 包衣锅转速太慢	3. 增加包衣锅转速
	4. 喷枪雾化效果差	4. 提高雾化压力
	5. 包衣液雾化覆盖面小	5. 选择附着力优良的配方
孪生片	1. 喷液速度太快	1. 降低喷液速度，提高雾化效率
	2. 包衣锅转速太慢	2. 增加包衣锅转速
	3. 片形不适当	3. 选择适当的片形，尽可能减小侧面在包衣过程中接触的机会
	4. 配方黏性太大	4. 改进包衣液处方或降低包衣液中的固体含量
	5. 喷枪与片面的距离太近	5. 适当增加喷枪与片面间的距离
桥接	1. 衣膜的附着力差	1. 选用附着力强的配方
	2. 片芯表面疏水性太强	2. 改进片芯配方，如增加亲水成分
	3. 片面有不恰当的标识，如刻痕太细或太复杂	3. 选择刻痕合适的宽度和深度
	4. 包衣材料增塑性不足，衣膜内力太大	4. 降低喷液流量，提高干燥效率
刻痕模糊	1. 标识太复杂或刻痕太细	1. 选择刻痕合适的宽度和深度
	2. 片面磨损致使刻痕不清晰	2. 提高片芯质量
	3. 发生桥接现象	3. 见桥接的解决方法
	4. 刻痕内填充喷雾干燥的产物	4. 减少喷雾干燥的发生；增加喷量，降低雾化压力，降低进风温度和进风量，缩小喷枪与片面的距离
片面磨损	1. 片芯太松或脆碎度高	1. 增加压力或改进片芯的机械强度
	2. 包衣锅转速太快	2. 降低转速
	3. 喷量太低	3. 增加喷量
	4. 喷液固体含量太低	4. 选用高固体含量的包衣粉
喷霜	热风温度过高、喷程过长、雾化效果差	适当降低温度，缩短喷程，提高雾化效果

问题	产生原因	解决办法
药品间色差	喷液不均匀或包衣液固体含量过度或包衣机转速慢	调节好喷枪角度，降低包衣液固体含量，适当提高包衣机的转速
衣膜表面有针孔	包衣液配制时卷入过多的空气	避免配液时卷入过多的空气

（三）包肠溶衣操作

肠溶衣系指在 37℃ 的人工胃液中 2 小时内保持完整，而在人工肠液中 1 小时内崩解或溶解，并释放出药物的包衣片。凡药物易被胃液（酶）破坏或对胃有刺激性，或要求在肠道吸收发挥特定疗效者，如驱虫药、肠道消毒药及治疗结肠部位疾病的药物，均宜包肠溶衣，以使片剂安全通过胃而到达肠中崩解或溶解而发挥药效。

1.**肠溶衣物料**　具有在不同 pH 条件下溶解度不同的特性，在酸性胃液（pH 值 2～3）中不溶，而在中性偏碱性的小肠液（最高 pH 值约为 7.4）中能迅速溶解。常用肠溶衣物料主要有以下品种：

（1）丙烯酸树脂类Ⅱ、Ⅲ号　系甲基丙烯酸 – 甲基丙烯酸甲酯的共聚物，但两者的聚合组成比例不同。均溶于乙醇、甲醇，不溶于水和酸，Ⅱ号在 pH 值 6 以上，Ⅲ号在 pH 值 7 以上成盐溶解。Ⅱ号树脂在人体肠液中的溶解时间比较容易控制，Ⅲ号树脂成膜性能较好，外观细腻，光泽较Ⅱ号树脂为优。因此，生产上常用Ⅱ号和Ⅲ号混合液包衣，两者可起到互补作用。调整两者用量比例，可得到不同溶解性能的衣料。本品成膜致密有韧性，具有耐酶性，渗透性低，在肠中溶解速度快于醋酸纤维素酞酸酯。

（2）醋酸纤维素酞酸酯（CAP）　本品为白色粉末，不溶于水和乙醇，可溶于丙酮或乙醇与丙酮的混合液。包衣时一般用 8%～12% 的乙醇丙酮混合液。成膜性好，性质稳定，是一种较好的肠溶衣料和防水隔离层衣料。该衣膜在 pH≥6 时溶解。应注意 CAP 具有吸湿性，在贮藏期内衣膜的网状结构孔隙能让少量水分渗入，使崩解剂吸水失去崩解作用。加适量虫胶、邻苯二甲酸二乙酯可增加衣层的韧性和抗透湿性。

（3）虫胶　是昆虫分泌的一种天然树脂，其成分因来源不同而有差异。虫胶不溶于胃液，但在 pH 值 6.4 以上的溶液能迅速溶解。市售虫胶一般为棕色薄片，使用时用无水乙醇溶解，并加适量蓖麻油或硬脂酸等以增加其可塑性。虫胶衣的缺点是有时在胃中能崩解，包衣需厚薄恰当，太薄不能抵抗胃酸的作用，太厚片剂经肠道以原型排出。

2.**肠溶衣的包衣操作**　包肠溶衣可用滚转包衣法、流化包衣法和压制包衣法。滚转包衣法包肠溶衣，片芯先包粉衣层到无棱角时，加入肠溶衣液包肠溶衣到适宜厚度，最后再包数层粉衣层及糖衣层，也可在片芯上直接包肠溶性全薄膜衣。流化包衣法系将肠溶衣液喷于悬浮的片剂表面，包衣速度快。压制包衣法系利用压制包衣机将肠溶衣物料的干颗粒压在片芯外而成干燥衣层。

3. 肠溶衣操作要点 肠溶衣是薄膜衣的一种，包衣时包衣液最好采用喷雾的方式加入，其操作要点与薄膜衣相同。

4. 包肠溶衣过程中可能出现的问题及解决办法 包薄膜衣出现的问题在包肠溶衣中也会出现，其产生的原因和解决的方法同表16-3。而在包肠溶衣过程中还会出现肠溶衣不能安全通过胃液，或在肠液中不崩解现象，其产生的原因是由于衣料选择不当或衣层厚薄不当引起的，可通过重新选择衣料或改变包衣液处方，调整工艺来解决。

项目四　片剂质量控制

一、生产过程质量控制

1. 对生产设施（空气净化系统、供热系统、电力照明系统、消防系统、给排水系统等）和生产设备（计量器具、混合搅拌机、颗粒摇摆机、沸腾床或干燥室、压片机、糖衣锅等）运转正常与否进行检查，发现问题应及时解决，不允许在生产中再检修设备。

2. 凡直接与药品直接接触的机械部件，均应擦拭洁净，最后用75%乙醇再擦拭一遍，以达到洁净度的要求。

3. 片剂生产车间洁净度应达到大于 D 级洁净度要求。压片岗位操作室要求室内压大于室外压力，温度 18 ～ 26℃，相对湿度 45% ～ 65%。

4. 用于制片的药粉（膏）与辅料应混合均匀，含药量小的或含毒性药的片剂，应根据药物的性质用适宜的方法使药物分散均匀。挥发性或遇热不稳定的药物，在制片过程中应避免受热损失。

5. 压片前的颗粒应控制水分以适应制片工艺的需要。

6. 压片过程中的质量控制点一般有：①外观：应完整光洁、色泽均匀；②片重差异：一般生产企业工序应建立高于国家标准的内控标准，应符合生产企业的规定；③硬度和脆碎度：根据各生产单位的内控标准进行检查；④崩解度测定：一般采用升降式崩解仪，应符合现行版《中国药典》通则规定的要求。

另外，需要做溶出度、含量均匀度的片剂，按规定方法检查，应符合规定。

二、片剂的质量检查

按《中国药典》（2015 年版）四部通则规定，片剂应符合下列要求：

1. 外观 片剂的外观应完整光洁，边缘整齐，片形一致，色泽均匀，字迹清晰；包衣片中畸形不得超过 0.3%，并在规定的有效期内保持不变。

2. 重量差异 片剂的重量差异又叫片重差异，重量差异大意味着每片的主药含量不一，因此必须把各种片剂的重量差异控制在规定的限度内。《中国药典》（2015 年版）四部（通则 0101）规定的片剂重量差异限度，见表 16-4。

表 16-4 片剂的重量差异限度

平均片重量	重量差异限度（%）
0.3g 以下	±7.5
0.3g 或 0.3g 以上	±5.0

检查方法：取供试品 20 片，精密称定总重量，求得平均片重后，再分别精密称定每片的重量，每片重量与标示片重相比较（无标示片重的片剂，与平均片重比较），按表中的规定，超出重量差异限度的不得多于 2 片，并不得有 1 片超出限度 1 倍。

在生产过程中为了保证产品符合规定，避免产生不合格产品，在压片时每隔一定的时间抽样检查一次，检查抽取片数的总重量是否在规定限度内。不同重量片剂抽取的片数和误差限度规定，见表 16-5。

表 16-5 不同重量片剂抽取片数与误差限度

片重（g）	抽取片数	误差限度值（mg）
0.1 以下	40	±60
0.1 ~ 0.29	20	±40
0.3 ~ 0.49	10	±50
0.5 以上	10	±100

3. 崩解时限 系指内服固体制剂在规定条件下，在规定介质中崩解或溶散成颗粒或粉末，并全部通过直径 2mm 筛孔的时间（除不溶性包衣材料或破碎的胶囊壳外）。按崩解时限检查法（通则 0921）检查，崩解时限应符合表 16-6 规定。

表 16-6 片剂崩解时限

片剂种类	崩解时限（分钟）
普通压制片	15
中药全粉末片	30
浸膏片（半浸膏片）	60
化药薄膜衣片	30
中药薄膜衣片	60

续表

片剂种类	崩解时限（分钟）
糖衣片	60
肠溶衣片	人工胃液［盐酸溶液（9→1000）］中2小时不得有裂缝、崩解或软化现象，洗涤后换人工肠液［磷酸盐缓冲液（pH值6.8）］，加挡板1小时全部崩解并通过筛网
结肠定位肠溶片	在盐酸溶液（9→1000）及pH值6.8以下的磷酸盐缓冲液中均不得有裂缝、崩解或软化现象，在pH值7.5～8.0的磷酸盐缓冲液中1小时内应完全崩解
含片	10
舌下片、泡腾片	5
可溶片	3

凡规定检查溶出度、释放度的片剂，以及某些特殊的片剂（如咀嚼片、缓释片、控释片等），可不进行崩解时限检查。

4. 硬度和脆碎度 片剂应有足够的硬度和较小的脆碎度，以免在包装、运输等过程中破碎或被磨损，以保证剂量准确。

（1）硬度 硬度虽然是片剂的重要质量指标，但《中国药典》中未规定标准和测定方法，而是药厂的内控标准。用片剂硬度测定仪（图16-10）检测时，将药片平放于两个压板之间，沿片剂直径的方向慢慢加压，直到破碎，并读取数值，即为片剂硬度。一般认为片剂硬度以不低于4kg为理想。

（2）脆碎度 片剂脆碎度测定仪如图16-11所示。取片剂（片重＞0.65g取10片，片重≤0.65g取约6.5g），用吹风机吹去脱落的粉末，精密称重，放入脆碎度测定仪的滚筒内，转动100圈，取出，同法除去粉末，精密称重，减失重量不得过1%，且不得检出断裂、龟裂及粉碎的片。如减重＞1%，应复检两次，三次的平均减失重量不得过1%，且不能检出断裂、龟裂及粉碎的片。

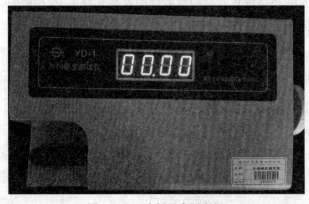

图16-10 片剂硬度测定仪

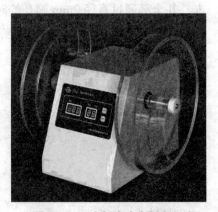

图16-11 片剂脆碎度测定仪

5. **溶出度** 系指在规定条件下药物从片剂、丸剂、胶囊剂等固体制剂中溶出的速率和程度。需测定溶出度的制剂是：①含有在消化液中难溶的药物；②与其他成分容易相互作用的药物；③在久贮后易变为难溶性的药物；④剂量小，药效强，副作用大的药物。凡检查溶出度的片剂，不再做崩解时限的检查。检查时，按溶出度测定法（通则0931）测定，应不低于规定限度。

6. **含量均匀度** 系用于检查单剂量的固体、半固体和非均相液体制剂含量符合标示量的程度。除另有规定外，片剂、硬胶囊剂、颗粒剂或散剂等，每一个单剂标示量小于25mg或主药含量小于每一个单剂重量25%者；药物间或药物与辅料间采用混粉工艺制成的注射用无菌粉末；内充非均相溶液的软胶囊；单剂量包装的口服混悬液、透皮贴剂和栓剂等品种项下规定含量均匀度应符合要求的制剂，按含量均匀度检查法（通则0941）检查，应符合规定。

7. **微生物限度** 照非无菌产品微生物限度检查：微生物计数法（通则1105）和控制菌检查法（通则1106）及非无菌药品微生物限度标准（通则1107）检查，应符合规定。

8. **定性鉴别** 对处方中药材，特别是君药、臣药、贵重药、毒性药等，以薄层色谱法、化学反应鉴别法、显微法等确定制剂中各药物的存在。

9. **含量测定** 建立灵敏度高、专属性强的高效液相色谱法、气相色谱法、紫外分光光度法等，测定制剂中药材，特别是君药、臣药、贵重药、毒性药有效成分或指标性成分的含量，以控制制剂的质量。

项目五 典型品种举例

1. **全浸膏片**

当归浸膏片

【处方】当归浸膏262g，淀粉40g，轻质氧化镁60g，滑石粉80g，硬脂酸镁7g。

【制法】取浸膏加热（不用直火）至60～70℃，搅拌使熔化，将轻质氧化镁、滑石粉（60g）及淀粉依次加入混匀，于60℃以下干燥至含水量3%以下，然后将干燥的片（块）状物粉碎成14目以下的颗粒，最后加入硬脂酸镁、滑石粉（20g）混匀，过12目筛整粒，压片，包糖衣。

【功能与主治】补血活血，调经止痛。用于血虚引起的面色萎黄，眩晕心悸，月经不调，经闭腹痛，肠燥便秘。

【用法与用量】口服，每次4～6片，每日3次。

【处方工艺分析】本制剂为全浸膏片，当归浸膏是由生药粗粉用70%乙醇做溶媒渗漉提取制得的。淀粉作为稀释剂，轻质氧化镁和部分滑石粉作为吸收剂，其他滑石粉和硬脂酸镁作为润滑剂。

【制备过程注意事项】当归浸膏有较多糖类物质和挥发油成分，吸湿性强，物料易造成黏冲，采用轻质氧化镁吸收挥发油成分，加入适量滑石粉（60g）克服其吸湿性，加入适量滑石粉（20g）克服其黏冲问题，并控制在相对湿度 70% 以下压片。

2. 半浸膏片

银翘解毒片

【处方】金银花 1000g，连翘 1000g，板蓝根 600g，豆豉 500g，荆芥 400g，淡竹叶 400g，甘草 500g，桔梗 600g，薄荷脑 100g。

【制法】将甘草、桔梗二味药粉碎成细粉，过六号筛，备用。另将金银花等六味药混合粉碎，得粗粉，用 60% 乙醇浸渍两次，每次 24 小时，浸渍液滤过，60℃ 以下减压浓缩成液状浸膏，液状浸膏与甘草等药物细粉在 80℃ 以下一步制粒，颗粒温度降至 60℃ 以下，加入薄荷脑细粉，混匀，整粒，压片，包衣，检验，包装。

【功能与主治】疏风解表，清热解毒。用于风热感冒，症见发热头痛、咳嗽口干、咽喉疼痛。

【用法与用量】口服，一次 4 片，一日 2～3 次。

【处方工艺分析】本制剂为半浸膏片。方中甘草、桔梗粉性强，故粉碎成细粉，细粉量占总药材量约为 21%；金银花等六味药含有挥发油、绿原酸、靛玉红等，以 60% 乙醇浸渍提取；薄荷脑具挥发性，颗粒制成后加入。制粒采用一步制粒法。这种制粒法不仅减少了制粒工序，降低成本，减少环境污染，而且是采用低温制粒（低于 80℃），受热时间较短（一般 3 小时），另外，颗粒是在沸腾中形成，能得到疏松、呈多孔状颗粒，压片后硬度大、崩解快。

【制备过程注意事项】本制剂以液状浸膏为黏合剂，一步制粒中雾滴大小对颗粒生长速度有非常明显的影响。影响雾滴大小的主要因素有黏合剂的黏度、喷压、流量以及进风和出风温度等。

3. 提纯片

穿心莲内酯片

【处方】穿心莲内酯 50g，微晶纤维素 12.5g，淀粉 3.0g，微粉硅胶 2.0g，滑石粉 1.5g，硬脂酸镁 1.0g。

【制法】将主、辅药混合，过五号筛，混匀，压片，每片含穿心莲内酯 50mg。

【功能与主治】清热解毒，抗菌消炎。用于上呼吸道感染，细菌性痢疾。

【用法与用量】口服，一次 2～3 片，一日 3～4 次。

【处方工艺分析】本制剂为提纯片。采用全粉末直接压片法，可缩短工序，提高有效成分的稳定性。处方中微晶纤维素作为干燥黏合剂，有良好的附着性、流动性，同时因其亲水性强，促使片剂崩解得很细，有利于穿心莲内酯的吸收。微粉硅胶作为助流剂。

【制备过程注意事项】由于穿心莲内酯难溶于水，致使有些厂家生产的片剂溶出度较慢。可采用固体分散技术，即以 PEG6000 为载体，将穿心莲内酯制成固体分散体，具体做法是称取一定量穿心莲内酯（过五号筛）和 PEG6000（过四号筛），按 1∶5 比例混合，置金属板上，于油浴上加热至全部熔化，摊成薄片，迅速移至冰上冷却，然后再放冰箱冷却 3 小时，移于硅胶干燥器中干燥 24 小时以上，最后将上述共熔物粉碎过二号筛，并以微晶纤维素适量混匀，压制成片。

4. 泡腾片

大山楂泡腾片

【处方】山楂，麦芽，六神曲，碳酸氢钠，柠檬酸，富马酸，甜蜜素，聚乙二醇，乳糖。

【制法】取山楂、麦芽、神曲加水提取两次，合并提取液，浓缩成稠膏，加入软材，干燥，粉碎成细粉 a；聚乙二醇加乙醇溶解，加入碳酸氢钠，得碳酸氢钠、聚乙二醇、乙醇混合液 b；将 b 经喷雾器喷雾于盛装 a 的旋转包衣锅内，最后过二号筛整粒成 c；将柠檬酸、甜蜜素（过二号筛）、颗粒 c 及富马酸（过七号筛）一起混匀，压片，每片重 1g。

【功能与主治】开胃消食。用于食欲不振，消化不良，脘腹胀满。

【用法与用量】温开水冲服。一次 1～2 片，一日 2～3 次。

【处方工艺分析】本制剂为全浸膏中药泡腾片。与传统工艺相比最大的不同点是用聚乙二醇通过微囊包裹技术将碳酸氢钠包裹起来，避免与酸直接接触，增加了稳定性，也简化了工艺，同时解决了黏冲问题。制得的泡腾片每片发泡时间 10 分钟，发泡容量 18mL，室温棕色瓶内贮存 3 个月，无潮解，其他指标无显著性改变。处方中选用富马酸是考虑既可起发泡剂的作用，又能起水溶性润滑剂的作用。

【制备过程注意事项】泡腾片易潮解、易黏冲，除采用微囊包裹技术包裹碳酸氢钠外，用乳糖和甜蜜素填充代替传统的蔗糖，可降低其吸湿性；此外，在压片时填料口处要用红外线照射，以控制颗粒适宜温度，增加颗粒的流动性，进一步克服黏冲。

5. 肠溶片

痢速宁肠溶片

【处方】片芯：痢速宁双凸片，为岩白粉经加工后制成的片剂。

包衣溶液：Ⅱ号丙烯酸树脂乙醇溶液（6%）20L，Ⅲ号丙烯酸树脂乙醇溶液（2%）5L，聚山梨酯 80 0.4kg，苯二甲酸二乙酯 0.4kg，蓖麻油 0.5kg，滑石粉 0.7kg。

【制法】

（1）片芯的制备：取岩白粉 300g 粉碎成细粉，过筛，制成颗粒，干燥，压片。

（2）包衣溶液配制：将Ⅱ、Ⅲ号丙烯酸树脂，按处方量准确称取，置适当容器内，加入乙醇，润湿后浸泡过夜，待完全溶解后将其他辅料加入，搅匀，过六号筛备用。

（3）包衣操作：取经筛选处理表面洁净的痢速宁片芯，投入预热好的糖衣锅中，待片温达30℃时，向片芯喷雾丙烯酸树脂液，根据加热干燥速度确定喷雾速度，连续喷送至衣层厚度符合崩解要求为止，一般喷5小时左右即可。

【功能与主治】抑菌止泻。用于急慢性痢疾及肠炎。

【用法与用量】饭后口服，一次7片，一日4次，儿童酌减。

【处方工艺分析】本品为肠溶薄膜衣。Ⅱ、Ⅲ号丙烯酸树脂为肠溶衣料，聚山梨酯80为致孔剂，苯二甲酸二乙酯和蓖麻油为增塑剂，滑石粉为固体粉料。

【制备过程注意事项】肠溶薄膜包衣对片芯硬度要求较高，一般在4.5kg压力以上；崩解不宜太快。为了防止喷液中水分渗入片芯，启喷前药片先预热。包衣液每隔10分钟搅拌一次，以防发生沉淀，喷雾开始量可稍大些，使片芯全部润湿，刚好形成一层膜，吹热风干燥后，继续喷，可掌握在片面手感有湿润而不黏手为宜。喷液结束后热风干燥5分钟，不能太长，以免碰撞时间长而使膜损坏。中药肠溶衣片包衣时间长达16～20小时，且体积大，吸湿性强，消耗材料多。研究结果表明，肠溶全薄膜包衣严密，衣层坚实，外观较好，抗热、抗湿、脆碎度及崩解等指标结果均良好，完全适合于中药片剂。

考纲摘要

1. 基础知识

（1）片剂的含义与特点

（2）片剂的分类

（3）片剂的辅料

2. 片剂的制备技术

（1）湿法制粒压片技术

（2）干法制粒压片技术

（3）粉末直接压片技术

3. 片剂包衣技术

（1）片剂包衣概述

（2）片剂包衣的方法

（3）片剂包衣操作

4. 片剂质量控制

片剂的质量检查

复习思考

一、选择题

（一）单项选择题

1. 用羧甲基淀粉钠作片剂的崩解剂，其作用机制主要是（　　）

  A. 润湿作用　　　　　　B. 膨胀作用　　　　　　C. 溶解作用

  D. 毛细管作用　　　　　E. 产气作用

2. 泡腾崩解剂作用原理是（　　）

  A. 润湿作用　　　　　　B. 膨胀作用　　　　　　C. 溶解作用

  D. 毛细管作用　　　　　E. 产气作用

3. 不宜用粉末直接压片的药材是（　　）

  A. 贵重药材　　　　　　B. 含毒性成分药材　　　C. 含挥发性成分较多药材

  D. 含淀粉较多的药材　　E. 含纤维较多的药材

4. 片剂包衣目的不正确的是（　　）

  A. 增加药物稳定性　　　B. 改善片剂外观　　　　C. 掩盖药物不良臭味

  D. 减少服药次数　　　　E. 便于识别

5. 片剂包糖衣的工序中，不加糖浆或胶浆的是（　　）

  A. 隔离层　　　　　　　B. 粉衣层　　　　　　　C. 糖衣层

  D. 有色糖衣层　　　　　E. 打光

6. 单冲压片机调节药片硬度时应调节（　　）

  A. 下压力盘的高度　　　B. 上压力盘的位置　　　C. 上冲下降的位置

  D. 下冲上升的位置　　　E. 上下冲同时调节

7. 单冲压片机调节药片片重时应调节（　　）

  A. 下压力盘的高度　　　B. 上压力盘的位置　　　C. 上冲下降的位置

  D. 下冲下降的位置　　　E. 上下冲同时调节

8. 含有大量挥发油药物片剂制备，应选用的吸收剂是（　　）

  A. 碳酸钙　　　　　　　B. 糖粉　　　　　　　　C. 微晶纤维素

  D. 淀粉　　　　　　　　E. 糊精

9. 按崩解时限检查法检查，普通片剂应在多长时间内崩解（　　）

  A. 60 分钟　　　　　　　B. 40 分钟　　　　　　　C. 30 分钟

  D. 15 分钟　　　　　　　E. 10 分钟

10. 按崩解时限检查法，中药薄膜衣片应在多长时间内崩解（　　）

  A. 20 分钟　　　　　　　B. 30 分钟　　　　　　　C. 50 分钟

D. 60 分钟 E. 70 分钟

11. 按崩解时限检查法，浸膏片应在多长时间内崩解（　　）

A. 30 分钟 B. 60 分钟 C. 120 分钟

D. 90 分钟 E. 80 分钟

12. 某片剂平均片重为 0.5g，其重量差异限度为（　　）

A. ±1% B. ±2.5% C. ±5%

D. ±7.5% E. ±10%

13. 为增加片剂的体积和重量，应加入哪种赋形剂（　　）

A. 稀释剂 B. 崩解剂 C. 吸收剂

D. 润滑剂 E. 黏合剂

（二）配伍选择题

[1～5]

A. 通过改善颗粒的润湿性，促进崩解

B. 酶解作用

C. 产气作用

D. 膨胀作用

E. 毛细管作用

1. 干燥淀粉在片剂中的崩解作用主要是（　　）

2. 碳酸氢钠与枸橼酸（　　）

3. 羧甲基淀粉钠（　　）

4. 表面活性剂（　　）

5. 低取代羟丙基纤维素（　　）

[6～10]

A. 稀释剂 B. 助流剂 C. 崩解剂

D. 润湿剂 E. 黏合剂

6. 表面活性剂在片剂生产中作（　　）

7. 碳酸氢钠与酒石酸在片剂生产中作（　　）

8. 淀粉浆在片剂生产中作（　　）

9. 淀粉在片剂生产中作（　　）

10. 滑石粉在片剂生产中作（　　）

（三）多项选择题

1. 片剂包衣的种类有（　　）

A. 半肠溶衣 B. 肠溶衣 C. 糖衣

D. 薄膜衣　　　　　　　E. 半薄膜衣

2. 片剂包衣的目的是（　　　）

A. 改善外观　　　　　　B. 控制溶散　　　　　　C. 掩盖不良嗅味

D. 提高稳定性　　　　　E. 利于识别

3. 需检查崩解度的片剂是（　　　）

A. 咀嚼片　　　　　　　B. 肠溶衣片　　　　　　C. 糖衣片

D. 口含片　　　　　　　E. 薄膜衣片

4. 制粒压片的目的有（　　　）

A. 有利于片剂的崩解溶散

B. 避免粉末分层

C. 减少松片、裂片

D. 避免粉尘飞扬

E. 增加压片物料的流动性

5. 中药半浸膏片制备时，处方中适宜粉碎成细粉的药材有（　　　）

A. 含淀粉较多的药材

B. 含纤维性强、质地松泡的药材

C. 黏性较大及质地坚硬的药材

D. 用量极少的贵重药、毒剧药

E. 含挥发性成分较多的药材

6. 中药片剂根据原料可分为（　　　）

A. 全粉末片　　　　　　B. 提纯片　　　　　　　C. 浸膏片

D. 半浸膏片　　　　　　E. 口含片

二、简答题

1. 制颗粒的目的有哪些？

2. 简述中药原料预处理的目的与原则。

扫一扫，知答案

模块十七

丸剂生产技术

项目一 基础知识

一、丸剂的含义与特点

（一）丸剂的含义

丸剂系指饮片细粉或饮片提取物加适宜的黏合剂或其他辅料制成的球形或类球形制剂。主要供内服。

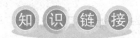

丸剂的发展史

丸剂是我国中药传统剂型之一。我国最早的医方《五十二病方》中已有对丸剂的记述，《伤寒杂病论》《金匮要略》中就有使用蜂蜜、糖、淀粉、动物药汁作丸剂黏合剂的记载，金元时代开始有丸剂包衣。20世纪80年代以来，随着科学技术的进步和制药机械工业的发展，中药丸剂逐步摆脱了手工作坊式制作，发展成为现代工业化、规范化的生产模式，中成药质量显著提高。目前丸剂仍是中成药的主要剂型之一，据统计其品种数约占临床所用中成药的1/5，尤其是浓缩丸、滴丸、微丸等新兴丸剂，由于疗效好，服用剂量小，越来越受到人们的青睐。

（二）丸剂的特点

1.作用持久。与汤剂、散剂等比较，传统的水丸、蜜丸、糊丸、蜡丸内服后在胃肠道中溶解缓慢，逐渐释放药物，吸收显效迟缓，作用持久。

2.用于急救。某些新型丸剂，如苏冰滴丸、复方丹参滴丸等，是用药物提取的有效成分或化学纯物质与基质制成，溶化迅速，奏效快。

3.能容纳多种形态的药物。丸剂制备时能容纳固体、半固体的药物，还能容纳黏稠性的液体药物。可分层制备，避免药物相互作用，也可利用包衣来掩盖药物的不良气味。对芳香挥发性药物或有特殊不良气味的药物，可通过制丸工艺，使其包裹在丸剂中心层，减缓其挥发。

4.可缓和某些药物的毒性和不良反应。对某些毒性、刺激性药物，可通过选用适宜赋形剂，制成如糊丸、蜡丸等，延缓其在胃肠的吸收，减弱其毒性和不良反应。

5.传统中药大蜜丸服用剂量较大，小儿服用困难；水丸溶散时限较难控制；中药原料多以原粉入药，微生物超标问题尚未完全解决。

二、丸剂的分类

1.**根据赋形剂分类**　可分为水丸、蜜丸、水蜜丸、浓缩丸、糊丸、蜡丸等。

2.**根据制法分类**　可分为泛制丸、塑制丸、滴制丸。

此外，在《中国药典》2005年版中开始收载微丸。微丸系指直径小于2.5mm的各类球形或类球形的丸剂。中药制剂中早就有微丸制剂，传统中成药六神丸、喉症丸、牛黄消炎丸等均具有微丸的基本特征。微丸具有外观美观，流动性好；含药量大，服用剂量小；释药稳定、可靠、均匀，比表面积大，溶出快，生物利用度高等特点。随着对微丸工艺和专用设备的研究，微丸在缓释、控释制剂方面的运用越来越多，如"新康泰克"等都是将微丸装入胶囊开发成的新制剂，一些普通制剂如"伤风感冒胶囊"等也开始采用微丸制剂技术。

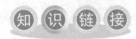

微丸的制备

微丸有许多制备方法，其实质都是将药物与适宜辅料混合均匀，制成完整、圆滑、大小均一的小丸。①滚动成丸法：此法是较传统的制备微丸方法，常用泛丸锅。将饮片与辅料细粉混合均匀后，加入黏合剂制成软材，制粒，放于泛丸锅中滚制成微丸。②沸腾制粒包衣法：将饮片与辅料细粉置于流化床中，鼓入气流，使两者混合均匀，再喷入黏合剂，使之成为颗粒，当颗粒大小满足要求时停止喷雾，所得颗粒可直接在沸腾床内干燥。对颗粒的包数是制微丸的关键，包数是指对经过筛选的颗粒进行包衣（包粉末）形成微丸产品的过程。在整个过程中，微丸始终处于流化状态，可有效防止微丸在制备过程中发生粘连。③挤压－滚圆成丸法：将药物与辅料细粉加入黏合剂混合均匀，制成可塑性湿物料，放入挤压机械中挤压成高密度条状物，再在滚圆机中打碎成颗粒，并逐渐滚制成大小均匀的圆球形微丸。④其他制备微丸方法：有喷雾干燥法制微丸、熔和法制微丸、微囊包囊技术制微丸等。

项目二　丸剂生产流程

一、泛制法制丸技术

泛制法系指在转动的适宜容器或机械设备中，将药材细粉与赋形剂交替加入，不断翻滚，使粉粒逐渐增大的一种制丸方法。泛制法多用于水丸的制备，其制备工艺流程为：原辅料的准备→起模→成型→盖面→干燥→选丸→质量检查→包装。

（一）水丸的含义

水丸系指药材细粉以水（或根据制法用黄酒、醋、稀药汁、糖液等）为赋形剂制成的丸剂。水丸主要用泛制法制备，目前亦有制药企业用塑制法制备。

（二）水丸的特点

1.以水或水性溶液为赋形剂，服用后在体内易溶散、吸收，起效比蜜丸、糊丸、蜡丸快，且不含其他固体赋形剂，实际含药量高。

2. 制备时药物可分层泛入，因此可将一些易挥发、有刺激气味、性质不稳定的药物泛入内层。也可将速释药物泛入外层，缓释药物泛入内层而起长效作用。

3. 水丸丸粒小，表面致密光滑，既便于吞服又不易吸潮，利于携带、保管和贮存。

4. 制备时间长，容易污染，对主药含量及溶散时限较难控制。

（三）水丸的赋形剂

制备水丸时可采用不同的赋形剂，以润湿药物细粉，诱导其黏性，使之利于成型。有的赋形剂如酒、醋、药汁等，还可利用其本身的性质起到协同和改变药物性能的作用。水丸常用以下几种赋形剂。

1. 水　是应用广泛的一种润湿剂，一般用纯化水。水本身虽无黏性，但能润湿或溶解饮片中的某些成分如黏液质、糖、胶类等而产生黏性。凡临床治疗上无特殊要求，处方中未明确赋形剂的种类，药物遇水不变质而药粉本身又含一定量黏性物质时，均可用水作润湿剂制丸。制备水丸需注意，成丸后应立即干燥，以避免微生物生长繁殖，导致生霉变质，或细菌数和真菌数超过规定的限度标准。

2. 酒　常用黄酒（含醇量为 12%～15%），有时也用白酒（含醇量在 50%～70%），常根据地区习惯和处方药物的性质不同而选用。因酒具有活血通经、引药上行及降低药物寒性的作用，故舒筋活血类药丸常用酒作赋形剂。酒润湿药粉所产生的黏性一般没有水强，含醇量越高的酒润湿药粉所产生的黏性越弱，故酒常在用水为润湿剂致药粉黏合力太强时使用。此外，酒易于挥发，成丸后容易干燥。

3. 醋　常用米醋（含乙酸 3%～5%）。醋既能润湿药粉产生黏性，又能使饮片中生物碱等成分变成盐类，有助于碱性成分的溶出而提高疗效。醋具有引药入肝、散瘀血、消肿痛等作用，故散瘀止痛类药物常以醋作赋形剂制丸。

4. 药汁　利用处方中某些药物的水煎液（或鲜汁）作润湿剂，既有利于保存药性提高疗效，又有一定的黏性便于制丸。含纤维较多的饮片如大腹皮、千年健等可用煎汁制丸；含新鲜的饮片如生姜等可榨汁制丸；其他如牛胆汁、熊胆、竹沥等，因具有一定的生理活性，应根据处方需要选择使用。

（四）水丸的制备

泛制法制备水丸，我国传统方法使用泛丸匾（又称打盘）手工泛丸，其劳动强度大、产量低、易被微生物污染，故仅小量生产特殊品种制备时才用此法。目前大生产中一般使用机器泛丸。

1. 原辅料的准备　处方中适宜打粉的饮片应经净选、炮制合格后粉碎。在制备水丸工艺中，各环节对药粉的要求不尽相同，对药粉的黏性也应适当选择。用于起模的药粉，通常过六号筛，黏性应适中。供加大丸体和成型用的药粉，除另有规定外，应用细粉（过六号筛）或最细粉（过七号筛）。盖面时，应用最细粉，或根据处方规定选用方中特定饮片的最细粉。药粉过细影响溶散时限，过粗则丸粒表面粗糙，有花斑或纤维毛，甚至会导致其外观质量不合格。某些含纤维较多的饮片或黏性过强的药物（如大腹皮、丝瓜络、灯芯草、生姜、红枣、桂圆、动物胶、树脂类等），不易粉碎或不适泛丸时，可先将其加水煎煮，用提取的煎汁作润湿剂，以供泛丸应用。某些黏性强、刺激性大的药物如蟾酥等，也须用酒溶化后加入泛丸。同时泛丸用的工具应充分清洁、干燥。

2. 起模　系指制备丸粒基本母核的操作。模子是利用水的润湿作用诱导出药粉的黏性，使药粉之间相互粘结成细小的颗粒，并在此基础上层层增大而成的丸模。起模是泛丸成型的基础，是制备水丸的关键。模子形状直接影响着产品的圆整度，模子的大小和数目，也影响加大过程中筛选的次数或丸粒的规格以及药物含量的均匀性。起模应选用方中黏性适中的药物细粉，加入液体时，由于分布不均匀，先被润湿的部分黏性较强，易互相黏合成团；无黏性的药粉亦不宜于起模。起模的方法有三种：

（1）药粉加水起模　先将起模用粉的一部分置泛丸锅中，开动机器，药粉随机器转动，用喷雾器喷水于药粉上，借助机器转动和人工搓揉使药粉分散，全部均匀地受水湿润，继续转动片刻，部分药粉成为细粒状，再撒布少许干粉，搅拌均匀，使药粉黏附于细粒表面，再喷水湿润。如此反复操作至模粉用完，取出过筛分等即得丸模。

（2）湿粉制粒起模　将起模用的药粉放入包衣锅内喷水，开动机器滚动或搓揉，使粉末均匀润湿，达"手握成团，触之即散"的软材，用8～10目筛制成颗粒。将此颗粒再放入泛丸锅内，略加少许干粉，充分搅匀，继续使颗粒在锅内旋转摩擦，撞去棱角成为圆形，取出过筛分等即得。

（3）喷水加粉起模　取起模用的水将锅壁湿润均匀，然后撒入少量药粉，使其均匀地粘于锅壁上，然后用起模刷在锅内沿转动相反方向刷下，使它成为细小的颗粒，泛丸锅继续转动再喷入水，加入药粉，在加水加粉后搅拌、搓揉，使黏粒分开。如此反复操作，直至模粉全部用完，达到规定标准，过筛分等即得丸模。

起模用粉量：因处方药物的性质和丸粒的规格有所不同，目前，从成品生产的实践经验中得出下列计算公式：

$$X = \frac{0.625 \times D}{C}$$

式中，C 为成品水丸100粒干重（g）；D 为药粉总量（kg）；X 为一般起模用粉量（kg）；0.625为标准模子100粒重量（g）。

3. 成型　系指将已经筛选均匀的丸模，逐渐加大至接近成品的操作。将模子置泛丸锅中，加水使模子湿润后，加入药粉旋转，使药粉均匀黏附于丸模上，再加水加粉，如此反复操作，直至制成所需大小的丸粒。每次加水加粉量应逐渐增加。在加大过程中要注意质量，保持丸粒的硬度和圆整度。丸粒加大过程中应注意以下问题：

（1）加水加粉要分布均匀，用量适中，并不断用手在锅口搓碎粉块、叠丸；并由里向外翻搅，使丸粒均匀增大。由于机器的转动使大粒集中于锅口，小粒集中于锅底，所以每次加药粉时应加在锅底附近，使小丸充分黏附药粉，较快增大。

（2）丸粒在锅内转动时间要适当。过短则丸粒松散，在贮存过程中易破碎，易吸潮发霉；过长则丸粒太紧实，服后难于溶散。

（3）对质地特别黏的品种，要随时注意丸粒的圆整度，并防止打滑、结饼。

（4）对含朱砂、硫黄及含酸性成分的丸剂，不能用铜质泛丸锅制丸，避免因化学变化而导致丸药表面变色或产生对人体有害成分。此类品种可用不锈钢制的泛丸锅制丸。

4.**盖面** 用余粉或其他物料等加至已经增大、筛选均匀的丸粒表面，使其色泽一致、光亮的操作过程，称为盖面，是泛丸成型的最后一个环节。常用的盖面方法有：

（1）干粉盖面 操作时只用干粉，湿丸粒干燥后，丸面色泽较其他盖面浅，接近于干粉本色。干粉盖面，应在加大前先用120目筛，从药粉中筛取最细粉供盖面用，或根据处方规定，选用方中特定的药物细粉盖面。在撒粉前，丸粒湿润要充分，然后滚动至丸面光滑，再均匀地将盖面用粉撒于丸面，快速转动至药粉全部黏附于丸面，迅速取出。

（2）清水盖面 方法与干粉盖面相同，但最后不需要留有干粉，而以水充分润湿打光，并迅速取出，立即干燥，否则成丸干燥后色泽不一。成品色泽仅次于干粉盖面的丸粒。

（3）清浆盖面 某些丸剂对成丸色泽有一定要求，但用干粉和清水盖面都难达到目的时可采用此法。"清浆"是指用药粉或废丸粒加水制成的药液。本法与清水盖面相同，唯在盖面时将水改为上述清浆，丸粒表面充分润湿后迅速取出，否则会出现"阴阳面"。

5.**干燥** 泛制丸含水量大，易发霉，应及时干燥。《中国药典》（2015年版）四部通则中规定水丸的含水量不得超过9.0%。水丸干燥温度一般应在80℃以下，含麝香等挥发性成分的水丸，可用吸湿干燥法干燥，传统多采用烘房、烘箱干燥。若采用沸腾干燥，床内温度一般控制在75～80℃，水分可达2.5%以下，其优点是干燥速度快，节约能源。目前制药企业大生产时常采用隧道式微波干燥，其特点是干燥温度低、速度快、内外干湿度均匀，药物中有效成分的损失小，节约能源。

6.**选丸** 为保证丸粒圆整，大小均匀，剂量准确，丸粒干燥后，可用滚筒筛、检丸器或连续成丸机组等筛选分离。

二、塑制法制丸技术

塑制法是目前丸剂制备的常用方法，系指饮片细粉加适宜的黏合剂，混合均匀，制成软硬适宜、可塑性较大的丸块，再依次制成丸条、分粒、搓圆而成丸粒的一种制丸方法。塑制法多用于蜜丸、水蜜丸、浓缩丸、糊丸、蜡丸的制备。其制备工艺流程为：原辅料准備→制丸块→制丸条→分粒→搓圆→干燥→整丸→质量检查→包装。

（一）蜜丸

蜜丸系指饮片细粉以蜂蜜为黏合剂制成的丸剂。临床上多用于镇咳祛痰、补中益气类药物。

1. 蜜丸的规格 传统上蜜丸分为大蜜丸与小蜜丸，其中每丸重量在 0.5g（含 0.5g）以上的称大蜜丸，每丸重量在 0.5g 以下的称小蜜丸。

2. 蜂蜜的特点 蜂蜜是蜜丸的主要赋形剂，其主要成分是葡萄糖和果糖，另含有少量蔗糖、有机酸、挥发油、维生素、酶类、无机盐等成分。蜂蜜在蜜丸中除作为黏合剂外，其本身还具有补中、润燥、止痛、解毒等作用。

3. 蜂蜜的选择 按《中国药典》现行版规定，结合生产实践，药用蜂蜜应达到以下质量要求：①外观呈半透明，带光泽，浓稠，呈乳白色至淡黄色或橘黄色至黄褐色，久置或遇冷渐有白色颗粒状结晶析出；②25℃时相对密度在 1.349 以上；③本品含果糖和葡萄糖总量不少于 60%；④碘试液检查，应无淀粉、糊精；⑤酸度、5-羟甲基糠醛检查应符合要求；⑥有香气，味道甜而不酸、不涩，清洁而无杂质。

4. 蜂蜜的炼制 炼蜜是指将蜂蜜加热熬炼至一定程度的操作。炼制蜂蜜的目的是为了除去杂质、降低水分含量、破坏酶类、杀死微生物、增加黏性等。具体方法是：将蜂蜜放于锅中，加入适量水加热煮沸，捞去浮沫，用三号或四号筛滤过，除去死蜂等杂质，再复入锅中继续加热炼制至规定程度。根据处方中饮片性质，常将蜂蜜炼制至不同程度。

（1）嫩蜜 蜂蜜加热至 105～115℃，含水量 17%～20%，相对密度 1.35 左右，色泽无明显变化，稍有黏性。嫩蜜适合于含较多油脂、黏液质、胶质、糖、淀粉、动物组织等黏性较强的药物制丸。

（2）中蜜 又称炼蜜，是将嫩蜜继续加热，温度达到 116～118℃，含水量 14%～16%，相对密度 1.37 左右，用手捻有黏性，当两手指分开时有白丝出现。中蜜适合于黏性中等的药物制丸。

（3）老蜜 将中蜜继续加热，温度达到 119～122℃，含水量 10% 以下，相对密度 1.40 左右，出现红棕色具光泽较大气泡，手捻之甚黏，当两手指分开时出现长白丝，滴入水中成珠状（滴水成珠）。老蜜黏合力很强，适合于黏性差的矿物药和纤维性药物制丸。

确定蜂蜜炼制的程度，不仅与组成丸剂的饮片性质有关，而且与其药粉含水量、制丸季节、气温亦有关系。在其他条件相同情况下，一般冬季多用稍嫩蜜，夏季多用稍老蜜。

5. 蜜丸的制备 蜜丸常用塑制法制备。

（1）原辅料的准备 首先按照处方将所需的饮片挑选清洁，炮制合格，称量配齐，再干燥、粉碎、过筛混合使成均匀细粉。如方中有毒、剧、贵重饮片时，宜单独粉碎后再用

312

等量递增法与其他药物细粉混合均匀。根据处方中饮片性质，将蜂蜜加水稀释，滤过，炼制成所需规格。所用制丸设备应清洁干净。为了防止药物与设备粘连，并使丸粒表面光滑，在制丸过程中还用适量的润滑剂。蜜丸所用的润滑剂是蜂蜡与麻油的融合物（油蜡配比一般为7:3），冬、夏天或南、北方，油蜡用量宜适当调整。

（2）制丸块　制丸块又称和药、合坨，这是塑制法制丸的关键工序。将已混合均匀的饮片细粉加入适量的炼蜜，反复搅拌混合，制成软硬适宜、具有一定可塑性的丸块。丸块的软硬程度直接影响丸粒成型和在贮存中是否变形。优良的丸块应混合均匀，色泽一致，滋润柔软具可塑性，软硬适度。

影响丸块质量的因素有以下几个方面：①炼蜜程度：应根据处方中饮片的性质、粉末的粗细、含水量的高低、当时的气温及湿度，决定炼制蜂蜜的程度。蜜过嫩则粉末黏合不好，丸粒搓不光滑；蜜过老则丸块发硬，难以搓丸。②和药蜜温：一般处方用热蜜和药。如处方中含有多量树脂、胶质、糖、油脂类的饮片，黏性较强且遇热易熔化，则炼蜜温度应以60～80℃为宜；若处方中含有冰片、麝香等芳香挥发性药物，也应采用温蜜；若处方中含有大量的叶、茎、全草或矿物性饮片，粉末黏性很小，则须用老蜜，且趁热加入。③用蜜量：药粉与炼蜜的比例也是影响丸块质量的重要因素。一般是1:1～1:1.5，但也有低于1:1或高于1:1.5的，这主要决定于饮片的性质。含糖类、胶质等黏性强的药粉用蜜量宜少；含纤维较多、质地轻松、黏性极差的药粉，用蜜量宜多，可高达1:2以上。夏季用蜜量应稍少，冬季用蜜量宜稍多。手工和药，用蜜量稍多；机械和药，用蜜量稍少。

（3）制丸条、分粒与搓圆　目前大生产中多采用全自动中药制丸机，该机可制备蜜丸、水蜜丸、浓缩丸、水丸等，实现一机多用。

（4）干燥　大蜜丸成丸后一般应即时分装，以保证丸药的滋润状态。为防止蜜丸霉变，成丸也常进行干燥，采用微波干燥、远红外辐射干燥，可达到干燥和灭菌的双重效果。

（二）水蜜丸

水蜜丸系指饮片细粉以蜂蜜和水为黏合剂制成的丸剂。在南方应用较普遍。

1. 水蜜丸的特点　丸粒小，光滑圆整，易于吞服。以蜜水为黏合剂，同蜜丸相比，可节省蜂蜜，降低成本，并利于贮存。

2. 水蜜丸的制备　水蜜丸主要采用塑制法制备，亦可采用泛制法制备。

（1）采用塑制法制备时，需要注意药粉的性质与蜜水的比例、用量。一般饮片细粉黏性中等，每100g细粉用炼蜜40g左右，炼蜜与水的比例为1:2.5～1:3.0。蜜水的制法为：将炼蜜加水，搅匀，煮沸，滤过，即可。如含糖、淀粉、黏液质、胶质类较多的饮片细粉，需要低浓度的蜜水为黏合剂，每100g药粉用炼蜜10～15g；如含纤维和矿物质较多的饮片细粉，则每100g药粉须用炼蜜50g左右。

（2）采用泛制法制备时，应注意起模时须用水，以免黏结。加大成型时，为使水蜜丸的丸粒光滑圆整，蜜水加入的方式应按低浓度、高浓度、低浓度的顺序依次加入，即先用浓度低的蜜水加大丸粒，待逐步成型时，用浓度稍高的蜜水，已成型后，再改用浓度低的蜜水撞光，否则，因蜜水浓度过高，造成黏结。由于水蜜丸中含水量高，成丸后应及时干燥，防止发霉变质。

（三）浓缩丸

浓缩丸系指饮片或部分饮片提取浓缩后，与适宜的辅料或其余饮片细粉，以水、蜂蜜或蜂蜜和水为黏合剂制成的丸剂。根据所用黏合剂的不同，分为浓缩水丸、浓缩蜜丸和浓缩水蜜丸。

1. 浓缩丸的特点　　浓缩丸又称药膏丸、浸膏丸，是目前丸剂中较常用的一种剂型。其特点是体积减小，易于服用和吸收，发挥药效好；同时利于保存，不易霉变。但是需要注意，浓缩丸的饮片在煎煮，特别是在浓缩过程中由于受热时间较长，有些成分稳定性可能会受到影响，使药效降低。

2. 饮片处理的原则　　根据饮片性质，确定提取制膏的饮片和粉碎制粉的饮片。通常情况是质地坚硬、黏性大、体积大、富含纤维的饮片，宜提取制膏；贵重饮片，体积小、淀粉量多的饮片，宜粉碎制成细粉。提取饮片与制粉饮片的比例，必须通过预试验，综合分析确定，从而使服用剂量控制在一个合理可行的范围内。

3. 浓缩丸的制备　　目前大生产中浓缩丸的制备方法主要用塑制法，少数采用泛制法。

（1）采用塑制法制备时，取处方中部分饮片提取浓缩成膏（蜜丸型浓缩丸须加入适量炼蜜），作黏合剂，其余饮片粉碎成细粉，混合均匀，再制丸条、分粒、搓圆即得。具体操作同蜜丸。

（2）采用泛制法制备时，取处方中部分饮片提取浓缩成浓缩液，作黏合剂，其余饮片粉碎成细粉用于泛丸。或用稠膏与细粉混合成块状物，干燥后粉碎成细粉，再以水或不同浓度的乙醇为润湿剂泛制成丸。具体操作同水丸。处方中膏少粉多时，常用前法；膏多粉少时，常用后法。

（四）糊丸

糊丸系指饮片细粉以米糊或面糊等为黏合剂制成的丸剂。

1. 糊丸的特点　　糊丸以米糊、面糊为黏合剂，干燥后比较坚硬，在胃内溶散迟缓，释药缓慢，故可延长药效。同时能减少药物对胃肠道的刺激，故适宜于含有毒性或刺激性较强的药物制丸。需注意，如果黏合剂稠度太大，会出现丸剂溶散时间超限的问题。

2. 制糊方法　　制糊的方法有以下三种：

（1）冲糊法　　将糊粉加少量温水调匀成浆，冲入沸水，不断搅拌成半透明糊状。

（2）煮糊法　将糊粉加适量水混合均匀制成块状，置沸水中煮熟，呈半透明状。

（3）蒸糊法　将糊粉加适量水混合均匀制成块状，置蒸笼中蒸熟后使用。

这三种方法以冲糊法应用最多，方便快捷。

3. **糊丸的制备**　糊丸主要用塑制法制备。其制法与小蜜丸相似，以糊代替炼蜜。制备时先制好需用的糊，稍凉倾入饮片细粉中，充分搅拌，揉搓成丸块，再制成丸条、分粒、搓圆即成。糊丸也可用泛制法制备。糊丸制备时需注意以下几点：

（1）保持丸块处于润湿状态，并尽量缩短制丸时间。

（2）糊粉的用量，塑制法一般以糊粉为药粉总量的 30%～35% 较适宜。

（五）蜡丸

蜡丸系指饮片细粉以蜂蜡为黏合剂制成的丸剂。

1. **蜡丸的特点**　蜂蜡极性小，不溶于水，制成丸剂后在体内释放药物极慢，可延长药效，并能防止药物中毒或防止对胃肠道的强烈刺激。现代许多药物以蜂蜡为骨架制成各种缓释、控释制剂，是在古代用药经验基础上的一次质的飞跃和发展。目前蜡丸品种不多，主要原因是无法控制其释放药物的速率。

2. **蜡丸的制备**　蜡丸常采用塑制法制备。将精制的蜂蜡加热熔化，凉至 60℃ 左右，待蜡液开始凝固，表面有结膜时，加入药粉，迅速搅拌至混合均匀，趁热制丸条、分粒、搓圆。蜡丸制备时需注意下列问题：①蜂蜡要精制；②制备时应控制温度；③控制蜂蜡用量，通常情况药粉与蜂蜡的比例为 1:0.5～1:1。

三、滴制法制丸技术

滴制法系指药物与适宜基质制成溶液或混悬液，滴入另一种互不混溶的液体冷凝介质中，使之冷凝收缩成丸粒的一种制丸方法。滴制法用于滴丸的制备，其制备工艺流程为：饮片提取→药液配制→滴制成丸→洗涤干燥→质量检查→包装。

（一）滴丸的含义

滴丸系指饮片提取物与基质用适宜方法混匀后，用滴制法制成的丸剂。中药滴丸剂主要有两类，一类是将油性成分分散在基质中，用滴制法制备；另一类是将不溶于水、溶出速度慢、吸收不好的中药成分或有效部位采用固体分散技术制备滴丸，这一类一直是目前研究的热点。

滴制法制丸早在 1933 年就已提出，1956 年有用聚乙二醇 4000 为基质，用植物油为冷凝介质制备苯巴比妥钠滴丸的报道，1958 年我国有人用滴制法制备酒石酸锑钾滴丸。中药滴丸的研制始于 20 世纪 70 年代末，如上海医药工业研究院等单位对苏合香丸进行研究，最后改制成苏冰滴丸。此后复方丹参滴丸、香连滴丸、柴胡滴丸等相继研制成功，其中复方丹参滴丸为《中国药典》（2015 年版）收载品种之一。

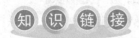

知 识 链 接

滴丸与软胶囊的区别

滴丸系指饮片提取物与基质用适宜方法混匀后，用滴制法制成的丸剂。软胶囊剂是将药物密封在软质胶囊壳中而制成的胶囊剂，以球形、椭球形较为多见，可用压制法或滴制法制备。滴丸中药物与基质是混匀的，而且常温下为固体实心球形制剂，表面无缝。软胶囊剂药物封闭在囊壳中，囊壳富有弹性，药物可以是油类、油溶液或油的混悬液，也可以是固体、半固体，常温下常具有一定弹性，压制法制备者表面有缝，滴制法制备者表面无缝。

（二）滴丸的特点

1.起效迅速，生物利用度高。这是因为药物在基质中呈高度分散状态，同时水溶性基质还可增加或改善药物的溶解性能，加快药物的溶出速度和吸收速度，从而提高药物的生物利用度。

2.滴丸可使液体药物固体化，如芸香油滴丸、牡荆油滴丸、大蒜油滴丸等，有利于服用、贮存和运输。但是易挥发性药物制备滴丸时，需要控制好加热熔融时间，防止易挥发性液体药物挥发。

3.滴丸用药部位多，可口服、腔道用和外用，还可起到长效作用。

4.生产设备简单，工序少，周期短，自动化程度高，生产效率高，成本相对较低。

5.滴丸载药量小，相应含药量低，服药剂量较大。此外，可供滴丸选用的基质和冷凝介质较少，使滴丸品种受到限制。

（三）滴丸的基质

滴丸中主药以外的附加剂称为基质。作为滴丸基质应具备以下条件：性质稳定，不与主药发生反应，不影响主药的疗效与检测；熔点较低或在 60 ～ 100℃时能熔化成液体，而遇骤冷又能凝结成固体，在室温下保持固体状态，同时在与主药混合后仍能保持以上物理状态。

滴丸的基质可分为水溶性及非水溶性两大类。水溶性基质有聚乙二醇类（PEG）、聚氧乙烯单硬脂酸酯（S-40）、硬脂酸钠、甘油明胶、聚醚（poloxamer）等。非水溶性基质有硬脂酸、单硬脂酸甘油酯、蜂蜡、虫蜡、氢化植物油、十八醇（硬脂醇）、十六醇（鲸蜡醇）等。选用时应根据主药性质，相应选择适宜基质。生产上还常选用混合基质，以便制得较好的滴丸。

（四）滴丸的冷凝介质

用于冷却滴出的液滴，使之冷却成固体丸粒的液体称为冷凝介质。在实际应用中，常根据基质的性质选择冷凝介质。冷凝介质应符合以下要求：安全无害，与主药和基质不相混溶，不起化学反应；有适宜的相对密度和黏度（略高或略低于滴丸的相对密度），能使滴丸（液滴）在冷凝介质中缓缓下沉或上浮，以使其充分凝固，丸形圆整；此外还要有适宜的表面张力，使液滴在冷却过程中能顺利形成滴丸。

冷凝介质可分为两类：一是水溶性冷凝介质，常用的有水、不同浓度的乙醇等，适用于非水溶性基质的滴丸；二是非水溶性冷凝介质，常用的有液状石蜡、二甲基硅油、植物油等，适用于水溶性基质的滴丸。

（五）滴丸的制备

1. 饮片提取　根据处方中饮片性质选择适宜方法进行提取、精制后，得到提取物。

2. 药液配制　将选择好的基质加热熔化，将饮片提取物溶解、混悬或乳化在已熔融的基质中，混匀制成药液。药液保持恒定的温度（80～90℃），便于滴制。

3. 滴制成丸　滴制前选择适当的冷凝介质并调节好冷凝的温度，滴制时要调节好药液的温度、滴头的速度，将药液滴入冷凝介质中，凝固形成的丸粒徐徐沉于底部，或浮于冷凝介质的表面。

4. 洗涤干燥　从冷凝介质中捞出丸粒，捡去废丸，先用纱布擦去冷凝介质，然后用适宜的溶液搓洗除去冷凝介质，用冷风吹干后，在室温下晾4小时即可。

5. 包装　制成的滴丸经质量检查合格后进行包装，包装时要注意温度的影响，包装要严密，并贮存于阴凉处。

课堂活动

学生分组，为每组学生准备各种类型丸剂数种，让学生观察讨论，要求说出每种丸剂所属类型、所用赋形剂及制备工艺流程。

四、丸剂包衣技术

在丸剂的表面包裹一层物质，使之与外界隔绝的操作称为包衣。包衣后的丸剂称为包衣丸剂。

（一）包衣的目的

1. 防止主药氧化、变质或挥发。

2. 防止吸潮及虫蛀。

3.掩盖恶臭、异味，使丸面平滑、美观，便于吞服。

4.根据医疗的需要，将处方中一部分药物作为包衣材料包于丸剂的表面，在服用后首先发挥药效。

5.包肠溶衣后，可使丸剂顺利通过胃，转运至肠内再溶散吸收而起作用。

（二）包衣的类型

1.药物衣　包衣材料是丸剂处方组成部分，有明显的药理作用，用于包衣既可首先发挥药效，又可保护丸粒、增加美观。中药丸剂包衣多属此类。

（1）朱砂衣　朱砂有镇静安神的作用，凡镇静、安神、补心类丸剂皆可用此包衣，如朱砂安神丸、天王补心丸等。朱砂衣应用较为广泛，是中成药丸剂最常用的一类包衣。长期服用朱砂包衣的丸剂，要警惕蓄积性汞中毒。朱砂细粉的用量为干丸重量的5%～17%。

（2）黄柏衣　黄柏有清热燥湿的作用，可用于利湿渗水、清下焦湿热丸剂的包衣，如四妙丸等。黄柏细粉的用量约为干丸重量的10%。

（3）雄黄衣　雄黄有解毒、杀虫的作用，可用于解毒、杀虫类丸剂的包衣，如化虫丸等。雄黄细粉的用量为干丸重量的6%～7%。

（4）青黛衣　青黛有清热解毒、凉血的作用，可用于清热解毒类丸剂的包衣，如千金止带丸、当归龙荟丸等。青黛细粉的用量约为干丸重量的4%。

（5）百草霜衣　百草霜有清热作用，可用于清热解毒类丸剂的包衣，如六神丸、牛黄消炎丸等。百草霜细粉的用量为干丸重量的5%～20%。

此外，还有红曲衣（消食健脾）、赭石衣（降气、止逆、平肝止血）、礞石衣（降气、行滞、祛痰）等，可依处方选用。

2.保护衣　选取处方以外，不具明显药理作用，且性质稳定的物质作为包衣材料，使主药与外界隔绝起保护作用。这一类包衣材料主要有糖衣和薄膜衣。

（1）糖衣　如木瓜丸、安神补心丸等。

（2）薄膜衣　应用无毒的药用高分子材料包衣，如香附丸、补肾固齿丸等。

3.肠溶衣　选用适宜的材料将丸剂包衣后使之在胃液中不溶散而在肠液中溶散。丸剂肠溶衣主要材料有虫胶、苯二甲酸醋酸纤维素（CPA）等。

（三）包衣的方法

1.包衣材料的准备　将所用包衣材料粉碎成极细粉，目的是使丸面光滑。因为丸粒在包衣过程中需长时间碰撞摩擦，故除蜜丸外，用于包衣的丸粒应充分干燥，使之有一定的硬度，以免包衣时碎裂变形，或在包衣干燥时，衣层发生皱缩或脱壳。蜜丸无须干燥是因为其表面呈润湿状态时具有一定的黏性，撒布包衣药粉经碰撞滚转即能黏着于丸粒表面。其他丸粒包衣时尚需用适宜的黏合剂，常用的黏合剂有10%～20%的糯米粉糊、单糖浆及胶糖混合浆等。

2. 包衣操作

（1）药物衣 如七味广枣丸，是以朱砂极细粉包衣，具体操作如下：七味广枣丸（蜜丸）置于适宜的容器中，用力使容器往复摇动，逐步加入朱砂极细粉，使均匀撒布于丸剂表面，利用蜜丸表面的滋润性，将朱砂极细粉黏着而成衣。朱砂的用量视丸粒的大小而不同，小蜜丸因其表面积较大而用量比较多，但也不宜过多。若朱砂在处方中的含量超过包衣用量时，应将多余部分与其他组分掺和在丸块中。水丸包朱砂衣者最多。包衣时将干燥的丸置包衣锅中，加适量黏合剂进行转动、撞击等操作，当丸粒表面均匀润湿后，缓缓撒入朱砂极细粉。如此反复操作 5～6 次，将规定量的朱砂全部包于丸粒表面为止。取出药丸低温干燥（一般风干即可），再放入包衣锅内，并加入适量的虫蜡粉，转动包衣锅，让丸粒互相撞击摩擦，使丸粒表面光亮，即可取出，分装。朱砂极细粉的用量一般为干丸重量的 5%～17%。水蜜丸、浓缩丸及糊丸的药物衣可参照上法包衣。

（2）糖衣、薄膜衣、肠溶衣 其包衣方法与片剂相同。

项目三 丸剂常用生产设备与使用

一、泛制法制丸设备

1. **普通包衣锅** 包括包衣锅、动力部分、加热器及鼓风设备。包衣锅由紫铜或不锈钢等金属制成，有球形或莲蓬形两种。可用于泛制法制丸的起模和加大成型。

2. **滚筒筛** 筛子为薄不锈钢卷成的圆筒，筒上布满筛孔，分三段，筛孔由小到大，如图 17-1 所示。使用滚筒筛的目的是使丸粒在随筛筒滚动时按大小分档。

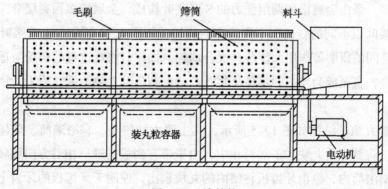

图 17-1 滚筒筛

3. 检丸器　分上下两层，每层装 3 块斜置玻璃板，且相隔一定距离。利用丸粒圆整度不同、滚动速度不同筛选，丸粒愈圆，滚动愈快，能越过全部间隙到达好粒容器，而畸形丸粒与之相反，不能越过间隙而漏于坏粒容器，如图 17-2 所示。该检丸器仅适用于体积小、质硬的丸剂。

4. 立式检丸器　由薄的金属铁板制成，丸粒沿一螺旋形的斜面滚下，利用滚动时产生的离心力不同，将合格的与畸形的丸粒分开，如图 17-3 所示。从螺旋板的外侧收集合格的丸粒，从螺旋板的内侧收集畸形的丸粒。

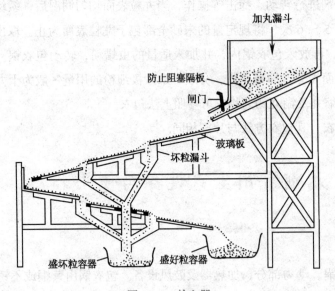
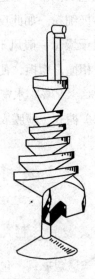

图 17-2　检丸器　　　　　　　　　　　图 17-3　立式检丸器

二、塑制法制丸设备

1. 捏合机　系由金属槽和两组强力的 S 形桨叶构成，金属槽多用夹层套式，槽底呈半圆形，两组桨叶以不同的转速和不同的方向旋转，如图 17-4 所示。由于桨叶的分割揉捏及桨叶与槽壁间的研磨等作用而使药料混合均匀。操作时将规定量的药粉与适宜黏合剂置捏合机中混合，直至成为均一的容易从桨叶及槽壁剥落的丸块为度，取出丸块须立即制条搓丸。

2. 滚筒制丸机　结构如图 17-5 所示，其主要由加料斗、有槽滚筒、牙齿板、滚筒及搓板等组成。将制好的丸块加于加料斗中，由于带有刮板的轴呈相对方向旋转，将丸块带下，填入有槽滚筒内，继由牙齿板将槽内的丸块剔出，使附于牙齿板的牙齿上；当牙齿板转下与圆形滚筒接触时，将牙齿板上的丸块刮下，使落于圆形滚筒上。搓板做水平反复抖动，使丸块搓成圆形丸粒落下。该机可直接将丸块制成丸粒。

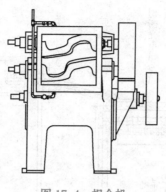

图 17-4　捏合机

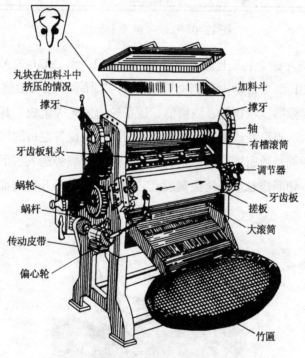

图 17-5　滚筒式制丸机

3.光电自控制丸机　生产上采用 HZY-14 型制丸机、PW-1 型蜜丸机，基本结构如图 17-6，采用光电讯号系统控制出条、切丸等工序。

将已混合、搅拌均匀的蜜丸药坨，间断投入到机器的进料口中，在螺旋推进器的连续推进下，挤出药条，通过跟随切药刀的滚轮，经过渡传送带到达翻转传送带，当药条碰到第一个光电讯号，切刀立即切断药条。被切断药条继续向前碰上第二个光电讯号时，翻转传送带翻转，将药条送入碾辊滚压，输出成品。

本机特点：由光电讯号限位控制，各部动作协调。

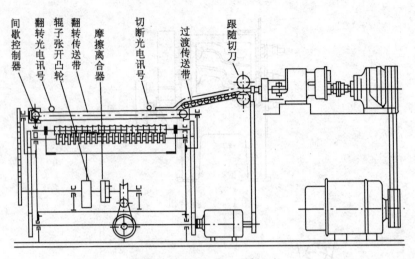

图 17-6　HZY-14C 型制丸机

间歇转控制器　翻转光电讯号　辊子张开凸轮　翻转传送带　摩擦离合器　切断光电讯号　过渡传送带　跟随切刀

4. 全自动中药制丸机　生产上常用的有 YUJ-17A/B 型、YUJ-22A/22B 型全自动中药制丸机等。YUJ-17BL 型全自动中药制丸机如图 17-7 所示。该机由炼药仓、制条仓、搓丸机、输条机交流变频器、触摸屏、酒精桶、送条轮、刀轮等组成。其工作原理是先将药粉加黏合剂（蜜、水、提取液或膏）混合搅拌均匀后，在设备左边的炼药仓内将药物炼合成组织均匀、软硬相同、致密性一致的条状物料；然后再顺势送入右下方的制丸机的料仓中，经挤压成细条、切断成粒后高速搓制成丸。制丸过程包括开机前准备工作、开机、炼药、制丸、关机等。

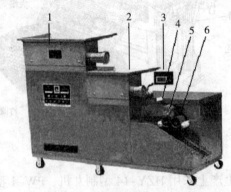

图 17-7　YUJ-17BL 型全自动中药制丸机
1. 炼药仓　2. 制条仓　3. 触摸屏　4. 送条轮　5. 输条机　6. 刀轮

三、滴制法制丸设备

滴丸设备主要由滴瓶、冷却柱、恒温箱 3 个部分组成。实验室用的设备如图 17-8 所示。滴瓶有调节滴出速度的活塞，有保持液面一定高度的溢出口、虹吸管或浮球，它可在不断滴制与补充药液的情况下保持滴速不变。恒温箱包围滴瓶及贮液瓶等，使药液在滴出前保持一定温度不凝固，箱底开孔，药液由滴瓶口（滴头）滴出。冷却柱的高度和外围是否用水、冰冷凝，应根据各品种的具体情况而定。冷却柱的一般高度为 40～140cm，温度维持在 10～15℃，药液的密度如小于冷凝介质，选用装置 A，反之选用装置 B。

目前已开发出可供中试的滴丸试验机和用于大生产的自动滴丸机，其组成包括药物调配供应系统、动态滴制收集系统、循环制冷系统和电气控制系统等。

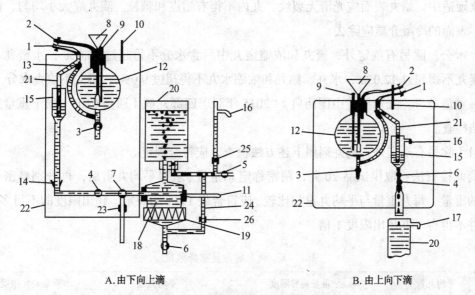

A. 由下向上滴   B. 由上向下滴

图 17-8　滴制法制丸装置示意图

1、2、3、4、5、6、7.玻璃旋塞　8.加料斗　9、10.温度计　11.导电温度计　12.贮液瓶
13、14.启口连接　15.滴瓶　16、17.溢出口　18.保温瓶　19.环形电路　20.冷却柱
21.虹吸管　22.恒温箱　23、24、25.橡皮管连接　26.橡皮管夹

项目四　丸剂质量控制

一、生产过程质量控制

1. 丸剂生产车间洁净度应达到大于 D 级洁净度要求。丸剂岗位操作室要求室内与室外压力差不低于 10Pa，温度 18～26℃，相对湿度 45%～65%。

2. 在制丸过程中，要求每 15 分钟测一次丸重差异，并做好记录；由质量保证（QA）检查员按规定的检验规程抽样检查。

3. 将制好的丸粒均匀摊放于容器内，容器内、外贴上标签，注明物料品名、规格、批号、数量、日期和操作者的姓名，按顺序放于晾丸间。

4. 及时将晾好的丸粒交中间站或下一工序。填写请验单请验。

二、丸剂的质量检查

丸剂的质量评定按照《中国药典》（2015 年版）四部对丸剂和滴丸剂质量检查的有关规定，需要进行以下方面的质量检查。

1. 外观　丸剂外观应圆整均匀、色泽一致，无粘连现象。大蜜丸和小蜜丸应细腻滋润，软硬适中。蜡丸表面应光滑无裂纹，丸内不得有蜡点和颗粒。滴丸应大小均匀，色泽一致，表面的冷凝介质应除去。

2. 水分　除另有规定外，蜜丸和浓缩蜜丸中所含水分不得超过 15.0%；水蜜丸、浓缩水蜜丸不得超过 12.0%；水丸、糊丸和浓缩水丸不得超过 9.0%；蜡丸不检查水分。

3. 重量差异　丸剂照《中国药典》（2015 年版）四部丸剂（通则 0108）项下重量差异检查法检查。

（1）除另有规定外，滴丸剂照下述方法检查，应符合规定。

滴丸检查法：取供试品 20 丸，精密称定总重量，求得平均丸重后，再分别精密称定每丸的重量。每丸重量与平均丸重相比较，应符合表 17-1 的规定，超出限度的不得多于 2 丸，并不得有 1 丸超出限度 1 倍。

表 17-1　滴丸剂重量差异限度

平均丸重	重量差异限度	平均丸重	重量差异限度
0.03g 及 0.03g 以下	±15%	0.1g 以上及 0.3g	±10%
0.03g 以上至 0.1g	±12%	0.3g 以上	±7.5%

（2）除另有规定外，其他丸剂照下述方法检查，应符合规定。

丸剂检查法：以 10 丸为 1 份（丸重 1.5g 及 1.5g 以上的以 1 丸为 1 份），取供试品 10 份，分别称定重量，再与每份标示重量（每丸标示量 × 称取丸数）相比较（无标示重量的丸剂，与平均重量比较），按表 17-2 的规定，超出重量差异限度的不得多于 2 份，并不得有 1 份超出限度 1 倍。

表 17-2　丸剂重量差异限度

标示重量（或平均重量）	重量差异限度	标示重量（或平均重量）	重量差异限度
0.05g 及 0.05g 以下	±12%	1.5g 以上及 3g	±8%
0.05g 以上至 0.1g	±11%	3g 以上至 6g	±7%
0.1g 以上至 0.3g	±10%	6g 以上至 9g	±6%
0.3g 以上至 1.5g	±9%	9g 以上	±5%

包糖衣的丸剂应检查丸芯的重量差异并符合规定,符合表17-1、表17-2的规定后,方可包糖衣。包糖衣后不再检查重量差异。其他包衣丸剂应在包衣后检查重量差异并符合规定;凡进行装量差异检查的单剂量包装丸剂,不再检查重量差异。

4. **装量差异** 除糖丸外,单剂量分装的丸剂,装量差异限度应符合表17-3的规定。

丸剂检查法:取供试品10袋(瓶),分别称定每袋(瓶)内容物的重量,每袋(瓶)装量与标示装量相比较,应符合表17-3的规定,超出装量差异限度的不得多于2袋(瓶),并不得有1袋(瓶)超出装量差异限度1倍。

多剂量分装的丸剂,照《中国药典》(2015年版)四部最低装量检查法(通则0942)检查,应符合规定。以丸数标示的多剂量包装丸剂,不检查装量。

表 17-3 单剂量丸剂装量差异限度

标示重量	装量差异限度	标示重量	装量差异限度
0.5g 及 0.5g 以下	±12%	3g 以上至 6g	±6%
0.5g 以上至 1g	±11%	6g 以上至 9g	±5%
1g 以上至 2g	±10%	9g 以上	±4%
2g 以上至 3g	±8%		

5. **溶散时限** 除另有规定外,取供试品6丸,选择适当孔径筛网的吊篮(丸剂直径在2.5mm以下的用孔径约0.42mm的筛网,在2.5～3.5mm之间的用孔径1.0mm的筛网,在3.5mm以上的用孔径约2.0mm的筛网),照《中国药典》(2015年版)四部崩解时限检查法(通则0921)片剂项下的方法加挡板进行检查。除另有规定外,小蜜丸、水蜜丸和水丸应在1小时内全部溶散;浓缩丸和糊丸应在2小时内全部溶散;微丸的溶散时限按所属丸剂类型的规定判定。滴丸应在30分钟内溶散,包衣滴丸应在1小时内溶散,以明胶为基质的滴丸可改在人工胃液中进行检查。如操作过程中供试品黏附挡板妨碍检查时,应另取供试品6丸,不加挡板进行检查。

上述检查应在规定时间内全部通过筛网。如有细小颗粒状物未通过筛网,但已软化无硬心者可作合格论。

蜡丸照《中国药典》(2015年版)四部崩解时限检查法(通则0921)项下的肠溶衣片检查法检查,应符合规定。

除另有规定外,大蜜丸及研碎后或用开水、黄酒等分散后服用的丸剂不检查溶散时限。

6. **微生物限度** 以动物、植物、矿物质来源的非单体成分制成的丸剂,生物制品丸剂照非无菌产品微生物限度检查:微生物计数法(通则1105)和控制菌检查法(通则1106)及非无菌药品微生物限度标准(通则1107)检查,应符合规定。生物制品规定检查杂菌

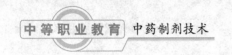

的，可不进行微生物限度检查。

项目五　典型品种举例

例1

逍遥丸（水丸）

【处方】柴胡 50g，当归 50g，白芍 50g，白术（炒）50g，茯苓 50g，甘草（蜜炙）40g，薄荷 10g。

【制法】以上 7 味，粉碎成细粉，过筛，混匀。另取生姜 50g，分次加水煎煮，滤过，用煎出液泛丸，干燥，即得。

【性状】本品为黄棕色至棕色的水丸，气微辛，味微苦。

【规格】每 100 丸重 6g。

【功能与主治】疏肝健脾，养血调经。用于肝气不舒，胸胁胀痛，头晕目眩，食欲减退，月经不调。

【用法与用量】口服。一次 6～9g，一日 1～2 次。

【处方工艺分析】本制剂为水丸，处方中各药均为植物药，软硬度相似，故可用混合粉碎法粉碎，混合后的药粉黏性适中，可直接用混合均匀的药粉起模和加大成型。

【制备过程注意事项】起模是制备水丸的关键，在制备逍遥丸时，应用水起模，丸模制成后再用生姜煎出液加大成型。因处方中有含挥发性成分的薄荷饮片，故干燥时温度应控制在 50～60℃。

例2

牛黄解毒丸（蜜丸）

【处方】牛黄 2.5g，雄黄 25g，石膏 100g，大黄 100g，黄芩 75g，桔梗 50g，冰片 12.5g，甘草 2.5g。

【制法】以上 8 味，除牛黄、冰片外，雄黄水飞成极细粉；其余石膏等 5 味粉碎成细粉；将牛黄、冰片研细，与上述细粉配研，过筛，混匀。每 100g 粉末加炼蜜 100～110g 制成大蜜丸，即得。

【性状】本品为棕黄色的大蜜丸，有冰片香气，味微甜而后苦、辛。

【规格】每丸重 3g。

【功能与主治】消热解毒。用于火热内盛，咽喉肿痛，牙龈肿痛，口舌生疮，目赤肿痛。

【用法与用量】口服。一次 1 丸，一日 2～3 次。孕妇禁用。

【处方工艺分析】本制剂为大蜜丸，方中牛黄、冰片、雄黄需单独粉碎成极细粉，再与其他细粉配研，混匀。混合药粉黏性适中，故用炼蜜（中蜜）以塑制法制丸。本品制成后应立即分装，以保证丸剂的滋润状态。

【制备过程注意事项】处方中各药用量相差较大，制备时先将牛黄、冰片、雄黄混匀，再将其他 5 味混匀，最后两者配研混合均匀。因方中有冰片，故和药时炼蜜温度不宜太高。

例 3

安神补心丸（浓缩丸）

【处方】丹参 150g，五味子（蒸）75g，石菖蒲 50g，安神膏 280g。

【制法】以上 4 味，安神膏系取合欢皮、菟丝子、墨旱莲各 3 份及女贞子（蒸）4 份、首乌藤 5 份、地黄 2 份、珍珠母 20 份，混合，加水煎煮两次，第一次 3 小时，第二次 1 小时，合并煎液，滤过，滤液浓缩至相对密度为 1.21（80～85℃）而成。将丹参、五味子、石菖蒲粉碎成细粉，按处方量与安神膏混合制丸，干燥，打光或包糖衣，即得。

【性状】本品为棕褐色的浓缩丸，味涩，微酸。

【规格】每 15 丸重 2g。

【功能与主治】养心安神。用于阴血不足引起的心悸失眠、头晕耳鸣。

【用法与用量】口服。一次 15 丸（2g），一日 3 次。

【处方工艺分析】本制剂为浓缩丸，取处方中部分药粉与部分饮片提取浓缩成的安神膏制丸，可减少服用剂量，同时可用塑制法制备，适合于大生产，提高生产效率。

【制备过程注意事项】应注意安神膏的浓缩程度，使其与药粉混合后丸块黏度适中，适合用塑制法制丸，该丸制成后需及时干燥。

例 4

冠心苏合滴丸（滴丸）

【处方】苏合香 10g，冰片 21g，乳香（制）21g，檀香 42g，青木香 42g。

【制法】以上 5 味，除苏合香、冰片外，其余乳香等 3 味提取挥发油，药渣用 80% 乙醇加热回流提取 2 次，每次 2 小时，滤过，滤液回收乙醇至无醇味，减压浓缩至相对密度为 1.25～1.30 的稠膏，干燥，粉碎成细粉，加入苏合香、冰片及聚乙二醇基质适量，加热至熔化，再加入上述乳香等挥发油，混匀，制成滴丸，即得。

【性状】本品为棕褐色的滴丸，气芳香，味苦、凉。

【规格】每丸重 40mg。

【功能与主治】理气宽胸、止痛。用于心绞痛，胸闷憋气。

【用法与用量】含服或口服。一次 10～15 丸（每丸重 40mg），一日 3 次，或遵医嘱。孕妇禁用。

【处方工艺分析】乳香、檀香、青木香富含挥发油，提取挥发油后，用 80% 乙醇提取药渣，能保证有效成分提取完全。另外，聚乙二醇为水溶性基质，制成固体分散体后，迅速发挥药效，可用于急救。

【制备过程注意事项】本制剂为滴丸，所用基质聚乙二醇为水溶性，故应选用非水溶性冷凝介质，如液状石蜡。为使滴丸重量差异在规定范围内，操作时应保持恒温，并控制好滴速和冷凝介质的温度。

例 5

葛根芩连微丸（微丸）

【处方】葛根 200g，黄芩 75g，黄连 75g，炙甘草 50g。

【制法】以上 4 味，取黄芩、黄连，照流浸膏剂与浸膏剂项下的渗漉法（《中国药典》2015 年版四部通则 0189）分别用 50% 乙醇作溶剂，浸渍 24 小时后进行渗漉，收集渗漉液，回收乙醇，并适当浓缩；葛根加水先煎煮 30 分钟，再加入黄芩、黄连药渣及甘草，继续煎煮 2 次，每次 1.5 小时，合并滤液，滤过，滤液适当浓缩，加入上述浓缩液，继续浓缩成稠膏，减压低温干燥，粉碎成最细粉，以乙醇为润湿剂，机制泛微丸，得 60g，过筛于 60℃以干燥，即得。

【性状】本品为暗棕褐色至类黑色的微丸，气微，味苦。

【规格】每袋装重 1g。

【功能与主治】解肌清热，止泻止痢。用于泄泻痢疾，身热烦渴，下痢臭秽，菌痢，肠炎。

【用法与用量】口服。一次 3g，小儿一次 1g，一日 3 次，或遵医嘱。

【处方工艺分析】黄芩含黄芩苷、黄芩素，黄连含生物碱等有效成分，用 50% 乙醇提取，再用水煎煮，可保证有效成分提取完全。葛根主要含黄酮类化合物，水煎液具有明显的解热、抗菌消炎作用。本方制成微丸，有利于药物吸收，发挥药效。

【制备过程注意事项】本制剂为微丸，药粉为饮片提取浓缩后减压低温干燥所得，具有较强黏性，因此如用泛制法制微丸，应以较高浓度乙醇为润湿剂，并快速制丸。如条件许可，亦可用挤压－滚圆成丸法制备。

📝 考纲摘要

1. 基本知识

（1）丸剂的特点、分类

（2）水丸的赋形剂

（3）蜜丸制备时蜂蜜的选择和炼制

2. 丸剂的制备

（1）泛制法制丸

（2）塑制法制丸

（3）滴制法制丸

3. 丸剂的包衣

（1）包衣目的和类型

（2）包衣的方法

4. 片剂质量控制

复习思考

一、选择题

（一）单项选择题

1. 丸剂处方中含有芳香挥发性或气味特殊的药物，最好处于丸粒的（　　　）

    A. 表面　　　　　　　　B. 底层　　　　　　　　C. 中层

    D. 包衣层　　　　　　　E. 各层均可以

2. 泛制法制丸最关键的环节是（　　　）

    A. 起模　　　　　　　　B. 盖面　　　　　　　　C. 筛选

    D. 成型　　　　　　　　E. 干燥

3. 含有毒性及刺激性强的药物宜制成（　　　）

    A. 水丸　　　　　　　　B. 蜜丸　　　　　　　　C. 水蜜丸

    D. 滴丸　　　　　　　　E. 蜡丸

4. 镇静安神类丸剂一般包药物衣的原料为（　　　）

    A. 滑石粉　　　　　　　B. 朱砂　　　　　　　　C. 青黛

    D. 百草霜　　　　　　　E. 雄黄衣

5. 蜂蜜炼制目的叙述，错误的是（　　　）

    A. 除去杂质　　　　　　B. 杀死微生物　　　　　C. 破坏酶类

    D. 增加黏性　　　　　　E. 促进蔗糖酶解为还原糖

6. 塑制法制备蜜丸的关键工序是（　　　）

    A. 物料的准备　　　　　B. 制丸块　　　　　　　C. 制丸条

    D. 分粒　　　　　　　　E. 搓圆

7. 对丸剂包衣目的陈述错误的是（　　　）

    A. 增加药物稳定性　　　B. 掩盖异味　　　　　　C. 减少药物用量

D. 改善外观　　　　　　　　E. 防止吸湿及虫蛀

8. 下列关于水丸的叙述中，错误的是（　　　）

A. 质黏糖多的饮片细粉泛丸时常用酒作润湿剂

B. 泛丸时酒作为润湿剂产生的黏性比水弱

C. 疏肝理气止痛的处方多用醋作润湿剂

D. 水丸"起模"应选用黏性强的极细粉

E. 水丸比蜜丸崩解速度快

9. 关于滴丸特点叙述错误的是（　　　）

A. 滴丸载药量小

B. 滴丸可使液体药物固体化

C. 滴丸可供选择的基质与冷凝介质种类多

D. 滴丸生物利用度高

E. 滴丸是用滴制法制成的

10. 下列关于水蜜丸的叙述中，错误的是（　　　）

A. 水蜜丸是饮片细粉以蜜水为黏合剂制成的

B. 它较蜜丸体积小，光滑圆整，易于服用

C. 可以采用塑制法和泛制法制备

D. 水蜜丸在成型时，蜜水的浓度应是高→低→高的顺序

E. 水蜜丸因含水量高，制成后必须立即干燥

11. 水丸的制备工艺流程为（　　　）

A. 原辅料的准备→起模→成型→盖面→干燥→选丸→质检→包装

B. 原辅料的准备→起模→盖面→成型→干燥→选丸→质检→包装

C. 原辅料的准备→起模→成型→盖面→选丸→干燥→质检→包装

D. 原辅料的准备→起模→成型→选丸→盖面→干燥→质检→包装

E. 原辅料的准备→选丸→起模→成型→盖面→干燥→质检→包装

（二）多项选择题

1. 丸剂的包衣类型有（　　　）

A. 药物衣　　　　　　　B. 糖衣　　　　　　　C. 薄膜衣

D. 肠溶衣　　　　　　　E. 树脂衣

2. 水丸的制备中需要盖面，方法有（　　　）

A. 干粉盖面　　　　　　B. 清水盖面　　　　　　C. 糖浆盖面

D. 清浆盖面　　　　　　E. 虫蜡盖面

3. 可以用作制备丸剂的辅料有（　　　）

A. 水   B. 酒   C. 蜂蜜

D. 药汁   E. 面糊

4. 制丸块是塑制法制备浓缩丸的关键工序，优良的丸块应为（   ）

A. 可塑性好，可以随意塑形

B. 表面润泽，不开裂

C. 丸块用手搓捏较为黏手

D. 软硬适宜

E. 握之成团，按之即散

5. 关于微丸的叙述正确的是（   ）

A. 是直径小于 2.5mm 的各类球形小丸

B. 胃肠道分布面积大，吸收完全，生物利用度高

C. 可用于制成胶囊剂

D. 我国古时就有微丸，如"六神丸""牛黄消炎丸"等

E. 微丸可制成缓、控释制剂

6. 滴丸基质应具备的条件是（   ）

A. 熔点较低或加热（60～100℃）下能熔成液体，而遇骤冷又能凝固

B. 在室温下保持固态

C. 要有适当的黏度

D. 对人体无毒副作用

E. 不与主药发生作用，不影响主药的疗效

7. 关于塑制法制备蜜丸叙述正确的是（   ）

A. 含有糖、黏液质较多药粉宜热蜜和药

B. 富含纤维的药物宜用老蜜和药

C. 一般含糖类较多的饮片用蜜量宜多些

D. 夏季用蜜量宜少

E. 手工用蜜量宜多

二、简答题

1. 简述机器泛丸起模的方法。

2. 制备蜜丸时，如何炼蜜？如何判断嫩、中、老蜜的炼制程度？

3. 简述塑制法的制备工艺流程。

4. 滴丸常用的基质与冷凝介质有哪些？

5. 简述滴丸的制备工艺流程。

6. 简述丸剂的质量检查项目。

三、实例分析

将下列处方制成水丸，写出其制备工艺流程。

【处方】广藿香 150g，紫苏 150g，白芷 50g，白术（炒）100g，茯苓 50g，桔梗 100g，大腹皮 50g，大枣 25g，生姜 15g，甘草 100g。

扫一扫，知答案

模块十八

外用膏剂生产技术

【学习目标】

知识要求

掌握软膏剂、膏药、贴膏剂、凝胶剂的含义、特点；软膏剂常用基质类型、特点及其生产技术。

熟悉外用膏剂的含义、特点及影响药物透皮吸收的因素；膏药、贴膏剂、凝胶剂的基质组成及生产技术；软膏剂的质量控制项目。

了解膏药、贴膏剂、凝胶剂的质量控制项目；软膏剂生产设备结构和使用。

能力要求

熟练掌握软膏剂、膏药的生产制备技术。

学会分析软膏剂基质处方及生产过程中出现的质量问题；贴膏剂、凝胶剂等外用膏剂的生产工艺技术。

项目一 基础知识

一、外用膏剂的含义与特点

(一)外用膏剂的含义

外用膏剂是指将药物与适宜的基质混合制成专供外用的半固体或近似固体的一类制剂。外用膏剂广泛应用于皮肤科、外科，涂布或黏贴于皮肤、黏膜或创面上，具有保护、润滑、局部治疗作用，也可以透过皮肤和黏膜吸收发挥全身治疗作用。

(二)外用膏剂的特点

1.外用膏剂的优点 ①避免肝脏的首过效应；②避免药物受胃肠 pH 或酶的破坏；

③避免刺激性大的药物对胃黏膜的刺激；④释药速度缓慢，延长作用时间，减少用药次数；⑤使用方便。

2. 外用膏剂的缺点　①起效慢；②药物载药量小，如橡胶贴膏、透皮贴剂；③对皮肤有刺激性和过敏性药物不宜制成外用膏剂；④使用不注意会对衣物有污染作用。

二、外用膏剂的分类

外用膏剂可分为软膏剂、乳膏剂、膏药（黑膏药、白膏药）、糊剂、贴剂、贴膏剂（凝胶贴膏、橡胶贴膏）、凝胶剂等。

三、外用膏剂的透皮吸收

（一）皮肤的构造

皮肤由表皮、真皮、皮下组织构成。表皮在皮肤的最外层，由不同形状的上皮细胞组成，从外向内又分为角质层、透明层、颗粒层、棘层、基底层五层，角质层细胞中充满了角蛋白和纤维状蛋白，可防止水分蒸发和外部物质侵入，是影响药物透皮吸收的重要因素。真皮由结缔组织构成，内有毛细血管、淋巴管、神经、皮脂腺和汗腺。药物通过表皮到达真皮中可被吸收。皮下组织由疏松的结缔组织构成，含有大量的脂肪，又称为皮下脂肪组织。其中分布有丰富的血管、淋巴管、神经、皮脂腺和汗腺。汗腺导管贯穿于真皮中，开口于表皮，会分泌乳酸、重碳酸使皮肤表面显酸性（pH 值 4.2 ～ 4.5）。皮脂腺排泄管开口于毛囊上部，可分泌皮脂。皮肤上附属的毛发透过表皮、真皮，植根于皮下脂肪组织中。

（二）外用膏剂的透皮吸收过程

外用膏剂的透皮吸收包括释放、穿透及吸收进入血液循环三个阶段。释放是指药物从基质中分离出来并扩散到皮肤或黏膜表面；穿透是指药物通过表皮进入真皮、皮下组织，对局部组织起治疗作用；吸收是指药物透过皮肤或黏膜通过血管或淋巴管进入体循环起全身治疗作用。

（三）外用膏剂透皮吸收途径

从皮肤的结构来看，外用膏剂透皮吸收的途径有完整表皮、毛囊、皮脂腺和汗腺。其中，完整表皮是透皮吸收的主要途径，毛囊和汗腺在透皮吸收的初期起着重要的作用。

（四）影响药物透皮吸收的因素

1. 药物的理化性质　皮肤具有类脂膜的性质，油溶性药物较水溶性药物易于穿透皮肤。而组织液又是极性的，药物在油与水中的分配系数影响透皮吸收，分配系数越大（脂溶性越大），越有利于吸收。如果药物在油和水溶液中溶解度均大，则药物透皮吸收速度最大。

2.基质的类型与性质 乳剂基质能使药物较易透皮吸收，其中以 O/W 型为最好，依次顺序为 O/W 型＞ W/O 型＞动物油，羊毛脂＞植物油＞烃类基质（凡士林、液体石蜡等）。另外，基质的 pH、加入的附加剂（如表面活性剂等）均能影响透皮吸收。

3.皮肤条件 皮肤的厚度、完整性、毛孔多少、含水量、温度、湿度、清洁程度及涂布面积、用药次数等均可影响药物的透皮吸收。

4.附加剂 为了增加药物的透皮吸收，可加入透皮促进剂，如二甲基亚砜、氮酮、表面活性剂、中药挥发油等。

项目二 软膏剂生产技术

一、软膏剂的含义、分类与特点

1.软膏剂的含义 软膏剂系指原料药物与油脂性或水溶性基质混合制成的均匀的半固体外用制剂。

乳膏剂系指原料药物溶解或分散于乳状液型基质中形成的均匀半固体制剂。

2.软膏剂的分类 软膏剂因原料药物在基质中分散状态不同，分为溶液型软膏剂和混悬型软膏剂。溶液型软膏剂为原料药物溶解（或共熔）于基质或基质组分中制成的软膏剂；混悬型软膏剂为原料药物细粉均匀分散于基质中制成的软膏剂。乳膏剂由于基质不同，可分为水包油型乳膏剂和油包水型乳膏剂。

3.软膏剂的特点 软膏剂除具有一般外用膏剂的特点之外，还有其自身的特点。

主要具有如下优点：①细腻、均匀、无粗糙感；②黏稠度适宜，易于涂布；③性质稳定，长期贮存无酸臭、异味、变色等变质现象产生；④一般有比较好的吸水性，所含药物的释放、穿透能力比较强；⑤无不良刺激性、过敏性，不良反应小；⑥生产工艺简单，使用、携带、贮存比较方便。

但软膏剂使用不恰当会污染衣物，有的会妨碍皮肤的正常功能。

二、软膏剂的基质

软膏剂由药物与基质组成，基质是药物的赋形剂及载体，它对于药物的释放与吸收有重要的影响。理想的基质应具备的条件：①具有适宜的稠度、黏着性和润滑性，易于涂布，无刺激性和过敏性；②能与药物的水溶液或油溶液互相混合，并能吸收分泌液；③能作为药物的良好载体，有利于药物的释放和吸收，不与药物发生配伍禁忌，久贮稳定；④易洗除，不污染衣服；⑤不妨碍皮肤的正常功能与伤口的愈合。

软膏剂常用的基质有油脂性基质、乳剂型基质和水溶性基质三类。

（一）油脂性基质

油脂性基质的特点是滑润，无刺激性，对皮肤的保护和软化作用比其他基质强，能与较多的药物配伍而不发生配伍禁忌。缺点是吸水性较差，与分泌液不易混合，释放药物的性能差，油腻性大，不易洗除。该类基质包括油脂类、类脂类、烃类等。主要适用于遇水不稳定的药物软膏的制备，而溃疡、湿疹不宜用油脂性基质。

1. 油脂类基质 系指从动物或植物中取得的，其化学组成为高级脂肪酸的甘油酯及其混合物。因含有不饱和双键结构，易氧化酸败，生成物有刺激性。不及烃类基质稳定，可加抗氧剂和防腐剂改善。

（1）动物油 常用豚脂（猪油），熔点 36～42℃，因含有胆固醇可吸收 15% 的水；易酸败，加油溶性抗氧剂（如 2% 的安息香和 6% 的干燥亚硫酸钠）防止酸败。

（2）植物油 常用麻油、棉籽油、花生油等，常温下多为液体，加蜂蜡（使之稠度适宜），易酸败，加入抗氧剂或使之饱和。

（3）氢化植物油 植物油经氢化反应后得到的饱和脂肪酸甘油酯。

2. 类脂类基质 多系由高级脂肪酸（C_{16} 以上）与高级一元醇（二元醇）化合而成的酯类，其性质与油脂类相似，化学性质较油脂类稳定。由于具有一定的表面活性而有一定的吸水性能，常与油脂类基质合用。

（1）羊毛脂 又称无水羊毛脂，为淡棕黄色半固体，主要成分为胆固醇类及其酯类。有良好的吸水性，一般可吸水 150%、甘油 140% 及 70% 的乙醇 40%。其性质接近皮脂，有利于药物的透皮吸收，但因其过于黏稠不宜单独使用，常与凡士林合用，以改善凡士林的吸水性和渗透性。

（2）蜂蜡 又称黄蜡，白蜡系由黄蜡漂白精制而成。主要成分为棕榈酸蜂蜡醇酯，性质稳定，有乳化作用，不易酸败，皂化后的生成物亲油性大，有较弱的吸水性，能制成 W/O 型乳剂，可作为辅助乳化剂。常用于调节基质的稠度。

3. 烃类基质 系石油分馏得到的多种高级烃的混合物。其特点是：性质稳定，很少与主药发生作用，不会酸败，不易被皮肤吸收，适用于保护性软膏；不溶于水及醇，但在多数的脂肪油或挥发油中能溶解。

（1）凡士林 有黄、白两种，白凡士林是黄凡士林漂白而得。熔点 38～60℃，化学性质稳定，不易酸败，能与大多数药物配伍，特别适用于遇水不稳定的药物。吸水性较低（约吸收 5% 水分），故不宜用于有多量渗出液的伤患处。与适量的羊毛脂或胆甾醇合用，可增加其吸水性。本品对药物的释放与穿透较差，加入适量的表面活性剂如聚山梨酯类等可改善药物的释放与穿透。

（2）固体石蜡与液状石蜡 前者为各种固体烃的混合物；后者为各种液体烃的混合物，分为轻质和重质两种。可用液状石蜡研磨药物细粉成糊状，以利于与基质混合均匀。

两者主要用于调节软膏稠度。

（3）硅酮类　俗称硅油，系有机硅氧化物的聚合物，常用二甲聚硅与甲苯聚硅，为无色无味的透明油状液体，黏度随分子量增大而增加。本品性质稳定，对皮肤无刺激性，润滑性好，易于涂布，且不污染衣物，也不妨碍皮肤的正常功能。可与油脂性基质相互混合制成防护性软膏；也可作为乳剂型基质，用于乳膏剂。对眼有刺激性，不宜作眼膏基质。

（二）乳剂型基质

乳剂型基质是指油相与水相物质借乳化剂的作用而制成的乳状半固体基质，由油相物质、水相物质、乳化剂、保湿剂、防腐剂等组成，主要有 W/O 型和 O/W 型两种。油相基质（多数为固体）常用硬脂酸、石蜡、蜂蜡、高级脂肪醇酸、液状石蜡等。水相一般为蒸馏水、药物水溶液。常用皂类、月桂醇硫酸钠、多元醇脂肪酸酯、吐温类等作为乳化剂。

乳剂型基质对皮肤正常功能影响小，对药物的释放与穿透性好，可与创面上的渗出液或分泌物混合。易涂布、清洗。通常用于亚急性、慢性、无渗出的皮肤损伤或皮肤瘙痒症。遇水不稳定的药物不宜选用。

1. 水包油型（O/W）乳剂基质　外观形态似雪花膏状，与水混合，可用水或其他药物水溶液稀释后使用。易洗涤，不污染衣物，能吸收一定量的渗出液。在贮存过程中易发生霉变；当外相失水后，其结构易被破坏，使软膏变硬，常需加入一定量保湿剂如甘油、丙二醇或山梨醇和适量的防腐剂。润滑性较差，久用易黏于创面，易致有大量渗出液的糜烂疮面产生炎症而使病情恶化，故应根据临床适应证灵活选用。常用的乳剂基质有一价皂类、高级脂肪醇硫酸酯、非离子表面活性剂吐温类等。

2. 油包水型（W/O）乳剂基质　又称冷霜或乳膏，外观形态似油膏状。涂展性能好，能吸收少量水分，不能与水混合。在软膏制备中应用较少。不易清洗，常用作润肤剂。常用乳化剂为多价皂（如镁皂、钙皂）、非离子表面活性剂司盘类、蜂蜡、胆固醇、硬脂醇等。

（三）水溶性基质

水溶性基质系由天然或合成高分子水溶性物质制成，因不含油溶性成分，又称无脂物。其特点是无油腻性，易洗除，能与水性液体混合（包括分泌物），一般药物自基质中释放较快。但润滑性差，易霉败，水分易蒸发，常需加入保湿剂与防腐剂。常用的水溶性基质有 PEG 类、纤维素类等。

1. PEG 类　为乙二醇的高分子聚合物，平均分子量 200 ~ 700 为液体，1000 以上为固体。分子量在 300 ~ 6000 较为常用。常用的有聚乙二醇 1500 与聚乙二醇 300 等量的融合物及聚乙二醇 4000 与聚乙二醇 400 等量的融合物。本品与苯甲酸、鞣酸、苯酚等混合可使基质过度软化，可降低酚类防腐剂的防腐能力，长期使用可致皮肤干燥。不宜用于制备遇水不稳定的药物软膏。

2. 纤维素衍生物 常用甲基纤维素（MC）、羧甲基纤维素钠（CMC–Na）等。甲基纤维素能与冷水形成复合物而胶溶。羧甲基纤维素钠在冷、热水中均溶解，浓度较高时呈凝胶状。

3. 卡波普尔（Cb） 系丙烯酸与丙烯基蔗糖交联的高分子聚合物，又称聚丙烯酸。因黏度不同有多种规格。以它作基质做成的软膏涂用舒适，尤适于脂溢性皮炎的治疗，还具有透皮促进作用。

4. 其他 主要有海藻酸钠、甘油明胶等。

三、软膏剂的生产流程

（一）软膏剂中药物和基质的处理

1. 药物的处理

（1）可在基质中溶解的药物，则用熔化的基质将药物溶解，制成溶液型软膏。

（2）在某种溶剂中可溶解的药物，根据溶解性质，选择合适的溶剂溶解，加入溶剂的量要尽量的少。如水溶性药物可先用少量水溶解，以羊毛脂吸收后，再与油脂性基质混合；当水溶性药物与水溶性基质混合时，则可直接将药物的水溶液加入混合；油溶性药物可先用少量有机溶剂溶解，再与脂溶性基质混合。对乳剂型基质而言，制备时可根据药物的溶解性直接将药物溶于水相或油相中。

（3）不溶性固体药物，应先用适宜方法磨成最细粉或极细粉，过九号筛，然后加入半固体基质或熔融的基质中，在加入时必须不断搅拌至冷凝。

（4）中药提取液含水量较大，应先浓缩至稠膏状，有时根据需要可加入一定量的吸水剂、防腐剂、增溶剂等，然后再与基质混合。

（5）挥发性或易升华的药物或遇热易结块的树脂类药物，应使基质降温至40℃左右后再与药物混合；若组分中有药物能形成低共熔，应先使之形成低共熔。

2. 基质的处理

（1）油脂性基质 应先加热熔融，趁热过滤，除去杂质，必要时加热到150℃约1小时灭菌并除去水分，灭菌时忌用直火。

（2）水溶性基质 高分子水溶性基质应溶胀制成溶液或胶冻。

（二）软膏剂的制备

软膏剂在生产时依据原料及生产量的不同可采用研和法、熔合法及乳化法三种方法制备。

1. 研和法 系将药物细粉用少量基质研匀或用适宜液体研磨成细糊状，再递加其余基质研匀的制备方法。当软膏基质稠度适中或主药不宜加热，且在常温下通过研磨即能均匀混合时，可采用研和法制备。研和法通常用软膏刀在软膏板或玻璃板上调匀，亦可在乳钵中研匀，大生产时多用电动研钵。

2. **熔合法（热熔法）** 系将基质先加热熔化，再将药物分次逐渐加入，边加边搅拌，直至冷凝的制备方法。当软膏中含有不同熔点的基质，在常温下不能均匀混合，或主药可溶于基质，或需用熔融基质提取药材有效成分时，均多采用此法。生产时一般熔点较高的基质，如蜂蜡、石蜡等应先加热熔融；熔点较低的基质，如凡士林、羊毛脂等随后加入熔化。不溶性药物细粉加入熔融或软化的基质中，应搅拌至冷凝，否则因药粉下沉而致分散不匀，凝固后则停止搅拌以免搅入空气而影响质量。常用三棍研磨机生产，使其均匀，无颗粒感。

3. **乳化法** 为乳膏剂的制备方法，系将油溶性组分（油相）混合加热熔融；另将水溶性组分（水相）加热至与油相相同温度（约80℃）时，两相等温混合，不断搅拌，直至冷凝。大量生产时，在两相搅拌混合温度降至约30℃时，再通过乳匀机或胶体磨，使产品更均匀细腻。

乳化法中油、水两相的混合有三种方法：①分散相加到连续相中，适合于含小体积分散相的乳膏剂；②连续相加到分散相中，适用于多数乳膏剂，在混合过程中引起乳剂的转型，从而产生更为细小的分散相粒子；③两相同时掺和，适用于连续的或大批量的操作，需要一定设备，通过真空均质制膏机或胶体磨，使其更细腻、均匀。

（四）灌封与包装

小量生产的软膏用手工进行灌装，而大量生产则采用机器灌装。常用的包装容器有金属塑料的盒子、玻璃制的广口瓶等，大量生产多用锡管、铝管或塑料管，灌装，轧尾，包装，即得。软膏剂应避光密封贮存。乳膏剂应避光密封置25℃以下贮存，不得冷冻。

四、软膏剂的质量控制

（一）生产过程质量控制

1. 软膏剂配制前要对净化间中操作台、墙壁、地面、工具及设备进行清洁。操作人员要严格遵守无菌概念，操作前应洗手，更衣更鞋，并用75%乙醇擦拭手及工具、容器、设备，并在操作前用紫外灯照射1小时。

2. 根据处方药物的性质选取不同的基质。在使用基质前应观察基质的外观、状态、色泽、软硬度是否符合要求。基质熔融后应趁热过滤，应通过多层织物滤材或120目筛，保证基质的均匀细腻。

3. 软膏剂生产车间洁净度按产品用途的不同应达到D级或C级洁净度要求。软膏剂岗位操作室要求室内压大于室外压力，温度18～26℃，相对湿度45%～65%。

4. 内包装材料（瓶、盒等）须经微生物限度检查合格后进行分装，分装时要随时检查装量差异。

5. 基质灭菌若采用蒸汽加热时，一般蒸汽压力要达到 441～490kPa，锅内温度才能达 150℃。水性液体与油溶性基质混合时，可先将其与少量亲水性基质混合，然后加入油溶性基质中，但应考虑基质的载水量，一般通过水值计算，以免超过限度，造成软膏剂太软或变成半流体。

6. 制备乳膏剂时，不宜采用直火加热。油相与水相宜在相同或相近的温度条件下（约 80℃）进行混合，并保持一定时间，以有利于充分乳化，混合时须不停搅拌至冷凝。

7. 大量生产制备乳膏剂时，通常将连续相加入分散相，中间转相时应强烈搅拌，使转相完全。

8. 为增加软膏剂的稳定性，防止其在贮藏过程中发生酸败、变质、失水、分离、变色等现象，制备时可适当加入抗氧剂、防腐剂和保湿剂等。灌装于避光密闭容器中，贮藏在阴凉干燥处，贮藏温度不宜过高或过低，以免基质分层或影响软膏的均匀性。

（二）软膏剂的质量检查

按照《中国药典》（2015 年版）四部（通则 0109）软膏剂乳膏剂项下的规定，需做如下质量检查。

1. 外观　应均匀、细腻，具有适当的黏稠性，易涂于皮肤或黏膜上而无刺激性。易软化但不融化。应无酸败、变色、变硬、油水分离等变质现象。

2. 粒度　除另有规定外，含药材细粉的软膏剂取适量供试品，放在载玻片上，涂成薄层，覆以盖玻片，共涂 3 片，照粒度测定法（通则 0982）第一法测定，均不得检出大于 180μm 的粒子。

3. 装量　照最低装量检查法（通则 0942）检查，应符合规定。

4. 无菌　用于烧伤或严重创伤的软膏剂，照无菌检查法（通则 1101）检查，应符合规定。

5. 微生物限度　除另有规定外，照非无菌产品微生物限度检查：微生物计数法（通则 1105）和控制菌检查法（通则 1106）及非无菌药品微生物限度标准（通则 1107）检查，应符合规定。

五、典型品种举例

1. 油脂性基质

紫草膏

【处方】紫草 500g，当归 150g，防风 150g，地黄 150g，白芷 150g，乳香 150g，没药 150g。

【制法】以上七味，除紫草外，乳香、没药粉碎成细粉，过筛；其余当归等四味酌予碎断，另取食用植物油 6000g，同置锅内炸枯，去渣；将紫草用水湿润，置锅内炸至油呈紫红色，去渣，滤过。另加蜂蜡适量（每 10g 植物油加蜂蜡 2～4g）熔化，待温，加入上述粉末，搅匀，即得。

【功能与主治】化腐生肌。用于疮疡，痈疽已溃。

【用法与用量】外用，摊于纱布上贴患处，每隔 1～2 日换药一次。

【处方工艺分析】该制剂所用的是油脂性基质，处方中乳香、没药为细料药，故粉碎成细粉；紫草为全草类药材，容易炸枯，故后炸，而干燥之后的紫草易碎，因而炸前用水湿润。

【制备过程注意事项】在制备过程中应注意生产环境；特殊处理的药物应另外放置，对热稳定性差，须在低温的条件下加入膏中。

2. 乳剂型基质

康妇软膏

【处方】白芷 145g，蛇床子 145g，花椒 145g，青木香 30g，冰片 30g。

【制法】以上五味，除冰片外，其余白芷等四味用水蒸气蒸馏，分别收集芳香水及水煎液，芳香水进行重蒸馏，得精馏液；水煎液滤过，滤液浓缩至相对密度约为 1.20（25℃），加乙醇使含醇量为 70%，静置，取上清液用 10% 氢氧化钠溶液调 pH 值至 8.0，静置过夜，回收乙醇，流通蒸汽灭菌 30 分钟，与精馏液合并，搅匀，备用；冰片研为细粉，过筛，备用。另将油相硬脂酸、羊毛脂、液状石蜡与水相三乙醇胺、甘油、蒸馏水分别加热至约 70℃，在搅拌下，将水相加入油相中，冷却至 40℃，加入适量防腐剂，搅匀，制成基质。取上述药液，加热至 50～60℃，加入基质中，搅拌，加入冰片细粉，搅匀，使色泽一致，制成软膏 1000g，分装，即得。

【功能与主治】祛风燥湿，止痒杀虫，防腐生肌。用于外阴炎、外阴溃疡、阴道炎等引起的外阴或阴道充血，肿胀，灼热，疼痛，分泌物增多或局部溃疡、糜烂、瘙痒等。

【用法与用量】外用。涂于洗净的患处，一日 2～4 次。

【处方工艺分析】该制剂所用的是乳剂型基质，冰片是低共熔成分易低共熔，不宜长时间加热，故研成细粉，再与 40℃ 以下的基质混合；硬脂酸与三乙醇胺反应生成的有机胺皂是乳化剂，故需慢慢地加入；乳剂型基质稳定性差、易霉变，因此要加入一定量的防腐剂；白芷、蛇床子、花椒、青木香这四味药中既有挥发性成分又有非挥发性成分，采用水蒸气蒸馏法可同时提取，但提取的挥发性成分纯度比较低，须再次蒸馏，非挥发性成分中含有大量的水溶性杂质，须醇沉；为了增加药物的稳定性，防止变质，药液除杂之后需灭菌；水相与油相两者混合的温度应控制在 80℃ 以下，且两者温度应基本相同，以免影响乳膏剂的细腻性；精馏液与水提液混合后对热稳定性变差，因此与基质混合时温度不宜过高。

【制备过程注意事项】在制备过程中应注意生产环境的温度、湿度；对热不稳定性的药物，须在低温的条件下加入膏中；水相与油相两者混合的温度应控制在80℃以下，且两者温度应基本相同，加入时搅拌速度不宜过慢或过快；药物加入基质之后应搅拌至冷凝。

3. 水溶性基质

复方十一烯酸锌软膏

【处方】十一烯酸锌200g，十一烯酸50g，聚乙二醇4000 375g，聚乙二醇400 375g。

【制法】取十一烯酸锌细粉，加十一烯酸，混匀；将聚乙二醇4000和聚乙二醇400水浴加热熔合后，加入药物粉末，不断搅拌直至冷凝，即得。

【功能与主治】抗真菌药，主要用于治疗皮肤真菌病。

【用法与用量】外用，适量涂布于患处。

【处方工艺分析】该制剂所用的是水溶性基质，十一烯酸锌是化学药品，可直接粉碎，而十一烯酸是化学试剂、液态的，可直接与十一烯酸锌细粉研磨混合均匀；聚乙二醇4000是固体状态的，需加热使之熔融与聚乙二醇400混合均匀；药物与基质难以混合均匀，易沉于底部，故混合之后须不断搅拌至冷凝。

【制备过程注意事项】在制备过程中应注意生产环境的温度、湿度；固体基质须加热熔融之后与其他基质混合均匀再在热的作用下加入药物，药物加入时搅拌速度不宜过慢或过快；药物加入基质之后应搅拌至冷凝。

项目三 贴膏剂生产技术

一、贴膏剂的含义、分类与特点

1. **贴膏剂的含义** 贴膏剂系指将原料药物与适宜的基质制成膏状物，涂布于背衬材料上供皮肤贴敷，可产生全身性或局部作用的一种薄片状制剂。

2. **贴膏剂的分类** 贴膏剂包括凝胶贴膏（原巴布膏剂或凝胶膏剂）和橡胶贴膏（原橡胶膏剂）。

（1）凝胶贴膏 系指原料药物与适宜的亲水性基质混匀后涂布于背衬材料上制成的贴膏剂。

（2）橡胶贴膏 系指原料药物与橡胶等基质混匀后涂布于背衬材料上制成的贴膏剂。

3. **贴膏剂的特点**

（1）凝胶贴膏的特点 优点是载药量大，黏附性、保湿性及与皮肤相容性良好，剂量准确，吸收面积恒定，释放穿透力强，不易过敏；缺点是目前临床使用的中药凝胶贴膏品种极少。

（2）橡胶贴膏的特点　优点主要有黏着力很强，携带、运输、贮存及使用方便，可直接黏贴于患处，对机体几乎无损害；缺点是载药量少。

二、贴膏剂的组成

贴膏剂主要由背衬材料、盖衬材料、膏料层三部分组成。

（一）背衬材料

贴膏剂常用的背衬材料有棉布、无纺布、纸等，起承载膏体作用，常用无纺布、弹力布。无纺布透气性好，与膏体有较好的黏附性；弹力布与皮肤的追随性强，适合活动较大的关节部位。

（二）盖衬材料

盖衬材料即膏面覆盖物，起保护膏体、防止粘连及防止挥发性药物挥散的作用。常用的有防黏纸、塑料薄膜、铝箔－聚乙烯复合膜、硬质纱布等。

（三）膏料层

膏料层是贴膏剂的核心，由治疗药物、基质及其他辅料组成。

1. 药物　生产贴膏剂的中药材一般需要进行提取，制成适宜的提取物。

2. 常用基质

（1）凝胶贴膏常用基质组成

①黏合剂：多为天然、半合成和合成高分子聚合物，如聚丙烯酸钠、羧甲纤维素钠、明胶、甘油和微粉硅胶等。

②保湿剂：常用甘油、丙二醇、聚乙二醇、山梨醇等。

③填充剂：常用微粉碳酸钙、氧化锌粉、硅胶、白陶土等。

④渗透促进剂：常用氮酮、二甲基亚砜及中药挥发性成分如薄荷油、桉叶油、冰片等。

（2）橡胶贴膏常用基质组成

①生橡胶：是一种高弹性的高分子化合物，未经硫化的生橡胶是橡胶贴膏基质的主要原料，不透气，不透水，传热性能差。也可用合成橡胶代替。

②增黏剂：用来增加膏体的黏性，以往常用松香（软化点 70 ~ 75 ℃，酸价170 ~ 175），但松香酸会加速橡胶贴膏的老化，现多采用具有抗氧化、耐光、耐老化和抗过敏等性能的甘油松香酯、氢化松香、β－蒎烯等新型材料代替，可提高橡胶贴膏的稳定性。

③软化剂：用于生胶软化，增加膏体的可塑性及成品的耐寒性，改善膏浆的黏性。常用的有凡士林、羊毛脂、植物油、液状石蜡、邻苯二甲酸二丁酯、邻苯二甲酸二辛酯等。

中药挥发性成分也具有一定的软化作用，处方中若含有较多挥发性成分（如樟脑、冰片、薄荷油等），可酌情减少软化剂的用量，但挥发性成分易挥发散失，贮存过程中易致膏面干燥而失黏，故不宜过多使用。

④填充剂：常用氧化锌（药用规格）、锌钡白（俗称立德粉）。氧化锌具有缓和的收敛作用，能与松香酸生成松香酸锌盐，既可增加膏料的黏性，又可减少橡胶贴膏对皮肤的刺激性；锌钡白常用于热压法制备橡胶贴膏的填充剂，其特点是遮盖力强，胶料硬度大。

三、贴膏剂的生产流程

（一）凝胶贴膏的生产流程

由于中药大多用的是复方，成分复杂，而基质所用的种类和规格繁多，与不同的药物配伍配比不一样，致使凝胶贴膏的制备工艺至今尚难统一。目前，凝胶贴膏的制备工艺流程为：基质原料粉碎过筛→混合或分别加水溶胀→加温搅拌软化或溶解→加入药物→搅拌分散、混合均匀→涂布于背衬→加盖衬→切割、分剂量→成品。

（二）橡胶贴膏的生产流程

橡胶贴膏常用的生产方法有溶剂法和热压法两种，生产工艺流程为：提取药料→制备胶浆→涂布膏料→回收溶剂→切割→加衬→包装。

1.溶剂法　将生橡胶洗净，50～60℃加热干燥或晾干，切成适宜大小的条块，在炼胶机中压成网状，消除静电18～24小时后，浸入适量汽油中，浸泡至充分溶胀或成凝胶状，再移入打胶机中搅匀，依次加入增黏剂、软化剂、填充剂等制成均匀的混合物，再加入药物或药材提取物，不断继续搅拌制成均匀膏浆，过七号筛，即得膏料。将膏料涂于细白布上，回收汽油，盖衬，切割，包装，即得。

2.热压法　制网状胶片的方法与溶剂法相同，胶片制好后加入油脂性药物浸泡，待充分溶胀后再加入其他药物和增黏剂、软化剂、填充剂等，炼压均匀，涂膏，切割，盖衬，包装，即得。本法不需用汽油，但成品光滑性差。

四、贴膏剂的质量控制

（一）生产过程质量控制

1.药物前处理与加入方法：应按照处方中所含成分性质分别提取，固体药物须先粉碎并溶于适宜溶剂中；药物在基质混合均匀后温度低于60℃时加入。若药料仅为水提液，则可用来溶胀、溶解明胶。

2.膏料的搅拌速度与时间：搅拌速度不宜太快，也不宜太慢，应适中；搅拌炼合时间要合适。

3.生橡胶干燥的温度：一般在50～60℃条件下干燥或晾干。

4.搅拌炼合温度：一般以50℃为宜，温度太高，易使膏体黏性下降。

5.注意各基质组分的添加顺序。

（二）贴膏剂的质量检查

按照《中国药典》（2015年版）四部（通则0122）贴膏剂项下的规定，贴膏剂应做以下检查。

1.外观　膏料应涂布均匀，膏面应光洁，色泽一致，无脱膏、失黏现象；背衬面应平整、洁净，无漏膏现象。

2.残留溶剂　制备时涂布中若使用有机溶剂的，必要时应检查残留溶剂。

3.含膏量　橡胶贴膏照含膏量检查法第一法检查，凝胶贴膏照含膏量检查法第二法检查，均应符合该品种项下的有关规定。

4.耐热性　除另有规定外，橡胶贴膏取供试品2片，除去盖衬，60℃加热2小时，放冷，膏背面应无渗油现象；膏面应有光泽，用手触试膏面应仍有黏性。

5.其他　赋形性、黏附力、含量均匀度、微生物限度等亦应符合规定。

五、典型品种举例

橡胶贴剂

伤湿止痛膏

【处方】伤湿止痛流浸膏50g，水杨酸甲酯15g，薄荷脑10g，冰片10g，樟脑20g，芸香浸膏12.5g，颠茄流浸膏30g。

【制法】以上七味，伤湿止痛流浸膏系取生草乌、生川乌、乳香、没药、生马钱子、丁香各1份，肉桂、荆芥、防风、老鹳草、香加皮、积雪草、骨碎补各2份，白芷、山奈、干姜各3份，粉碎成粗粉，用90%乙醇制成相对密度约为1.05的流浸膏；另取薄荷脑、樟脑、冰片研磨成细粉；按处方量称取各药，另加3.7～4.0倍重的由橡胶、松香等制成的基质，再加入药物细粉、水杨酸甲酯，混匀，制成涂料，进行涂膏，切段，盖衬，切成小块，即得。

【功能与主治】祛风湿，活血止痛。用于风湿性关节炎，肌肉疼痛，关节肿痛。

【用法与用量】外用，贴于患处，每日更换1～2次。

【处方工艺分析】处方中生草乌、生川乌、乳香、没药、生马钱子、丁香、肉桂、荆芥、防风、老鹳草、香加皮、积雪草、骨碎补、白芷、山奈、干姜先用乙醇渗漉提取，提取时渗漉液分步收集，后收集的渗漉液回收溶剂后先浓缩，浓缩至一定的程度再加入初漉液；薄荷脑、樟脑、冰片对热不稳定，直接粉碎加入基质中；橡胶是基质的主要原料，需先溶胀、溶解，而松香能增加橡胶贴膏的黏性，橡胶溶解后加入；水杨酸甲酯是一种有效成分，涂膏前直接加入混合物中混匀即可。

【制备过程注意事项】在制备过程中首先要注意生产环境必须满足橡胶贴膏的生产要求；用渗漉法提取中药材中的成分时，漉液一定要分步收集，浓缩之前要净化，加热的方式只能用蒸汽或水浴并不断搅拌；薄荷脑、樟脑、冰片为挥发性成分，不宜加热；橡胶须充分溶胀后才能进一步操作。

项目四　膏药生产技术

一、膏药的含义与特点

(一) 膏药的含义

膏药系指饮片、食用植物油与红丹（铅丹）或宫粉（铅粉）炼制成膏料，摊涂于裱褙材料上制成的供皮肤贴敷的外用制剂。前者称为黑膏药，后者称为白膏药，以松香等为基质的为松香膏药，以黑膏药最常用。

黑膏药为黑色油润固体，用前须烘软，一般贴于患处，亦可贴于经络穴位，局部起到保护、封闭、拔毒生肌、收口及消肿止痛等作用；全身则通过经皮吸收系统进入血循环起到祛风散寒、行滞祛瘀、通经活络、强筋健骨等作用，用于治疗跌打损伤、风湿痹痛等。

(二) 膏药的特点

1. 膏药的优点　①作用持久，疗效可靠；②价廉易得；③携带、运输、贮存及使用比较方便。

2. 膏药的缺点　①制备过程中污染比较大；②释药速度缓慢，显效慢；③易污染衣物及皮肤。

二、黑膏药的生产流程

一般黑膏药的生产工艺流程为：原辅料的选择与处理→药料提取→滤过去渣→炼油→下丹成膏→去"火毒"→摊涂→质量检查→包装。

(一) 原辅料的选择与处理

1. 植物油　应选用质地纯净、沸点低、熬炼时泡沫少、制成品软化点及黏着力适当的植物油。以麻油为最好，其制成品外观光润；棉籽油、豆油、菜油、花生油等亦可应用，但制备时较易产生泡沫，应及时去除。

2. 红丹　又称章丹、铅丹、黄丹、东丹、陶丹，为橘红色非结晶性粉末，主要成分为四氧化三铅（Pb_3O_4），含量要求在95%以上。使用前应炒去水分，并过筛使成松散细粉，以免聚结成颗粒，下丹时沉于锅底，不易与油充分反应。

3. 药物　在生产时应选择质量合格的药物，根据性质的不同分为一般性药物与贵重细料药。一般性的药物经适当粉碎，大多用的是药物的饮片；贵重细料药、挥发性药材及矿物药等，如乳香、没药、麝香、樟脑、冰片、雄黄、朱砂等，则粉碎成细粉，摊涂前直接加入到膏料中混匀或在摊涂时撒布于膏药表面。

（二）黑膏药的制备

1. **药料提取（炸料）** 药物经过适当处理后，依据性质的不同分为先炸和后炸。一般新鲜药材，质地肥厚的或坚硬的药材应先炸，而质地疏松的花类、叶类、全草类及皮类等不耐热药材宜在先炸药料炸至枯黄后加入。操作时，一般油与药物同时加入，以免飞溅，开始时火力可稍大，待油液沸腾后则使用文火，控制油温为 200～220℃，炸料过程中应不断搅拌，炸至药料外表深褐色、内部焦黄色即可。

2. **滤过去渣** 药物炸到需要的程度后用钢丝筛滤除药渣，去渣后即得药油。

3. **炼油** 将去渣后的药油继续加热至 320～330℃，使其在高温条件下发生氧化、聚合、增稠，以适应下丹的需要。一般炼至"滴水成珠"（即取少许油液滴入冷水中成珠状，吹之不散或散而复聚）为度。此时的炼油老嫩适宜，熬炼过"老"，则膏药松脆，黏附力小，易脱落；如过"嫩"，则质软，黏性强而不易脱落，贴于皮肤上易移位。

4. **下丹成膏** 系指在炼成的油液中加入红丹，使反应生成高级脂肪酸铅盐，并促进油脂进一步氧化、聚合、增稠而成膏状的过程。即在 270℃ 以上的高温下，缓缓加红丹于炼油中，边加边搅，使油、丹充分化合成为黑褐色的稠厚液体。油、丹皂化为放热反应，温度高达 300℃ 以上，应控制好下丹速度，并注意通风、防火。油丹用量比一般为500：150～500：210（冬少夏多），丹质不纯，用量宜酌增。膏药的老、嫩判断，可取少量滴于水中，随即做出判断：膏黏手，表示太嫩，应继续加热，或补加铅丹后加热；膏不黏手，且稠度适当，表示合格；膏发脆，表示过老，可添加适量炼油或掺入适量较嫩膏药肉调整。除经验指标外，测定软化点也是控制膏药老嫩程度的重要方法。

5. **去"火毒"** 以上制成的膏药若直接应用于皮肤，会对局部产生一定的刺激性，轻则出现瘙痒、红斑，重则发疱，发生溃疡，这些刺激性产生的因素俗称"火毒"。产生的原因是油在高温条件下氧化分解的有刺激性的低级分解产物如醛、酮、低级脂肪酸等，这些分解产物对机体具有损害性，但其具有水溶性、挥发性或不稳定性，用水浸泡或长期置于阴凉处即可除去。膏药熬成后以细流状倒入冷水中，边倒边搅，使成带状，待膏药冷凝后即取出反复捏压成团块，在冷水中浸泡 24 小时以上，注意每天换水或使用长流水。"火毒"去净后，挤净膏药内部水分，即可加热摊涂。

6. **摊涂** 取膏药团块置于适宜容器中，文火或水浴加热熔化，于 60～70℃ 保温，兑入细料药，搅匀，按规定量摊涂于纸、布或兽皮等裱褙材料上，圆形者摊涂约 1/3，长方形者摊涂约 3/5，膏面上覆盖衬纸，折叠，包装，置阴凉处贮藏。

三、黑膏药的质量控制

（一）生产过程质量控制

1. 黑膏药生产的车间要求通风效果良好，要有一定的防火设施。

2. 药材提取时控制油温在 200℃ 以上时，药材中的有机成分尤其是挥发性成分或树脂易挥发、分解，可考虑用其他普通的方法采用合适的溶剂提取制备成浸膏；贵重细料药宜粉碎成细粉。

3. 炼油是制备膏药的关键，炼油的稠度贵在适中，"太老""太嫩"都不符合要求，老嫩适宜，则贴之即着，揭之即落。常用以下标准来判断炼油程度：一是看油烟：青—黑—白；二是看油花：沸腾开始时，油花多在锅壁周边附近，当油花向锅中央集聚时为度；三是看滴水成珠：蘸取药油少许滴于水中，待油滴散开后又集聚时为度。炼油时还应注意：①应不断撩油，当药油即将炼成时，撩油速度要快；②撩油时不要触及锅底，以防着火；③起火之后，要用锅盖灭火，切忌用水；④炼油太老，加嫩油调节，切忌用生油。

4. 下丹的方式有火上下丹法和离火下丹法两种。火上下丹法是指将药油微炼后，边加热边下丹；而离火下丹法是将炼好的药油连锅离开火源，趁热加入红丹。下丹时撒布要均匀，速度不宜太快（溢锅），也不宜太慢（冷却），要不断地沿同一方向搅拌。

5. 油丹化合油温宜控制在 320℃ 左右，注意膏药老嫩程度的控制。

（二）膏药的质量检查

按照《中国药典》（2015 年版）四部（通则 0186）膏药项下规定，需做以下质量检查。

1. **外观** 膏药的膏体应油润细腻、光亮、老嫩适度、摊涂均匀，无飞边缺口，加温后能黏贴于皮肤上且不移动。黑膏药应乌黑、无红斑；白膏药应无白点。

2. **重量差异** 取供试品 5 张，分别称定每张总重量，剪取单位面积（cm²）的裱褙，称定重量，换算出裱褙重量，总重量减去裱褙重量即为膏药重量，与标示重量相比较，应符合表 18-1 的规定。

表 18-1 膏药的重量差异限度

标示重量	重量差异限度	标示重量	重量差异限度
3g 及 3g 以下	±10%	12g 以上至 30g	±6%
3g 以上至 12g	±7%	30g 以上	±5%

3. **软化点** 照膏药软化点测定法（通则 2102）测定，应符合各品种项下的有关规定。

4. **其他检查** 刺激性试验、稳定性试验、药物透皮吸收试验等。

四、典型品种举例

狗皮膏

【处方】生川乌 80g，生草乌 40g，羌活 20g，独活 20g，青风藤 30g，香加皮 30g，防风 30g，铁丝威灵仙 30g，苍术 20g，蛇床子 20g，麻黄 30g，高良姜 9g，小茴香 20g，官桂 10g，当归 20g，赤芍 30g，木瓜 30g，苏木 30g，大黄 30g，油松节 30g，续断 40g，川芎 30g，白芷 30g，乳香 34g，没药 34g，冰片 17g，樟脑 34g，肉桂 11g，丁香 15g。

【制法】以上二十九味，乳香、没药、丁香、肉桂分别粉碎成粉末，与樟脑、冰片粉末配研，过筛，混匀；其余生川乌等酌予碎断，与食用植物油 3495g 同置锅内炸枯，去渣，滤过，炼至滴水成珠。另取红丹 1040～1140g，加入油内，搅匀，收膏，将膏浸泡于水中。取膏，用文火熔化，加入上述粉末，搅匀，分摊于兽皮或布上，即得。

【功能与主治】祛风散寒，活血止痛。用于风寒湿邪，气血瘀滞所致的痹病，症见四肢麻木、腰腿疼痛、筋脉拘挛、跌打损伤、闪腰岔气、局部肿痛；或寒湿瘀滞所致的脘腹冷痛、行经腹痛、湿寒带下、积聚痞块。

【用法与用量】外用，用生姜擦净患处皮肤，将膏药加温软化，贴于患处或穴位。

【处方工艺分析】方中乳香、没药、丁香、肉桂为贵重细料药，故粉碎成细粉，而樟脑、冰片能产生低共熔又具有挥发性，须与他粉配研；剩余的药物用油炸取时油温比较高，只需稍加粉碎；炼好的膏有一定的毒性，而此毒可溶于水，故用水浸泡去掉"火毒"；去了"火毒"的膏老嫩适宜但不宜摊涂，所以需文火加热使之熔化；在低于 70℃ 的条件下加入药物的细粉，这样便可得到高质量的黑膏药。

【制备过程注意事项】在制备时操作的环境通风设备要好、运转良好；炼油时要不断搅拌，注意炼制的程度；处理好的药物细粉在摊涂之前加入或撒在摊涂好的膏面上；去"火毒"的时间要控制好。

考纲摘要

1. 基础知识

（1）外用膏剂的含义与特点

（2）外用膏剂的分类

（3）外用膏剂的透皮吸收

2. 软膏剂生产技术

（1）软膏剂的含义、分类与特点

（2）软膏剂的基质

（3）软膏剂的生产流程

（4）软膏剂的质量控制

3. 贴膏剂生产技术

（1）贴膏剂的含义、分类与特点

（2）贴膏剂的组成

（3）贴膏剂的生产流程

（4）贴膏剂的质量控制

4. 膏药生产技术

（1）膏药的含义与特点

（2）黑膏药的生产流程

（3）黑膏药的质量控制

复习思考

一、选择题

（一）单项选择题

1. 制备黑膏药最关键的技术环节是（　　　）

   A. 炸料　　　　　　　　　B. 炼油　　　　　　　　　C. 下丹

   D. 去"火毒"　　　　　　　E. 摊涂

2. 下列基质中，哪一类的组成与皮脂分泌物最相近（　　　）

   A. 羊毛脂　　　　　　　　B. 蜂蜡　　　　　　　　　C. 鲸蜡

   D. 虫白蜡　　　　　　　　E. 凡士林

3. 采用熔合法制备软膏剂时，加入挥发性或热敏性药物适宜的基质温度是（　　　）

   A. 30℃　　　　　　　　　B. 40℃　　　　　　　　　C. 50℃

   D. 60℃　　　　　　　　　E. 70℃

4. 采用乳化法制备软膏剂时，油相与水相的混合温度一般宜约控制在（　　　）

   A. 20℃　　　　　　　　　B. 40℃　　　　　　　　　C. 60℃

   D. 80℃　　　　　　　　　E. 100℃

5. 可作为辅助乳化剂的油脂性基质是（　　　）

   A. 羊毛脂　　　　　　　　B. 蜂蜡　　　　　　　　　C. 凡士林

   D. 固体石蜡　　　　　　　E. 液状石蜡

6. 称为冷霜的基质是（　　　）

   A. 凡士林　　　　　　　　B. 豚脂　　　　　　　　　C. 羊毛脂

D. O/W 型基质　　　　　　E. W/O 型基质

7. 为改善作软膏基质用凡士林的吸水性，常加入（　　）

A. 苯甲醇　　　　　　B. 正丁醇　　　　　　C. 乙醇

D. 羊毛脂　　　　　　E. 甘油

8. 下列释药速度最快的基质是（　　）

A. 油脂　　　　　　B. 类脂　　　　　　C. 烃

D. O/W 型乳剂　　　　　　E. 水溶性

9. 下列不属于渗透促进剂的是（　　）

A. 薄荷油　　　　　　B. 二甲基亚砜　　　　　　C. 冰片

D. 氮酮　　　　　　E. 蔗糖

10. 下列属于类脂类软膏基质的是（　　）

A. 石蜡　　　　　　B. 硅酮　　　　　　C. 豚脂

D. 羊毛脂　　　　　　E. 凡士林

11. 能解决羊毛脂黏稠，单独使用效果不好的基质是（　　）

A. 液体石蜡　　　　　　B. 硅油　　　　　　C. 豚脂

D. 蜂蜡　　　　　　E. 凡士林

12. 油脂性基质灭菌并去除水分的条件是（　　）

A. 150℃ 1 小时　　　　　　B. 100℃ 1 小时　　　　　　C. 150℃ 30 分钟

D. 100℃ 30 分钟　　　　　　E. 250℃ 30 分钟

13. 软膏的基质熔点不同难于混匀时，应采用（　　）

A. 研合法　　　　　　B. 溶解法　　　　　　C. 熔合法

D. 乳化法　　　　　　E. 稀释法

14. 软膏基质稠度适中，在常温下即能与药物均匀混合的，一般采用（　　）

A. 研合法　　　　　　B. 溶解法　　　　　　C. 熔合法

D. 乳化法　　　　　　E. 稀释法

15. 将药材、植物油和铅丹炼制成的膏料摊涂于裱褙材料上制成的供皮肤敷贴的外用制剂是（　　）

A. 橡胶贴膏　　　　　　B. 黑膏药　　　　　　C. 涂膜剂

D. 凝胶贴膏　　　　　　E. 巴布膏剂

16. 药料提取时，炸料应该达到的程度为（　　）

A. 外表深褐色、内部焦黄色

B. 外部黄褐色

C. 内部黄褐色

D. 表面焦黄色

E. 内部焦黄色

17. 以下制备黑膏药的工艺流程，正确的是（　　　）

 A. 药料提取→下丹成膏→炼油→去火毒→摊涂

 B. 药料提取→去火毒→下丹成膏→炼油→摊涂

 C. 药料提取→炼油→下丹成膏→去火毒→摊涂

 D. 药料提取→炼油→去火毒→下丹成膏→摊涂

 E. 炼油→药料提取→下丹成膏→去火毒→摊涂

18. 制备膏药的主要辅料是（　　）

 A. 氧化汞   B. 四氧化三铅   C. 三氧化二铁

 D. 皮胶   E. 骨胶

19. 处方中如有没药、乳香、冰片等，在黑膏药制备的哪个工序中加入（　　　）

 A. 药材提取   B. 炼油   C. 下丹成膏

 D. 去火毒   E. 摊涂

20. 黑膏药基质的原料红丹中的主要成分 Pb_3O_4 的含量要求不宜低于（　　　）

 A. 80%   B. 85%   C. 90%

 D. 95%   E. 99%

21. 一般质地坚硬、肉质及新鲜药材宜（　　　）

 A. 先炸   B. 后炸   C. 与群药同炸

 D. 水提取液加入膏中 E. 粉碎成细粉加入膏中

22. 用水溶性高分子材料作基质的贴膏剂又称（　　　）

 A. 软膏剂   B. 膏药   C. 凝胶贴膏

 D. 橡胶贴膏   E. 涂膜剂

（二）配伍选择题题

[1～5]

 A. 软膏剂   B. 橡胶贴膏   C. 贴剂

 D. 巴布剂   E. 膏药

1. 中药、食用植物油与红丹或宫粉制成膏料，摊涂于裱褙材料上的外用制剂是（　　　）

2. 将药物或提取物与亲水性基质及辅料混匀后，涂布于裱褙材料上制成的贴膏剂是（　　　）

3. 药物与橡胶等基质混匀后，涂布于裱褙材料上制成的贴膏剂是（　　　）

4. 由背衬层、药物贮库层、黏胶层与防黏层组成的薄片状贴膏剂是（　　　）

5. 药物、药材细粉或提取物与适宜基质制成具有适当稠度的膏状外用制剂是（　　　）

[6～10]

   A. 甘油松香酯、氢化松香

   B. 凡士林、羊毛脂

   C. 氧化锌、锌钡白

   D. 琼脂

   E. 聚乙二醇、蓖麻油

6. 薄膜衣增塑剂（　　　）

7. 橡胶贴膏增黏剂（　　　）

8. 橡胶贴膏软化剂（　　　）

9. 橡胶贴膏填充剂（　　　）

10. 制备空胶囊的增稠剂（　　　）

[11～14]

   A. 质地较坚硬的药料　　　B. 质地较疏松的药料　　　C. 挥发性药物

   D. 含淀粉多的药物　　　　E. 贵重细料药

11. 炸料时，应先炸（　　　）

12. 炸料时，应后炸（　　　）

13. 于摊涂前加入的是（　　　）

14. 摊涂后撒于膏药表面的是（　　　）

（三）多项选择题

1. 药物透皮吸收途径有（　　　）

   A. 完整表皮　　　　　　　B. 毛囊　　　　　　　　　C. 皮脂腺

   D. 汗毛　　　　　　　　　E. 汗腺

2. 外用膏剂的透皮吸收过程包括（　　　）

   A. 释放　　　　　　　　　B. 穿透　　　　　　　　　C. 吸收

   D. 分布　　　　　　　　　E. 代谢

3. 下列属于油脂性基质的是（　　　）

   A. 羧甲基纤维素钠　　　　B. 麻油　　　　　　　　　C. 凡士林

   D. 豚脂　　　　　　　　　E. 卡波姆

4. 下列属于水溶性基质的是（　　　）

   A. 羧甲基纤维素钠　　　　B. 聚乙二醇　　　　　　　C. 凡士林

   D. 豚脂　　　　　　　　　E. 卡波姆

5. 下列可用作橡胶贴膏填充剂的有（　　　）

   A. 氧化锌　　　　　　　　B. 锌钡白　　　　　　　　C. β - 蒎烯

D. 邻苯二甲酸二丁酯　　　　E. 松香

6. 在制备软膏剂时，药物与基质的混合方法有（　　　）

A. 研合法　　　　　　　B. 搅拌法　　　　　　　C. 乳化法

D. 熔合法　　　　　　　E. 分散法

7. 橡胶贴膏的膏料层主要组成为（　　　）

A. 软化剂　　　　　　　B. 药物　　　　　　　　C. 橡胶

D. 填充剂　　　　　　　E. 增黏剂

8. 影响黑膏药"老嫩"的主要因素有（　　　）

A. 炼油老嫩　　　　　　B. 红丹用量　　　　　　C. 加入红丹后的加热时间

D. 去火毒的时间　　　　E. 摊涂时的温度高低

9. 软膏剂常用的制备方法有（　　　）

A. 压制法　　　　　　　B. 熔和法　　　　　　　C. 捏合法

D. 研和法　　　　　　　E. 乳化法

二、简答题

1. 软膏剂常用的基质有哪些？

2. 写出黑膏药的生产工艺流程并说明判断炼油程度的方法。

三、实例分析

分析下面软膏剂处方各成分的作用及其基质类型，并试设计其制备工艺流程。

1. 处方：单硬脂酸甘油酯 10g，蜂蜡 5g，石蜡 5g，液状石蜡 25g，油酸山梨坦 2g，白凡士林 5g，吐温 80 1g，尼泊金乙酯 0.1g，纯化水加至 100g。

2. 处方：黄芩素细粉（六号筛）4g，冰片 0.2g，硬脂酸 12g，单硬脂酸甘油酯 4g，蓖麻油 2g，甘油 10g，三乙醇胺 1.5mL，尼泊金乙酯 0.1g，纯化水 50mL。

扫一扫，知答案

模块十九

其他中药制剂生产技术

【学习目标】

知识目标

掌握栓剂的含义、作用特点及分类；栓剂的生产技术；气雾剂的定义、特点及组成；气雾剂的生产技术。

熟悉栓剂的基质及制备时常用的生产设备；膜剂、涂膜剂的生产技术；胶剂的生产技术。

了解膜剂、涂膜剂和胶剂的质量控制。

能力目标

熟练掌握栓剂和膜剂的制备技术。

学会分析栓剂、气雾剂、膜剂及胶剂处方中各成分的作用。

项目一　栓剂生产技术

一、基础知识

（一）栓剂的含义与分类

栓剂是指药物与适宜基质制成供腔道给药的固体制剂（图 19-1）。栓剂因施用的腔道的不同，分为直肠栓、阴道栓和尿道栓。直肠栓为鱼雷、圆锥形或圆柱形等；阴道栓为鸭嘴形、球形或卵形等；尿道栓一般为棒状。栓剂也可分普通栓和持续释药的缓释栓。

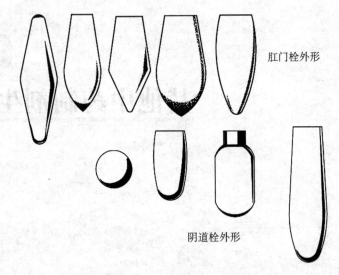

肛门栓外形

阴道栓外形

图 19-1 栓剂示意图

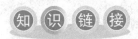

栓剂的发展史

栓剂是一种具有悠久历史的剂型。在我国，栓剂早已有之，在《史记》《金匮要略》《本草纲目》等书中均有关于栓剂的记载。近年来，随着新药开发热潮，栓剂的新制剂涌现出很多。具有见效快、疗效好、副作用小的优点。

（二）栓剂的作用特点

栓剂在常温下为固体，进入人体腔道后，在体温下能迅速熔融、软化或溶解于分泌液中，逐渐释放药物而产生局部或全身作用。

1. 局部作用 栓剂在腔道内起润滑、收敛、抗菌消炎、杀虫、止痒和局麻等作用。

2. 全身作用 栓剂由腔道吸收进入血液循环而起镇静、镇痛、兴奋、扩张血管和抗菌消炎等作用。由于直肠黏膜具有十分丰富的毛细血管，可以吸收一定量的药物，因此直肠用药能起到全身作用。栓剂直肠给药用于全身治疗，有着许多口服给药所不具备的独特优点：①不经胃肠途径，可使药物免受胃肠道 pH 值的影响或酶解作用而导致的破坏或失活；②可避免药物对胃的直接刺激；③可使药物免除肝脏的首过效应，减少药物对肝的毒性和不良反应；④对于不能或不愿吞服药物的成人或儿童患者使用较为方便；⑤对伴有呕吐症状的患者，直肠给药也是一种有效的治疗途径。

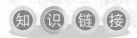

栓剂与其他固体制剂有什么不同？试举例你所认识的栓剂药物。

知 识 链 接

直肠给药

1. 药物直肠吸收途径：①塞入肛门深部，药物主要经上直肠静脉入门静脉，经肝脏代谢后，再进入血液循环；②塞入肛门浅部（约2cm处），药物主要经中下直肠静脉入下腔静脉，直接进入血液循环；③药物经直肠黏膜进入淋巴系统。

2. 药物直肠吸收的影响因素：①吸收途径：不同途径药物吸收的速率和程度不同；②生理因素：直肠内容物的多少、腹泻、组织脱水等都会影响药物从直肠吸收的速率和程度；③药物的理化性质：药物的溶解度、解离度等都会影响药物从直肠的吸收；④基质对药物吸收的影响：基质不同，释放药物的速度不同，从而影响药物的吸收。

（三）栓剂的质量要求

1. 供制栓剂用的固体药物，除另有规定外，应预先用适宜方法制成细粉，并全部通过六号筛。根据施用腔道和使用的目的不同，制成各种适宜的形状。

2. 栓剂中的药物与基质应混合均匀，栓剂外形要完整光滑；塞入腔道后应无刺激性，应能融化、软化或溶化，并与分泌液混合，逐渐释放出药物，产生局部或全身作用；应有适宜的硬度，以免在包装或贮藏时变形。

3. 栓剂所用内包装材料应无毒，并不得与药物或基质发生理化作用，除另有规定外，应在30℃以下密闭保存，防止因受热、受潮而变形、发霉、变质。

（四）栓剂的基质

栓剂主要由主药和基质两部分组成。栓剂的基质不仅是剂型的赋形剂，也是药物的载体，应符合下列要求：①室温下具有适宜的硬度，当塞入腔道时不变形、不破碎。在体温下易软化、融化，能与体液混合或溶于体液。②对黏膜无刺激性、毒性和过敏性。③性质稳定，不影响主药的作用，不干扰主药的含量测定。④适用于热熔法或冷压法制备，且易于脱模。栓剂常用基质分为油脂性基质和水溶性基质。

1. 油脂性基质

（1）可可豆脂　可可豆脂具同质多晶型，有 α、β、γ 三种晶型，其中 α、γ 两种晶型不稳定，熔点较低，β 型稳定。

（2）半合成或全合成脂肪酸甘油酯　常用的半合成脂肪酸甘油酯有半合成椰油酯、半合成山苍油酯、半合成棕榈油酯。全合成脂肪酸甘油酯有硬脂酸丙二醇酯等。

2. 水溶性与亲水性基质

（1）甘油明胶　本品系用明胶、甘油与水制成，具有弹性，不易折断，在体温时不熔融，但可缓缓溶于分泌液中。药物溶出速度可随水、明胶、甘油三者的比例不同而改变，甘油与水的含量越高越易溶解。

（2）聚乙二醇类　是一类由环氧乙烷聚合而成的杂链聚合物。易吸湿变形。

（三）栓剂的附加剂

栓剂的其他附加剂有吸收促进剂、吸收阻滞剂、增塑剂、抗氧剂和润滑剂等。

二、栓剂生产流程

课堂活动

　　在炎热的夏天，同学们有没有做过各种形状的冰棍来解馋呢？你能结合冰棍的制法和栓剂基质的特点，想一想用什么方法制备栓剂？

（一）制备方法

栓剂的制备方法有冷压法和热熔法两种，可根据基质种类及制备要求选择。一般亲水性基质多采用热溶法，油脂性基质则两种方法均可采用。

1. 冷压法　将药物与基质的粉末置于冷却的容器内混合均匀，然后装入压栓机内压制而成。冷压法可避免加热对药物的影响，但生产效率不高，使用较少。

2. 热熔法　将基质用水浴或蒸气浴加热熔化（温度不宜过高），然后加入药物混合均匀，倾入涂有润滑剂的栓模中冷却，待完全凝固后，削去溢出部分，开模取出，包装即得，是应用较广泛的制栓方法。其工艺流程如图19-2所示。

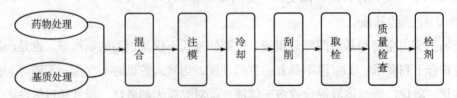

图19-2　热溶法制备栓剂工艺流程

（二）注意事项

1. 熔化基质　将处方量的基质锉末用水浴或蒸气浴加热熔化，为避免局部过热，熔化时温度不宜过高，加热时间不宜太长，在有2/3量基质熔融时即可停止加热，利用余热将剩余基质熔化。

2.加入药物　将药物在搅拌下加入接近凝固点的基质中混合均匀。栓剂中药物加入后可溶于基质中，也可混悬于基质中。除另有规定外，供制栓剂用的固体药物应预先用适宜方法粉碎，并全部通过六号筛；栓剂中药物与基质应均匀混合，若药物系混悬于基质中者应一直搅拌，避免下沉。

3.注入模具　待药物基质混合物的温度降至40℃左右，或见由澄明变混浊时，将其混合物一次倾入涂有润滑剂的模具中（图19-3），为了确保凝固时成品栓剂的完整，注入的熔融物应稍溢出模口，即高出模口。为能脱模容易，常需给栓模进行润滑，栓模孔内涂的润滑剂根据基质选用。油脂性基质的栓剂，常用软肥皂、甘油各一份与95%乙醇五份混合所得的肥皂醑润滑栓模；水溶性基质的栓剂，则用如液状石蜡或植物油等润滑栓模；不沾模的基质，如可可豆脂或聚乙二醇类，可不用润滑剂。

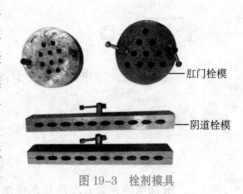

肛门栓模

阴道栓模

图 19-3　栓剂模具

4.凝结成栓并削平　药液注入模具后于室温或冰箱中放置冷却，待完全凝固后，削去溢出部分。刮刀需先浸在热水中温热，这将有利于栓剂表面的光滑。

5.脱模取栓　当栓剂硬化后，从冰箱中取出模具，使之温度回升到室温。然后打开模具，取出栓剂。

（二）实例分析

例1

小儿退热栓

【处方】绿原酸（极细粉）20g，黄芩素（极细粉）20g，安乃近（极细粉）25g，香果脂60g，蜂蜡20g，聚山梨酯80 20g，蒸馏水适量。

【制法】将香果脂、蜂蜡置容器内，水浴加热熔化，在搅拌下缓缓加入绿原酸、黄芩素、安乃近、聚山梨酯80和水，搅匀后趁热倾入已涂有凡士林的栓模内，冷凝后削去多余栓块，取出包装，即得。

【作用与用途】清热解毒。用于小儿感冒、咽炎、扁桃腺炎等。

【用法与用量】纳入肛门，一次一枚。

例2

蛇黄栓

【处方】蛇床子（极细粉）1.0g，黄连0.5g，硼酸0.5g，葡萄糖0.5g，甘油适量，甘油明胶适量。

【制法】取蛇床子、黄连、硼酸、葡萄糖加适量甘油研成糊状，然后将甘油明胶置水浴上加热，等熔化后，再将上述糊状物加入，不断搅拌至均匀，迅速倾入已涂有润滑剂的栓模内至稍溢出模口，共制阴道栓 10 枚，冷凝后削去多余栓块，取出包装，即得。

【作用与用途】杀虫。用于治疗阴道滴虫。

【用法与用量】阴道给药，洗净后将栓剂置于阴道深处。每晚 1 次，一次 1 枚。

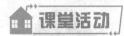

在蛇黄栓处方中，为什么加入适量的硼酸和葡萄糖？

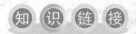

栓剂使用注意事项

甘油明胶或聚乙二醇栓剂使用前应用水润湿以增强润滑性。如果聚乙二醇栓剂处方含水量低于 20%，塞入前需浸入水中，以防止塞入后从组织吸水而产生刺激性。

以聚乙二醇作基质的阴道栓具有足够的硬度，有利于患者用手塞入。但为了塞入更方便，现在许多产品同时还附带塑料塞入器，可将栓剂夹住置入阴道的适当位置。

必须贮藏在冰箱中的栓剂，在使用前应提前取出，让其恢复到室温。塞入前用手指轻轻摩擦栓剂表面使其熔化以产生润滑作用；或蘸少许植物油。塞入肛门 2～3cm。

三、栓剂常用的生产设备

肛门栓除卧式外还有立式模型应用于生产，由圆孔板和底板构成，每个圆孔对准底板的凹孔，圆孔与凹孔合在一起即是整个栓剂的大小。栓剂模型如图 19-4、图 19-5 所示。

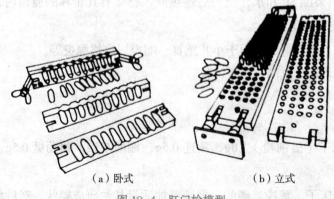

（a）卧式　　　　　（b）立式

图 19-4 肛门栓模型

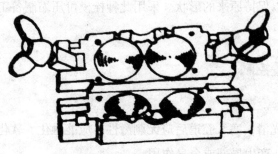

图 19-5　阴道栓模型

近年来用热熔法大量生产栓剂可采用自动化制栓机。制栓过程中由机器完成填充、排出、清洁模具等操作。典型的旋转式制栓机如图 19-6 所示。操作时，先将栓剂软材注入加料斗中，斗中保持恒温和持续搅拌，模型通过涂刷或喷雾使沾上润滑剂，灌注的软材应满盈。软材凝固后削去多余部分，注入和刮削装置均由电热控制其温度。冷却系统可按栓剂软材的不同来调节，往往通过调节冷却转台的转速来完成。当凝固的栓剂转至抛出位置时栓模即打开，栓剂被一钢制推杆推出，栓模闭合后转移至喷雾装置处进行润滑，再开始新的周转。温度和生产速度可按最适宜的连续自动化的生产要求来调整，一般为 3500 ～ 6000 粒 / 小时。

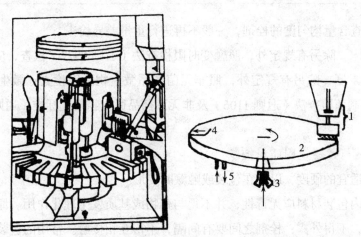

1.饲料装置及加料斗　2.旋转式冷却台　3.栓剂抛出台
4.刮削设备　5.冷冻剂入口及出口

图 19-6　自动旋转式制栓机

此外可用简易栓模进行制作。最近，栓剂生产亦有用塑料或铝箔包装材料，既可作为制备栓剂的栓模，同时又作包装容器，患者用后即丢弃。塑料模系用聚氯乙烯（无毒型）或聚乙烯制成并用脱模材料处理。此包装适合于热带地区，因在高温下贮放时栓剂虽能熔化，但冷却之后还可以保持原来的形状。采用此种栓模可压缩制备工序，节约成本，贮存时不需冷藏。

四、栓剂的质量控制

（一）栓剂的质量检查

栓剂外形要完整光滑；塞入腔道后应无刺激性，应能融化、软化或溶化，并与分泌液混合，逐渐释放药物，产生局部或全身作用。

除另有规定外，栓剂应根据《中国药典》（2015年版）四部制剂通则进行以下检查。

1.**重量差异** 取栓剂10粒，精密称定总重量，求得平均粒重后，再分别精密称定各粒的重量。每粒重量与平均粒重相比较，按表19-1中的规定，超出重量差异限度的不得多于1粒，并不得超出限度1倍。

表19-1 栓剂的重量差异限度

平均粒重	重量差异限度
1.0g以下或1.0g	±10%
1.0g以上至3.0g	±7.5%
3.0g以上	±5%

凡规定检查含量均匀度的栓剂，一般不再进行重量差异检查。

2.**融变时限** 除另有规定外，照融变时限检查法（通则0922）检查，应符合规定。

3.**微生物限度** 除另有规定外，照非无菌产品微生物限度检查：微生物计数法（通则1105）和控制菌检查法（通则1106）及非无菌药品微生物限度标准（通则1107）检查，应符合规定。

（二）包装与贮藏过程质量控制

栓剂应有适宜的硬度，以免在包装或贮藏时变形。

栓剂所用内包装材料应无毒性，并不得与药物或基质发生理化作用。原则上要求每个栓剂都要包裹，不得外露；栓剂之间要有间隔，不得互相接触。常用的包装材料是铝箔或塑料。大量生产用栓剂包装机，将栓剂密封在玻璃纸或塑料泡眼中。

除另有规定外，应在30℃以下密闭贮存，防止因受热、受潮而变形、发霉、变质。贮存时间不宜过长，以免由于基质酸败而产生刺激性，或因微生物的繁殖而腐败。在大量生产时可加入适量防腐剂改善之。

项目二　气雾剂生产技术

一、基础知识

（一）气雾剂的含义

气雾剂是指含药溶液、乳状液或混悬液与适宜的抛射剂共同装封于具有特制阀门系统的耐压容器中，使用时借助抛射剂的压力将内容物呈雾状物喷出，用于肺部吸入或直接喷至腔道黏膜、皮肤及空间消毒的制剂。

（二）气雾剂的特点

气雾剂中的药物直接喷射到作用部位，因此分布均匀，起效快，同时避免了胃肠道的破坏和肝脏的首过效应。但是气雾剂需要耐压容器、阀门系统及特殊的生产设备，制造成本较高；由于抛射剂具高度挥发性，有制冷效应，多次使用于受伤皮肤可引起不适与刺激。

（三）气雾剂的分类

气雾剂除按用药途径分为吸入、非吸入及外用气雾剂外，还可按处方组成分为二相气雾剂（溶液型气雾剂）和三相气雾剂（混悬型、泡沫型气雾剂）；以及按医疗用途分为吸入用、皮肤与黏膜用、空间消毒用气雾剂；按释药类型分为定量和非定量气雾剂。

（四）气雾剂的组成

气雾剂由抛射剂、药物与附加剂、耐压容器和阀门系统四部分组成。

1. **抛射剂**　抛射剂是气雾剂的喷射动力来源，可兼作药物的溶剂或稀释剂。抛射剂多为液化气体，在常压下沸点低于室温，蒸气压高，当阀门开放时，压力突然降低，抛射剂急剧气化，借抛射剂的压力将容器内的药液以雾状喷出。

（1）氟碳化合物　是使用最广的一类抛射剂。常见的有三氯一氟甲烷（CCl_3F，F_{11}）、二氯二氟甲烷（CCl_2F_2，F_{12}）、二氯四氟乙烷（$CClF_2CClF_2$，F_{114}）。

（2）碳氢化合物　有丙烷、异丁烷、正丁烷，虽然蒸气压适宜，可供气雾剂用，但毒性大，易燃易爆，工艺要求高。

（3）压缩气体　如二氧化碳或氮气等均为惰性气体，无毒，价廉，在低温下可液化，但在室温下除二氧化碳外均完全气化。压缩气体作为抛射剂常用于喷雾剂。

2. **药物与附加剂**　根据临床需要将液态、半固态及固态粉末型药物开发成气雾剂，往往需要添加能与抛射剂混溶的潜溶剂、增加稳定性的抗氧剂及乳化所需的表面活性剂等附加剂。

3. **耐压容器**　气雾剂的容器必须不与药物和抛射剂起作用，且耐压、轻便、价廉等。

常见的耐压容器有金属容器、玻璃容器和塑料容器。

4.阀门系统　阀门系统的基本功能是在密封条件下控制药物喷射的剂量。各部件的精密度都可以直接影响气雾剂产品的质量和喷出物的细度及状态。分为一般阀门、供吸入用定量阀门及供腔道或皮肤等外用的泡沫阀门。

二、气雾剂生产流程

（一）制备方法

气雾剂应在避菌环境下配制，各种用具、容器等须用适宜的方法清洁、灭菌，在整个操作过程中应注意微生物的污染。制备包括阀门系统的处理与装配，药物的配制、分装，填充抛射剂和质量检查等。其工艺流程中最主要步骤是将药物和抛射剂灌装到选定的容器内，一般可采用两种方法灌装：

1.压灌法　先将配好的药液在室温下灌入容器内，再将阀门装上并轧紧，然后通过压装机压入定量的抛射剂（最好先将容器内空气抽去）。

2.冷灌法　药液借助冷灌装置中热交换器冷却至 −20℃左右，抛射剂冷却至沸点以下至少5℃。先将冷却的药液灌入容器中，随后加入已冷却的抛射剂（也可两者同时加入）。

（二）实例分析

例

芸香草气雾剂

【处方】芸香油 1.5mL，乙醇 5.5mL，糖精适量，香精适量，氟利昂（F_{12}）加至 15.0mL。

【制法】取芸香油溶解于乙醇中，再加入糖精、香精，在低温条件下加入抛射剂 F_{12}，用冷灌法装入耐压容器中，压紧瓶口，检查质量，包装即得。

【作用与用途】松弛支气管平滑肌。治疗慢性支气管炎、支气管哮喘等症。

【作用与用途】发病时定量喷雾吸入，1 次喷 2～3 下，1 日 2 次。或遵医嘱使用。

三、气雾剂质量控制

除另有规定外，气雾剂应进行以下相应检查。

吸入气雾剂除符合气雾剂项下要求外，还应符合吸入制剂（通则 0111）相关项下要求；鼻用气雾剂除符合气雾剂项下要求外，还应符合鼻用制剂（通则 0106）相关项下要求。

1.每瓶总揿次　定量气雾剂照吸入制剂（通则 0111）相关项下方法检查，每瓶总揿次应符合规定。

检查法：取供试品 4 瓶，除去帽盖，充分振摇，在通风橱内，分别揿压阀门连续喷射于已加入适量吸收液的容器内（注意每次喷射间隔 5 秒并缓缓振摇），直至喷尽为止，分别计算喷射次数，每瓶总揿次均不得少于其标示总揿次。

2. **递送剂量均一性**　定量气雾剂照吸入制剂（通则 0111）相关项下方法检查，递送剂量均一性应符合规定。

3. **每揿主药含量**　定量气雾剂照下述方法检查，每揿主药含量应符合规定。

检查法：取供试品 1 瓶，充分振摇，除去帽盖，试喷 5 次，用溶剂洗净套口，充分干燥后，倒置于已加入一定量吸收液的适宜烧杯中，将套口浸入吸收液液面下（至少 25mm），喷射 10 次或 20 次（注意每次喷射间隔 5 秒并缓缓振摇），取出供试品，用吸收液洗净套口内外，合并吸收液，转移至适宜量瓶中并稀释至刻度后，按各品种含量测定项下的方法测定，所得结果除以取样喷射次数，即为平均每揿主药含量。每揿主药含量应为每揿主药含量标示量的 80% ～ 120%。

4. **喷射速率**　非定量气雾剂照下述方法检查，喷射速率应符合规定。

检查法：取供试品 4 瓶，除去帽盖，分别喷射数秒后，擦净，精密称定，将其浸入恒温水浴（25℃ ±1℃）中 30 分钟，取出，擦干，除另有规定外，连续喷射 5 秒钟，擦净，分别精密称重，然后放入恒温水浴（25℃ ±1℃）中，按上法重复操作 3 次，计算每瓶的平均喷射速率（g/s），均应符合各品种项下的规定。

5. **喷出总量**　非定量气雾剂照下述方法检查，喷出总量应符合规定。

检查法：取供试品 4 瓶，除去帽盖，精密称定，在通风橱内，分别连续喷射于已加入适量吸收液的容器中，直至喷尽为止，擦净，分别精密称定，每瓶喷出量均不得少于标示装量的 85%。

6. **每揿喷量**　定量气雾剂照下述方法检查，应符合规定。

检查法：取供试品 4 瓶，除去帽盖，分别揿压阀门试喷数次后，擦净，精密称定，揿压阀门喷射 1 次，擦净，再精密称定。前后两次重量之差为 1 个喷量。按上法连续测定 3 个喷量；揿压阀门连续喷射，每次间隔 5 秒，弃去，至 $n/2$ 次；再按上法连续测定 4 个喷量；继续揿压阀门连续喷射，弃去，再按上法测定最后 3 个喷量。计算每瓶 10 个喷量的平均值。除另有规定外，应为标示喷量的 65% ～ 135%。

凡进行每揿递送剂量均一性检查的气雾剂，不再进行每揿喷量检查。

7. **粒度**　除另有规定外，中药吸入用混悬型气雾剂若不进行微细粒子剂量测定，应做粒度检查。

检查法：取供试品 1 瓶，充分振摇，除去帽盖，试喷数次，擦干，取清洁干燥的载玻片一块，置距嘴垂直方向 5cm 处喷射 1 次，用约 2mL 四氯化碳小心冲洗载玻片上的喷射物，吸干多余的四氯化碳，待干燥，盖上盖玻片，移置具有测微尺的 400 倍显微镜下检视，上下左右移动，检查 25 个视野，计数，平均原料药物粒径应在 5μm 以下，粒径大于 10μm 的粒子不得过 10 粒。

8. 装量　非定量气雾剂做最低装量检查法（通则 0942）检查，应符合规定。

9. 无菌　除另有规定外，用于烧伤（除程度较轻的烧伤 I°或浅 II°外）、严重创伤或临床必需无菌的气雾剂，照无菌检查法（通则 1101 检查），应符合规定。

10. 微生物限度　除另有规定外，照非无菌产品微生物限度检查：微生物计数法（通则 1105）和控制菌检查法（通则 1106）及非无菌药品微生物限度标准（通则 1107）检查，应符合规定。

项目三　膜剂生产技术

一、基础知识

（一）膜剂的概述

膜剂是指药物与适宜的成膜材料经加工制成的膜状制剂。可适用于口服、舌下、眼结膜囊内、口腔、阴道、体内植入、皮肤和黏膜创伤、烧伤或炎症表面等各种途径和方法给药，以发挥局部或全身作用。

膜剂可按结构类型分为单层膜、多层膜（复合膜）和夹心膜。也可按成膜材料不同分为速释、缓释和控释膜剂。膜剂的形状、大小和厚度等视用药部位的特点和含药量而定。一般膜剂的厚度为 0.1 ～ 0.2mm，面积为 1cm² 的可供口服或黏膜用，0.5cm² 的供眼用。

膜剂适合于小剂量的药物，特点有：①药物在成膜材料中分布均匀，含量准确，稳定性好；②普通膜剂中药物的溶出和吸收快；③制备工艺简单，生产中没有粉末飞扬；④膜剂体积小，质量轻，应用、携带及运输方便。缺点是载药量小。

膜剂所用的包装材料应无毒性，易于防止污染，方便使用，并不能与药物或成膜材料发生理化作用。除另有规定外，膜剂宜密封保存，防止受潮、发霉、变质，并应符合微生物限度检查要求。

知　识　链　接

膜剂的发展史

膜剂是在 20 世纪 60 年代开始并应用的一种新型制剂；70 年代国内对膜剂的研究应用已有较大发展，并投入生产。《中国药典》（2015 年版）收载的膜剂有复方炔诺酮膜、克霉唑口腔药膜、克霉唑药膜和壬苯醇醚膜。

（二）膜剂的组成

膜剂一般由药物、成膜材料、附加剂等成分组成。

1.**成膜材料** 常用的成膜材料有两类。一类是天然高分子成分，如明胶、淀粉、糊精、琼脂、阿拉伯胶、海藻酸等，该类成分多可降解或溶解，但成膜性较差，常需与其他成膜材料合用；另一类是合成高分子成分，如聚乙烯醇（PVA）、乙烯－醋酸乙烯共聚物（EVA）、纤维素衍生物（如HPMC、CMC-Na）、聚乙烯吡咯烷酮（PVP）、聚丙烯酸（PAA）及其钠盐等，这类成分成膜性好，成膜后强度与柔韧性也较好，现应用较多。成膜材料及其辅料应无毒，无刺激性，性质稳定，与药物不起作用。

2.**附加剂** 膜剂制备时可根据需要添加一些附加剂，主要有增塑剂（如甘油、丙二醇、山梨醇等）、着色剂（如色素）、遮光剂（如二氧化钛）、矫味剂（如蔗糖）、表面活性剂（如聚山梨酯80、十二烷基硫酸钠等）、填充剂（如淀粉、二氧化硅等）。

二、膜剂生产流程

（一）制备方法

膜剂的制备方法有匀浆制膜法、热塑制膜法与复合制膜法。

1.**匀浆制膜法** 将成膜材料溶于水，加入主药，充分搅拌溶解。不溶于水的主药可预先制成微晶或粉碎成细粉，用搅拌或研磨等方法均匀分散于浆液中。本法又称涂膜法，常用于以PVA为膜材的膜剂制备。小量制备时顷于平板玻璃上涂成宽厚一致的涂层，大量生产可用涂膜机涂膜。烘干后根据主药含量计算单剂量膜的面积，剪切成单剂量的小格，包装即得。其工艺流程如图19-7所示。

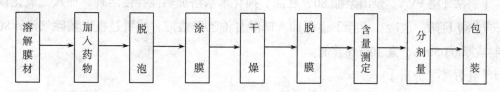

图 19-7　匀浆制膜法制备膜剂工艺流程图

课堂活动

根据所学过的知识说说PVA的溶解需要经过哪两个过程？如何制备溶液？

制备的注意事项：

（1）将成膜材料溶解于水（或适当溶剂）形成胶浆后，滤过。

（2）加入药物并充分搅拌使溶解。不溶于水的药物需预先制成微晶或粉碎成细粉，用搅拌或研磨等方法均匀分散于成膜材料的胶体溶液中，加入附加剂充分混合成均匀的药浆。

（3）静置以除去气泡，然后将配好的药浆置涂膜机料斗中，经流涎嘴以所需的厚度均匀地涂布于包装纸或不锈钢钢带上。有些药膜干燥后剥离困难，铺膜前可在玻璃、钢带或塑料包装纸上酌加适宜的脱膜剂。常用的脱膜剂有液体石蜡、滑石粉等，但脱膜剂会影响成品的外观，应尽量避免使用。

（4）经过干燥箱或电热干燥烘干成膜后，覆上包装纸，根据主药配制量或取样分析主药含量后计算单剂量的面积，经烫封、打格、切割、包装即得。

2.热塑制膜法　将药物细粉和成膜材料相混合，有橡皮滚筒混碾，热压成膜，或将热融的膜材在热熔状态下加入药物细粉，使溶入或均匀混合。冷却成膜。

3.复合制膜法　以不溶性的热塑成膜材料如EVA为外膜，分别制成具有凹穴的底外膜带和上外膜带。另用水溶性成膜材料如PVA用匀浆制膜法制成含药的内膜带，剪切后置于底外膜带凹穴中。也可用易挥发性溶剂制成含药匀浆，以间隙定量注入的方法注入底外膜带凹穴中，经吹风干燥后，盖上外膜带，热封即得，此法一般用于缓释膜剂的制备。

（二）实例分析

例

硝酸甘油膜

【处方】硝酸甘油乙醇溶液（10%）100mL，PVA（17-88）78g，聚山梨酯80 5g，甘油5g，二氧化钛3g，纯化水400mL。

【制法】将PVA、聚山梨酯80、甘油、纯化水水浴加热搅拌使溶解，加入二氧化钛研磨，过80目筛，放冷。搅拌下逐渐加入硝酸甘油乙醇溶液，放置过夜以消除气泡，80℃下制成厚0.05mm、宽10mm膜剂。

【处方工艺分析】

（1）主药：硝酸甘油；成膜材料：PVA；表面活性剂：聚山梨酯80；增塑剂：甘油；着色剂：二氧化钛。

（2）PVA的溶解要经过溶胀过程，溶胀过程包括有限溶胀和无限溶胀，无限溶胀常需加以搅拌或加热才能完成。

（3）由于PVA为高分子化合物，剧烈搅拌容易产生气泡，因此搅拌应缓慢，加入药物后应放置除气泡后，再涂膜。

三、膜剂质量控制

1.外观　膜剂外观应完整光洁，厚度一致，色泽均匀，无明显气泡。多剂量的膜剂，分格压痕应均匀清晰，并能按压痕撕开。

2. 重量差异 除另有规定外按以下检查法：取供试品 20 片，精密称定总重量，求得平均重量，再分别精密称定各片的重量。每片重量与平均重量相比较，按表 19-2 中的规定，超出重量差异限度的不得多于 2 片，并不得有 1 片超出限度 1 倍。

表 19-2 膜剂的重量差异限度

平均重量	重量差异限度
0.02g 以下至 0.02g	±15%
0.02g 以上至 0.20g	±10%
0.20g 以上	±7.5%

3. 微生物限度 除另有规定外，照非无菌产品微生物限度检查：微生物计数法（通则 1105）和控制菌检查法（通则 1106）及非无菌药品微生物限度标准（通则 1107）检查，应符合规定。

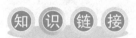

涂膜剂

涂膜剂是指高分子成膜材料及药物溶解在有机溶剂中制成的外用液体涂剂。使用时涂于皮肤或患处，有机溶剂挥发后形成一层高分子聚合物的薄膜，对创面起保护作用。涂膜剂制备工艺简单，不需要特殊设备，成膜性能好，对某些职业防护要求、皮肤病患者有较好的治疗作用（如伤湿涂膜剂、冻疮涂膜剂、止痛涂膜剂），且不影响正常的生理功能，透气性好，使用方便。

涂膜剂处方由药物、成膜材料和挥发性有机溶剂三部分组成。常用的成膜材料有聚乙烯醇缩甲乙醛、火棉胶等；常用的增塑剂有邻苯二甲酸二甲酯等；常用有机溶剂有乙醇、丙酮或二者以一定比例混合的溶剂等。

项目四　胶剂生产技术

一、基础知识

（一）胶剂的含义

胶剂是指用动物皮、骨、甲、角等为原料，用水煎取胶质，浓缩成稠胶状，干燥制成的固体块状内服制剂。其主要成分为动物胶原蛋白及其水解产物，尚含有多种微量元素。

制备时加入一定量的糖、油、黄酒等辅料。一般切制成长方形或小方块。

（二）胶剂的作用

胶剂多供内服，有补血、止血、祛风、调经、滋补强壮等作用。一般皮胶类补血；角胶类温阳；甲胶类侧重滋阴。胶剂服用需烊化。

（三）胶剂的分类

按其原料来源不同，胶剂可分为以下几种：

1. **皮胶类** 系以动物的皮为原料经熬炼制成。常用的有驴皮及牛皮，以驴皮为原料者习称阿胶，以猪皮为原料者称新阿胶，而用牛皮为原料的则称为黄明胶，常作为辅料应用。

2. **角胶类** 主要指鹿角胶，其原料为雄鹿骨化的角。

3. **骨胶类** 骨胶系以动物的骨骼熬炼而成，有豹骨胶、狗骨胶等。

4. **甲胶类** 以乌龟或其近缘动物之背甲或腹板熬炼而成，如龟甲胶、鳖甲胶等。

5. **其他类** 凡含有蛋白质的动物药材经水煎提取浓缩，一般均可制成胶剂。如霞天胶是以牛肉制成；龟鹿二仙胶是以龟甲和鹿角为原料而制成的混合胶剂。

二、胶剂生产流程

（一）制备方法

胶剂的制备，一般可分为原料和辅料的选择、原料的处理、煎取胶汁、滤过去渣、澄清、浓缩收胶、凝胶与切胶、干燥与包装等步骤。

1. **原辅料的选择**

（1）原料的选择 原料的优劣，直接影响产品的质量和产量，故原料的选择极为重要。如皮、甲类原料的选择，应取自健康强壮的动物，以皮厚、板质结实（如龟甲）为佳。各种原料可按下述经验选用。

①皮类：如驴皮以张大毛色灰黑、质地肥厚、伤少无病，尤以冬季宰杀者为佳，名为"冬板"；其他张小皮薄色杂的"春秋板"次之；夏季剥取的驴皮为"伏板"，质最差。黄明胶所用的黄牛皮以毛色黄、皮张厚大、无病的北方黄牛为佳。制新阿胶的猪皮，以质地肥厚、新鲜者为宜。

②角类：鹿角分砍角与脱角两种，"砍角"质重，表面呈灰黄色或灰褐色，质地坚硬有光泽，角中含有血质，角尖对光照视呈粉红色者为佳；春季鹿自脱之角称"脱角"，质轻，表面灰色，无光泽。以砍角为佳，脱角次之，野外自然脱落之角，经受风霜侵蚀，质白有裂纹者最次，称为"霜脱角"，不宜采用。

③龟甲、鳖甲：龟甲为龟的腹甲，以板大质厚、颜色鲜明者为佳，称"血板"，而以产于洞庭湖一带者最为著名，俗称"汉板"，对光照之微呈透明、色粉红，又称"血片"。鳖甲也以个大、质厚、未经水煮者为佳。

（2）辅料的选择　胶剂根据治疗需要，常加入糖、油、酒等辅料。辅料既有矫味及辅助成型的作用，亦有一定的医疗辅助作用。辅料的优劣，也直接关系到胶剂的质量。

①冰糖：以色白洁净无杂质者为佳。加入冰糖能矫味，且能增加胶剂的硬度和透明度。如无冰糖，也可以白糖代替。

②酒：多用黄酒，以绍兴酒为佳，无黄酒时也可以白酒代替。胶剂加酒主要为矫臭矫味。绍兴酒气味芳香，能改善胶剂的气味。

③油类：制胶用油，常用花生油、豆油、麻油三种。以纯净新鲜者为佳，已酸败者不得使用。油类能降低胶之黏性，便于切胶，且在浓缩收胶时，锅内气泡也容易逸散。

④阿胶：某些胶剂在熬炼时，常掺和小量阿胶，可增加黏度，使之易于凝固成型，并协助发挥疗效。

⑤明矾：以白色纯净者为佳，用明矾主要是沉淀胶液中的泥土等杂质，以保证胶块成型后，具有洁净的澄明度。

⑥水：熬胶用水有一定选择。阿胶原出于山东"东平郡"，用阿井之水制胶而得名。现代生产胶剂，一般应选择纯净、硬度较低的淡水，或用离子交换树脂处理过的水来熬炼胶汁。

2. 原料的处理　胶剂的原料如动物的皮、骨、角、甲、肉等，常附着一些毛、脂肪、筋、膜、血及其他不洁之物，必须经过处理，才能煎胶。如动物皮类，须经浸泡数日，每天换水一次，待皮质柔软后，用刀刮去腐肉、脂肪、筋膜及毛。工厂大量生产可用蛋白分解酶除毛。洗刷除去泥沙，也可用热碱水除去油脂，然后切成小块，置于锅内开水烫洗数分钟，待皮块膨胀卷缩后，再行熬胶。骨角类原料，可用清水浸洗除去腐肉筋膜，每天换水一次，取出后可用碱水洗除油脂，再以水洗净，便可熬胶。角中常有血质，用清水反复冲洗干净，供熬胶用。

3. 煎取胶汁（熬胶）　原料经处理后，置锅中加水以直火加热，或置夹层蒸汽锅中加热煎取胶汁，水量一般以浸没原料为度。如直火加热，锅中应有一层多孔的假底或竹帘，以免原料因锅底温度过高而焦化。煎胶所用火力不宜太大，一般以保持锅内煎液微沸即可。夹层锅蒸汽加热，能使原料受热均匀，可避免焦化。无论直火加热或蒸汽加热，都应随时补充因蒸发所失去的水分，以免因水不足而影响胶汁的煎出。为了把原料中的胶汁尽可能煎出，除保持温度和足够水分外，煎煮时间也极为重要。煎煮时间随原料而异，除特殊规定外，一般以 8 ～ 48 小时，反复 3 ～ 7 次，至煎出液中胶质甚少为止。每次煎出的胶汁应趁热过滤，否则冷却后因胶液黏度增大而过滤困难。胶液过滤并经澄清后，才能浓缩。由于胶汁黏性较大，其中所含杂质不易沉降，常常用沉降法或沉降、滤过二法合用。一般在胶液中加入适量明矾水（每 100kg 原料加入明矾 60 ～ 90g，甚至 120g），经搅拌静置数小时，待细小杂质沉降后，分取上层澄清胶液，或用细筛或丝棉滤过后，再置锅中以文火进行浓缩。

4.浓缩收胶 以直火加热时火不宜过大，并应不断搅拌，如有泡沫产生，应及时除去。随着水分的蒸发，胶液黏度愈来愈大，这时应防止胶汁焦化。胶液浓缩至糖浆状后取出，静置24小时，待沉淀下降后倾出上清液，再置锅中继续浓缩至一定程度，即可加入糖，搅拌至完全溶解后继续浓缩，使胶液浓缩至接近出胶，即开始"挂旗"时，搅拌加入黄酒。此时火力更要减弱，并强力搅拌，以促进水分蒸发并防止焦化。此时，锅底将产生较大气泡，如馒头状，俗称"发锅"，挑起胶液则黏附棒上呈片状而不坠落（也叫"挂旗"），胶液浓缩至无水蒸气逸出为度。但各种胶剂浓缩程度不同，如鹿角胶应防止"过老"，否则成品色泽不够光亮，易碎裂；而龟甲胶浓缩稠度应大于驴皮胶等，否则不易凝成胶块。因此，浓缩程度要适当，水分过多，成品在干燥过程中常出现四面高、中间低的塌顶现象。胶汁炼成后可加入油类，并强力搅拌使其分散均匀，以免出现小油泡。

5.凝胶与切胶 胶剂熬成后，趁热倾入已涂有油的凝胶盘内使其胶凝，即将胶汁凝固成块状。胶凝前将胶盘洗净，揩干，涂少量麻油，倾入热胶汁后置于 $8 \sim 12℃$ 的温度中，经 $12 \sim 24$ 小时，即可凝成胶块。胶汁凝固后可切成小片状，称为"开片"。手工操作时要求刀口平，一刀切成，以防出现重复刀口痕迹。大生产时可用机器切胶。

6.干燥与包装 胶片切成后，置于有干燥防尘设备的晾胶室内，放在胶床上，也可用竹帘分层置于干燥室内，使其在微风阴凉的条件下干燥。一般每48小时或 $3 \sim 5$ 天将胶片翻动一次，使两面水分均匀散发，以免成品发生弯曲现象。数日之后，待胶面干燥至一定程度，便装入木箱内，密闭闷之，使胶片内部分水分向外扩散，称为"闷胶"，也有称之为"伏胶"的。$2 \sim 3$ 天后，将胶片取出并用布拭去表面水分，然后再放入竹帘上晾之。数日之后，将胶片置于木箱中密闭 $2 \sim 3$ 天，如此反复操作 $2 \sim 3$ 次，即可达到干燥的目的。也可用纸包好置于石灰干燥箱中干燥，这样可以适当缩短干燥时间。另外，也可用烘房设备通风干燥的。

胶片充分干燥后，用微湿毛巾拭其表面，使之光泽，用朱砂或金箔印上品名，装盒。胶剂应贮存于密闭容器，置于阴凉干燥处，防止受潮、受热、发霉、软化、黏结及变质等；但也不可过分干燥，以免胶片碎裂。

（二）实例分析

例

阿胶（驴皮胶）

【处方】驴皮 50kg，冰糖 3.3kg，豆油 1.7kg，黄酒 1kg。

【制法】

（1）原料处理 将整张的驴皮置水池中，浸泡 $2 \sim 3$ 日，每日换水 $1 \sim 2$ 次。浸透后取出，用刀铲除所附肉及毛，然后切成 $20cm^2$ 左右的方块，置洗皮机中洗去泥沙，再置蒸球中，加投料量 1.5% ～ 2.5% 的碳酸钙, 2.7 倍量的水，焯皮加热 75 分钟左右至皮皱卷起，然后用水冲洗至中性，备煎胶用。

（2）煎取胶汁 上述蒸球中的驴皮经过处理后，加入驴皮量 1 倍的水以 0.08 ～ 0.15MPa 蒸气压力（表压）煎提 24 小时，每隔 1 小时排气 1 次，放出煎液。再如法煎提 3 ～ 5 次，每次煎提时间可逐渐缩短，直至充分煎出胶汁为止。

（3）滤过澄清 将各次煎取的胶汁用细筛趁热滤过，并将每次所得到的滤液加明矾沉淀处理，明矾用量为滤液量 0.1% 左右，先将明矾用水溶解后加入，搅拌均匀，静置数小时，待沉淀后，分取上层胶汁，再用板框压滤机滤过。

（4）浓缩收胶 将澄清的胶汁先用薄膜蒸发去除部分水分，再移至蒸汽夹层锅中，继续浓缩，不断搅拌，防止焦煳，随时打去浮沫，至胶液不透纸，相对密度为 1.25 左右时，加入豆油、冰糖，混合均匀，使不显油花，继续浓缩至"挂旗"，加入黄酒，搅拌、发锅，待无水气溢出时，倾入凝胶盘内，5 ～ 10℃ 放置，自然冷凝成胶坨。切片，干燥，即得。

【性状】本品为长方形或方形块，黑褐色，有光泽；质硬而脆，断面光亮，碎片对光照视呈棕色半透明；气微，味微甘。

【功能与主治】补血滋阴，润燥，止血。用于血虚萎黄，眩晕心悸，肌痿无力，心烦不眠，虚风内动，肺燥咳嗽，劳嗽咯血，吐血尿血，便血崩漏，妊娠胎漏。

【用法与用量】烊化兑服，3 ～ 9g。

【贮藏】密闭，置阴凉干燥处。

三、胶剂质量控制

（一）生产过程质量控制

胶剂在生产与贮藏期间应符合下列有关规定。

1. 胶剂所用原料应用水漂洗或浸漂，除去非药用部分，切成小块或锯成小段，再次漂洗。

2. 加水煎煮数次至煎煮液清淡为止，合并煎煮液，静置，滤过，浓缩。浓缩后的胶液在常温下应能凝固。

3. 胶凝前，可按各品种制法下规定加入适量辅料（如黄酒、冰糖、食用植物油等）。

4. 胶凝后，按规定重量切成块状，阴干。

5. 胶剂应为色泽均匀、无异常臭味的半透明固体。

6. 一般应检查总灰分、重金属、砷盐等。

7. 胶剂应密闭贮存，防止受潮。

（二）胶剂的质量检查

除另有规定外，胶剂应进行以下相应检查。

1. 水分　取供试品 1g，置扁形称量瓶中，精密称定，加水 2mL，置水浴上加热使溶解后再干燥，使厚度不超过 2mm，照水分测定法（通则 0832 第二法）测定，不得超过 15.0%。

2. 微生物限度　照非无菌产品微生物限度检查：微生物计数法（通则 1105）和控制菌检查法（通则 1106）及非无菌药品微生物限度标准（通则 1107）检查，应符合规定。

考纲摘要

1. 栓剂生产技术
（1）基础知识
（2）栓剂生产流程
（3）栓剂质量控制
2. 气雾剂生产技术
（1）基础知识
（2）气雾剂生产流程
（3）气雾剂质量控制
3. 膜剂生产技术
（1）基础知识
（2）膜剂生产流程
（3）膜剂质量控制
4. 胶剂生产技术
（1）基础知识
（2）胶剂生产流程
（3）胶剂质量控制

复习思考

一、选择题

（一）单项选择题

1. 有关栓剂的不正确表述是（　　　）
　A. 常温下固体
　B. 最常用的是肛门栓和阴道栓
　C. 甘油栓为局部作用

D. 栓剂给药不如口服方便

E. 直肠吸收比口服吸收干扰因素多

2. 下列属于栓剂水溶性基质的是（　　　）

A. 可可豆脂　　　　　　　B. 甘油明胶　　　　　　　C. 硬脂酸丙二醇酯

D. 半合成脂肪酸甘油酯　　E. 羊毛脂

3. 下列属于栓剂油脂性基质的是（　　　）

A. 甘油明胶　　　　　　　B. 泊洛沙姆　　　　　　　C. 聚乙二醇类

D. 司盘 40　　　　　　　　E. 可可豆脂

4. 目前，用于全身用的栓剂主要是（　　　）

A. 阴道栓　　　　　　　　B. 尿道栓　　　　　　　　C. 耳道栓

D. 鼻道栓　　　　　　　　E. 肛门栓

5. 下列关于膜剂概述叙述错误的是（　　　）

A. 含量准确

B. 起效快

C. 载药量大，适合于大剂量的药物

D. 根据膜剂的结构类型分类，有单层膜、多层膜（复合）与夹心膜

E. 膜剂系指药物与适宜成膜材料经加工制成的薄膜制剂

6. 下列为膜剂成膜材料的是（　　　）

A. 聚乙烯醇　　　　　　　B. 聚乙二醇　　　　　　　C. 交联聚维酮

D. 微晶纤维素　　　　　　E. 淀粉

7. 有关涂膜剂不正确的表述是（　　　）

A. 是一种可涂布成膜的外用胶体溶液制剂

B. 使用方便

C. 由药物、成膜材料和蒸馏水组成

D. 制备工艺简单，无须特殊机械设备

E. 常用的成膜材料有聚乙烯缩丁醛和火棉胶等

8. 下列关于气雾剂的特点错误的是（　　　）

A. 具有速效和定位作用

B. 由于起效快，适合心脏病患者使用

C. 药物可避免胃肠道破坏和肝脏首过作用

D. 可用定量阀门准确控制剂量

E. 由于容器不透光、不透水，所以能增加药物的稳定性

9. 气雾剂中的抛射剂有（　　　）

A. 氟氯烷烃　　　　　　　　B. 丙二醇　　　　　　　　C.PVP

D. 枸橼酸钠　　　　　　　　E. PVA

10. 胶剂的制备流程一般为（　　　　）

A. 原辅料选择→原辅料处理→胶凝→煎胶→切胶→干燥→包装

B. 原辅料选择→煎胶→胶凝→切胶→干燥→包装

C. 原辅料选择→原辅料处理→煎胶→滤胶→收胶→胶凝→切胶→干燥→包装

D. 原辅料选择→原辅料处理→收胶→滤胶→煎胶→胶凝→切胶→干燥→包装

E. 原辅料选择→原辅料处理→收胶→切胶→煎胶→滤胶→干燥→包装

11. 下列有关胶剂制法的论述，错误的是（　　　　）

A. 目前多采用蒸球加压煎煮法

B. 目前多采用蒸球减压煎煮法

C. 每次煎出的胶液，应趁热离心除杂

D. 煎煮时应保证胶质被充分煎出

E. 煎煮次数一般应当至煎煮液清淡为度

12. 胶剂制备过程中加入豆油、冰糖、黄酒的阶段为（　　　　）

A. 原辅料选择与处理　　　　B. 收胶　　　　　　　　C. 干燥

D. 煎胶　　　　　　　　　　E. 切胶

13. 阿胶的原料是（　　　　）

A. 猪皮　　　　　　　　　　B. 牛皮　　　　　　　　C. 羊皮

D. 驴皮　　　　　　　　　　E. 马皮

（二）配伍选择题

A. 热熔法　　　　　　　　　B. 塑制法　　　　　　　C. 滴制法

D. 涂膜法　　　　　　　　　E. 压罐法

1. 丸剂的制备方法是（　　　　）

2. 栓剂的制备方法是（　　　　）

3. 滴丸剂的制备方法是（　　　　）

（三）多项选择题

1. 膜剂的特点有（　　　　）

A. 无粉末飞扬　　　　　　　B. 成膜材料用量少　　　C. 载药量大

D. 可控释药　　　　　　　　E. 稳定性好

2. 膜剂可以采用下列哪些制备方法（　　　　）

A. 凝聚制膜法　　　　　　　B. 匀浆制膜法　　　　　C. 热塑制膜法

D. 复合制膜法　　　　　　　E. 乳化制膜法

3. 气雾剂的优点有（　　　）

    A. 能使药物直接到达作用部位

    B. 药物密闭于不透明容器中，不易被污染

    C. 气雾剂的生产成本较低

    D. 使用方便，尤其适用于 OTC 药物

    E. 可避免胃肠道的破坏作用和肝脏的首过效应

4. 胶剂制备中加油类辅料的目的是（　　　）

    A. 矫味作用

    B. 降低胶块的黏度

    C. 增加胶剂的透明度

    D. 沉淀胶液中的泥沙杂质

    E. 在浓缩收胶时，起消泡作用

5. 下列对膜剂的叙述，正确的有（　　　）

    A. 生产工艺简单，易于自动化和无菌操作

    B. 体积小，重量轻

    C. 药物含量不准确

    D. 可制成不同释药速度的制剂

    E. 制成多层膜剂可避免配伍禁忌

二、简答题

1. 叙述热熔法制备栓剂的工艺流程。

2. 简述匀浆制膜的工艺流程。

扫一扫，知答案

第四篇 中药制剂技术知识拓展

中药制剂新技术与新剂型

【学习目标】

知识目标

掌握固体分散体、β-环糊精包合物、微型包囊、脂质体、缓释制剂、控释制剂、靶向制剂的含义；β-环糊精包合物的制备方法。

熟悉固体分散技术、环糊精包合技术、微型包囊技术、脂质体制备技术在中药制剂中的应用。

了解固体分散体的制备、微型包囊的制备、脂质体的制备及缓释制剂、控释制剂、靶向制剂的制备方法及质量控制。

能力目标

能根据所给原料及用药目的设计制备工艺，能够准确地区分所学各种剂型的特点。

项目一 中药制剂新技术

一、固体分散技术

（一）固体分散技术的含义

固体分散技术是指将药物特别是难溶性药物高度分散于载体之中的一项分散技术。固体分散体是药物以分子、胶态、微晶等状态均匀分散在某一固态载体物质中所形成的分散体系。药物多为水难溶性，所用载体根据不同的目的，可以选择不同性质的高分子材料。再根据需要制成适宜剂型，如胶囊剂、片剂、软膏剂、栓剂、滴丸剂等。

（二）固体分散技术的特点

1. 生物利用度高 以水溶性高分子材料为载体，增加难溶性药物的溶解度和溶出速率，以提高药物的吸收和生物利用度，达到速释目的。

2. 速释、缓释和控释作用 同一种药物，用不同的载体制成固体分散体，其溶出度不同。用水难溶性载体制成固体分散体后，可产生缓释、控释作用；用肠溶性高分子材料作载体制成固体分散体后，可在小肠定位释药。

3. 掩蔽作用 固体分散体中的药物被载体包埋、吸附等作用掩蔽起来，与外界基本隔绝，能防止挥发性药物挥发，延缓药物水解、氧化，提高药物的稳定性；并能掩盖药物的不良气味及刺激性，减少药物的不良反应。

4. 固体化作用 固体分散体可以使液体药物固体化，以便于应用与贮存。

5. 易老化 固体分散体中药物分散状态的稳定性不高，长期贮存往往产生老化现象，导致溶出度降低。

（三）常用载体

1. 水溶性载体材料 如聚乙二醇（PEG）、聚维酮类（PVP）、表面活性剂、2-羟丙基-β-环糊精、有机酸类、糖类与醇类、尿素等。

2. 水不溶性载体材料 如乙基纤维素（EC）、含季铵基团的聚丙烯基树脂类、胆固醇、β-谷甾醇、棕榈酸甘油酯、胆固醇硬脂酸酯、巴西棕榈蜡及蓖麻油蜡等。

3. 肠溶性载体材料 如纤维素类、聚丙烯酸树脂类等。

（四）制备方法

1. 熔融法 将药物与载体材料混合均匀，加热至熔融，也可将载体加热熔融后，再加入药物搅拌使熔，然后将熔融物在剧烈搅拌下迅速冷却成固体，或将熔融物倾倒在不锈钢板上成薄膜，在板的另一面吹冷空气或用冰水使骤冷成固体。本法关键在于高温下的迅速冷却，在高的过饱和状态下，胶态晶核形成，而不致形成粗晶。

本法较简便、经济，适用于对热稳定的药物，多用熔点低或不溶于有机溶剂的载体材料，如 PEG 类、poloxamer、枸橼酸、糖类等。对受热易分解、升华及多晶型转换的药物，可采用减压熔融或充惰性气体的方法。对于不耐热的药物或载体不宜采用此法，以免分解、氧化。

2. 溶剂法 将药物和载体同时溶于有机溶剂中或分别溶于有机溶剂中后混匀，除去溶剂而得固体分散体。蒸发溶剂时，宜先用较高温度蒸发至黏稠时，突然冷冻固化。所用的载体既能溶于水，又能溶于有机溶剂。如甲基纤维素（MC）、PVP、半乳糖、甘露糖等。

本法制备的固体分散体分散性好，但使用有机溶剂，且用量较多，成本较高，且有时难于除尽。适用于熔点较高或不够稳定的药物和载体的固体分散体的制备。

3. 溶剂－熔融法　先用少量有机溶剂溶解药物，与熔融的载体混合均匀，蒸去有机溶剂，按熔融法冷却固化而得。

制备过程除去溶剂的受热时间短，产物稳定，质量好。适用于液态药物（鱼肝油，维生素 A、D、E 等），药物剂量须小于 50mg。凡适用熔融法的载体材料均可采用。

4. 研磨法　将药物与较大比例的载体材料混合后，强力持久地研磨一定时间，不需加溶剂而借助机械力降低药物的粒度，或使药物与载体材料以氢键相结合，形成固体分散体。研磨时间的长短因药物而异。常用的载体材料有微晶纤维素、乳糖、PVP 类、PEG 类等。

本法可用于工业化生产，但劳动强度大，费时费力，仅适用于小剂量的药物。

5. 喷雾（冷冻）干燥法　将药物与载体共溶于溶剂中，然后喷雾干燥或冷冻干燥，除尽溶剂，即得。

喷雾干燥法生产效率高，可连续生产。冷冻干燥法尤其适用于对热敏感的药物，稳定性好，但工艺费时，成本高。

6. 双螺旋挤压法　将药物与载体材料混合置于双螺旋挤压机内，经混合、捏制而成固体分散体，无须有机溶剂，同时可用两种以上载体材料，制备温度可低于药物熔点和载体材料的软化点，因此药物不易破坏，制得的固体分散体稳定。

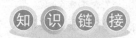

固体分散体的类型

1. 按药剂学释药性能进行分类，可分为速释型固体分散体和缓控释型固体分散体。

2. 按分散状态进行分类，可分为低共熔混合物、固体溶液、玻璃溶液或玻璃混悬液和共沉淀物。

二、β－环糊精包合技术

（一）环糊精包合的含义

包合技术是指使一种分子进入另一种分子空穴结构内，形成包合物的技术。包合物是一种分子被包藏在另一种分子空穴结构内具有独特形式的复合物，是一种非键复合物，由主分子和客分子组成分子囊。有包合作用的外层分子称为主分子，被包合到主分子空间中的小分子物质，称为客分子。主分子为包合材料，具有较大的空穴结构，足以将客分子（药物）容纳在内，形成分子囊。包合物中主分子与客分子的比例是非化学计量，主分子所提供的空穴数是关键。

环糊精包合技术是指以环糊精为主分子，包合某种客分子，形成包合物的技术。

（二）环糊精包合物的特点

环糊精包合物的特点有：①易吸收；②化学性质不变；③不良反应小；④无毒；⑤稳定。

（三）制备方法

1. 重结晶法或共沉淀法

（1）饱和水溶液法　即将环糊精饱和水溶液同药物或挥发油按一定比例混合，水溶性药物直接加入环糊精饱和水溶液中，难溶性药物可加少量丙酮或异丙醇等有机溶剂溶解，再加入环糊精饱和水溶液中。在一定温度和一定时间条件下充分搅拌或不断振荡，使客分子药物被包合，经过滤、洗涤、干燥即得环糊精的包合物。但在水中溶解度大的客分子，有一部分包合物仍溶解在溶液中不析出，可加入某些有机溶剂，使析出沉淀。将析出的固体包合物滤过，再用适当的溶剂洗净、干燥即得稳定的包合物。

（2）液－液包合法　将药材置于蒸馏瓶中，加水蒸馏，蒸馏液经冷凝后直接通入 β－环糊精饱和水溶液中，不断搅拌一定时间，使提取与包合同时进行，客分子药物被包合，然后滤过、洗涤、干燥即得。此法扩大了挥发油与 β－环糊精的接触面积，而使包合易于进行。

（3）气－液包合法　将药材置于蒸馏瓶中，加水加热蒸馏，蒸汽不经冷凝直接通入 β－环糊精饱和水溶液中，不断搅拌一定时间，即提取与包合同时进行，其操作同液－液包合法。

2. 研磨法　将环糊精与 2～5 倍量的水研匀，加入客分子化合物（水难溶性者先溶于少量有机溶剂中），充分研磨成糊状，低温干燥后，再用有机溶剂洗净，干燥即可。

3. 超声波法　饱和水溶液加入客分子药物溶解后，立即用超声波破碎仪或超声波清洗机选择合适强度，超声适当时间，以代替搅拌力，使客分子被包合，然后过滤、洗涤、干燥即可。此法简便、快捷。

（四）包合物常用的干燥方法

1. 喷雾干燥法　所制得包合物如果具有易溶于水、遇热性质又较稳定的特点，可选用喷雾干燥法干燥。其特点是干燥温度高，受热时间短，所得包合物产率高。减少了生产步骤，节省资源，适用于工业生产。

2. 冷冻干燥法　所制得包合物在冷冻过程中使其从溶液中析出，同时也利用低温冷冻的外界条件使其干燥，直接得到干包合物。在加热干燥时易分解、变色，也可采用冷冻干燥的方法。

3.真空减压干燥法　适用于加热条件下易分解、变色、变性的包合物。

三、微型包囊技术

（一）微囊的含义

微型包囊技术，简称微囊化，是指利用高分子材料为囊材，将药物作为囊心物包裹成微型胶囊（简称微囊）的技术。其中的高分子材料可以是天然的，也可以是合成的。药物可以是固体，也可以是液体。微囊即微型包囊，指利用天然的或者合成的高分子材料（囊材）作为囊膜壁壳，将固态或者液体药物（囊心物）包裹而成的药库型微囊。微球是指药物分子分散或被吸附在高分子材料载体中而形成的微粒分散系统。

（二）微囊的特点

微囊的特点有：①增加药物稳定性；②缓释或控释药物；③靶向性；④能改变药物的性状，还可减少复方制剂中某些药物的配伍禁忌等。但目前生产工艺不完善。

（三）制备方法

制备微囊的过程称为微型包囊术，简称微囊化。按制备原理分为三大类：物理化学法、物理机械法和化学法。

1.物理化学法　又称相分离法，是在芯料与囊材的混合物中（乳状或混悬状）加入另一种物质（无机盐或非溶剂或采用其他手段），用以降低囊材的溶解度，使囊材从溶液中凝聚出来而沉积在芯料的表面，形成囊膜，囊膜硬化后，完成微囊化的过程。微囊化步骤包括囊芯物的分散、囊材的加入、囊材的沉积和囊材的固化四步。

微囊化物理化学方法：单凝聚法、复凝聚法、溶媒-非溶媒法、改变温度法、液中干燥法。

（1）单凝聚法　在含有囊心物（药物）的亲水胶体（包囊材料）的亲水溶液中，加入强亲水性非电解质（如乙醇、丙酮）或中性电解质（如硫酸钠、硫酸铵溶液）作为凝聚剂，使亲水胶体在囊心物的微粒上发生凝聚而产生相分离形成微囊的方法。

（2）复凝聚法　利用两种聚合物在不同 pH 时电荷的变化（生成相反的电荷）引起相分离-凝聚，将分散的囊心物包裹成微囊的方法。复凝聚法是经典的微囊化法，它操作简便，容易掌握，适合于难溶性药物的微囊化。

（3）溶媒-非溶媒法　在某种聚合物（囊材）的溶液中，加入一种对该聚合物为非溶媒的液体（称非溶媒），引起相分离而将药物包成微囊。

（4）改变温度法　本方法不用加凝聚剂，通过控制温度成囊。如用白蛋白作囊材时，先制成 W/O 型乳状液，再升高温度将其固化；用乙基纤维素作囊材时可先在高温溶解，后降温成囊。

（5）液中干燥法　将药物分散于囊材溶液中，用挥发油或水作包囊介质（连续相），然后除去分散液滴中的溶媒引起相分离而将药物包封成微囊。溶媒可用加压、减压、搅拌、溶剂抽提或冷冻干燥等方法除去。

本法不需调节 pH 值，不需较高的加热条件，不必采用特殊的反应剂，因此对容易失活或变质的药物甚至易爆物，用本法包裹不会发生任何实质性的变化。

2. 物理机械法　在气相中进行微囊化，包括喷雾干燥法、喷雾凝结法、喷雾淀粉吸收干燥法、锅包衣法。

（1）喷雾干燥法　将囊心物分散在囊材溶液中，在惰性的热气流中喷雾、干燥，使溶解在囊材中的溶液迅速蒸发，囊材收缩成壳，将囊心物包裹。

（2）喷雾凝结法　将囊心物分散于熔融的囊材中，然后将此混合物喷雾于冷气流中，使囊材凝固成膜得到微囊。凡蜡类、脂肪酸和脂肪醇等，在室温为固体，但在高温下能熔融的囊材，均可采用。

（3）喷雾淀粉吸收干燥法　将囊心物分散到囊材溶液中，然后将混合物喷雾干燥于旋转的干淀粉中，微囊表面的水分被淀粉所吸收，筛出淀粉，即得微囊。此类囊材为水溶性的物质（明胶、阿拉伯胶、PEG 等）。

（4）锅包衣法　将囊材配成溶液，加入或喷入包衣锅内的固体囊心物上，形成微囊。在成囊过程中要将热空气导入包衣锅内除去溶剂。

3. 化学法　在溶液中单体或者高分子通过聚合反应或缩合反应，产生囊膜制成微囊。主要包括界面缩聚法、辐射交联法。

（1）界面缩聚法　先使连续相中的聚合物单体聚集在囊心物与连续相的界面上，然后单体再聚合成膜，或通过交联剂进行缩合反应在界面成膜而将囊心物包裹成微囊。

（2）辐射交联法　利用 ^{60}Co 产生 γ 射线的能量，使囊材交联、固化形成微囊，然后将微囊浸泡于药物的水溶液中，使其吸收，干燥水分即得含有药物的微囊。一般仅适用于水溶性药物，并需有辐射条件，故不易推广。

四、脂质体的制备技术

（一）脂质体的含义

脂质体又称为类脂小球或液晶微囊，是将药物包藏在类脂质双分子层形成的薄膜中间所得到的超微型球状小囊泡。根据所含双层磷脂膜层数，脂质体可分为单室和多室脂质体。单室脂质体只有一层类脂质双分子层结构，分为大单室脂质体（简称 LUVs，粒径 0.1～1μm）和小单室脂质体（简称 SUVs，粒径 0.02～0.08μm，又称为纳米脂质体），水溶性药物被一层类脂质双分子层囊壳所包藏，脂溶性药物则被分布在双分子层膜的夹层中。多室脂质体是由多层类脂质双分子层结构组成的，水溶性药物被各层类脂质双分子层膜分隔包藏，脂溶性药物则分布在各层类脂质双分子层中。经超声波分散制备的脂质体中，大部分是单室脂质体。

（二）脂质体的特点

脂质体的特点有：①具有靶向性；②具有缓释性；③可降低药物毒性；④能提高药物稳定性。

（三）制备方法

1. **薄膜分散法** 又称干膜（分散）法，系将磷脂、胆固醇等膜材溶于适量的氯仿或其他有机溶剂中，脂溶性药物可加在有机溶剂中，然后在减压旋转下除去溶剂，使脂质在器壁形成薄膜后，加入含有水溶性药物的缓冲溶液，进行振摇，则可形成大多层脂质体，其粒径范围 1 ～ 5μm。然后可用各种方法，如超声、振荡等分散薄膜法形成类脂膜，即可形成脂质体。

2. **溶剂注入法** 将类脂质和脂溶性药物溶于有机溶剂中（油相），然后把油相匀速注射到恒温在有机溶剂沸点以上的水相（含水溶性药物）中，混合后出现两相，搅拌挥尽有机溶剂，再乳匀或超声得到脂质体。制备方法简单，但粒径较大且不均匀。

3. **冷冻干燥法** 该法系将类脂质高度分散在水溶液中，加入冻干保护及冷冻干燥后，再分散到含药的水性介质中，形成脂质体。此法适于对热敏感药物脂质体的制备。冻结保护剂的选择有甘露醇、葡萄糖等。

4. **超声波分散法** 在薄膜分散法基础上，经超声波处理，制得均匀的单室脂质体。将水溶性药物溶于磷酸盐缓冲液中，加入磷脂，得到胆固醇与脂溶性药物共溶于有机溶剂的溶液，搅拌蒸发除去有机溶剂，残液以超声波处理，然后分离出脂质体，再混悬于磷酸盐缓冲液中，制成脂质体的混悬型注射剂。

5. **逆相蒸发法** 系将磷脂等膜材溶于有机溶剂（如氯仿、乙醚等），加入待包封药物的水溶液（水溶液：有机溶剂 =1∶3 ～ 1∶6）进行短时超声，直至形成稳定的 W/O 型乳剂。然后减压蒸发除去有机溶剂，达到胶态后，滴加缓冲液，旋转帮助器壁上的凝胶脱落，然后在减压下继续蒸发，制得水性混悬液，通过凝胶色谱法或超速离心法，除去未包入的药物，即得到大单层脂质体（200 ～ 1000nm）。

本法包载药物量大，体积包封率可大于超声波分散法 30 倍。适合于包封水溶性药及大分子生物活性物质，如各种抗生素、胰岛素、免疫球蛋白。

6. **二次乳化法** 指将少量水相与较多量的磷脂油相进行乳化（第 1 次），形成 W/O 的反相胶团，减压除去部分溶剂或不除去也可，然后加较大量的水相进行（第 2 次）乳化，形成 W/O/W 复乳，减压蒸发除去有机溶剂，即得脂质体。此法包封率为 20% ～ 80%。

7. **熔融法** 熔融法是将磷脂和表面活性剂加少量水相分散，胆固醇熔融后与之混合，然后滴入 65℃ 左右的水相溶液中保温制得。该法不使用有机溶剂，比较适合于工业化生产。

项目二　中药制剂新剂型

一、缓释、控释制剂

（一）缓释、控释制剂的含义

缓释制剂系指用药后能在较长时间内持续释放药物以达到长效作用的制剂。其中药物释放主要是一级速度过程。

控释制剂系指药物能在预定的时间内自动以预定速度释放，使血药浓度长时间恒定维持在有效浓度范围的制剂。

广义的控释制剂包括控制释药的速度、方向和时间，靶向制剂、透皮吸收制剂等都属于控释制剂的范畴。狭义的控释制剂则一般是指在预定时间内以零级或接近零级速度释放药物的制剂。

（二）缓释、控释制剂的特点

1. 给药次数减少　药效延长，给药次数减少，对半衰期短或需频繁给药的药物，可改善患者的顺应性。

2. 血药浓度平稳　由于缓、控释制剂在体内持续释放药物，避免了血药浓度的峰谷现象，可降低毒副作用及某些药物对胃肠道的刺激性，增加药物治疗的稳定性，提高疗效。

3. 其他　生产成本高，容易产生体内药物的蓄积，并且在随机调节剂量方面受到限制。

（三）缓释、控释制剂的分类

1. 按给药途径分类

（1）经胃肠道给药的缓释制剂　包括片剂（包衣片、骨架片、多层片等）、丸剂、胶囊剂（肠溶胶囊、药树脂胶囊、涂膜胶囊）等。

（2）不经胃肠道给药的缓释制剂　包括注射剂、栓剂、膜剂、植入剂等。

2. 按制备工艺分类　可分为骨架缓释制剂、薄膜包衣缓释制剂、缓释乳剂、缓释微囊剂、注射用缓释制剂、缓释膜剂、其他缓释制剂等。

（四）缓释制剂、控释制剂的制备

目前常见的缓释、控释制剂有骨架型片剂、胃滞留型片剂、渗透泵型片剂和包衣缓释制剂等。

1. 骨架缓释片　是指将药物和一种或多种骨架材料及其他辅料，通过制片工艺而成型的片状固体制剂，其组成主要是药物与骨架材料。为便于成型、制片，尚需加入一些黏合剂、润湿剂、润滑剂、致孔剂、表面活性剂等辅料。

2. 不溶性骨架缓释片　是指用不溶于水或水溶性很小的高分子聚合物或无毒塑料与药物混合制成的骨架片。常用的材料有惰性无毒塑料（如聚乙烯、聚氯乙烯、聚丙烯等）、聚硅氧烷、乙基纤维素、乙烯－醋酸乙烯共聚物和聚甲基丙烯酸甲酯（PMMA）等。药物以水溶性的为宜，如水溶性较差，应考虑加入致孔剂等辅料。制备方法是将缓释材料粉末与药物混匀直接压片。

3. 生物溶蚀性骨架缓释片

（1）材料　这类片剂由不溶解但可溶蚀的蜡质材料制成，如蜂蜡、巴西棕榈蜡、硬脂醇、硬脂酸、聚乙二醇、氢化蓖麻油、单硬脂酸甘油酯、软脂酸甘油酯、三硬脂酸甘油酯、聚乙二醇单硬脂酸酯等。药物随着骨架材料的逐渐溶蚀而释放出来。

（2）制备工艺　将药物与辅料直接加入熔融的蜡质中，温度控制在略高于蜡质熔点即可，约90℃，熔融的物料铺开冷凝、固化、粉碎，或者倒入一旋转的盘中使成薄片，再磨碎过筛形成颗粒。在没有加附加剂的情况下，药物释放延长，并为非线性，若加入PVP或聚乙烯月桂醇醚，则表现为零级释放。

4. 亲水凝胶骨架缓释片

（1）定义　其骨架材料是指遇水或消化液膨胀，形成凝胶屏障而控制药物溶出的亲水性高分子聚合物。

（2）骨架材料　主要包括天然胶类：海藻酸钠、琼脂、西黄芪胶等；纤维素衍生物：甲基纤维素（MC）、羟乙基纤维素（HEC）、羟丙基纤维素（HPMC）、羧甲基纤维素钠（CMC-Na）；非纤维素多糖：脱乙酰壳多糖、半乳糖甘露聚糖；乙烯聚合物和丙烯酸树脂：聚乙烯醇（PVA）、卡波姆（Carbormer）。

（3）制备工艺　采用直接压片或湿法制粒压片。

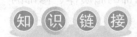

缓释制剂释药原理

　　缓、控释制剂主要有骨架型和贮库型两种。药物以分子或微晶、微粒的形式均匀分散在各种载体材料中，则形成骨架型缓、控释制剂；药物被包裹在高分子聚合物膜内，则形成贮库型缓、控释制剂。两种类型的缓、控释制剂所涉及的释药原理主要有溶出、扩散、溶蚀、渗透压或离子交换作用。

二、靶向制剂

（一）靶向制剂的含义

靶向制剂又称靶向给药系统（TDS），是指通过载体将药物浓集于特定的组织、器官、细胞或细胞内结构的给药系统。其意义是提高药物疗效，降低毒副作用，提高药品的安全性、有效性、可靠性和患者的顺从性。

（二）靶向制剂的特点

靶向制剂最突出的特点是能将治疗药物最大限度地运送到靶区，使治疗药物在靶区浓度超出传统制剂的数倍乃至数百倍，治疗效果明显提高。同时，由于药物的正常组织分布量较传统制剂减少，药物的毒副作用和不良反应会明显减轻，达到高效低毒的治疗效果。

（三）靶向制剂的分类

1. 按释药情况分类

（1）一级靶向制剂 指进入靶部位的毛细血管床释药的靶向制剂。

（2）二级靶向制剂 指药物进入靶部位的特殊细胞（如肿瘤细胞）释药，而不作用于正常细胞的靶向制剂。

（3）三级靶向制剂 指药物作用于细胞内的一定部位，如药物与受体形成复合物，经受体介导进入细胞释放药物的靶向制剂。

2. 按靶向传递机制分类

（1）被动靶向制剂 又称自然靶向制剂，是指载药微粒被单核－巨噬细胞系统的巨噬细胞摄取，经过正常生理过程转运到肝、脾等器官，很难达到其他部位。乳剂、脂质体、微球和纳米粒等都可以作为药物载体而制成被动靶向制剂。

（2）主动靶向制剂 是用修饰的药物载体作为"导弹"，将药物定向地运送到靶区浓集发挥药效的制剂。主动靶向制剂包括修饰的药物载体制剂（包括修饰的脂质体、修饰的微粒、修饰的纳米粒）、前体药物制剂。

（3）物理化学靶向制剂 采用某些物理和化学方法使靶向制剂在特定部位发挥药效的制剂。包括磁性靶向制剂、栓塞靶向制剂、热敏靶向制剂、pH敏感的靶向制剂。

（四）靶向制剂的制备

1. 靶向乳剂的制备 将配方中油溶性成分配成油溶液，水溶性成分配成水溶液，一次加入适当的亲水性和亲油性乳化剂，通过组织捣碎、匀化和超声处理，即得复乳。但成品的稳定性不易掌握，且分散相与连续相的药物分布不易控制。

2. 磁性靶向制剂的制备 首先制备超细磁流体：取一定量的 $FeCl_3$ 和 $FeCl_2$ 分别溶于适量蒸馏水中，滤过。滤液混合，用蒸馏水稀释至一定量，搅匀，加入适量分散剂，置

3000mL 烧杯中，将烧杯置超声波清洗器中，在搅拌速度 1500r/min 下，加温 40℃，用 6mol/L NaOH 溶液适量滴到烧杯中，滴速 5mL/min，反应结束后，在继续搅拌下 40℃ 保温 30 分钟。将混悬液置于磁铁上强迫磁性氧化铁粒子沉降，倾去上清液，加入分散剂适量，搅匀，在超声清洗器中处理 20 分钟，直径 1μm 的筛滤过，得黑色胶体溶液，所得胶体溶液为含磁感应物 $FeO \cdot Fe_2O_3$ 复合物的流体，称磁流体。磁流体亦可进一步转化为 $FeO \cdot Fe_2O_3$，由粒径在 2～15nm 范围的超细球形粒子组成，经真空干燥可得固体。

磁性微球的制备：一步法是在成球前加入磁性物质，聚合物将磁性物质包裹成球；两步法是先制成微球，再将微球磁化。

磁性纳米粒制备方法就是在水溶液中加入超细磁流体。

3. **靶向微球的制备** ①乳化加热固化法：用蛋白遇热变性的性质制备微球。将含药白蛋白水溶液用植物油（蓖麻油、棉籽油等）乳化成 W/O 型乳浊液，另取油加热至 120～180℃，在搅拌下将上述初乳加入到热油中，继续搅拌使白蛋白乳滴固化，分离、洗涤即得。②交联固化法：是指药物与载体溶液混合后，将其分散在互不混溶的介质中，利用带有氨基的高分子材料易和其他化合物相应的活性基团发生反应，在交联剂作用下交联制得微球，材料中含有的氨基和交联剂中的醛基发生缩合而使微球固化。用作载体的材料包括明胶、壳聚糖和蛋白类等可生物降解的高分子聚合材料，交联剂主要是戊二醛、甲醛等。③挥发溶媒法：将药物与基质分散于有机溶媒中，再在搅拌下逐滴加到含适当浓度的高分子溶液中，使成 O/W 型乳浊液。挥发有机溶媒，洗涤、干燥得微球。本法制备微球时须注意残留有机溶媒量的控制。④喷雾干燥法：是将药物分散在可降解生物材料的溶液中，用喷雾法将此混合物喷入热气流中，使产生的液滴在短暂的热空气冲击下干燥固化得到微球。目前喷雾干燥法已经应用于白蛋白、壳聚糖等天然高分子材料的制取。

4. **靶向脂质体的制备** 详见脂质体的制备。

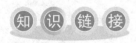

靶向制剂的作用机制

靶向制剂的作用机制与特点：靶向制剂的作用机制是将药物包裹或嵌入液晶、液膜、脂质、类脂蛋白及生物降解高分子物质中，制成微粒、复合型乳剂、脂质体等各种类型的胶体或混悬系统，通过多种给药方式，这些微粒选择性地聚积于肝、脾、淋巴等部位释放而发挥疗效。

口服结肠靶向释药系统（OCDDS）是通过适当的方法，使药物经口服后避免在胃、十二指肠、空肠和回肠前端释放，而是运送至回盲肠后释放并发挥局部

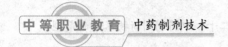

或全身疗效的一种新型给药系统。

靶向制剂可以提高药物的溶出度和稳定性，增加药物对靶区的指向性，降低对正常细胞的毒性，使药物具有药理活性的专一性，减少剂量，提高药物的生物利用度，适于临床运用。

三、前体药物制剂

（一）前体药物制剂的含义

前体药物制剂是将一种具有药理活性的母体药物导入另一种载体基团（或与另一种作用相似的母体药物相结合），形成一种新的化合物（如复盐或络盐、酯类等），在人体中通过生物转化，释放出母体药物而呈现疗效。近年来，在创造新药物制剂过程中发现，有一些确有良好疗效的药物，由于它们的理化性质不符合要求（如溶解度太小，甚至在一般注射剂中根本不溶解，或即使溶解但达不到所需的浓度等）或稳定性和吸收不够理想，或有刺激性、不愉快嗅味，或有严重的毒副作用，以致无法用于临床，甚至被淘汰。有时需要延长药物的作用时间，延缓耐药菌产生的时间，或制成靶向性制剂等。为了克服以上这些缺点或达到缓释靶向或延缓耐药的目的，可通过制剂加工或对其化学结构进行适当的改造（这些结构改造工作大多也在制剂配制过程中进行），使母体药物的理化性状及其在机体内的运动过程（如吸收、分布、代谢、排泄等）都有所改善。

（二）前体药物制剂的特点

前体药物制剂的作用特点主要有以下几个方面：①产生协同作用，扩大临床应用范围；②改善药物吸收，提高血药浓度；③延长作用时间；④降低毒副作用；⑤增加药物的溶解度；⑥增加药物的稳定性。

考纲摘要

1. 基本知识
中药制剂新技术、新剂型的含义、特点
2. 中药制剂新技术、新剂型的制备
（1）固体分散技术、β-环糊精包合技术、微型包囊技术及脂质体制备方法
（2）缓释制剂、控释制剂的制备，靶向制剂的制备
3. 中药制剂新技术、新剂型的质量检查：质量检查项目

复习思考

一、选择题

（一）单项选择题

1. 组成 β-环糊精的葡萄糖分子数是（　　　）

    A. 5个   B. 6个   C. 7个

    D. 8个   E. 9个

2. 下列有关微型胶囊制备方法的叙述，不正确的是（　　　）

    A. 以明胶为囊材时，加入甲醛进行固化

    B. 化学的特点是不需加凝聚剂

    C. 制备方法有物理化学法、物理机械法和化学法三类

    D. 单凝聚法属于化学法

    E. 复凝聚法利用具有相反荷的高分子材料作囊材

3. 下列有关缓释制剂特点的叙述，不正确的是（　　　）

    A. 避免血药浓度出现峰谷现象

    B. 可保持平稳的血药浓度

    C. 可减少服药次数

    D. 可在较长时间内持续释药

    E. 药物以零级反应速率释药

4. 主动靶向制剂在体内主要浓集于（　　　）

    A. 脾   B. 肝   C. 骨髓

    D. 肝脾骨髓   E. 肝脾骨髓以外的部位

5. 下列有关脂质体的叙述，不正确的是（　　　）

    A. 可用薄膜分散法制备脂质体

    B. 进入人体内可被巨噬细胞作为异物而吞噬

    C. 水溶性药物在多层脂质体中包封量最大

    D. 结构为类脂质双分子层

    E. 可分为单室脂质体和多室脂质体

（二）多项选择题

1. 固体分散体制备时，常用的水溶性载体有（　　　）

    A. 表面活性剂   B. 乙基纤维素   C. 聚维酮类

    D. 胆固醇   E. 聚乙二醇类

2. 靶向制剂分为（　　　）

    A. 主动靶向制剂   B. 定时靶向制剂   C. 物理化学靶制剂

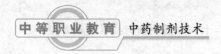

D. 定位靶向制剂　　　　E. 被动靶向制剂

二、简答题

1. 简述制备微囊的方法。

2. 简述固体分散体的制备方法。

扫一扫，知答案

项目二十一

中药制剂稳定性

【学习目标】

知识目标

掌握影响药物制剂稳定性的因素，提高药物制剂稳定性的措施。

熟悉药物制剂稳定性的考核办法。

了解固体制剂的稳定性。

能力目标

能解释药物制剂制备和储存中药物不稳定因素及稳定化方法。

项目一　基础知识

一、研究中药制剂稳定性的意义

有效性、安全性和稳定性是保证药物制剂质量的三大基本要求，而稳定性又是保证有效性和安全性的重要基础。药物制剂的稳定性包括化学稳定性、物理稳定性与生物稳定性。药物制剂在制备和贮存过程中，因受温度、水分、光线、微生物等因素的影响，可发生变质。中药制剂的稳定性研究可以揭示药剂质量变化现象的实质，探讨影响药物制剂稳定性的因素，并采取相应措施避免或延缓制剂变质，确定药物有效期，保证药物的质量。

中药制剂稳定性的问题已经引起广泛的重视，通过对某些中药制剂理化指标对照测定的研究，认识到中药制剂同样存在有效期问题。制剂稳定性是中药制剂质量的重要评价指标之一。

制剂的稳定性也是新药研究的一项重要内容，是核定药物制剂有效期的主要依据，也是合理组方和生产工艺设计的重要参数。药品注册申请时必须申报有关稳定性试验资料。

二、中药制剂稳定性的研究范围

中药制剂的原料主要来源于生物体（植物或动物），本身存在许多不稳定因素，加上外界环境因素的影响，常会加速质量变化。因此，中药制剂稳定性的研究范围可归纳为以下几个方面。

1. 化学稳定性变化　指药物由于发生水解、氧化、聚合等化学反应而使药物降解，引起含量（或效价）降低、色泽变深、产生气体或其他新的物质，导致制剂变质。

2. 物理学稳定性变化　指制剂的物理性状发生变化，如散剂的吸湿，片剂的崩解时间延长，挥发油的逸散，混悬液中的微粒沉降、结块，乳浊液的分层、破裂等。制剂物理性能的变化，不仅使药剂原有质量下降，而且还可以引起化学变化和生物学变化。

3. 生物学稳定性变化　指中药制剂受微生物污染，使产品分解发霉、腐败、变质或微生物总数超标。另外，某些药材的自身活性酶对活性成分也会产生催化酶解作用。

三、中药制剂稳定性的化学动力学基础

（一）药物化学降解反应

药物的化学降解反应级数有零级、一级、二级及分数级等多种。多数制剂的分解可按零级、一级和伪一级反应处理。零级、一级反应药物浓度随时间变化的方程分别为：

$$C = kt + C_0 \qquad （零级反应）（21-1）$$

$$\lg C = -\frac{kt}{2.303} + \lg C_0 \qquad （一级反应）（21-2）$$

式中，C_0 为起始浓度，t 为时间，C 为经过 t 时间后反应物的浓度，k 为反应速度常数。

（二）药物化学降解反应的影响因素

影响药物化学降解反应速度的因素有药物浓度、温度、pH 值、水分、光线等。在制剂稳定性研究中，将药物含量降低 50% 所需的时间称为半衰期，用 $t_{1/2}$ 表示；药物含量降低 10% 所需的时间称为有效期，用 $t_{0.9}$ 表示。

一级反应的有效期和半衰期按以下公式计算。

$$t_{0.9} = \frac{0.1054}{k} \qquad （21-3）$$

$$t_{1/2} = \frac{0.693}{k} \qquad （21-4）$$

由式 21-3 和式 21-4 可知，一级反应的有效期和半衰期与制剂中药物的初浓度无关，而与速度常数 k 值成反比。

项目二 影响中药制剂稳定性的因素与稳定化措施

一、影响中药制剂稳定性的因素

（一）化学结构

药物的化学结构不稳定是药物发生降解的最根本原因，不同化学结构的药物，具有不同的理化性质，而具有不同的稳定性。药物的变质、失效，大多是因为药物发生化学变化，主要是水解反应和氧化反应，也有其他反应如异构化、脱羧聚合等。

（二）温度

一般来说，温度升高，反应速度加快。根据 Van't Hoff 经验规则，温度每升高 10℃，反应速度增加 2～4 倍，这只是一个粗略的估计。而 Arrhenius 指数定律则可以定量地描述温度与反应速度常数之间的关系，反应速度常数的对数与热力学温度的倒数呈线性关系，其斜率为负值，即随着温度升高，反应速度加快。

（三）pH

pH 通常对反应速度影响很大，液体制剂通常在一定的 pH 范围内保持一定的稳定性。酸或碱可使制剂的化学反应速度加快，即发生催化作用，可以促进水解或氧化反应，对药物的稳定性影响很大。药物因受 H^+ 或 OH^- 催化水解的反应，称为专属酸、碱催化反应。调节 pH 可改变这种化学反应的速度常数 K_o，通过测定不同 pH 的 K 值，可以计算出药物最稳定的 pH。

（四）水分

水是药物制剂化学反应的必要媒介，在没有水存在的情况下，很多反应都会停止，微量的水分即可加速药物的水解。固体药物暴露于空气中，表面吸附水分，形成肉眼不易觉察的液膜而溶解药物，降解反应就在液膜中进行。当药物在水中发生水解而水量又不足以全部溶解时，单位时间内药物降解的量与含水量成正比。

$$d = k_0 V \tag{21-5}$$

式中，d 为药物一日的降解量；k_0 为表观零级速度常数；V 为固体药物中水的体积。

固体药物的吸水程度与药物性质和空气的相对湿度有关。相对湿度系指在相同条件下空气中实际水蒸气压与饱和水蒸气压之比，一般以百分比数表示。当提高相对湿度到某一值时，吸湿量迅速增加，此时的相对湿度称为临界相对湿度（CRH）。临界相对湿度是药物吸湿与否的临界值。一般固体药物的临界相对湿度越低，越容易吸潮。

（五）光线

光是一种辐射能，光线波长越短，能量越大。光可以提供化学反应发生所需的活化能。利用光能激活而发生的化学反应称为光化反应。光线照射可导致和加速很多药物的氧化、水解、聚合等反应。

药物暴露在日光下，通常可引起光化反应。其中紫外线波长短，能量大，较易激发光化反应。光化反应的发生一般是由于吸收了波长 290 ～ 450nm 的光线（紫外线和可见光中的紫光、蓝光）而引起的。进行光照稳定性试验所用光源，波长必须在 290 ～ 450nm 这一范围。可在普通贮存的光照条件下进行留样观察，或在人工强光源照射下进行光照加速试验。日光中的紫外线在通过大气层时，由于散射和被吸收损失很多，能够到达地面的不足 40%。光化反应的速率主要与药物的结构有关，例如酚类的药物、含双键的药物等易发生光化反应。

（六）金属离子

金属离子常是某些药物自动氧化反应的催化剂。制剂中微量金属离子来源甚广，可来自原辅料、包装容器，以及制备过程中使用的器械、设备等，所以含易氧化药物的制剂应尽可能地避免与金属器械接触，并严格控制原辅料的质量。

（七）包装材料

1. 玻璃 玻璃的理化性质稳定，不透气，不易与药物反应。但玻璃会释放出碱性物质或脱落不溶性玻片于药液中。若减少玻璃中碳酸钠含量，提高二氧化硅、氧化二硼等氧化物含量制成硼硅酸盐玻璃，则可减轻上述现象的发生。玻璃容器中灌满稀盐酸溶液后再蒸煮适当时间，可改善玻璃的表面性质，减少碱性物质的溶出及脱片现象。但若处理条件过分剧烈，如酸性太强，温度过高，蒸煮时间过久，又会破坏玻璃表面原有的致密结构。若以水蒸气加热，可用二氧化硫处理，则玻璃表面的抵抗性能可明显提高。碱性水溶物可显著脱片现象主要由玻璃的类型决定，非硼硅酸盐玻璃经热压灭菌后，容易发生脱片，而硼硅酸盐玻璃却要在比通常热压灭菌更高的温度下才会出现脱片现象。脱片现象也与盛装的药液有关，盛装磷酸钠、枸橼酸钠、酒石酸钠及其他钠盐溶液的玻璃容器特别容易脱片。

棕色玻璃能阻挡波长小于 470nm 的光线透过，减轻药剂的光化反应，所以棕色玻璃瓶适宜于盛装对光线敏感的制剂。

2. 塑料 塑料系聚氯乙烯、聚苯乙烯、聚乙烯、聚丙烯等高分子聚合物的总称。由于塑料易于成形、性质稳定、质轻、遮光、密封等，制剂采用塑料为包装材料者日益增多。塑料中往往含有增塑剂、防老剂等附加剂，应进行有关试验，证明塑料及其附加剂对制剂没有影响方能用作制剂的包装。塑料存在下列缺点：

（1）透气性 空气（包括水分、氧、二氧化碳等）可透过塑料进入包装内部，塑料容器中的水分和气体也可以透过塑料而逸散。

（2）泄漏与吸附 塑料中的单体和低聚物或附加剂可泄漏到溶液中去，溶液中的药物也可被吸附于塑料壁。

（3）理化反应　若使用不当，塑料容器和药剂都发生理化反应。如乳剂装于塑料容器中时，透过塑料的氧气可使油相氧化，使容器与乳剂都变质。

3. 金属　金属容器密封性能好，药物不易受污染，但易被酸性物质、氧化剂腐蚀。在锡的表面涂乙烯或纤维素漆薄层，可增加锡的抗腐蚀性能。铝的表面涂环氧树脂层可耐腐蚀。锡管、铝管或搪锡的铅管可作为软膏剂、眼膏剂的包装材料，铝箔、锡箔常用作固体制剂的包装材料。

4. 橡胶　橡胶主要用作瓶塞、垫圈、滴头等，在生产输液时橡胶塞用量最大。橡胶成形时常加入硫化剂、填充剂、防老剂等附加剂，故橡胶与药液接触时，其中附加剂可能被药液浸出而污染药液，这是药液中出现"小白点"的主要原因。将胶塞经水煮热压灭菌后，其中的一些成分可被水浸出而溶于水中，洗净后可减少这种现象的发生。

橡胶具吸着作用，抑菌剂可能被橡胶吸附，并进入橡胶内部，导致抑菌剂浓度降低。因此可预先将橡胶塞浸于浓度较高的抑菌剂溶液中一定时间，使吸附至饱和后再使用。此外，用聚四氟乙烯涂于橡胶塞表面，可以防止橡胶的吸着作用，同时防止橡胶中成分溶入药液中。

包装材料的选用，可以通过"装样试验"，即将产品置于包装材料中，经长期的贮藏试验，或在较为剧烈的环境条件下试验，如选择高温、高湿、强光线进行"超常加速试验"，比较其结果，然后决定选用何种包装材料。

二、中药制剂稳定化的措施

（一）调节 pH

pH 可影响药物的水解，具有酯和酰胺结构的药物较易水解，酯和酰胺在中性或弱酸性时较稳定，强酸或碱性均可催化其水解。在碱性环境条件下，pH 越高，水解速度越快。同样 pH 也影响药物的氧化，通常药物在 pH 较低时，相对较稳定。为了防止药物的水解或氧化，可查阅资料或通过试验，找出药物最稳定的 pH，再用酸（碱）或适当的缓冲剂调节，使溶液保持在最稳定的 pH 范围。

（二）降低温度

温度升高，药物的化学反应速度加快，所以降低温度有利于药物的稳定。对于稳定性较差的药物，在保证完全灭菌的条件下，可适当降低灭菌温度或缩短灭菌时间，以减少在灭菌过程中药物被水解或氧化。

在中药制剂的制备过程中，必须考虑温度对药物稳定性的影响，例如提取、浓缩、干燥、灭菌等过程中，有效成分可能受热易分解，特别是对热敏感的药物，通常在低温甚至在冷冻条件下进行制备和贮存。因此，制订合理的工艺条件，降低温度和缩短受热时间，可减少药物的化学降解。部分药物制剂贮存于低温环境，既可减缓成分降解速度，又可抑制微生物生长，也是提高制剂生物稳定性的重要措施。

（三）降低湿度

水分可以被固体制剂吸收，固体制剂吸湿后会结块，流动性降低，潮解，进一步可能发霉、水解、变质等。为避免吸湿引起固体制剂含水量增加，可增强环境空气流通或在室内安装空气除湿机，以降低空气湿度。固体制剂进行防湿包衣和防湿包装，也是经常采用的有效措施。

（四）避光

对光敏感的药物，光能激发其光化反应，影响最大的是紫外线。对光敏感的制剂，在制备的全部过程中，应严格避免光照射，可用黑布遮窗，必要时日光灯用红色玻璃纸包裹。对光敏感的制剂，应选用适宜的遮光容器包装，使其免受光线照射。无色玻璃无遮光性能，而棕色玻璃具有良好的遮光性能，并且随着玻璃厚度的增加，透光率降低。橙色和褐色软胶囊有较好的遮光性能，塑料瓶亦有一定的遮光性能。

（五）充入惰性气体

空气中的氧进入制剂的主要途径，一是水中溶解有一定量氧气（25℃，5.75mL/L），二是容器空间的空气中含有氧气，这些氧气与药物直接接触，引起药物氧化变质。

充入惰性气体可以驱逐氧气，在水中通入 CO_2 至饱和，残存在水中的氧为 0.05mL/L，通入氮气至饱和，残存在水中的氧为 0.36mL/L，CO_2 在水中的溶解度大于氮气，驱氧效果比氮气好。实际生产中可将 CO_2 直接通入药液中，并在灌装药液后再通入容器中，以驱逐药液中和液面上的氧气。药液中通入 CO_2 10mL，几乎可将氧气全部除去。通气效果可用测氧仪测定残余氧气量来检查。

但二氧化碳是酸性氧化物，可以改变某些药液的 pH，并可使某些钙盐产生沉淀，所以应用时需注意选择。

（六）加入抗氧剂

抗氧剂本身大多为强还原剂，当与药物同时存在时，抗氧剂首先被氧化，逐渐被消耗，从而防止或延缓药物的氧化，抗氧剂的用量通常为 0.05%～0.2%。枸橼酸、酒石酸、磷酸等能增强抗氧剂的效果，通常称为协同剂。

常用的抗氧剂可分为水溶性和油溶性两大类，可根据制剂的类型、药液的酸碱性来选用。焦亚硫酸钠、亚硫酸氢钠常用于弱酸性药液；亚硫酸钠、硫代硫酸钠则用于偏碱性的药液。近年来，氨基酸类抗氧剂颇受重视，其优点是毒性小、本身不易变色，但价格较贵。另外，维生素C、维生素E也分别在水溶性及油溶性药液中使用。

（七）加入金属络合剂

金属离子主要有 Cu^{2+}、Fe^{3+}、Pb^{2+}、Mn^{2+} 等，微量金属离子可以加快药物的自动氧化反应速度。金属离子可来自原料、辅料、溶剂、制药机械及包装材料，例如棕色玻璃瓶中的铁可逐渐释放到药液中。

药液中加入金属络合剂"依地酸钠"（即乙二胺四乙酸二钠，简写为 EDTA），可与金属离子形成在水中可溶但几乎不解离的螯合物，从而消除了金属离子对药物氧气的催化作用。由于药液中可能存在的金属离子的量甚微，所以络合剂的习惯用量仅为 0.005% ~ 0.5%。

（八）改变溶剂

在水溶液中易水解的药物，可采用适当浓度的乙醇、丙二醇、甘油等极性较小（即介电常数较低）的溶剂，全部或部分代替水，以减慢药物的水解。

（九）改进制剂工艺

1. 制成干燥固体　对于易水解的药物，可考虑制成片剂、胶囊剂、颗粒剂等固体剂型；供注射用的可将中药提取液滤过，冷冻干燥，制成注射用的中药粉针剂，如注射用双黄连针剂。

2. 固体制剂包衣　中药片剂、丸剂等固体制剂通过包衣可降低吸湿性。目前广泛应用的为糖衣，但其抗潮性能差，易发生粘连、开裂。甲基丙烯酸树脂和羟丙基纤维素薄膜衣抗潮性能较好，是目前较理想的包衣材料。

3. 环糊精包合　当药物分子被包合在环糊精分子的空穴中，形成一种非键的复合物，隔绝了药物分子与周围环境的接触，可防止药物氧化、水解或挥发性药物挥发损失。

（十）制备前体药物

将具有活性的母体药物，引入另一种基团，形成一种无活性的衍生物，这种衍生物给药后在体内经过生物转化（酶的作用），又转化为母体药物发挥药效，这种无活性的衍生物称为前体药物。如将某些药物制成盐类、酯类、酰胺类和高熔点衍生物，可以提高药物的稳定性。例如，鱼腥草素易发生聚合反应而失效，将其制成鱼腥草素亚硫酸氢钠加成物后，稳定性增加，进入体内后，转化为鱼腥草素而发挥疗效。

项目三　中药制剂稳定性考察方法

一、稳定性试验的基本要求

稳定性试验的目的是考察中药制剂在温度、湿度、光线的影响下随时间变化的规律，为药品的生产、包装、贮存、运输条件提供科学依据，同时通过试验建立药品的有效期。

实验基本要求：

（1）稳定性试验包括影响因素试验、加速试验和长期试验。影响因素试验用 1 批制剂进行，加速试验与长期试验要求用 3 批制剂进行。

（2）制剂应为放大工艺产品，其处方与工艺应与大生产一致。药物制剂如片剂、胶囊剂，每批放大试验规模，片剂至少应为 10000 片，胶囊剂至少应为 10000 粒。大体积包装的制剂如静脉输液等，每批放大规模的数量至少应为各项试验所需总量的 10 倍。特殊品种、特殊剂型所需数量，根据情况另定。

（3）制剂质量标准应与临床前研究、临床试验和规模生产所使用的制剂质量标准一致。

（4）加速试验与长期试验所用制剂的包装应与上市产品一致。

（5）药物稳定性试验应采用专属性强、准确、精密、灵敏的药物分析方法。

（6）对最初通过验证的 3 批规模生产产品仍需进行加速试验和长期试验。

二、稳定性的测定方法

（一）加速试验

1. 药典法

（1）试验目的　通过加速药物制剂的化学或物理变化，探讨药物制剂的稳定性，为处方设计、工艺改进、质量研究、包装改进、运输、贮藏提供必要的资料。

（2）试验方法　取 3 批制剂，按市售包装，在温度 40℃ ±2℃、相对湿度 75%±5% 的条件下放置 6 个月。在试验期间第 1 个月、2 个月、3 个月、6 个月末分别取样一次，按照稳定性重点考察项目检测。

在上述条件下，如 6 个月内供试制剂稳定性试验检测项目不符合质量标准相关规定，则应在中间条件（温度 30℃ ±2℃、相对湿度 65%±5%）下加速试验 6 个月。

溶液剂、注射剂等含有水性介质的制剂可不要求相对湿度，其他条件同上。

对温度特别敏感的药物制剂，预计只能在冰箱（4 ~ 8℃）内保存使用，此类制剂的加速试验条件为温度 25℃ ±2℃、相对湿度 60%±10%，时间为 6 个月。

乳剂、混悬剂、软膏剂、乳膏剂、糊剂、凝胶剂、眼膏剂、栓剂、气雾剂、泡腾片及泡腾颗粒的加速试验条件为温度 30℃ ±2℃、相对湿度 65%±5%，时间为 6 个月。

对于包装在半透明容器中的药物制剂，如低密度聚乙烯制备的输液袋、眼用制剂容器，则应在温度 40℃ ±2℃、相对湿度 25%±5%（可用 $CH_3COOK \cdot 1.5H_2O$ 饱和溶液）进行试验。

2. 经典恒温法　该方法仅作为预试验研究用，可预估药物制剂的有效期，其结果仅供药物制剂稳定性试验参考。

实验步骤：

（1）预试验确立反应制剂稳定性的指标性成分及含量测定方法。

（2）选定 4 ~ 5 个实验加速温度和间隔取样时间，测定不同温度加速试验条件下不同取样中指标性成分的含量，经 $\lg C$–t 图解确定为一级反应后，再经线性回归，求出各温度下的反应速度常数 K 值。

（3）经 $\lg K$–$1/T$ 图解法，得出 25℃时 K 值。

（4）计算 25℃时药物分解 10% 所需的时间（t_{25}）。

（二）长期试验

1.**试验目的**　为制订药品的有效期提供依据。

2.**试验方法**　长期试验是在接近药品的实际贮存条件下进行，取市售包装的供试品制剂 3 批，在温度 25℃ ±2℃、相对湿度 60%±10% 或温度 30℃ ±2℃、相对湿度 65%±5% 的条件下放置 12 个月，并分别于 0 个月、3 个月、6 个月、9 个月、12 个月取样，按稳定性考察项目进行检测。12 个月以后，仍需继续考察，分别于 18 个月、24 个月、36 个月取样进行检测。将结果与 0 月比较以确定药品的有效期。

对温度特别敏感的药品，长期试验可在温度 6℃ ±2℃的条件下放置 12 个月，按上述时间要求进行检测，12 个月以后，仍需按规定继续考察，制订在低温贮存条件下的有效期。

对于包装在半透性容器中的药物制剂，则应在温度 25℃ ±2℃、相对湿度 40%±5%，或温度 30℃ ±2℃、相对湿度 35%±5% 的条件下进行。

此外，有些中药制剂还应考察临用时配制和使用过程中的稳定性。

（三）影响因素试验

1.**高温试验**　将供试品开口置于适宜的洁净容器中（一般样品摊成 ≤ 5mm 厚的薄层，疏松样品摊成 ≤ 10mm 厚的薄层），60℃温度下放置 10 天，分别于第 5 天和第 10 天取样，按照稳定性试验重点考察项目进行检测。若供试品标示成分含量低于规定限度，则在 40℃条件下同法进行试验。若 60℃条件下供试品无明显变化，则不再进行 40℃试验。

2.**吸湿试验**

（1）高湿度试验。

（2）药物的引湿性试验：引湿特征描述与引湿性增重的界定如下。

潮解：吸收足量水分形成液体。

极具引湿性：引湿增重不小于 15%。

有引湿性：引湿增重小于 15% 但不小于 2%。

有引湿性：引湿增重小于 2% 但不小于 0.2%。

无或几乎无引湿性：引湿增重小于 0.2%。

（3）湿度加速试验：为探讨固体制剂的吸湿性，可在各种湿度条件下测定其吸湿速度和平衡吸湿量，进一步获得供试样品的临界相对湿度（CRH）。CRH 值越大，越不易吸湿；CRH 值越小，越易吸湿。

3.强光照射试验　供试品开口放在装有日光灯的光照箱或其他适宜的光照装置内，于照度 4500lx±500lx 的条件下放置 10 天，分别于第 5 天、第 10 天取样，按照稳定性试验重点考察项目进行检测，特别要注意供试品的外观变化。

棕色玻璃对于波长 290 ～ 450nm 的光线具有良好的遮光性能，并且随着玻璃厚度的增加，透光率降低。

橙色和褐色软胶囊也有较好的遮光性能，可增加对光敏感药物的稳定性。

4.其他试验　根据药物性质，必要时可设计试验探讨 pH 值、氧及其他条件对药物稳定性的影响。

中药固体制剂的防湿措施：

①减少制剂原料特别是中药干浸膏中水溶性的杂质、黏液质、蛋白质、淀粉等。

②加入适宜辅料或制成颗粒，以减少表面积。

③采用防湿包衣和防湿包装。

考纲摘要

1.基础知识

（1）研究中药制剂稳定性的意义

（2）中药制剂稳定性的研究范围

（3）中药制剂稳定性的化学动力学基础

2.影响中药制剂稳定性的因素与稳定化措施

（1）影响中药制剂稳定性的因素

（2）中药制剂稳定化的措施

3.中药制剂稳定性考察方法

（1）稳定性试验的基本要求

（2）稳定性的测定方法

复习思考

一、选择题

（一）单项选择题

1.某药物按一级反应降解，若 $K_{25℃}$ = 0.000248（天$^{-1}$），则该药物的有效期为（　　　）

　　A. 279 天　　　　　　　　B. 375 天　　　　　　　　C. 425 天

　　D. 516 天　　　　　　　　E. 2794 天

2. 长期稳定性试验常规试验温度是（　　　）

  A. 6℃±2℃   B. 10℃±2℃   C. 25℃±2℃

  D. 30℃±2℃   E. 40℃±2℃

3. 关于减小或防止中药固体制剂吸湿的措施，错误的是（　　　）

  A. 减少中药干浸膏中黏液质等水溶性杂质

  B. 采用防湿包衣

  C. 采用防湿包装

  D. 将环境相对湿度控制在 CRH 以上

  E. 加入适宜辅料或制成颗粒以减小表面积

4. 下列有关制剂稳定性研究基本任务的叙述，不正确的是（　　　）

  A. 揭示中药制剂质量变化的实质

  B. 探索中药制剂质量变化的影响因素

  C. 探索避免中药制剂质量变化的措施

  D. 确定中药制剂的使用期限

  E. 确定中药制剂的给药途径

5. 下列不属于中药制剂稳定性研究的内容是（　　　）

  A. 中药制剂因为水解反应，导致其有效物质含量降低或丧失

  B. 中药因炮制加工，导致其成分转变

  C. 中药制剂颜色发生改变

  D. 溶液型中药制剂出现浑浊、沉淀

  E. 中药制剂生霉、腐败

6. 下列不属于药物降解途径的是（　　　）

  A. 中和   B. 水解   C. 还原

  D. 氧化   E. 异构化

7. 影响酯类药物降解的主要因素是（　　　）

  A. 脱羧   B. 水解   C. 还原

  D. 氧化   E. 异构化

8. 下列不影响中药制剂稳定性的因素是（　　　）

  A. 湿度   B. 温度   C. 包装风格

  D. 空气   E. 制剂工艺

9. 下列叙述不正确的是（　　　）

  A. 光照可激发挥发油成分的自氧化反应

  B. 牛黄中的胆红素变色为光化降解反应

C. 酯类药物制成水溶液应注意调节 pH 值

D. 具有酯键结构的药物不易水解

E. 在水溶液中加入适量的有机溶剂可延缓药物的水解

10. 下列对化学反应速度没有影响的是（　　）

A. 光线 B. 介质的 pH 值 C. 药物的浓度

D. 温度 E. 以上均非

11. 温度加速试验法通常使用的温度是（　　）

A. 27 ～ 30℃ B. 37 ～ 40℃ C. 47 ～ 50℃

D. 30 ～ 40℃ E. 40 ～ 50℃

12. 下列不是加速试验法所采用的超常条件的是（　　）

A. 高压 B. 高温 C. 高湿

D. 强氧化剂 E. 强光

13. 加速试验法中的常规试验法将样品置于的相对湿度条件是（　　）

A. 45% B. 55% C. 65%

D. 75% E. 85%

（二）配伍选择题

［1 ～ 3］

A. 水解 B. 氧化 C. 异构化

D. 聚合 E. 脱羧

1. 洋地黄酊中主成分不稳定的主要原因在于其易（　　）

2. 制剂中穿心莲内酯不稳定的主要原因在于其易（　　）

3. 制剂中黄芩苷不稳定的主要原因在于其易（　　）

［4 ～ 8］

A. 延缓水解 B. 防止氧化 C. 防止光敏感药物失效

D. 控制氧化反应速度 E. 降低温度

4. 使用有机溶剂或在水溶液中加入适量的有机溶剂可以（　　）

5. 采用棕色玻璃瓶或在容器内衬垫黑纸包装等均是有效地（　　）

6. 充惰性气体可以（　　）

7. 严格控制原辅料微量金属离子的数量、减少原辅料与金属器械的接触和在制剂中加入螯合剂将金属离子螯合掩蔽起来均能（　　）

8. 能同时降低水解和氧化反应速度的是（　　）

［9 ～ 13］

A. 留样观察法 B. 化学稳定性变化 C. 生物学稳定性变化

D. 物理学稳定性变化　　　E. 加速试验法

9. 确定药品的有效期可以用（　　　）

10. 固体中药制剂出现吸湿、崩解度或溶出度发生改变等的变化属于（　　　）

11. 在超常的条件（高温、高湿、强光或强氧化剂等）下，通过加速药物的化学或物理学变化，以了解药物的稳定性和预测其有效期所采用的试验法叫（　　　）

12. 药物的异构化、聚合、脱羧等属于（　　　）

13. 中药制剂生霉、腐败等由于微生物污染所导致的变化属于（　　　）

二、简答题

1. 试述影响中药制剂稳定的因素有哪些。

2. 论述延缓中药制剂水解的方法。

3. 论述防止中药制剂氧化的方法。

扫一扫，知答案

生物药剂学和中药制剂有效性

项目一　生物药剂学

临床上应用中药制剂的目的在于防病治病，发挥疗效。疗效除取决于药物本身的药理作用以外，还与药物在体内的吸收、分布、代谢、排泄过程，以及剂型、制药工艺、给药途径等因素有着密切的关系。这些因素不仅影响药效的强弱和作用的快慢，有时还会改变药物作用的性质。这些都是生物药剂学的研究范畴。

一、生物药剂学的概念

生物药剂学是通过对药物及其制剂在体内的吸收、分布、代谢与排泄等过程的研究，阐明药物的剂型因素、机体生物因素与药效三者之间关系的一门学科。它为科学制药、正确评价药物质量和合理指导临床用药提供依据。

生物药剂学与药理学的关系

　　生物药剂学不能代替药理学，其实验中测出的任何指标也不是确定在临床上有无药效的最终指标，必须综合各种药理学指标，特别是临床疗效观察的指标综合考虑，才能对某个药物的优劣做出全面的判断。也就是说，在研发新药时应是药理研究在先，生物药剂学在后，确认某药安全有效后，才可进一步进行生物药剂学的定量研究。

二、生物药剂学的研究内容

（一）探讨药物剂型因素、机体生物因素与药效之间的关系

　　剂型因素不仅是指片剂、丸剂、胶囊剂等药剂学中狭义的剂型概念，而是包括与剂型有关的各种因素，主要有药物的理化性质、制剂的处方组成、制备工艺过程、剂型和给药方法等。用药对象的生物因素主要是指种属差异、种族差异、性别差异、年龄差异、生理和病理条件的差异、遗传背景的差异等。

（二）探讨药物在体内吸收、分布、代谢、排泄的规律

　　运用药物动力学的原理与方法，找到药物在体内吸收、分布、代谢、排泄的规律，得出药物在体内的半衰期、生物利用度，为选择最佳剂型、处方组成、剂量、给药方法、给药时间间隔和评价药剂的内在质量等提供参考依据。

项目二　中药制剂有效性

一、药物在体内的转运过程

　　药物在体内吸收、分布、代谢、排泄的过程称为药物在体内的转运过程。

（一）吸收

　　吸收是指药物自体外或给药部位经过由细胞组成的生物膜进入血液循环系统的过程。除直接注入血管者外，一般的给药途径都要经过生物膜的转运方能吸收。吸收是药物发挥治疗作用的先决条件，只有药物吸收进入体循环，才能发挥其应有的治疗作用。药物的吸收受生理因素、药物因素、剂型制剂因素影响。

　　1.生物膜　泛指机体的皮肤、肠胃黏膜、血管壁、脏器被膜及细胞膜，主要由类脂质的双分子层构成，膜上排布着细微的小孔，并镶嵌着具有各种生理功能的可以侧向移动的

蛋白质分子，是一种不断运动着的、具有高度选择性的半透性生物屏障，与物质在体内转运和能量传递密切相关。

2.药物通过生物膜的方式 主要有主动转运、被动转运、胞饮与吞噬。

（1）主动转运 又称载体转运，系指某药物能与生物膜上的某种载体或特殊酶系结合成复合物，从生物膜的一侧转运到另一侧，然后复合物分解，留下药物后载体又返回去继续参加转运。这是一种载体介导的逆浓度或逆电化学梯度的转运过程。载体与被转运物质发生迅速、可逆的相互作用，所以对转运物资的化学性质有相当的选择性。由于载体的参与，使转运过程有饱和性，相似的化学物质还有竞争性，竞争性抑制是载体转运的特征。主动转运是直接耗能的转运过程，由于它能逆浓度梯度转运，故对药物的不均匀分布和肾脏的排泄具有重要意义。强酸、强碱或大多数药物的代谢产物迅速转运到尿液和胆汁都是主动转运机制。

（2）被动转运 指药物通过生物膜由高浓度向低浓度转运的过程。一般包括被动扩散、促进扩散和膜孔转运。其中被动扩散不需要载体，促进扩散需要靠载体顺浓度梯度跨膜转运。大部分药物均通过这种方式转运，其特点是顺浓度梯度，扩散过程与细胞代谢无关，故不消耗能量，没有饱和现象。扩散速率主要决定于膜两侧的浓度梯度和药物的脂溶性，浓度越高，油水分配系数越大，扩散越快。膜孔转运是许多小分子、水溶性、极性和非极性物质转运的常见方式，药物从肾脏排泄（肾小球滤过）、从脑脊髓液排除和穿过肝窦膜膜孔转运，这一方式都起到了很大作用。

（3）胞饮与吞噬 由于生物膜具有一定的流动性和可塑性，某些大分子药物与生物膜上某些物质又有特殊亲和力，因此细胞膜携带药物内凹而形成小泡，最后小泡转运至生物膜内侧，生物膜再外凸，将大分子药物排向生物膜内而完成转运过程。若大分子药物是液体时，此转运过程称胞饮转运；若药物是固体则称为吞噬转运。大分子的药物进入细胞或穿过组织屏障一般是以胞饮或吞噬的方式，用这一方式转运的物质包括蛋白质、抗原、脂溶性维生素等。

（二）分布

分布是指药物自用药部位吸收后，通过各种生理屏障从血液转移到各组织器官的过程。为了研究方便，药物分布一般采用"隔室模型"理论，根据这种理论，药物在体内分布于若干个隔室中，凡同一个隔室中药物处于动态平衡状态，而不同隔室之间仍在继续进行转运与分布。药物的分布直接影响药物在体内的滞留、消除、药效和毒性。被吸收的药物通过循环系统迅速向全身组织输送，首先向血流量大的器官分布，然后向血流量小的组织转移，经过一段时间后血药浓度趋向"稳定"，分布达到"平衡"，但各组织中药物并不均等，血浆药物浓度与组织内浓度也不相等。药物在体内达到动态平衡时药物剂量与血药浓度的比值称为表观分布容积。由于分布后的血药浓度通常与药理效应密切相关，它决定药效的强弱和作用的持续性，故可根据血药浓度大致上判断药效。

（三）代谢

代谢是指药物在体内发生结构上的改变产生代谢产物的过程，也可称为生物转化。代谢药物的主要器官是肝脏，也可在其他组织器官代谢。药物经代谢酶的催化而发生化学变化后产生的代谢产物大多数失去活性，也就是一种解毒过程；而有的则比母体药物的药理效应更强。能大量吸收进入体内的药物多是极性小的脂溶性药物，在排泄过程中易被再吸收，不易消除。体内药物在肝脏经生物转化失去药理活性并转化为极性高的水溶性代谢物才能排出体外。

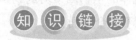

影响药物吸收的因素

多数药物的吸收以被动扩散物理机制进入体内。扩散速率除取决于膜的性质、面积及膜两侧的浓度梯度外，还与药物的性质有关。分子量小的、脂溶性大的（油水分布系数大的）、极性小的（不易离子化的）药物较易通过。药物多是弱酸性或弱碱性有机化合物，其离子化程度受其 pK_a（酸性药物解离常数的负对数值）及其所在溶液的 pH 而定，这是影响药物跨膜被动转运、吸收分布排泄的一个可变因素。例如弱酸性药物在胃液中非离子型多，在胃中即可被吸收。弱碱性药物在酸性胃液中离子型多，主要在小肠吸收。碱性较强的药物及酸性较强的药物在胃肠道基本都已离子化，吸收均较难。pK_a 小于 4 的弱碱性药物及 pK_a 大于 7.5 的弱酸性药物在胃肠道 pH 范围内基本都是非离子型，吸收都快而完全。少数与正常代谢物相似的药物，如 5-氟尿嘧啶、甲基多巴等的吸收是靠细胞中的载体主动转运而吸收的；葡萄糖等的吸收依靠载体顺浓度梯度跨膜转运，吸收速度较快。通过血管给药的输液剂等剂型没有吸收过程，片剂、胶囊剂等固体制剂只有在胃肠道中先崩解、溶解后才能被吸收。

（四）排泄

排泄是指药物从血液中转运至尿及其他分泌物中而排出体外的过程。排泄药物的主要器官是肾和肝（胆汁），也可通过乳汁、唾液、呼气、汗液等排泄。肾脏是主要排泄器官。游离的药物能通过肾小球过滤进入肾小管。随着原尿水分的回收，药物浓度上升。当超过血浆浓度时，那些极性低、脂溶性大的药物反向血浆扩散（再吸收），排泄较少也较慢。只有那些经过生物转化的极性高、水溶性代谢物不被再吸收而顺利排出。有些药物在近曲小管由载体主动转运入肾小管，排泄较快。药物可自胆汁排泄，原理与肾排泄相似，但不是药物排泄的主要途径。有些药物在肝细胞与葡萄糖醛酸等结合后排入胆中，胆汁到达小肠后被水解，游离药物被重吸收，称为肝肠循环。乳汁 pH 值略低于血浆，碱性药物可以自乳汁排泄。药物也可自唾液及汗液排泄。粪中药物多数是口服未被吸收的药物。肺脏是某些挥发性药物的主要排泄途径。

二、影响中药制剂有效性的因素

中药制剂的疗效，可用式子 E=F（A,S,C）表示，其中 E 为制剂的疗效，A 为药物本身的药理活性，S 为用药者对药物的感受性，C 为药物在作用部位的浓度。可见中药制剂的疗效不仅与药物的化学结构和剂量有关，同时药物的剂型因素和机体的生物因素对药物疗效的发挥也起着重要作用。因此影响制剂有效性的因素可归纳为以下几个方面：

（一）药物的物理化学因素

1. 药物的解离度与脂溶性　药物通过生物膜的转运速度通常与药物的脂溶性有关。脂溶性大的药物易透过生物膜，且未解离的分子型药物比离子型药物更易于透过生物膜。非解离型药物的脂溶性对吸收至关重要。有些药物口服，即使以大量的非解离型存在，吸收仍然不佳，究其原因就是药物分子的脂溶性差。

2. 药物的溶出速度与溶解度　多数情况下药物须以单个分子（或离子）状态与生物膜接触，方能被吸收进入体循环。药物的吸收通常是从溶液中开始的，因此对固体制剂或呈混悬形式的固体药物来说，其吸收过程往往受到药物溶出速度的限制，即溶出是吸收的限制过程。在这种情况下，溶出速度能直接影响药物起效的时间、药效强度和持续时间。一般认为药物的溶解度小于 0.1 ～ 1mg/mL 时，吸收易受到溶出速度限制。

3. 药物粒径　药物的溶出速度随着药物溶出面积的增加而增加，故难溶性药物粒径的大小是影响溶出和吸收的重要因素。采用微粉化或固体分散技术来减小难溶性药物粒径，可加速药物的吸收，有效地提高其生物利用度。

4. 药物晶型　化学结构相同的药物，可因结晶条件不同而得到晶格排列不同的晶型。一般稳定型的结晶熔点高、溶解度小、溶出缓慢；不稳定型则与此相反，但易转化为稳定型；亚稳定型的结晶介于二者之间，熔点较低，具有较高的溶解度和溶出速度，也可以转化为稳定型，但速度较慢。晶型不同能造成药物吸收速度差异，进而影响药物的生物利用度。

（二）药物的剂型因素

药物剂型因素广义上讲，包括与剂型有关的各种因素，狭义来讲有中药制剂的剂型、制剂处方、制备工艺技术。

1. 药物剂型与给药途径　不同给药途径药物的吸收速度不同，由快到慢的顺序通常为：静注＞吸入＞肌内＞皮下＞直肠或舌下＞口服＞皮肤；不同剂型中释放速度也有不同，注射剂中药物释放的速度：水溶液＞水混悬液＞油溶液＞O/W 乳液＞W/O 乳液＞油混悬液；口服剂型中药物的吸收速度：溶液剂＞混悬剂、乳剂＞散剂＞胶囊剂＞片剂＞丸剂。

2. 辅料　包括赋形剂和附加剂等。辅料不仅可以改变药物及制剂的理化性质，而且可以直接影响药物的释放和吸收进入机体的速度和数量。如络合物的形成、吸附作用的产生、药物表面性质的改变、溶出速度的变化、黏度的改变等，均能加速或延缓药物的释放和吸收。

3. 制剂工艺　将中药的难溶性有效成分制成固体分散体，再制成适宜的剂型，可以增加其溶出速度，有效地提高生物利用度。采用包合技术将难溶性药物制成 β - 环糊精包合物也是提高难溶性药物生物利用度的有效方法。

（三）机体的生物因素

1. 用药部位的生理状态　胃肠道不同区域的黏膜表面积大小不同，吸收药物速度也不同。给药部位的生理状态如胃肠道 pH、胃排空速率与时间、小肠运动等对药物吸收发挥疗效均有影响。

2. 肝脏首过效应　在药物进入体循环前因肝脏摄取而代谢或经胆汁排泄使进入体循环的原形药物量减少的现象为肝脏首过效应。为避免首过效应，可采用静脉、皮下、肌内、舌下、直肠下部给药或经皮给药。这些给药途径，药物吸收不经过肝脏，直接进入体循环，可减少首过效应的损失。如硝酸甘油舌下给药或经皮给药制剂就是典型的例子。

此外，种族、种属、性别、年龄、饮食及病理状态等均能引起药物疗效的差异。

（四）药物相互作用

药物相互作用是在药物治疗过程中，所用药物与药物，或药物与药物代谢产物、内源性物质、食物以及诊断剂之间的相互影响，导致体内过程变化，从而引起疗效的变化。

三、生物利用度

（一）生物利用度的概念

生物利用度是指药物被吸收进入血液循环的程度与速度，是衡量制剂疗效差异的主要指标。

1. 生物利用程度（EBA）　系指与参比制剂比较，试验制剂中被吸收的药物总量的相对比值。即药物进入血液循环的多少，可通过血药浓度 - 时间曲线下的面积表示。试验制剂与参比制剂的血药浓度 - 时间曲线下的面积的比率称为相对生物利用度。当参比制剂是静脉注射剂时，则得到的比率称为绝对生物利用度。

$$相对生物利用度 F = \frac{AUC_\text{T}}{AUC_\text{R}} \times 100\% \qquad （22-1）$$

$$绝对生物利用度 F = \frac{AUC_\text{T}}{AUC_\text{iv}} \times 100\% \qquad (22-2)$$

上述两式中，脚注 T 和 R 分别代表试验制剂和参比制剂，iv 代表静脉注射剂。

2. 生物利用速度（RBA） 系指与参比制剂比较，试验制剂中药物被吸收速度的相对比值，即药物进入体循环的快慢。生物利用度研究中，常用血药浓度达峰时间比较制剂吸收的快慢。

3. 生物利用度的主要特性参数 在描述血药浓度 – 时间曲线时，以下参数对评价制剂生物利用度具有重要意义。

（1）峰浓度（C_max） 是指血管外给药后，体内所能达到的最高血药浓度，又称峰值。峰浓度是与治疗效果和毒性水平有关的参数。

（2）达峰时间（t_max） 是指血药浓度达到峰值的时间。达峰时间是反映药物起效速度的参数。

（3）血药浓度 – 时间曲线下面积（AUC） 是代表药物吸收程度的参数，与药物吸收总量成正比。

（4）生物半衰期 指血浆中药物浓度下降至原来一半所需要的时间。

4. 生物利用度与临床疗效的关系 药物的疗效不仅与药物吸收的程度有关，而且也与药物的吸收速度有关。如果一种药物的吸收速度太慢，在体内不能产生足够高的治疗浓度，即使药物全部被吸收，也达不到治疗效果。如果药物吸收速度太快，达峰时间短，峰浓度大，有可能超过最小中毒浓度，因此在临床上可能会出现中毒反应。因此，制剂的生物利用度应该用 C_max、t_max、AUC 等全面评价。

（二）生物利用度的研究方法

中药制剂的生物利用度研究通常采用的方法有血药浓度法和尿药浓度法。在测量血药浓度或尿药浓度有困难时，可采用药理效应法。在某些情况下，生物利用度也可采用血或尿中药物代谢数据或同位素标记药物总放射性强度来估算。

1. 血药浓度法 这种方法是生物利用度研究最常用的方法。受试者分别给予试验制剂和参比制剂后，测定血药浓度，根据药物动力学参数测算生物利用度。在无法测定血中原形药物时则可以通过测定血中代谢物浓度进行生物利用度研究。

2. 尿药浓度法 如果吸收进入人体的药物大部分经尿排泄，而且药物在尿中的累积排泄量与药物吸收总量的比值保持不变，则可用药物在尿中的排泄数据测算生物利用度。

3. 药理效应法 在某些情况下由于分析方法精密度不够，重现性差或其他原因无法测定血液和尿中药物或药物代谢物浓度时，可选用适宜的药理效应作为测定指标，估算药物的生物利用度。

4. 同位素标记法 如果缺乏专属性的药物定量方法，可以对实验动物给予同位素标记药物后，通过测定血浆或尿中的总放射性数据来估算药物的生物利用度。这种方法与其他非专属性方法一样，不能区分药物和代谢物，不能反映出吸收过程中在肠道或肝内的首过效应，检测的是原形药物和代谢药物的总量，因而生物利用度的估算值将偏高。

5. 药物代谢物测定法　如果药物吸收后很快经生物转化成代谢产物，无法测定，则可通过比较试验制剂与参比制剂在血中或尿中代谢浓度数据来估算药物的生物利用度。

考纲摘要

1. 生物药剂学
（1）生物药剂学的概念
（2）生物药剂学的研究内容
2. 中药制剂有效性
（1）药物在体内的转运过程
（2）影响中药制剂有效性的因素
（3）生物利用度的概念、参数和研究方法

复习思考

一、选择题

（一）单项选择题

1. 药物代谢的主要器官是（　　）

　　A. 肺　　　　　　　　　B. 胃　　　　　　　　　C. 肾

　　D. 肝脏　　　　　　　　E. 消化道

2. 药物本身影响制剂有效性的因素不包括（　　）

　　A. 粒径　　　　　　　　B. 溶解度　　　　　　　C. 晶型

　　D. 工艺　　　　　　　　E. 剂型

3. 生物利用度是（　　）

　　A. 未代谢的药物量

　　B. 药物体内转运的程度

　　C. 药物口服后疗效好坏的标志

　　D. 药物体外溶解的速度和程度

　　E. 药物被吸收进入血液循环的速度和程度

4. 药物的转运过程是指（　　）

A. 药物在体内的吸收与分布

B. 药物在体内的吸收、分布、代谢和排泄

C. 药物在体内的吸收与代谢

D. 药物在体内的代谢和排泄

E. 药物在体内的转移和代谢

5. 对药物的体内代谢论述正确的是（　　　）

A. 药物的药理效应增强

B. 主要部位在消化道黏膜

C. 药物在体内发生量变的过程

D. 药物均被分解

E. 药物在体内发生化学变化的过程

（二）多项选择题

1. 药物通过细胞膜的方式有（　　　）

A. 吸附　　　　　　　　B. 主动转运　　　　　　　　C. 吞噬

D. 胞饮　　　　　　　　E. 被动转运

2. 影响制剂有效性的因素是（　　　）

A. 服用药物者的生理因素

B. 制剂的制备工艺技术

C. 辅料性质

D. 药物相互作用

E. 剂型

3. 生物利用度的研究方法有（　　　）

A. 血药浓度法　　　　　　B. 尿药浓度法　　　　　　　C. 药理效应法

D. 同位素标记法　　　　　E. 药物代谢物测定法

4. 有关药物吸收的叙述正确的是（　　　）

A. 药物的吸收受生理因素、药物因素、制剂因素影响

B. 除血管给药外，药物应用后首先要经过吸收过程

C. 非离子药物的浓度愈大，愈易吸收

D. 药物的水溶性愈大，愈易吸收

E. 小肠是药物吸收的主要部位

5. 下列关于生物药剂学的叙述中，正确的是（　　　）

A. 研究机体生物因素与药效关系

B. 研究药物的剂型因素与药效关系

C. 研究药物的辅料对主要成分的影响

D. 探讨药物的分子结构与药理效应关系

E. 通过研究药物在体内被机体利用的速度与程度，正确评价药物质量

二、简答题

1. 影响中药制剂有效性的因素有哪些？

2. 简答生物利用度的概念及主要特征参数。

扫一扫，知答案

第五篇　中药制剂技术实训

实训一　查阅《中国药典》的方法

一、实训目的

1. 通过查阅《中国药典》（2015年版）中有关项目和内容，熟悉《中国药典》的查阅和使用方法。

2. 了解《中国药典》的基本结构。

二、实训准备

1.《中华人民共和国药典》（简称《中国药典》）（2015年版），分一部、二部、三部和四部。一部收载药材和饮片、植物油脂和提取物、成方制剂和单味制剂等；二部收载化学药品、抗生素、生化药品及放射性药品等；三部收载生物制品；四部收载通则（包括制剂通则、通用方法、检验方法与指导原则）、药用辅料。

2.《中国药典》由凡例、正文、索引等部分组成。凡例是使用《中国药典》的总说明，包括各种术语的含义，及其在使用时的有关规定。正文是《中国药典》的主要内容，每个药品下列有品名、性状、鉴别、检查、含量测定、规格、贮藏和制剂等项。通则主要规定了有关剂型的制备通则和有关分析检测及仪器和操作方法，试药、试液、标准品与对照品和相关指导原则。索引设有中文索引、汉语拼音索引、拉丁名索引等，利用索引即可查阅所要查阅的内容。

三、实训药品与器材

《中国药典》（2015年版）各部、记录本等。

四、实训内容与步骤

1. 从《中国药典》中查找出密封、密闭、阴凉处、冷处、易溶、略溶、细粉、粗粉的含义。

2. 从《中国药典》中选出若干味中药与中药制剂（如甘草、甘草浸膏），写出其性状、鉴别、制法、含量测定、性味与归经、功能与主治、用法与用量等。

3. 从《中国药典》中查出相对密度测定法、pH 值测定法、水分测定法、乙醇测定法、无菌检查法等。

4. 从《中国药典》中查出磷酸盐缓冲液（pH 值 6.8）、0.5mol/L 硫酸液、茚三酮试液、石蕊指示液的配制方法。

5. 从《中国药典》中查出药用辅料大豆油、白凡士林、氧化锌、滑石粉的质量要求。

6. 从《中国药典》中查出属于"十八反"的中药。

五、实训结果记录与分析

将查找结果填入表 S1-1 中。

表 S1-1 实训结果记录表

查找内容	位置	内容
密封	部页	
密闭	部页	
阴凉处	部页	
冷处	部页	
易溶	部页	
略溶	部页	
细粉	部页	
粗粉	部页	
甘草	部页	
甘草流浸膏	部页	
相对密度测定法	部页	
pH 值测定法	部页	
水分测定法	部页	
乙醇量测定法	部页	
无菌检查法	部页	
磷酸盐缓冲液（pH 值 6.8）	部页	
0.5mol/L 硫酸液	部页	
茚三酮试液	部页	
石蕊指示液	部页	

续表

查找内容		位置	内容
大豆油		部页	
白凡士林		部页	
氧化锌		部页	
滑石粉		部页	
十八反规定	乌头	部页	
	甘草	部页	
	藜芦	部页	

六、思考题

1. 甘草的来源有哪些?

2. 百分比浓度有几种表示方法?

3. 水分的测定方法有哪几种?

4. 如何配制 0.1mol/L 硝酸银滴定液?

实训二　常见消毒灭菌器具的使用

一、实训目的

1. 了解主要灭菌器具的结构及性能。

2. 熟悉各种常用灭菌器具的使用方法和注意事项。

二、实训准备

1. 热压灭菌法　系在热压灭菌器内,利用高压饱和水蒸气杀灭微生物的方法。热压灭菌有很强的灭菌效力,适用于耐热药物、手术器械及用具等物品的灭菌。灭菌条件见表S2-1。

表 S2-1　热压灭菌条件

温度(℃)	表压 kPa(kg/cm^2)	时间(min)
115.5	69(0.7)	30
121.5	98.0(1.05)	20
126.5	137.3(1.4)	15

常用的热压灭菌器有手提式热压灭菌器、卧式热压灭菌器等。

2. 干热空气灭菌法　系指在烘箱（房）等设备中用高温干热空气灭菌的方法。一般需 180℃ 1 小时以上，或 140℃至少 3 小时、160 ～ 170℃ 2 小时以上灭菌效果才可靠。本法适用于玻璃器皿、搪瓷容器及液体石蜡、油类、滑石粉、活性炭等耐高温物料的灭菌。

3. 紫外线灭菌法　紫外线可使微生物核酸蛋白变性死亡，同时空气受紫外线辐射后产生的微量臭氧也起灭菌作用。波长 254nm 的紫外线杀菌力最强。由于紫外线穿透能力很差，所以紫外线灭菌法仅适于表面和空气的灭菌。

三、实训药品与器材

手提式热压灭菌器（电热）、干热空气灭菌箱、超净工作台、紫外线灭菌灯。

四、实训内容与步骤

1. 手提式热压灭菌器的结构、使用方法及注意事项。

2. 干热空气灭菌箱的使用方法。

3. 净化工作台、无菌操作柜的使用方法。

4. 紫外线灯的使用方法及注意事项。

【注意事项】

（1）使用热压灭菌器注意事项：

①使用前应检查压力表、温度表、安全阀等仪表。

②放置被灭菌物品时，要留有间隙，以利水蒸气流通。

③首先开启放气活门将灭菌器内空气排尽。

④先预热，再升压和升温，达到预定压力和温度后开始计时。

⑤灭菌完毕后，待压力表指针降至 0 后，打开放气阀，排尽器内蒸汽，待温度降至 40℃以下，再缓缓开启门盖，骤然减压会导致容器爆裂和药液外溢。

（2）使用紫外线灭菌灯注意事项：

①灯管应洁净。

②记录每次使用时间。

③只能用于空气和表面灭菌。

五、实训结果记录与分析

将实训结果记录到表 S2-2 中。

表 S2-2 热压灭菌实训结果记录单

药品名称	批号	装载数量	灭菌压力	起始时间	结束时间	灭菌结果

六、思考题

1. 试述各种灭菌方法的适用情况。
2. 简述热压灭菌器、紫外线灯在使用过程中的注意事项。

实训三 煎膏剂的制备

一、实训目的

1. 掌握煎膏剂的制备工艺：药材处理、提取药液、制备清膏、炼糖、收膏、分装等。
2. 掌握炼糖的制备工艺和操作要点。

二、实训准备

学生课前应对煎膏剂的制法、操作要点及注意事项有一定的认知，实训要按制剂员的标准职业形象，工作服、工作帽均要穿戴整齐。实训环境按 GMP 中药制剂车间的要求。

三、实训药品与器材

1. 药品 益母草、红糖、柠檬酸、纯化水。
2. 器材 铝锅、烧杯、玻璃棒、天平、电炉等。

四、实训内容与步骤

（一）益母草煎膏剂的制备

【处方】益母草 200g，红糖适量，共制 1000mL。

【制法】

（1）取益母草切碎，加水煎煮 2 次，每次 2 小时，合并煎液，滤过，滤液浓缩至相对密度为 1.21～1.25（80℃）的清膏。

（2）每 100g 清膏加红糖 200g，加热熔化，混匀，浓缩至规定的相对密度，即得。

【功能与主治】活血调经。用于血瘀所致的月经不调、产后恶露不绝，症见月经量少、淋沥不净、产后出血时间过长；产后子宫复旧不全见上述证候者。

【用法与用量】口服。一次 10g，一日 1～2 次。孕妇禁用。

【制备过程注意事项】

1.煎膏剂俗称膏滋，以滋补兼有缓和的治疗作用。适合滋阴润肺、补益类药材制备。

2.炼糖根据处方需要可采用蜂蜜和蔗糖，制备时可加入 0.1%～0.3% 的酒石酸或枸橼酸，可以促进蔗糖转化成果糖和葡萄糖。

3.除另有规定外，一般加入糖或蜜的量不超过清膏量的 3 倍。

（二）质量检查

1.外观　本品为棕黑色稠厚的半流体，气微，味苦、甜，应无焦臭、异味，无糖的结晶析出。

2.相对密度　除另有规定外，取供试品适量，精密称定，加水约 2 倍，精密称定，混匀，作为供试品溶液。照相对密度测定法测定，按下式计算，相对密度应不低于 1.36。

$$供试品相对密度 = (W_1 - W_1 \times f) / (W_2 - W_1 \times f)$$

3.不溶物　取供试品 5g，加热水 200mL，搅拌使溶化，放置 3 分钟后观察，不得有焦屑等异物。

五、实训结果记录与分析

将煎膏剂实训结果记录于表 S3-1 中。

表 S3-1　实训产品检测结果记录表

检查项目	益母草膏剂
外观	
相对密度	
不溶物	
结论	

六、思考题

1.煎膏剂适用于哪些类药材制备？举例说明。

实训四　酊剂的制备

一、实训目的

学会运用渗漉法制备酊剂，并掌握其操作要点及注意事项。

二、实训准备

学生课前应对浸渍法的操作要点及注意事项有一定的认知，实训要按制剂员的标准职业形象，工作服、工作帽均要穿戴整齐。实训环境按 GMP 中药制剂车间的要求。

三、实训药品与器材

1. 药品　樟脑、干姜、大黄、小茴香、肉桂、辣椒、桉油、70% 乙醇。
2. 器材　托盘天平、称量纸、渗漉筒、玻璃漏斗、纱布等。

四、实训内容与步骤

（一）十滴水的制备

【处方】樟脑 25g，干姜 25g，大黄 20g，小茴香 10g，肉桂 10g，辣椒 5g，桉油 12.5mL。

【制法】取干姜、大黄、小茴香、肉桂、辣椒等五味粉碎成粗粉，混匀，用 70% 乙醇作溶剂，浸渍 24 小时后进行渗漉，收集渗漉液 750mL，加入樟脑和桉油，搅拌使完全溶解，再继续收集渗漉液至 1000mL，搅匀，即得。

【功能与主治】健胃，祛暑。用于因中暑而引起的头晕、恶心、腹痛、胃肠不适。

【用法与用量】口服。一次 2～5mL；儿童酌减。孕妇忌服。驾驶员和高空作业者慎用。

【制备过程注意事项】

1. 本品为棕红色至棕褐色的澄清液体；气芳香，味辛辣。
2. 本品乙醇量应为 60%～70%，相对密度应为 0.87～0.92，总固体检测遗留残渣不得少于 0.12g。

（二）质量检查

1. 外观　本品应为棕红色至棕褐色的澄清液体，气芳香，味辛辣，久置允许有少量摇之易散的沉淀。
2. 乙醇量　照乙醇量测定法测定，应为 60%～70%。
3. 甲醇量　照甲醇量检查法检查，含甲醇量不得过 0.05%（mL/mL）。

五、实训结果记录与分析

将检测结果记录于表 S4-1 中。

表 S4-1　产品检测结果记录表

检查项目	十滴水
外观	
乙醇量	
甲醇量	
结论	

六、思考题

简述渗漉法的操作要点。

实训五　乳浊液型液体药剂的制备

一、实训目的

1.掌握液－液乳化分散、液体转移等基本操作。
2.熟悉乳浊液型液体药剂的制备方法及要求。
3.了解乳浊液型液体药剂的类型鉴别方法。

二、实训准备

1.本实训中鱼肝油乳按胶溶法来制备：

油中乳化剂法（干胶法）：即乳化剂先与油相研磨，混合均匀后加入水相，继续研磨形成初乳，最后缓缓加入水相稀释至全量。初乳中油：水：胶的比例为 4：2：1。

水中乳化剂法（湿胶法）：即乳化剂先溶解于定量水相中，缓缓加入油相，边加边研磨直至初乳形成，最后缓缓加水相稀释到全量。初乳中油：水：胶的比例同上。

2.本实训中石灰搽剂按新生皂法制备：指经搅拌或振摇使油水（植物油、碱液）两相界面生成乳化剂，制成乳剂的方法。

三、实训药品与器材

1.药品　鱼肝油、阿拉伯胶、西黄芪胶、挥发杏仁油、糖精钠、氯仿、蒸馏水、氢氧

424

化钙溶液、花生油。

2.器材 乳钵、量筒、烧杯、天平、玻璃棒、带胶塞瓶、载玻片、显微镜等。

四、实训内容与步骤

（一）乳浊液型液体药剂的制备

1.鱼肝油乳

【处方】鱼肝油 50.0mL，阿拉伯胶（细粉）12.5g，西黄芪胶（细粉）0.4g，挥发杏仁油 0.1mL，糖精钠 0.01g，氯仿 0.2mL，蒸馏水加至 100mL。

【制法】

干胶法：将鱼肝油和阿拉伯胶粉置于干燥乳钵中，研匀后，一次加入蒸馏水 25mL，迅速向同一方向研磨，直至形成稠厚的初乳，再加糖精钠水溶液、挥发杏仁油、氯仿、西黄芪胶浆与适量蒸馏水使成 100mL，搅匀即得。

湿胶法：先将阿拉伯胶与水混合成胶浆，再将油相分次小量加入，在乳钵中研磨乳化使成初乳（比例同上），再添加其余成分至足量。

【用途】本品为营养药，主要用于维生素 A、D 缺乏症。

2.石灰搽剂

【处方】氢氧化钙溶液 10mL，花生油 10mL。

【制法】取两种药物在具塞瓶中强烈振摇数分钟，或置乳钵中研磨，充分乳化即得。

【用途】用于轻度烫伤。

（二）乳浊液型液体药剂的类型鉴别

1.染色法：将上述二种乳剂涂在载玻片上，加油溶性苏丹红染色，镜下观察，另用水溶性亚甲蓝染色，同样镜检，将结果记于下表中，并判断乳剂的类型。

2.稀释法：取试管两支，分别加入上述二种乳剂各一滴，加水约 5mL，振摇或翻转数次，观察是否能混匀，将结果记于下表中，并判断乳剂的类型。

五、实训结果记录与分析

将乳浊液型液体药剂类型的鉴别结果记录在表 S5-1 中。

表 S5-1 乳浊液型液体药剂类型的鉴别结果记录表

制剂名称	制剂性状	苏丹红染色		亚甲蓝染色		加水稀释	乳剂类型
		外相	内相	外相	内相		
鱼肝油乳							
石灰搽剂							

六、思考题

1. 干胶法和湿胶法制备初乳，在物料组成、器具选择、物料加入及研磨操作四个方面的要求有何异同？

2. 指出鱼肝油乳和石灰搽剂中的乳化剂是什么？

实训六　混悬液型液体药剂的制备

一、实训目的

1. 掌握难溶性固体药物研磨分散、液体转移等基本操作。

2. 熟悉混悬液型液体药剂的制备方法及要求。

3. 了解混悬液型液体药剂的稳定性效果评价方法。

二、实训准备

分散法是将粗颗粒的药物粉碎成符合混悬剂微粒要求的分散程度，再分散于分散介质中制备混悬剂的方法。采用分散法制备混悬剂时：①亲水性药物，如氧化锌、炉甘石等，一般应先将药物粉碎到一定细度，再加处方中的液体适量，研磨到适宜的分散度，最后加入处方中的剩余液体至全量；②疏水性药物不易被水润湿，必须加入助悬剂和表面活性剂以增加溶液的黏稠度并饱和微粒的表面自由能，这样有利于微粒的分散及混悬剂的稳定；③小量制备可用乳钵，大量生产可用乳匀机、胶体磨等机械。

三、实训药品与器材

1. 药品　生大黄、沉降硫、液化酚、甘油、CMC-Na、吐温80、蒸馏水。

2. 器材　戥称、量筒、烧杯、玻璃棒、天平、乳钵、筛网等。

四、实训内容与步骤

（一）颠倒散洗剂的制备

【处方】生大黄3.75g，沉降硫3.75g，液化酚0.5g，甘油5mL，CMC-Na 0.25g，聚山梨酯80 2.5g，蒸馏水加至50mL。

【制法】生大黄、沉降硫研细过七号筛，将细粉置乳钵内，加液化酚、甘油、CMC-Na、聚山梨酯80研匀后再加液研磨，蒸馏水加至50mL即得。

【功能与主治】软化表皮，杀灭寄生虫。用于疥疮、体癣、痤疮和脂溢性皮炎。

【用法与用量】外用。用时摇匀，涂患处，1日数次。

（二）混悬剂稳定性评价

1. 沉降体积比的测定　将颠倒散洗剂倒入有刻度的具塞量筒中，密塞，上下翻转使液体均匀后放置，记录液体的开始高度 H_0，接着按下表所规定的时间测定沉降物的高度 H，按式（沉降体积比 $F=H/H_0$）计算各个放置时间的沉降体积比，沉降体积比在 0～1 之间，其数值愈大，混悬剂愈稳定。

2. 重新分散试验　将上述放置一定时间（48 小时或 1 周后，也可依条件而定）的三个处方制剂上下翻转（一反一正为一次），并将筒底沉降物重新分散，所需翻转的次数记于下表中。所需翻转的次数愈少，则混悬剂重新分散性愈好，若始终未能分散，表示结块。

五、实训结果记录与分析

将检测结果记录于表 S6-1 中。

表 S6-1　产品检测结果记录表

检查项目	颠倒散洗剂
外观	
沉降体积比	
重新分散试验	
结论	

六、思考题

颠倒散洗剂中各组成物质起何作用？

实训七　中药注射剂液的制备

一、实训目的

1. 掌握中药注射剂的制备工艺过程及其操作注意事项。

2. 熟悉中药注射剂常规质量要求及其检查方法。

二、实训准备

1. 中药注射剂是以中药为原料，提取纯化其中药理作用明确的有效成分或有效部位而制备成的注射剂。常用的提取纯化方法有水醇法、醇水法等。制备时应根据有效成分的特性，选择适宜提取精制方法和溶剂，尽可能地除去杂质和保留有效成分，以保证注射剂的质量。

2.水醇法是中药注射液提取精制常用的方法之一，根据有效成分既溶于水又溶于乙醇的性质，采用水提取，乙醇沉淀，以达到除去杂质，保留有效成分的目的。

3.生产注射剂的厂房、设施必须符合 GMP 的规定。灌封等关键工序、场所应采用层流洁净空气技术，使洁净室或洁净工作台的洁净度达到 A 级标准。

4.安瓿的洗涤与干燥：①手工洗涤，将蒸馏水灌入安瓿内，经 100℃加热 30 分钟，趁热甩水，再用滤清的蒸馏水、注射用水灌满安瓿，甩水，如此反复三次，以除去安瓿表面微量游离碱、金属离子、灰尘等杂质。洗净合格的安瓿倒置或平放在铝盒，置烘箱内 100℃以上干燥，用于无菌操作的安瓿需 200℃以上干燥干热灭菌 45 分钟。②大量生产可用超声波安瓿洗瓶机进行洗涤，干燥时多以隧道式烘箱或远红外线加热技术干燥。

5.配制注射剂的原辅料必须符合《中国药典》或药监局药品标准中有关规定；溶剂、容器用具等质量经检查均应符合各有关规定。配液的方法有稀配法和浓配法。

6.过滤方法有加压滤过、减压滤过和高位静压滤过等。滤过是保证注射液澄明度的重要操作，一般分为初滤和精滤，常用滤器的种类较多，如滤纸、滤棒、垂熔玻璃滤器、微孔滤膜、超滤等。

7.滤清的药液应立即灌封。灌注时要求剂量准确，药液不能沾附在安瓿颈壁上，以免熔封时产生焦头。易氧化药物，在灌装过程中可通惰性气体。且应按《中国药典》规定增加附加量，以保证注射剂用量不少于标示量。

8.注射液灌封后应立即灭菌。灭菌方法应根据所含药物性质及其制剂的稳定性来选择，既要保证灭菌效果，又不能影响主药的有效成分。一般小容量的中药注射剂多采用 100℃ 30 分钟湿热灭菌法，10～20mL 的安瓿可酌情延长 15 分钟灭菌时间；对热稳定的产品，可以热压灭菌法。

三、实训药品与器材

1.药品　处方中的药物。

2.器材　电磁炉、不锈钢锅、勺子、套筛、纱布、烧杯、天平、量筒、水浴锅、真空泵、橡胶管、抽滤瓶、冷藏箱、冷凝管、蒸馏烧瓶、具塞玻璃瓶、布氏漏斗、G6 垂熔玻璃漏斗、pH 计、定量灌装器、安瓿熔封机、灭菌器、注射器等。

四、实训内容与步骤

1.丹参注射液的制备

【处方】丹参 200g，亚硫酸氢钠 0.3g，注射用水加至 100mL。

【制法】

（1）提取：取丹参饮片200g，加水浸泡30分钟，煎煮两次，第一次加8倍量水煎煮40分钟，第二次加5倍量水煎煮30分钟，用双层纱布分别滤过，合并滤液，浓缩至100mL（每毫升相当于原药材2g）。

（2）纯化：①醇处理。于浓缩液中加乙醇使含醇量达75%，静置冷藏40小时以上，双层滤纸抽滤，滤液回收乙醇，并浓缩至20mL，再加乙醇使含醇量达85%，静置冷藏40小时以上，同法滤过，滤液回收乙醇，浓缩至约15mL。②水处理。取上述浓缩液加10倍量蒸馏水，搅匀，静置冷藏24小时，双层滤纸抽滤，滤液浓缩至约100mL，放冷，再同法滤过1次，用20% NaOH调pH值6.8～7.0。③活性炭处理。上液加入0.2%活性炭，煮沸20分钟，稍冷后抽滤。

（3）配液：取上述滤液，加入亚硫酸氢钠0.3g，溶解后，加注射用水至100mL，经粗滤，再用G4垂熔漏斗抽滤。

（4）灌封：在无菌室内，用手工灌注器灌装，每支2mL，以双火焰拦腰封口。

（5）灭菌：煮沸灭菌100℃30分钟。

（6）检漏：剔除漏气安瓿。

（7）灯检：剔除有白点、色点、纤维、玻璃屑及其他异物安瓿。

（8）印字：擦净安瓿，用手工印上品名、规格、批号等。

（9）包装：将安瓿装入衬有瓦楞格纸的空盒内，盒面印上标签。

【功能与主治】活血化瘀。用于冠状动脉供血不足，心肌缺氧所引起的心绞痛、心肌梗死等。

【用法与用量】肌注，一次2mL，一日1～2次。

2. 注射剂常规质量检查　照《中国药典》（2015年版）四部通则规定的方法检查，应符合规定。

（1）可见异物　照可见异物检查法（通则0904）检查，应符合规定。

（2）装量　取注射剂5支，照通则0102依法检查，每支注射液的装量均不得少于其标示量。

（3）热原　取注射剂，照细菌内毒素检查法（通则1143）或热原检查法（通则1142）检查，应符合规定。

【制备过程注意事项】制备过程中要注意卫生，灭菌要彻底，以免微生物污染注射剂。

五、实训结果记录与分析

将检测结果记录于表S7-1中。

表 S7–1　产品检测结果记录表

检查项目	丹参注射液
外观	
可见异物	
装量	
热原	
结论	

六、思考题

1. "水醇法"制备中药注射剂的依据是什么？除了本实训所用方法外，净药材制备中药注射剂还有哪些方法？各适用范围如何？

2. 简要说明本实训注射液制备中各步操作的目的、操作注意事项。

3. 本实训所做注射液如何进行定性和定量检查？

实训八　散剂的制备

一、实训目的

1. 掌握散剂的制备工艺流程。

2. 掌握含共熔性成分等特殊类型散剂的制备。

3. 掌握散剂的质量检查方法。

4. 认识并能正确使用《中国药典》所用药筛。

二、实训准备

散剂是指药物或与适宜辅料经粉碎、均匀混合而制成的干燥粉末状剂型，供内服或外用。制备散剂的一般工艺流程为：粉碎→过筛→混合→分剂量→质量检查→包装。制备过程中应能灵活地运用粉碎、过筛及混合等中药制剂技术的基本操作。在掌握一般制备流程的基础上，要会处理含小剂量药物、含共熔性成分、含浸膏等处方组成较特殊的散剂制备中的有关问题。

含毒药、麻醉药品、精神药品等小剂量药品时，常添加一定比例量的赋形剂制成稀释散；含共熔成分的散剂是否采用共熔方法制备，应根据共熔后对药理作用的影响及处方中所含其他固体成分的数量多少而定。

操作时应注意：①应恰当地将药物的称取、粉碎、过筛、混合等基本操作应用于散剂的制备中。②混合的均匀度是散剂的重要质量指标之一，当处方中各组分的量相差悬殊时，为保证混合均匀，常采用等量递加法。③应学会四角包、五角包和长方包等的包折方法。④根据《中国药典》要求进行散剂的质量检查。

一般散剂应为细粉，其中能通过六号筛的粉末含量不少于 95%，儿科和外用散剂应为最细粉，其中能通过七号筛的粉末含量不少于 95%。

三、实训药品与器材

1. 药品　薄荷脑、樟脑、麝香草酚、薄荷油、水杨酸、硼酸、升华硫、氧化锌、淀粉、滑石粉。

2. 器材　玻璃乳钵、瓷乳钵、天平、药典筛、药匙、包药纸。

四、实训内容与步骤

（一）散剂的制备

1. 冰硼散

【处方】冰片 50g，硼砂（炒）500g，朱砂（水飞）60g，玄明粉 500g。

【制法】以上 4 味药，朱砂水飞或粉成极细粉，其他各药研细，过 100 目筛。先将朱砂与玄明粉套研均匀，再与硼砂研合，过筛，然后加入冰片研匀，过筛即得。

【功能与主治】解毒，消炎，止痛。用于咽喉、牙龈肿痛，口舌生疮。

【用法与用量】吹敷患处，每次用少量，一日数次。

【附注】

（1）硼砂炒后失去结晶水，称煅月石。

（2）玄明粉为芒硝经精制后风化失去结晶水而得。用途同芒硝，外用治疮肿、丹毒、咽喉口疮。作用较芒硝缓和。

（3）冰片即龙脑，外用能消肿止痛。冰片为挥发性药物，故在制备散剂时最后加入，同时密封贮藏，以防成分挥发。

（4）混合时取少量玄明粉放于乳钵内先行研磨，以饱和乳钵的表面能。将朱砂置研钵中，逐渐加入等容积玄明粉研匀，再加入硼砂研匀。

2. 痱子粉

【处方】薄荷脑 0.6g，樟脑 0.6g，麝香草酚 0.6g，薄荷油 0.6mL，水杨酸 1.14g，硼酸 8.5g，升华硫 4.0g，氧化锌 6.0g，淀粉 10.0g，滑石粉加至 100.0g。

【制法】取薄荷脑、樟脑、麝香草酚研磨至全部液化，并与薄荷油混合。另将水杨酸、硼酸、升华硫、氧化锌、淀粉、滑石粉研磨混合均匀，过七号筛。然后将共熔混合物与混合的细粉研磨混合，过筛，即得。

【功能与主治】吸湿，止痒，收敛。用于痱子、汗疹等。

【附注】

（1）处方中成分较多，应注意混合的顺序，要合理应用等量递加法。

（2）注意观察共熔现象。共熔成分应全部液化后，再用混合的其他药粉或滑石粉吸收，并过筛2～3次，检查均匀度。

3. 硫酸阿托品散

【处方】硫酸阿托品1.0g，1%胭脂红乳糖0.5g，乳糖加至98.5g。

【制法】先取少量乳糖加入研钵中研磨，使研钵内壁饱和，将硫酸阿托品与胭脂红乳糖置乳钵中研匀，再以等量递增混合法逐渐加入乳糖，研匀，待色泽一致后分装，每包0.1g。

【功能与主治】抗胆碱药，常用于胃肠痉挛、疼痛等。

【用法与用量】口服，疼痛时一次1包（相当硫酸阿托品0.001g）。

【附注】

（1）硫酸阿托品为毒剧药，因剂量小，为了便于称取、服用、分装等，故需添加适量稀释剂制成倍散。为保证混合的均匀性，常加胭脂红染色。

（2）为防止乳钵对药物的吸附，研磨时应选用玻璃乳钵并先加少量乳糖研磨，使之饱和乳钵。

（3）处方中的胭脂红乳糖作为着色剂。1%胭脂红乳糖的配制方法为：取胭脂红1g置研钵中，加90%乙醇15mL研磨使溶解，加少量乳糖吸收并研匀，再按等量递增法研磨至全部乳糖加完并颜色均匀为止，在60℃干燥，过100目筛，即得1%胭脂红乳糖。

（二）散剂的质量检查

1. 外观　散剂应干燥疏松，混合均匀，色泽一致。

2. 外观均匀度　照《中国药典》（2015年版）四部散剂项下外观均匀度检查方法检查，取供试品适量置光滑纸上，平铺约5cm²，将表面压平，在亮处观察，应色泽均匀，无花纹及色斑。

3. 水分　照《中国药典》（2015年版）四部水分测定法（通则0832）测定，除另有规定外，水分不得超过9.0%。

4. 装量　照《中国药典》（2015年版）四部（通则0115）装量检查方法检查，单剂量包装的散剂装量差异限度应符合规定。多剂量分装的散剂照《中国药典》（2015年版）四部（通则0942）最低装量检查法检查，应符合规定。

五、实训结果记录与分析

将检测结果记录于表S8-1中。

表 S8-1　产品检测结果记录表

检查项目	冰硼散	痱子粉	硫酸阿托品散
外观			
外观均匀度			
水分			
装量			
结论			

六、思考题

1. 散剂的制备工艺流程是什么?

2. 散剂混合方法有哪些?

3. 散剂分剂量的方法有哪些?

实训九　颗粒剂的制备

一、实训目的

1. 掌握板蓝根颗粒剂的工艺流程及质量检查方法。

2. 初步学会解决颗粒剂常见的质量问题。

二、实训准备

1. 颗粒剂系药材提取物与适宜的辅料或药材细粉制成的干燥颗粒状制剂。可分为可溶性颗粒剂、混悬性颗粒剂和泡腾性颗粒剂。

2. 可溶性颗粒剂的制备工艺流程一般包括药材的提取→浓缩→精制→制软材→制颗粒→干燥→整粒→质量检查→包装等。

3. 药材的提取,应根据药材中有效成分的性质,选择不同的溶剂和方法,一般多用煎煮法,也可用渗漉法、浸渍法及回流法等方法进行提取。提取液的精制多采用乙醇沉淀法。

4. 颗粒剂常用的辅料有糖粉、糊精和泡腾崩解剂等。干浸膏粉制颗粒所加辅料一般不超过浸膏粉的 2 倍,稠膏 [相对密度为 1.30 ~ 1.35(50 ~ 60℃)]制颗粒所加的辅料用量一般不超过清膏量的 5 倍。

5. 制粒是颗粒剂制备的关键技术,制颗粒的方法有挤出制粒、湿法混合制粒、流化喷

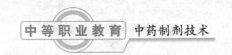

雾剂粒和喷雾干燥制粒等方法。

6. 湿颗粒制成后应立即进行干燥。干燥时温度应逐渐上升，一般控制在 60～80℃为宜，不耐热药物制成的颗粒应在 60℃以下干燥。颗粒干燥程度为干颗粒中含水量不超过 2.0%。

三、实训药品与器材

1. 药品 板蓝根清膏、糖粉、50% 乙醇。

2. 器材 10 目筛、14 目筛、水浴加热装置、粉碎机、槽形混合机、摇摆式颗粒机、振动分筛机、颗粒自动包装机、烘箱、天平。

四、实训内容与步骤

1. 板蓝根颗粒的制备

【处方】板蓝根清膏 1.0kg，蔗糖粉 15.0～16.0kg，50% 乙醇适量。

【制法】

（1）蔗糖粉碎：执行《粉碎岗位标准操作规程》操作，领取蔗糖，复核重量及标签内容与实物是否一致，无误后，将蔗糖用粉碎机粉碎，过 80 目筛。粉碎后装入洁净容器中，称重，贴物料标签。计算粉碎收率。

（2）取板蓝根清膏置槽形混合机内，加入适量蔗糖粉混合均匀，再加入适量 50% 乙醇制成软材。制软材时，要求软材在混合机中能"翻滚成浪"，并"握之成团，轻压即散"。可通过加入适量乙醇调节软材的干湿。

（3）将软材用摇摆式制粒机过 14 目尼龙筛网制粒，随时检查筛网有无穿漏，并随时检查湿颗粒质量，要求颗粒大小均匀、松散适宜，无长条、结块现象。

（4）湿粒制得后应立即干燥，并控制干燥温度在 70℃左右。将湿粒置于烘箱不锈钢托盘上，注意平铺均匀，待基本干燥后翻动，以提高干燥效率。

（5）干粒用 16 目和 60 目振动分筛机整粒，颗粒进行质量检查。

（6）采用颗粒自动包装机进行包装。每袋 10g，小袋装量准确，可设定装量差异内控标准为 ±3%，并在包装过程中抽检。

2. 板蓝根颗粒的质量检查 按《中国药典》（2015 年版）四部（通则 0104）颗粒剂项下的有关规定，对板蓝根颗粒进行粒度、水分、干燥失重、溶化性、装量差异检查等，应符合规定。

五、实训结果记录与分析

将检测结果记录于表 S9-1 中。

表 S9-1 产品检测结果记录表

检查项目	检查结果
粒度	
水分	
干燥失重	
溶化性	
装量差异	
成品量	
结论	

六、思考题

1. 制备颗粒剂应注意哪些问题?

2. 颗粒剂通常应做哪些质量检查?

3. 颗粒剂处方中含挥发性成分,应如何处理?

实训十　片剂的制备

一、实训目的

1. 掌握中药片剂的制备工艺过程及操作注意事项。

2. 掌握片剂常规质量检查的方法。

3. 熟悉压片操作方法,压片机基本构造、性能及使用保养。

二、实训准备

1. 片剂系将药材细粉或药材提取物加适宜的赋形剂压制而成的片状制剂。片剂的制备方法主要有制颗粒压片法和直接压片法,目前以制颗粒压片法应用最多。制颗粒压片法又可分为湿法制颗粒压片和干法制颗粒压片,以湿法制颗粒压片法应用较普遍。湿法制颗粒压片工艺流程为:中药原料预处理→制颗粒→干燥→压片前干颗粒的处理→压片→包衣→质检→包装。

2. 中药原料应根据药物所含有效成分的性质进行浸提、分离、精制处理,挥发性或遇热易分解的药物活性成分,在药料处理过程中应避免高温。用量极少的贵重药、毒性药,某些含有少量芳香挥发性成分药材宜粉碎成细粉,过五至六号筛。化学药品原辅料在混合前一般要先经粉碎、过筛、混合等操作。主药为难溶性药物时，必须有足够的细度以保证混合均匀及溶出度符合要求。若药物量少，与辅料量相差悬殊时，可用等量递增法混合。

3. 制颗粒是制片的重要步骤。首先必须根据主药的性质选好润湿剂或黏合剂。制软材时要控制润湿剂或黏合剂的用量，使软材达到"握之成团、轻压即散"。制粒时，筛网根据片重大小进行选择，通常 0.5g 以上的片剂选用 12～16 目筛，0.4g 以下的片剂选用 14～20 目筛制粒。

4. 已制好的湿颗粒应根据主药和辅料的性质于适宜温度（60～80℃）干燥。对遇湿及热稳定的药物，干燥温度可适当提高（80～100℃）。干燥时应注意颗粒不要铺得太厚，且干燥过程中要经常翻动。干燥后的颗粒须再进行过筛整粒，整粒时筛网孔径应与制粒用筛网孔径相同或略小。整粒后加入润滑剂、崩解剂等辅料，混匀，压片。

5. 片重计算：中药片剂试制过程中，处方药料的片数与片重未定时，可按下式计算片重：

$$单服颗粒重（g）＝干颗粒总重量（g）/单服次数$$
$$片重＝单服颗粒重（g）/单服片数$$

三、实训药品与器材

1. **药品** 何首乌饮片、何首乌细粉、滑石粉、板蓝根、野菊花、土牛膝、贯众、氯苯那敏、穿心莲饮片、穿心莲细粉、延胡索（醋制）、白矾（煅）、海螵蛸（去壳）等。

2. **器材** 天平、粉碎机、药筛、搪瓷盘、电磁炉、锅、勺子、纱布、量筒、冷藏箱、蒸馏烧瓶、冷凝管、真空泵、蒸发皿、烧杯、橡胶塞、打孔器、橡胶管、布氏漏斗、滤纸、水浴锅、真空（或红外线）干燥箱、压片机、包装袋、封口机、硬度测定仪、脆碎度测定仪、片剂崩解仪、标签等。

四、实训内容与步骤

（一）单冲压片机的拆装

1. **单冲压片机结构** 单冲压片机由转动轮、加料斗、模圈、上下两个冲头、三个调节器（压力、片重、出片）和一个能左右移动的饲料器组成。

（1）冲模：是压片机的压片部分，模圈嵌入模台上，上下冲头固定于上下冲杆上。下冲连接出片调节器和片重调节器。上、下冲冲头一般为扁圆形或圆形，压制糖衣片的冲头凹面较深，有的根据需要上冲可以刻字，有的因特殊用途冲模也有其他形状。

（2）加料器作用：①将颗粒装入模孔；②压好的药片由下冲顶出后将其拨入收集器中。

（3）下料斗（料斗）：贮存颗粒，并不断补充到加料器中，便于连续压片。

（4）出片调节轮（上调节）：调节下冲上升高度（下冲上升高度必须与模圈相平，将压成的片剂从模孔中顶出，太高易损坏加料器，太低则药片不易拨出或碎裂）。

（5）片重调节轮（下调节）：片重调节器用以调节下冲下降的深度，实际调节模孔的容积而调节片重。下冲在模圈内位置越低，模孔的容量越大，颗粒填充量多，片剂则重；反之片剂则轻。

（6）压力调节螺杆：上冲连接的压力调节器通过调节上冲下降的位置来调节压力的大小，上冲下降的位置越低，上下冲间距离越近压力越大，所得的片剂愈硬愈薄，反之则片剂愈松愈厚。

（7）升降仪：上升时可带动下冲上升而将药片自模孔中顶出。

（8）冲模台板：供放入模圈并固定模圈。

2. 单冲压片机冲模的拆卸

（1）拆卸上冲：旋松上冲紧固螺母即可将上冲杆拔出，若配合较紧，可用手钳夹住上冲杆将其拔出，但要注意不可损伤冲头棱刃。

（2）拆卸中模：旋松中模固定螺钉，旋下下冲固定螺钉，旋松蝶形螺丝，松开齿轮压板，转动调节齿轮，使下冲杆上升约 10mm，轻轻转动手轮，使下冲杆将中模顶出一部分，用手将中模取出。若中模在孔中配合紧密，不可用力转动手轮硬顶，以免损坏机件，须拆下中模台板再取中模。

（3）拆卸下冲：先旋下下冲固定螺钉，再转动手轮使下冲升至最高位置，即可用手拔出下冲杆。若配合紧密，可用手钳拔出。

（4）冲模拆卸后尚须转动调节齿轮，使下冲心杆退下约 10mm。转动手轮使下冲心杆升至最高位置时，其顶端不高于中模台板的底面即可。

3. 单冲压片机冲模的安装

（1）安装下冲：旋松下冲固定螺钉，转动手轮使下冲心杆升到最高位置，把下冲杆插入下冲心杆的孔中，注意使下冲杆的缺口斜面对准下冲紧固螺钉，并要插到底，最后旋紧下冲固定螺钉。

（2）安装中模：旋松中模固定螺钉，把中模拿平，放入中模台板的孔中，同时使下冲进入中模的孔中，按到底，然后旋上中模固定螺钉（不要旋紧）。放中模时须注意把中模拿平，以免歪斜放入时卡住，损坏孔壁。

（3）安装上冲：旋松上冲紧固螺母，把上冲插入上冲心杆的孔中，要插到底，用扳手卡住上冲杆下部的六方螺母，旋紧上冲紧固螺母。

（4）用手转动手轮，使上冲缓慢下降进入中模孔中，观察有无碰撞或摩擦现象。若发生碰撞或摩擦，调整中模台板的位置，使上冲进入中模孔中，再旋紧中模台板固定螺钉。如此调整，直到上下冲头进入冲模时均无碰撞或摩擦，方为安装合格。

4. 压片

（1）按上述方法将压片机冲模安装就绪备用。

（2）出片调整：转动手轮，使下冲升到最高位置，观察下冲口面是否与中模台面相齐（过高过低都将影响出片）。若不齐，应旋松蝶形螺丝，松开齿轮压板，转动上调节齿轮，（出片调节器），使下冲口面与中模平面相齐，然后仍将压板安上，旋紧蝶形螺丝，用手摇动手轮，空车运转十余转。若机器运转正常，则可加料试压进行下步调整。

（3）片重调整：旋转蝶形螺丝，松开齿轮压板，转动下调节齿轮（片重调节器），向左转使下冲心杆上升，则充填深度变小、片重减轻；向右转使下冲心杆下降，则充填深度增大、片重加大，调节后仍将齿轮压板安上，旋紧蝶形螺丝。

（4）药片硬度（压力）调整：旋松连杆锁紧螺母，转动上冲心杆，向左转使上冲心杆向下移动，则压力增大，压出的药片硬度增加；向右转则压力减少，药片硬度降低。调好后用把手卡住上冲心杆下部的六方螺母，仍将连杆锁紧螺母旋紧。

至此，冲模的调整基本完成，再试压十余片，检查片重、硬度和表面光洁度等外观质量，合格后即可投产。生产过程中，仍须随时检查药片的质量，及时调整。

5. 单冲压片机的润滑与保养

（1）压片机在使用前必须在全部油杯、油孔和摩擦面加润滑油，并空车运转至各摩擦面布满油膜后方可投入使用。但每次加油不得过多，以免溢出影响清洁、沾污药片。

（2）使用前需检查各螺丝是否松动，在工作过程中也应经常注意检查。如有松动立即旋紧，以免发生故障。其主要部位有上冲紧固螺母、中模固定螺钉、下冲固定螺钉、连杆锁紧螺钉、升降仪紧固螺钉（2只）、蝶形螺丝、中模台板固定螺钉（2只）、充填凸轮紧固螺钉（2只）。

（3）每次调整后，都需手摇试压几片，一切正常后再开电动机压片。

（4）在压片过程须经常检查冲模质量，若发现有缺边、裂纹、变形或严重磨损应及时更换，以免发生故障、损坏机器和影响片剂质量。

（5）使用完毕后应将剩余颗粒取出，擦拭机器各部。如停用时间较长，则需拆下冲模，将机器各摩擦面、工作面擦净并涂防锈油，罩上防尘衣，冲模应擦净后浸入油中保存。

（二）片剂的制备

1. 何首乌片

【处方】何首乌饮片 350g，何首乌粉 150g，蜂蜜适量（约 30mL），滑石粉适量。

【制法】

（1）称取何首乌细粉 200g，过 100 目的筛，取 150g 备用。

（2）称取何首乌饮片 350g，置不锈钢锅内，加 10 倍量的水浸泡 30 分钟，煮沸 1 小时（先大火后小火保持微沸），用 60 目筛过滤，滤液备用；药渣再加 8 倍量的水煮沸 1 小时（先大火后小火保持微沸），用 60 目筛过滤，滤液备用，药渣倒掉。

（3）合并两次滤液，静置半小时澄清，取上清液浓缩 60～80mL。

（4）取何首乌细粉 150g 与稠膏混合，于 80℃以下干燥。

（5）把干燥后的何首乌膏料粉碎，过 100 目筛备用。

（6）将适量的蜂蜜炼成中蜜，取适量（约 30mL）加入首乌细粉中，制软材，挤压过 14 目的筛，制粒、干燥。整粒后加 3% 滑石粉，过 10 目筛混匀，压片，片重 0.5g。

【功能与主治】止心痛，益气血，久服长筋骨，益精髓。实践证明有降低胆固醇的作用，可用于治疗高胆固醇血症。

【用法与用量】口服，每次 5～6 片，连服 1～3 个月为一疗程。

2. 感冒片

【处方】

	含量	其中粉料	其中膏料
板蓝根	250g	30g	220g
野菊花	125g	50g	75g
土牛膝	125g	125g	
贯众	125g	125g	
氯苯那敏	125mg	125mg	
滑石粉	适量		

【制法】

（1）粉料：取板蓝根 40g，野菊花 70g，研粉，过六号筛，分别称取板蓝根粉 30g，野菊花粉 50g，另放备用。

（2）膏料：取膏料药物（粉料剩余部分）置煎煮锅内，加 6 倍量水煮沸 30 分钟，用六号筛滤过，药渣再加 4 倍水煮沸 30 分钟，同法滤过，合并滤液，直火浓缩至约 200mL。

（3）醇处理：根据稠液体积，加入乙醇，使含醇量达 70%，冷藏静置 24 小时以上。

（4）收浸膏：虹吸上清液，下层液抽滤，合并，药液减压回收乙醇至小体积，移至蒸发皿中，于水浴上继续浓缩至约 70g。

（5）混合粉料：将氯苯那敏研细过六号筛，与板蓝根、野菊花粉混合均匀。

（6）制颗粒：将粉料置搪瓷盘内，加入热浸膏迅速拌匀，制成软材，于一号筛（14 目）上挤出制粒，颗粒摊于搪瓷盘内，于烘箱中 60～70℃烘干。

（7）颗粒含水量测定：生产上多使用红外线水分快速测定仪测定，干颗粒水分控制在 5% 左右。

（8）压片：按干颗粒重量加入 3% 的滑石粉，混匀，整粒，压片，片重 0.35～0.45g。

【功能与主治】清热解毒。用于感冒初起、恶寒发热、头痛鼻塞、咽喉肿痛等。

【用法与用量】口服，一次 4 ～ 6 片，一日 3 次。

3. 穿心莲片

【处方】穿心莲饮片 40.0g，穿心莲粉 16.0g，滑石粉适量。

【制法】取穿心莲饮片 40g，加水煎煮两次，每次 30 分钟，用纱布加六号筛滤过，滤液浓缩至稠膏状（约得膏 15g），稍冷加入穿心莲粉（过六号筛）16g，拌匀，制成软材，用一号筛（14 目）挤出制粒，湿颗粒摊于盘内，60 ～ 70℃烘干，加 3% 滑石粉，混匀，用一号筛（14 目）整粒，压片，每片相当于原药材 1g。

【功能与主治】清热解毒，凉血，消肿。用于感冒发热，咽喉肿痛，口舌生疮，顿咳劳嗽，泄泻痢疾，热淋涩痛，痈肿疮疡，毒蛇咬伤。

【用法与用量】口服，一次 3 片，一日 2 次。

4. 安胃片

【处方】延胡索（醋制）63g，白矾（煅）250g，海螵蛸（去壳）187g。

【制法】将延胡索、白矾、海螵蛸粉碎成细粉，过筛，混匀，用蜂蜜 125g 及适量温开水制成颗粒。干燥，加适量润滑剂压制成 1000 片，即得。

【功能与主治】制酸，止痛。用于胃及十二指肠溃疡、慢性胃炎。

【用法与用量】口服，一次 5 ～ 7 片，一日 3 ～ 4 次。

（三）片剂的质量检查

1. 照《中国药典》（2015 年版）四部（通则 0101）片剂项下规定，依法检查外观、片重差异、崩解时限、脆碎度，应符合规定。

2. 硬度检查

（1）经验法：取药片 1 片，置中指和食指间，以拇指加压。如果轻轻一压药片即分成两半，则为硬度不足。

（2）硬度计法：将药片侧立于硬度计的固定底板和加压的活动弹簧柱头之间，借螺旋的作用加压于片剂，至片剂碎裂时弹簧上所表示的压力即为片剂的硬度。

（3）硬度测定仪法：将药片纵向夹于硬度测定仪上的卡钳中，启动开关，使顶头对药片加压。当压力达到一定程度时，药片破碎，此时微动开关被触动，使电机停转，这时指针的位置即为药片破碎所需的重量（kg）。

3. 注意事项：压片颗粒应由粗细不同的层次组成，各层次粗细颗粒、细粉的比例和药物性状、片形、片重及机械性能有关。一般干颗粒中 20 ～ 30 目的粉粒以 20% ～ 40% 为宜。若粗粒过多则压成的片剂重量差异大，而产生松片、裂片、边角毛缺及黏冲等现象可能与细粉过多有关。

五、实训结果记录与分析

将片剂实训结果记录于表 S10-1 中。

表 S10-1 片剂检测结果记录单

检查项目	片剂名称			
	何首乌片	感冒片	穿心莲片	安胃片
外观				
重量差异				
崩解时限				
硬度				
脆碎度				
结论				

六、思考题

1. 中药片剂在赋形剂选择与制备上有哪些特点？

2. 如何决定中药半浸膏片处方中膏料和粉料的用量？复方半浸膏片处方中含芳香性药材，应如何设计制片工艺？

3. 测定片重差异、崩解时限、硬度各有何意义？哪些因素可影响片剂的重量差异、崩解时限与硬度？

实训十一 水丸的制备

一、实训目的

1. 掌握泛制法制备水丸的方法与操作要领。

2. 熟悉水丸的质量要求。

二、实训准备

1. 水丸系药物细粉用冷开水或黄酒、醋、稀药汁等为黏合剂制成的丸剂，又称水泛丸。丸剂的制法有泛制法、塑制法和滴制法。泛制法适用于水丸、水蜜丸、糊丸、浓缩丸的制备，其工艺流程为：原辅料的准备→起模→成型→盖面→干燥→选丸→质量检查→包装。

2. 供制丸用的药粉应为细粉或极细粉；起模、盖面、包衣的药粉，应根据处方药物的性质选用。水丸的赋形剂种类较多，选用恰当的润湿剂、黏合剂，使之既有利于成型，又有助于控制溶散时限，提高药效。

3. 水丸制备时，根据药料性质、气味等可将药粉分层泛入丸内，掩盖不良气味，防止芳香成分的挥发损失，也可将速效部分泛与外层，缓释部分泛于内层，达到长效的目的。一般选用黏性适中的药物细粉起模，并应注意掌握好起模用粉量。

4. 起模是泛制法制备丸剂的关键步骤，起模时应选用处方中黏性适中的药物细粉，黏性过强或过差均不宜作起模用粉。如用水为湿润剂，必须用 8 小时以内的凉开水或蒸馏水。起模时每次加湿润剂及药粉的量和方法应恰当，防止因过多过少而造成小颗粒过多或黏结成团。起模的用粉量和丸模的数量应适当。

5. 手工泛制过程中应交替使用团、翻、撞等动作，以保证丸粒具有适宜的硬度且圆整光滑。

6. 加大成型时每次加水加粉应均匀，用量应适中，防止出现黏结或大小不均。应及时筛选、分档，再分别加大成型。

7. 水丸处方中含有芳香挥发性或气味特殊、刺激性强的药物，单独粉碎后泛于丸粒中层，以掩盖不良气味或避免挥散。

8. 盖面系指将适当材料（清水、清浆或处方中部分药物的极细粉）泛制于筛选合格的成型丸粒上，使丸粒表面致密、光洁、色泽一致的操作。常用的盖面方法有干粉盖面、清水盖面、清浆盖面等。

9. 泛制丸含水分多，湿丸粒应及时干燥，干燥温度一般为 80℃ 左右。含挥发性、热敏性成分，或淀粉较多的丸剂，应在 60℃ 以下干燥。水丸含水量应不超过 9.0%。

10. 丸剂在制备过程中极易染菌，应采取恰当的方法加以控制。

三、实训药品与器材

1. **药品** 柴胡、当归、白芍、白术（炒）、茯苓、甘草、薄荷、大黄、猪牙皂（炒）、牵牛子（炒）、香附（醋炒）、槟榔、五灵脂（醋炒）。

2. **器材** 粉碎机、药筛、电磁炉、锅、包衣锅、喷雾瓶、刷子、勺子、红外线干燥箱、不锈钢盘、包装袋、封口机、标签等。

四、实训内容与步骤

（一）水丸的制备

1. 逍遥丸

【处方】柴胡 31g，当归 31g，白芍 31g，白术（炒）31g，茯苓 31g，甘草 24g，薄荷 6g。

【制法】将上述药物炮制合格，称量配齐，粉碎、混合，过 80～100 目筛。取上述药粉用冷开水（或姜汁）泛为小丸，低温干燥，分装即得。

【功能与主治】疏郁和中，理血调经。用于肝郁气滞引起的胸胁胀痛，午后烦热及妇女月经不调。

【用法与用量】口服，一次 6～9g；一日 1～2 次，温开水送服。

2. 四消丸

【处方】大黄 223g，猪牙皂（炒）37g，牵牛子（炒）148g，香附（醋炒）148g，槟榔 148g，五灵脂（醋炒）148g。

【制法】以上六味，牵牛子单独粉碎，其余五味混合粉碎，细粉混合后，过七号筛，混匀，用醋泛丸，每 20 丸重 1g，干燥，包装即得。

【功能与主治】消水，消痰，消食，消气。用于导滞通便。

【用法与用量】口服，一次 30～60 丸，一日 2 次。

【制备过程注意事项】

（1）身体衰弱，脾虚便泄，有外感者及孕妇忌服。

（2）因牵牛子为含有油脂性成分的药料，应采用串油法粉碎。即将处方中其他药物共研成细粉，然后将牵牛子研成糊状，再把其他药粉分次掺入，使药粉及时将油吸收，以便粉碎与过筛。

（3）制备本品时以醋为润湿剂泛丸，药用以米醋为主，内含 3%～5% 的乙酸。

（二）水丸的质量检查

照《中国药典》（2015 年版）四部（通则 0108）丸剂项下检查法检查外观、水分、重量差异、装量差异、装量、溶散时限等，应符合规定。

五、实训结果记录与分析

将实训结果记录于表 S11-1 中。

表 S11-1　产品检测结果记录表

检查项目	逍遥丸	四消丸
外观		
水分		
重量差异		
装量		
溶散时限		
结论		

六、思考题

1.泛丸过程中丸粒不易长大，而且丸粒越泛越多，何故？应怎样解决？

2.泛丸时丸粒易黏匾，丸粒之间易黏结，何故？应怎样解决？

实训十二　蜜丸的制备

一、实训目的

1.掌握塑制法制备大山楂丸的工艺流程及岗位操作要点。

2.掌握粉碎、过筛、混合、炼蜜、和药（合坨）、制丸条、制丸、包装、清场等操作单元的操作技能和操作要点。

3.能按设备操作规程，对 SF-130C 型万能磨粉机、电磁簸动筛粉机、CH-10 型槽形混合机、螺旋式出条机、滚筒式制丸机等制药设备进行操作、清洁及养护。学会各种生产文件的记录、汇总、整理、归档。

4.学会中药丸剂的质量检查方法，对制备过程中出现不合格大蜜丸及时进行判断，并能找出原因同时提出合理的解决办法。

5.能按清场规程进行清场工作。

二、实训准备

1.蜜丸是由一种或多种药物粉末与经炼制过的蜂蜜混合而制成的球形内服固体制剂。性柔软，作用缓和，多用于慢性病和需要滋补的疾患。蜜丸用塑制法制备，其工艺流程为：原辅料的准备→制丸块（和药）→制丸条→分粒、搓圆→干燥→质量检查→包装。

2.用塑制法制备蜜丸，关键工序是制丸块。合药时注意药粉与炼蜜的用量比例与蜜温，丸块应软硬适宜、滋润、不散不黏为宜。影响丸块质量的因素主要有：①炼蜜的程度；②和药的蜜温；③用蜜量，炼蜜与药粉的比例。

三、实训药品与器材

1.**药品**　山楂、六神曲、麦芽、蔗糖、蜂蜜、麻油、蜂蜡等。

2.**器材**　夹层锅、温度计、槽形混合机、螺旋式出条机、搓丸板、制丸机等。

四、实训内容与步骤

大山楂丸的制备

处方：山楂 4kg，六神曲（麸炒）0.6kg，麦芽（炒）0.6kg，蔗糖 2.4kg，蜂蜜 2.4kg，共制备 1200 丸。

（一）粉碎、过筛、混合

1. 生产前准备

（1）操作人员按进入 D 级洁净生产区更衣程序和净化要求进入操作间。

（2）操作人员按批生产指令从仓库领取原辅料，按物料进入 D 级洁净生产区程序和净化要求，将药材等物料转运进入 D 级洁净生产区，存放于物料存放间。

（3）检查工作现场、工具、容器清场合格标识，核对有效期。

（4）检查设备是否具有"完好"标识卡及"已清洁"标识，设备是否运行正常。

（5）校准称量器具，检查所需物料检验报告单、合格证是否齐全，核对原辅料、药材名称、数量与生产指令单是否一致。

（6）生产操作开始前，操作人员按照生产指令、产品生产工艺规程认真核对投料计算情况，准备好生产所需的相关技术文件和生产记录。

（7）生产设备悬挂本次运行标识。

2. 生产操作

（1）粉碎

1）开机，打开总电源钥匙开关，使相关电器和机器设备处于供电状态。

2）开启吸尘系统进入正常吸尘。

3）阅读机械说明书，弄清机械性能和操作步骤。

4）使用锤击式粉碎机或万能磨粉机前需安装好筛网，使粉碎后药粉达到 80～100 目的细度要求。

5）在粉碎机出料口扎好粉末收集专用布袋，及时收集符合细度要求的药粉。

6）检查原料药中有无异物，将山楂、六神曲、麦芽混匀，以备粉碎。

7）开启粉碎机让其空载运转，待设备正常运转后，再调整进料板，使待粉碎药材饮片均匀而连续地进行粉碎。

8）粉碎完毕，立即停机。

（2）过筛

1）选用适宜的筛粉机，并安装 80～100 目筛网。

2）开启筛粉机后，调整药筛的水平运动速度和振动速度，以提高过筛效率。

3）每次加入药筛容积 1/4～1/3 的药粉，在密闭条件下进行过筛。

4）过筛完毕，立即停机。

5）检查药粉细度，精密称取过筛后的药粉100g，置80目和100目标准筛中，加盖与接收器，转动、叩击并振动30分钟，待药粉不再通过筛网时，将通过筛网的药粉取出，再精密称重。按下式计算百分比，看是否合要求。

$$细粉（\%）=\frac{通过筛网的粉末重量（g）}{测定用粉末的重量（g）}\times100\%$$

能全部通过五号（80目）筛、并含通过六号（100目）筛不少于95%的粉末为合格。

6）无法继续粉碎的石细胞、纤维等药料头子，移交提取车间煎煮提取，滤去药渣，药液经适当浓缩后，置洁净容器内移交制丸工序备用。

（3）混合

1）选用适宜的混合方法和混合器械。

2）将待混合药粉加入混合机械的料斗内，盖好。

3）开启混合机械进行混合。

4）混合均匀度检查：取混合后的药粉适量，置光滑白纸上平铺5cm²，将其表面压平，在光亮处观察，若色泽均匀，无花纹、色斑即为合格。必要时可以在药粉不同部位取样测定其代表成分的含量，与规定含量比较，应符合规定且均一。

5）混合完成后，立即停机。

6）将混匀的药粉装入洁净容器内，容器外贴上标签和待检牌，标签上注明物料品名、规格、批号、数量、日期、操作者姓名。填写请检单请检，合格后摘待检牌，挂合格牌，移交制丸工序。

3. 清场

（1）生产结束后，取下工作状态标识牌，挂清场标识牌。

（2）中间产品交下一道工序，剩余尾料办理入库。

（3）将粉碎、过筛、混合器械内外清理干净，其他操作工具、容器送清洁间先用饮用水冲洗两遍，再用纯化水冲洗至净；用丝光毛巾蘸75%乙醇擦拭设备进行消毒。

（4）场地、操作室按照D级清理作业级洁净区清洁消毒规程进行清洁、消毒，清场完毕后填写清场记录。经QA监督员检查合格，发放清场合格证。

（5）撤掉运行标识，挂清场合格标识。

4. 结束

（1）整理、汇总批生产记录等相关记录。

（2）关闭水、电、气、阀门开关，关好门窗，按进入程序的相反程序退出作业现场。

（二）炼蜜

1. 生产前准备 参照粉碎、过筛、混合等生产前准备做好各项准备工作。

2. 操作

（1）将蜂蜜加入夹层锅（量少可用铝盆或烧杯），打开蒸汽开关，通入蒸汽将蜂蜜加热至沸，纱布过滤后继续炼至116℃，即为炼蜜。

（2）取蔗糖4.8kg，加水2160mL，搅拌使蔗糖溶解，煮沸过滤后即为单糖浆。

（3）将炼蜜和单糖浆合并混匀，微火炼至相对密度约为1.38（70℃测），滤过，即得。

（4）关闭蒸汽开关，停止供热。

（5）将炼制好的蜜和单糖浆的混合液装入洁净容器，容器外贴上标签和待检牌，标签上注明物料名称、规格、批号、数量、日期、操作者姓名。填写请检单请检，合格后摘待检牌挂合格牌，并移交制丸工序。

（6）润滑剂制备：润滑剂由麻油与蜂蜡按100：20～100：30配比组成。此配比可因气温的变化而改变，一般夏季气温高时用蜡量稍多，冬季气温低时用蜡量稍少。制备时将麻油加热至70～80℃后，加入蜂蜡并继续加热至蜂蜡熔化，慢慢降温并不断搅拌至冷，即为半固体油膏状润滑剂。装入洁净容器，贴上标签移交制丸工序。

3. 清场　参照粉碎、过筛、混合工序进行清场。

4. 结束　参照粉碎、过筛、混合工序结束工作。

（三）合坨（和药）

1. 生产前准备

（1）操作人员按进入D级洁净生产区更衣程序和净化要求进入操作间。物料按进入D级洁净生产区程序和净化要求，将药材、原辅料等物料转运进入D级洁净生产区，存放于物料存放间。

（2）按批生产指令从车间中间站领取上道工序合格中间产品，从仓库领取辅料，按物料进入D级洁净生产区程序和净化要求，将中间产品、辅料等物料传运进入D级洁净生产区，存放于物料存放间。

（3）其他照粉碎、过筛、混合工序准备。

2. 生产操作

（1）按山楂、六神曲、麦芽三味药的处方总量称取其混匀的药粉，放入槽形混合机的混合槽内（量少，手工操作可在盆中进行合坨）。

（2）将处方量蜂蜜和蔗糖混合物趁热（80～90℃）加入药粉中。

（3）开启槽形混合机，搅拌桨转动，反复搅拌捏合，直到药粉全部湿润，成为软硬适度，滋润柔软，色泽里外一致，涂布不见药粉本色，能随意塑型，不黏手，不黏附容器四壁的药坨，即为合格软材。

（4）将制好的软材装入洁净容器内，加盖密闭保存。容器外贴上标签和待检牌，标签上注明物料名称、规格、批号、数量、日期、操作者姓名等。填写请检单请检，合格后摘待检牌挂合格牌。若合药、搓条、轧丸在同车间进行，则软材经检验合格后立即搓条、制丸，待制丸工作完成后一并进行清场和结束工作。

（5）软材制完后立即停机。

3. 清场 参照粉碎、过筛、混合工序清场标准进行清场。

4. 结束 参照粉碎、过筛、混合工序结束工作。

（四）制丸

1. 生产前准备 参照合坨工序做好各项准备工作。

2. 生产操作

（1）制丸条

1）手工制丸条：在已清洁消毒的搓条板上涂少许润滑剂，按搓丸板上具有的沟槽数和每丸重量称取一定重量（丸粒数 × 丸重）的丸块，置于搓条板平面上，手持搓条板，施加一定的压力将丸块搓成粗细均匀、表面光滑、内部充实、两端平整的丸条。先在已清洁消毒的搓丸板上下压板的半圆形沟槽内表面均匀地涂少许润滑剂，再将搓好的丸条横放在搓丸板的下压板上，使与沟槽垂直，用搓丸板的上压板顺沟槽方向用力来回滑动加压，直到上下压板的沟槽相遇，将丸条切成若干小段，继续顺沟槽方向往返搓动数次，即得圆整、光滑的丸粒。

2）机器制丸条：①螺旋式出条机：根据丸重要求，更换丸条管出口或调节出口调节器，使挤出的丸条的粗细符合规定要求。开机，待机器运转正常后，将软材（药坨）加入加料斗中，制条时靠轴上叶片和螺旋输送器使丸块挤入丸条管，丸条由丸条管出口挤出。②挤压式出条机：根据所需丸条的粗细更换适宜的出条管。开机，待机器运转正常后，将软材放入加料筒中，利用机械能推出螺旋杆，使挤压活塞在加料筒中不断地向丸条出口方向推进，筒内丸块受活塞挤压而由出口挤出，形成粗细均匀的丸条。

（2）制丸粒

1）手工制丸粒：先在已清洁消毒的搓丸板上下压板的半圆形沟槽内表面均匀地涂少许润滑剂，再将搓好的丸条横放在搓丸板的下压板上，使与沟槽垂直，用搓丸板的上压板顺沟槽方向用力来回滑动加压，直到上下压板的沟槽相遇，将丸条切成若干小段，继续顺沟槽方向往返搓动数次，即得圆整、光滑的丸粒。

2）机器制丸粒：①联合制丸机：大生产多用此机，本机由制条和制丸两部分组成。操作时，开机并用毛刷在托棍、切刀、槽滚、底滚等部件上均匀地涂少许润滑剂，然后将丸块填入制条器中，从出口处挤出丸条，其下有电加热器，使丸条光滑，接着丸条落于小托棍上，经切刀切成适当长度的丸条。经托条架将丸条翻到槽滚筒上，由于槽滚和底滚转速及转动方向不同，将丸条切成小段，随槽滚筒的转动，使丸粒光圆，经滑板落于接收器内。②滚筒制丸机：本机主要由加料斗、有槽滚筒、牙齿板、滚筒及搓板等组成。操作时，先开机并在有槽滚筒、牙齿板、滚筒、搓板等处均匀地涂少许润滑剂，将制好的丸块加于加料斗中，由于带有刮板的轴呈相对方向旋转，将丸块带下，填入有槽滚筒内，继由牙齿板将槽内的丸块剔出，使附于牙齿板的牙齿上，当牙齿板转下与圆形滚筒接触时，将牙齿上的丸块刮下，使落于圆形滚筒上，搓板做水平反复抖动，使丸块搓成圆形丸粒，滑板落于接收器中，即完成了直接将丸块制成丸粒的过程。

3）将制好的丸粒装入洁净容器内，加盖。容器外贴上标签和待检牌，标签上注明物料名称、批号、数量、日期、操作者姓名等。填写请检单请检，合格后摘待检牌挂合格牌，并移交下一道工序。

3. 清场　参照粉碎、过筛、混合工序清场标准进行清场。

4. 结束　参照粉碎、过筛、混合工序结束工作。

（五）内包

1. 生产前准备

（1）按批包装指令从车间中间站领取上一工序合格待包装产品及包装材料。

（2）其他准备工作参照合坨工序。

2. 生产操作

（1）蜡盒包装：将丸粒用蜡纸包好后装入蜡纸盒中封严，在盒外贴上封口签，待封签干后再蘸1～2次蜡封固。封口签上印有品名、功效主治、用法用量、生产批号、有效期等。

（2）塑料小圆盒包装：先将塑料小圆盒用75%乙醇消毒，然后将丸粒装入两个螺口相嵌的塑料小圆球内，外面蘸取一层蜡衣，将口封严。

（3）蜡壳包装

1）蜡壳制备：蜡壳由40%蜂蜡与60%石蜡组成。制备时将定量的蜂蜡和石蜡放夹层锅内，并打开蒸汽开关通入蒸汽加热熔化，温度控制在65～74℃以保持蜡呈熔融状态，取用水浸湿的木球并擦干表面水分，然后插在铁签上立即浸入熔融的蜡液中1～2秒钟，取出，使多余的蜡液滴净并冷却后，再同法浸入蜡液反复数次（一般3～4次），至蜡壳厚度适中，再浸入18～25℃冷水中，待凝后取出铁签，自铁签上取下蜡球，用布擦去水珠，用刀将蜡皮割成两个相连的半球，取出木球，所得蜡壳置阴凉通风处干燥。

2）装入药丸：将两个半球形蜡壳掰开，装入药丸后将两个半球形蜡壳闭合，用封口钳将封口烫严，再插到铁签上浸上一次蜡液，使切割处封固，从铁签上取下蜡丸，插铁签的小孔用封口钳或小烙铁烫严。在封口处的蜡壳较厚处印刻药丸名即可。

3）将完成内包的丸粒装入洁净容器内，加盖。容器外贴上标签和待检牌，标签上注明物料名称、批号、数量、日期、操作者姓名等。填写请检单请检，合格后摘待检牌挂合格牌，并移交下一道工序。

3. 清场　参照粉碎、过筛、混合工序清场标准进行清场。

4. 结束　参照粉碎、过筛、混合工序结束工作。

（六）外包

1. 生产前准备

（1）按一般生产区人员进入标准程序进行更衣，进入操作间。

（2）按包装指令领取检验合格的内包半成品、包装材料、标签、说明书，核对半成品、包装材料、标签、说明书的名称、规格、数量是否相符。

3）其他照粉碎、过筛、混合工序准备。

2. 生产操作

（1）将药丸 10 丸、说明书一张按规定折叠放入盒内，封口，在盒外正面贴上标签，标签上印有品名、处方、装量、功效主治、用法用量、注意事项、注册商标、批准文号、生产批号、有效期、厂址厂名等。

（2）将外包装箱打印上产品名称、生产批号、生产日期、有效期等。底部封口后，将包装好的小盒按规定量装入大箱，填写装箱单放入箱内。

（3）送封塑间封箱，打包。

（4）将包装好的产品送成品待验库内，填写成品请验单请验。

（5）待下达合格通知后，由 QA 监督员填写发放合格证，贴在箱上。凭检验合格报告单或入库证办理入库手续。

3. 清场

（1）生产结束后，取下工作状态标识牌，挂清场标识牌。

（2）各工序剩余物料、中间产品按规定进中间站，已包装产品入库。

（3）未用完的原辅料、包装材料办理退库。

（4）清理作业场地，清除生产废弃物。

（5）按不同区域清场要求和程序，清理工作现场、设备、工具、容器、管道等。

（6）清场完毕，填写清场记录。经 QA 监督员检查合格，挂清场合格证。

（7）撤掉运行标识，挂清场合格标识。

4. 结束

（1）整理、汇总批生产记录等相关记录。

（2）关闭水、电、气、阀门开关，关好门窗，按进入程序的相反程序退出离开作业现场。

（七）质量检查

1. 外观检查　大山楂丸外观应圆整均匀，色泽一致，细腻滋润，软硬适中。

2. 重量差异　取大山楂丸 10 丸，分别称定重量，再与标示重量相比较，应符合表

17-2 的规定。超出重量差异限度的不得多于 2 丸，并不得有 1 丸超出限度 1 倍。

（八）实训提示

1. 关键工序质量控制点

（1）前处理时，原辅料应在规定的操作间除去外包及灰尘，按现行《中国药典》或《中药炮制规范》将所需中药材炮制合格。

（2）投料时所用原辅料的品名、规格、数量应符合规定。

（3）药料要尽量粉碎利用，粉末细度应合规定要求，确实无法再粉碎的药料头子，应煎水并适当浓缩后在制软材时加入。

（4）蜂蜜应依药料黏性大小分别炼制成嫩、中、老蜜，并选择适当的下蜜温度，且与药粉、辅料应充分混匀，软材（药坨）、丸条也应合规定质量要求。

（5）药丸外观质量、内在质量卫生标准及重量差异限度等均应符合现行《中国药典》蜜丸项下的相关规定。

（6）包装应符合规定，包装封口应严密，外包封口应垂直、等距打包。

2. 关键工序技术控制点

（1）所有原辅料及包装材料必须经质检部检验合格后方可领用。

（2）非本批物料不得进入操作室，避免错投料或混药。

（3）称料、投料及计算结果须经复核，并有操作者和复核者双方签名。

（4）使用蒸气设备时，须事先检查进气阀、压力表、安全阀是否完好畅通。

（5）使用电气设备时，应先检查开关、线路是否完好。

（6）带传动的设备，须每天检查一次传动、机械性能，并加足润滑油。

（7）使用粉碎、过筛、混合、制丸等机器设备均须先开机试车，待机器运转正常后方可投料。

（8）软材质量要求软硬适度，滋润柔软，色泽里外一致，涂布不见药粉本色，能随意塑型，不黏手，不黏附容器四壁。

（9）蜂蜜的选择与炼制对蜜丸的质量影响很大，切勿选用有毒植物花酿的蜜。制备蜜丸的蜂蜜应选用半透明、带光泽、浓稠的液体，呈乳白色或淡黄色，25℃时相对密度应在1.349 以上，果糖和葡萄糖总量不得少于 60%。用碘试液检查，应无淀粉、糊精。有香气，味甜而不酸、不涩，清洁无杂质。

用于制备蜜丸的蜂蜜须经炼制，以除去杂质、降低水分含量、破坏酶类、杀灭微生物、增加黏性等。炼蜜程度应根据处方中药材的性质分别炼制成嫩蜜、中蜜、老蜜三种规格。

（10）在制软材时要注意和药蜜温，一般处方热蜜和药，含多量树脂、胶质、糖、油脂类药材的处方以 60 ～ 80℃蜜温为宜。含冰片、麝香等芳香挥发性药材的处方蜜温还可适当低些。但含叶、茎、全草或矿物药较多的处方须用老蜜趁热和药。此外，用蜜量要适宜，一般是药粉与炼蜜比例为 1∶1 ～ 1∶1.5，但药粉黏性强用蜜量宜少，反之宜多；夏季用蜜量宜少，冬季用蜜量宜多；手工和药用蜜量较多，机械和药用蜜量较少。

五、实训结果记录与分析

将实训结果记录到表 S12-1 中。

表 S12-1 产品检测结果记录表

项目	大山楂丸
外观	
重量差异	
成品量（g）	
结论	

六、思考题

1. 塑制法制备蜜丸时，一般性药粉、燥性药粉、粉性药粉其用蜜量、炼蜜度和药用温度应怎样掌握？

2. 影响丸块质量的因素有哪些？

实训十三　滴丸的制备

一、实训目的

1. 能用滴制法制备苏冰滴丸。

2. 能按操作规程操作滴丸试验机并进行清洁与维护。

3. 能对滴制法制备过程中出现不合格滴丸进行判断，并能找出原因同时提出合理的解决办法。

4. 能按清场规程进行清场工作。

二、实训准备

1. 滴丸是用适宜的基质将主药溶解、混悬或乳化后，滴入一种不相混溶的液体冷却剂中，液滴由于表面张力作用而收缩成球形丸粒。

2. 滴丸的制备采用滴制法，即将药物溶解、乳化或混悬于适宜的熔融基质中，保持恒定的温度（80～100℃），并通过一定大小口径的滴管，滴入另一种不相混溶的冷却剂中，此时含有药物的基质骤然冷却，凝固形成丸粒。

3. 滴丸常用基质有水溶性和非水溶性两类。水溶性基质有聚乙二醇、硬脂酸钠、甘油明胶等；非水溶性基质有硬脂酸、单硬脂酸甘油酯、虫蜡、蜂蜡、氢化植物油等。应根据相似者相溶的原则选择基质，即尽可能选用与主药极性相似的基质。常用的冷却剂有：水溶性基质可用液体石蜡、植物油、甲基硅油、煤油等。非水溶性基质可用水、不同浓度的乙醇等。

4. 滴制时药液的温度要恒定。如温度过高药液变稀、滴速增快易产生小丸或双丸，成品丸重偏小；温度过低药液变稠、滴速减慢，丸粒常拖尾巴，成品畸形，丸重偏大。

5. 滴丸的重量和形态与滴管的内径、滴口、熔融液温度、滴速、冷却剂的密度及滴管距冷却液面距离等因素均有关，所以必须严格控制，否则制成的丸粒难以合格。

三、实训药品与器材

1. 药品　苏合香酯、冰片、聚乙二醇 6000。

2. 器材　烧杯、水浴加热装置、石灰缸、电子天平、实训室用滴丸设备、DWJ-2000S 型滴丸试验机。

四、实训内容与步骤

1. 苏合香滴丸的制备

【处方】苏合香酯 5g，冰片 10g，聚乙二醇 6000 35g，液状石蜡适量。

【制法】

方法一：实训室用滴丸设备制备，具体操作流程如下：将聚乙二醇 6000 置锅中，于水浴上加热至 90～100℃，待全部熔融后加入苏台香酯及冰片搅拌溶解，转移至实训用滴丸机贮液瓶中，密闭并保温在 80～90℃，调节滴液定量阀门，滴入 10～15℃的液状石蜡中，将成型的滴丸沥尽并擦去液状石蜡，置石灰缸内干燥，即得。

方法二：将处方用量扩大 10 倍，用 DWJ-2000S 型滴丸试验机制备，具体操作流程如下：

（1）关闭滴头开关。

（2）打开电源开关，接通电源。

（3）设置生产所需的冷凝介质温度 10～15℃、油浴温度 80～90℃、药液温度 90～100℃和底盘温度 30～40℃，按下制冷开关，启动制冷系统，按下油泵开关，启动磁力泵，手动调节柜体左侧下部的液位调节旋钮，使其冷凝介质液位平衡，冷凝介质输入冷却室内，冷凝介质液面控制在冷却室上口之下，达到稳定状态。

（4）按下油浴开关，启动加热器为滴罐内的导热油进行加热。按下滴盘开关，启动加热盘为滴盘进行加热保温。注意：第一次加热时，应将两者温度显示仪先设置到40℃，待两者温度升高到设置温度后，关闭油浴开关或滴盘开关，停留10分钟，使导热油或滴盘温度适当传导后，再将两者温度显示仪调到所需温度，直到温度达到要求。

（5）启动空气压缩机，使其达到0.7MPa的压力。

（6）当滴制药液温度达到所设温度时，将滴头用开水加热浸泡5分钟后，装入滴罐下方。

（7）将加热熔融好的滴制药液从滴罐上部加料口处加入，在加料时，可调节面板上的真空旋钮，让滴罐内形成真空，滴液能迅速进入滴罐。

（8）加料完成后，盖好上料口盖。启动搅拌开关，调节调速按钮，控制在前2～4格内。

（9）缓慢扭动打开滴罐上的滴头开关，需要时可调节面板上的气压或真空旋钮，使滴头下滴的滴液符合滴制工艺要求，药液稠时调气压旋钮，药液稀时调真空旋钮。

（10）药液滴制完毕后，关闭滴头开关，关闭面板上的制冷、油泵开关，准备下一轮清洗工作。

2. 质量检查

（1）外观检查：滴丸应大小均匀，色泽一致，表面的冷凝介质应除去。

（2）重量差异：取滴丸20丸，精密称定总重量，求得平均丸重，再分别精密称定每丸的重量。每丸重量与平均丸重相比较，应符合表17-1的规定。超出限度的不得多于2丸，并不得有1丸超出限度1倍。

3. 实训提示

（1）应注意按处方要求正确称量，确保成品质量。

（2）为使滴丸重量差异在规定范围内，操作时应保持恒温，并控制好滴速和冷凝介质的温度。

（3）操作中应注意清洁卫生，操作完毕应对操作环境进行清场。

五、实训结果记录与分析

实训结果记录在表S13-1中。

S13-1　产品检测结果记录表

项目	苏冰滴丸
外观	
重量差异	
成品量（g）	
结论	

六、思考题

1. 用滴制法制备滴丸的关键何在？
2. 如何选择滴丸的基质与冷却剂？

实训十四　软膏剂乳膏剂的制备

一、实训目的

1. 掌握软膏剂的制备方法、操作关键及注意事项。
2. 了解软膏剂的质量评定方法。

二、实训准备

1. 软膏剂系指原料药物与油脂性或水溶性基质混合制成的均匀的半固体外用制剂。乳膏剂系指原料药物溶解或分散于乳状液型基质中形成的均匀半固体制剂。乳膏剂分为水包油型乳膏剂和油包水型乳膏剂。

2. 软膏剂采用研合法、热熔法；乳膏剂采用乳化法制备。

（1）研和法（研合法）：系将药物细粉用少量基质研匀或用适宜液体研磨成细糊状，再递加其余基质研匀的制备方法。当软膏基质稠度适中或主药不宜加热，且在常温下通过研磨即能均匀混合时，可用研和法。

（2）熔和法（热熔法）：系将基质先加热熔化，再将药物分次逐渐加入，边加边搅拌，直至冷凝的制备方法。当软膏中含有不同熔点基质，在常温下不能均匀混合，或主药可溶于基质，或需用熔融基质提取药材有效成分时，均多采用此法。

（3）乳化法：系将油溶性组分（油相）混合加热熔融；另将水溶性组分（水相）加热至与油相相同温度（约80℃）时，两相等温混合，不断搅拌，直至冷凝。

三、实训药品与器材

1.**药品** 黄芩素细粉、冰片、凡士林、羊毛脂、硬脂酸、单硬脂酸甘油酯、蓖麻油、甘油、乙醇、尼泊金乙酯、蒸馏水、甲基纤维素、苯甲酸钠、白蜂蜡、石蜡、液状石蜡、硼砂、硬脂酸、羊毛脂、三乙醇胺、尼泊金甲酯、液体石蜡。

2.**器材** 蒸发皿、烧杯、水浴锅、天平、量筒、比重计、温度计、玻璃棒、药筛、乳钵、铝锅、软膏板、软膏刀、包装袋、封口机、标签等。

四、实训内容与步骤

（一）软膏剂的制备

1.油脂性基质黄芩素软膏

【处方】黄芩素细粉（过六号筛）0.4g，凡士林 8.70g，羊毛脂 0.90g。

【制法】称取凡士林，加入羊毛脂，水浴加热熔化后加入黄芩素细粉，搅匀，放冷即得。本品为淡黄色软膏。

【功能与主治】清热解毒，燥湿。用于急、慢性湿疹，过敏性药疹，接触性皮炎，毛囊炎，疖肿等。

【用法与用量】外涂，一日 2 次。必要时用敷料包扎。有渗出液、糜烂、继发性感染的病灶，先用 0.05%高锰酸钾或 0.025%新洁尔灭洗净拭干后，再涂药膏。

2.水溶性基质黄芩素软膏

【处方】黄芩素细粉（过六号筛）0.4g，甘油 1.00g，甲基纤维素 1.70g，苯甲酸钠 0.01g，蒸馏水 7.00mL。

【制法】

（1）将黄芩素、苯甲酸钠置蒸发皿中，加入适量蒸馏水，水浴加热使溶解，放冷。

（2）另将甲基纤维素、甘油在研钵内研匀。

（3）将（1）加入到（2）中，边研边加，至研匀，即得。本品为淡黄色软膏。

（二）乳膏剂的制备

1.O/W 型乳剂基质的制备

【处方】硬脂酸 17g，液体石蜡 25g，羊毛脂 2g，三乙醇胺 2g，甘油 5mL，尼泊金甲酯 0.1g，蒸馏水加至 100mL。

【制法】取硬脂酸、液体石蜡、羊毛脂在水浴中加热至熔，继续加热至 75℃；另将三乙醇胺、尼泊金甲酯及蒸馏水 25mL，加热至 75℃，慢慢倒入硬脂酸等混合物中，随加随搅拌，加完后继续搅拌至 40℃即得。

【制备过程注意事项】

（1）本品为 O/W 型乳剂基质。处方中硬脂酸、液体石蜡、羊毛脂作油相；甘油、三乙醇胺、蒸馏水作水相；部分硬脂酸与三乙醇胺形成三乙醇胺皂作乳化剂；甘油为保湿剂；尼泊金甲酯为防腐剂。

（2）羊毛脂为类脂类，基质中加入羊毛脂，增加了对皮肤的亲和性，有利于药物透入真皮中发挥作用。

（3）本品除用尼泊金甲酯作防腐剂外，亦可用尼泊金乙酯及苯甲酸钠等。

2. W/O 型乳剂基质的制备

【处方】 白蜂蜡 12g，石蜡 12g，液状石蜡 56g，硼砂 0.5g，蒸馏水适量制成 100g。

【制法】 取白蜂蜡、石蜡与液状石蜡，置容器中在水浴上加热熔化后，保持温度在 70℃左右；另取硼砂溶于约 70℃的水中，将水相缓缓加入油相中，不断向同一方向搅拌至冷凝，即得。

【功能与主治】 滋润皮肤，也作软膏基质用。

【制备过程注意事项】

（1）处方中蜂蜡含有少量高级脂肪醇，为 W/O 型乳化剂，尚含有少量高级脂肪酸，高级脂肪酸与硼砂水解生成的氢氧化钠反应生成钠皂，为 O/W 型乳化剂。因处方中油相大于水相，故形成的是 W/O 型乳剂基质，如果增加水相比例（大于 50%），则形成 O/W型乳剂基质。

（2）油、水两相混合时温度应相同，并不断搅拌至冷凝，搅拌是做乳化功，乳化功越大，乳膏越均匀细腻。

3. 乳剂型基质黄芩素软膏

【处方】 黄芩素细粉（过六号筛）0.4g，冰片 0.02g，硬脂酸 1.20g，单硬脂酸甘油酯 0.40g，蓖麻油 2.00g，甘油 1.00g，三乙醇胺 0.15mL，尼泊金乙酯 0.01g，蒸馏水 5.00mL。

【制法】

（1）将硬脂酸、单硬脂酸甘油酯、蓖麻油、尼泊金乙酯共置干燥烧杯内，水浴加热 50～60℃，使全溶。

（2）将甘油、黄芩素、蒸馏水置另一烧杯中，加热至 50～60℃，边搅拌边加三乙醇胺，使黄芩素全溶。

（3）将冰片加入（1）中溶解，立即将（1）逐步加到（2）中，边加边搅拌均匀，至室温，即得。本品为橙黄色软膏。

（三）软膏剂常规质量检查

照《中国药典》（2015 年版）四部（通则 0109）软膏剂乳膏剂项下检查制品的刺激性、pH、无菌、微生物限度、稳定性，应符合规定。

五、实训结果记录与分析

将实训结果记录在表 S14-1 中。

表 S14-1　产品检测结果记录表

品种	黄芩素软膏		W/O 型乳剂基质	O/W 型乳剂基质	黄芩素乳膏
	油脂性	水溶性			
外观					
粒度					
pH					
微生物限度					
结论					

六、思考题

1. 中药软膏有哪些制备方法？各有何种特点？如何选用？

2. 配制乳剂软膏的操作关键是什么？应注意哪些问题？

3. 根据实训结果讨论药物在不同软膏基质中的释放情况。

实训十五　黑膏药的制备

一、实训目的

1. 掌握黑膏药的制备方法、操作关键及注意事项。

2. 熟悉黑膏药的常规质量要求及其检验方法。

二、实训准备

1. 黑膏药系以植物油炸取药料，去渣后在高温下与红丹炼制而成的铅硬膏。炼膏药的植物油以麻油为最好。黑膏药制备工艺流程为：基质原料的选择→药料的处理→炸药→炼油→下丹→去火毒→摊涂→质检→包装。

2. 红丹的主要成分为 Pb_3O_4，含量应不低于 95%，使用前应炒去水分，过五号筛备用。油与丹的比例，一般为 500g 油用 150～210g 丹。

3. 黑膏药处方中的药料可分为一般药料（粗料）和细料药两类。粗料药提取时按药料的性质分先炸和后炸，质地坚硬药料先炸，一般者后炸，炸至药料表面深褐色内部焦黄色为度；细料药如麝香、冰片、乳香、没药、血竭、樟脑等可先研成细粉，在摊涂前于70℃左右加入熔化的膏药中混匀。

4. 炼油为制备黑膏药的关键操作，油温应控制在 320～330℃，炼油程度以达到"滴水成珠"为度。炼油时应注意安全、劳动保护及通风，并控制温度，以防着火，一旦着火立即覆盖铁锅盖，并撤离火源。炼油程度的经验判断标准：看油烟、油花，滴水成珠。

5. 成膏程度的判断：若膏药黏手或撕之不断表示过嫩，可继续加热或适当补加红丹；若膏药撕之较脆表示过老，可加嫩油或嫩膏调节；若膏不黏手，黏度适当，即表示油丹化合良好。

三、实训药品与器材

1. 药品　松针、栀子、樟脑、白蔹、苍术、连翘、黄芩、白芷、木鳖子、生穿山甲、赤芍、栀子、大黄、蓖麻子、金银花、生地黄、当归、黄柏、黄连、蜈蚣、乳香、没药、血竭、儿茶、轻粉、红丹、麻油。

2. 器材　液化气及灶、铁锅两个及锅盖、瓷盆、勺子、漏勺、筛子、搅棍、温度计（500℃）、蒸发皿、竹筷子、包装袋、封口机、天平等。

四、实训内容与步骤

（一）黑膏药的制备

1. 消炎镇痛膏

【处方】松针 10g，栀子 10g，樟脑 1.5g，红丹 30～40g，麻油 100g。

【制法】

（1）药料处理：樟脑研成极细粉，红丹置铁锅内炒干。

（2）油炸料：将松针、栀子置锅内，加入麻油，加热炸料，并不断翻动，使受热均匀，控制油温不超过 240℃。待药料炸至枯黄时，捞出淋干。

（3）炼油：将油提取液继续加热，待油温达 320℃，以"滴水成珠，吹之不散"为度。

（4）下丹：将锅离开火源，稍降温后即可下丹。将丹分次徐徐撒入，边加边搅，使油丹充分混合，至铅丹红色消失而成黑褐色时，取出膏药少许，滴入冷水中，用手揉捏，软而不黏手即可。

（5）去火毒：待膏药稍冷后，缓缓以细流状倾入冷水中，并不断搅拌使成带状，待膏药冷凝后，取出反复捏压，去净水分。

（6）摊涂：将膏药团块置锅内或蒸发皿内，小火加热熔化，加入樟脑，摊涂于牛皮纸上，稍晾，对折，装入盒内。

【功能与主治】消炎镇痛。用于风湿腰腿痛、跌打损伤、肿痛等。

【用法】外贴患处。

2. 拔毒膏

【处方】白蔹、苍术、连翘、黄芩、白芷、木鳖子、生穿山甲、赤芍、栀子、大黄、蓖麻子、金银花、生地黄、当归、黄柏、黄连各100g；蜈蚣、乳香、没药、血竭、儿茶、轻粉、樟脑、红升丹各18g；麻油7500g。

【制法】

（1）配料：按处方将上述药炮制合格，称量配齐。将乳香、没药、血竭、儿茶、轻粉、樟脑、红升等药分别研细粉，过筛（100目），混合均匀。

（2）炸药：将白蔹等17味，予以碎断。另取麻油7500g，置于铁锅中，将白蔹等倒入，加热炸枯。捞除残渣，取油过滤，即为药油。

（3）炼油：将药油继续炼至"滴水成珠"。

（4）下丹：取红丹加入油中搅匀，使生成物由黄褐色变为黑褐色，取少量滴入水中，数秒钟后取出，撕之不黏手，柔韧刚劲，断面有声即可。

（5）去火毒：取上述炼成的膏药以细流倒入水中，充分揉搓，再换水浸泡，少则1天，多则数日，每日换清水1次，摊涂前取出晾干。

（6）摊涂：将已去火毒的膏药加热熔化，于70℃以下加入细料药物搅拌均匀，按规定量摊涂于裱褙材料上，即得。每张膏药重0.6g或1.5g。

【功能与主治】拔毒止痛。用于痈疽肿痛，已溃未溃，疼痛不止。

【用法与用量】用时温热化开，贴于患处，1～3日换药一次。贮于阴凉干燥处。

【制备过程注意事项】

（1）处方中的药料应按性质分先炸和后炸，如生穿山甲等14味药应先炸；金银花、蜈蚣后炸；细料药如血竭等7味药可先研成细粉，在摊涂前于70℃左右加入熔化的膏药中混匀，即得。

（2）炼油至"滴水成珠"为度。炼油时应控制温度，以防着火，一旦着火立即覆盖铁锅盖，并撤离火源。

（3）下丹速度应适宜，太快则反应剧烈药油易溢出，且膏药质地不匀；过慢则油温下降，油丹反应不完全，影响膏药质量。

（4）膏药制成后应除去"火毒"，否则对皮肤易引起刺激性。

（二）黑膏药质量检查

1. 外观检查　外观乌黑光亮，油润细腻，厚薄均匀，无红斑，无飞边缺口，老嫩适中。

2. 重量差异　按《中国药典》（2015年版）四部（通则0186）规定的方法和标准检

查。取膏药 5 张，分别称定总重量，剪取单位面积（cm²）的裱褙材料称定，折算出裱褙材料重量，膏药总重量减去裱褙材料重量即为膏药重量，与标示重量比较，不得超出规定。

3. **软化点**　用环球式软化点测定仪测定，软化点一般在 54 ～ 58℃之间。

五、实训结果记录与分析

将实训结果记录在表 S15-1 中。

表 S15-1　产品检测结果记录表

品种	消炎镇痛膏	拔毒膏
外观		
重量差异		
软化点		
结论		

六、思考题

1. 制备黑膏药时应掌握哪些操作关键？
2. 炼油的程度应如何判断？

实训十六　中药栓剂的制备

一、实训目的

1. 学会栓剂制备的操作过程。
2. 了解栓剂常用基质的类型、特点及应用。

二、实训准备

本实训是采用热熔法制备栓剂。

1. **准备模具**　在使用前先将栓模洗净、擦干，再用棉签蘸润滑剂少许，涂布于栓模内。栓模内所涂润滑剂，脂肪性基质多用肥皂醑，水溶性基质多用液状石蜡、麻油等。

2. **熔化基质与加入药物**　将基质加热熔化，常用水浴或蒸汽浴以免局部过热。药物研细、过筛，然后按药物性质乳化或混悬在接近凝固点的基质中，搅拌混合均匀，准备灌注。

3. **注模**　将药物与基质混合物倾入涂有润滑剂的模中，至稍微溢出模口为度。为防止断层，灌注应连续不能间断的一次完成。

4. 冷却与削平　灌注后在室温下自然冷却，如有需要也可放置在冰箱冷藏室中冷却。冷却后削去溢出模口的部分，使栓剂底部平整。

5. 质量检查　照《中国药典》（2015年版）四部（通则0107）项下方法检查。①外观性状：完整光滑；②重量差异限度：取栓剂10粒，精密称定总重量，求得平均粒重后，再分别精密称定各粒的重量。每粒重量与平均粒重相比较，应符合规定，超出重量差异限度的不得多于1粒，并不得超出限度1倍。

6. 包装　栓剂制成后，分别用药品包装纸包装，置于塑料瓶或纸盒内，在25℃以下贮藏。

三、实训药品与器材

1. 药品　蛇床子、黄连、硼酸、葡萄糖、甘油、明胶。

2. 器材　烧杯、量筒、玻璃棒、药勺、研钵、药筛（六号）、搪瓷盘、铲刀、木夹、天平、水浴锅、阴道栓模。

四、实训内容与步骤

1. 蛇黄栓的制备

【处方】蛇床子（极细粉）1.0g，黄连（极细粉）0.5g，硼酸0.5g，葡萄糖0.5g，甘油适量，甘油明胶适量。

【制法】取蛇床子、黄连、硼酸、葡萄糖加适量甘油研成糊状，然后将甘油明胶置水浴上加热，等熔化后，再将上述糊状物加入，不断搅拌至均匀，迅速倾入已涂有润滑剂的栓模内至稍溢出模口，共制阴道栓10枚，冷凝后削去多余栓块，取出包装，即得。

【作用与用途】杀虫。用于治疗阴道滴虫。

【用法与用量】阴道给药，洗净后将栓剂置于阴道深处。每晚1次，一次1枚。

【制备过程注意事项】

（1）甘油明胶基质的制备为取明胶加入适量蒸馏水，浸泡1小时，沥去多余的水，置已称定重量的容器内，加入等量甘油，于水浴上加热搅拌，至明胶全部溶解，继续蒸去水分至规定重量时，放冷，待其凝结，切成小块供用。

（2）健康妇女的阴道分泌液应维持在pH值3.8～4.2，而阴道滴虫适于在pH值5～6的环境下生长，栓剂中加入硼酸调pH值至正常范围，可防止原虫及致病菌生长，葡萄糖分解乳酸以保持阴道的酸性，恢复阴道的生物特性和自洁作用。

2. 质量检查

（1）外观性状：为无色或几乎无色的透明或半透明栓剂，外观完整光洁。

（2）重量差异：计算平均粒重和重量差异，限度不能超过 ±7.5%。

五、实训结果记录与分析

将实训结果记录在表 S16-1 中。

表 S16-1　产品检测结果记录表

品种	蛇黄栓
外观	
重量差异	
融变时限	
结论	

六、思考题

1. 热熔法制备栓剂时应该注意什么？

2. 基质中加入药物有哪些方法？

实训十七　中药膜剂的制备

一、实训目的

1. 了解成膜材料聚乙烯醇（PVA）的性质特点。

2. 学会制备膜剂的方法。

二、实训准备

本实训采用涂膜法制备膜剂。

1. PVA 胶浆配制　PVA 为粉末状高分子膜材，配制时先加适量乙醇浸泡过夜，待其溶胀后再加足量水加热溶解，过滤，即得。

2. 加入药物　将药物溶解加入胶浆中。不溶的药物也可以预先粉碎成细粉，搅拌或研磨下均匀分散于胶浆中。

3. 除气泡　药浆由于黏度大，制备过程中产生气泡。一般需缓慢搅拌，以减少气泡；并通过静置、保温（40～50℃水浴）、冷却（4℃冰箱）或减压方法脱去气泡。

4. 涂膜　将配制好的药浆倾于平板玻璃上，涂成厚度不超过 1mm、一定宽度、均匀一致的涂层。涂完后干燥成膜，脱膜，分格，即得。

5. 质量检查 ①外观性状：膜剂应完整光洁，厚度一致，色泽均匀，无明显气泡；②重量差异：取膜片 20 片，精密称定总重量，求得平均重量，再分别精密称定各片的重量。每片重量与平均重量相比较，应符合规定。超出重量差异的膜片不得多于 2 片，并不得有 1 片超出限度 1 倍。

三、实训药品与器材

1. 药品 处方中所用药品。

2. 器材 天平、烧杯、量杯、玻璃棒、平板玻璃、电烘箱、乳钵、20 目筛、桑皮纸、剪刀等。

四、实训内容与步骤

（一）膜剂的制备

1. 口腔溃疡药膜

【处方】公丁香酊 1mL，冰片 0.5g，达克罗宁 50mg，核黄素 5mg，氢化可的松 10mg，羧甲基纤维素钠 0.5g，淀粉 0.5g，吐温 80 0.5mL，甘油 0.5g，糖精钠适量，蒸馏水 14mL。

【制法】取羧甲基纤维素钠、淀粉和甘油加适量水研磨成胶浆，加吐温 80 混匀。将核黄素、糖精钠溶于适量水中，滤过，与上清液合并。另取达克罗宁、氢化可的松、冰片溶解于适量乙醇中，与公丁香酊合并后，缓缓加入上述胶浆液中，搅匀。待气泡完全消失后摊涂于洁净的平板玻璃上，制成薄膜剂 90cm²，50℃以下烘干（待完全干燥前用钢尺分格，然后继续进行烘干），用硫酸纸或塑料袋包装，即得。

【功能与主治】消炎止痛。主要用于口腔溃疡、牙龈炎、牙周炎等。

【用法与用量】外用，溃疡处贴一小块，1 日 1～2 次。

【附注】

（1）处方中羧甲基纤维素钠与淀粉为成膜材料，甘油为增塑剂，聚山梨酯 80 为增溶剂。

（2）平板玻璃必须洁净，用 75% 乙醇消毒后以液状石蜡涂擦，以便药膜干燥后易于撕下。

2. 养阴生肌膜

【处方】养阴生肌散 2g，PVA（17-88）10g，甘油 11mL，吐温 80 5 滴，蒸馏水 50mL。

【制法】

（1）取 PVA 加入 85% 乙醇浸泡过夜，滤过，沥干，重复 1 次，倾出乙醇，将 PVA 于

60℃烘干备用。

（2）称取上述 PVA 10g 置三角烧瓶中，加蒸馏水 50mL，水浴加热，使之溶化成胶浆，补足水分备用。

（3）称取养阴生肌散（过七号筛）2g 于乳钵中研细，加甘油 1mL，吐温 80 5 滴，继续研细，缓缓将 PVA 胶浆加入，研匀供涂膜用。

（4）取玻璃板（5cm×20cm）5 块，洗净，干燥，75% 乙醇消毒后用液状石蜡涂擦。用吸管吸取上述药液 7.5 ～ 10mL，滴玻璃板上，摊匀，水平晾至半干，置 60℃烘箱烘干。小心揭下药膜，封装于塑料袋中，即得。

【功能与主治】清热解毒。用于湿热性口腔溃疡、复发性口腔溃疡及疱疹性口腔炎。

【用法与用量】贴口腔患处。

【附注】养阴生肌散处方为牛黄 0.62g，人工牛黄 0.15g，青黛 0.93g，龙胆末 0.62g，黄柏 0.62g，黄连 0.62g，煅石膏 3.13g，甘草 0.62g，冰片 0.62g，薄荷脑 0.62g。

（二）膜剂的质量检查

1. 外观性状　外观完整光洁，厚度一致，色泽均匀，无明显气泡。

2. 重量差异　取膜片 20 片，精密称定总重量，求得平均重量，再分别精密称定各片的重量，应符合规定。

五、实训结果记录与分析

将实训结果记录在表 S17-1 中。

表 S17-1　产品检测结果记录表

品种	口腔溃疡膜	养阴生肌膜
外观		
重量差异		
结论		

六、思考题

1. 如何除去胶浆中的气泡？

2. 最佳成膜材料是哪种？为什么？

主要参考书目

1. 陈骏骐 . 中药药剂学 . 北京：中国中医药出版社，2005

2. 张兆旺 . 中药药剂学 . 北京：中国中医药出版社，2002

3. 汪小根 . 中药制剂技术 . 北京：人民卫生出版社，2013

4. 张炳盛 . 中药药剂学 . 北京：中国中医药出版社，2016

5. 邓铁宏 . 中药药剂学 . 北京：中国中医药出版社，2006

6. 林竹贞 . 药物制剂技术 . 北京：高等教育出版社，2015

7. 解玉岭 . 药物制剂技术 . 北京：人民卫生出版社，2015

8. 沈雪梅 . 中药制剂学 . 北京：中国医药科技出版社，2006

9. 陆振山 . 中药制药设备 . 北京：中国中医药出版社，2003